心电图入门口袋书系列

全彩医学插画本

危急重症
心电图快手

U0866553

孙英贤

主　编

徐　峰　王永权

副主编

马素梅　孙志军

ECG

天津出版传媒集团

天津科技翻译出版有限公司

图书在版编目（CIP）数据

危急重症心电图快手 / 徐峰，王永权主编 . 一天津：天津科技翻译出版有限公司，2022.11

（心电图入门口袋书系列）

ISBN 978-7-5433-4269-9

Ⅰ . ①危… Ⅱ . ①徐… ②王… Ⅲ . ①急性病 - 心电图 - 诊断 ②险症 - 心电图 - 诊断 Ⅳ . ① R459.7

中国版本图书馆 CIP 数据核字（2022）第 155497 号

危急重症心电图快手

WEIJI ZHONGZHENG XINDIANTU KUAISHOU

出　　版：天津科技翻译出版有限公司

出 版 人：刘子媛

地　　址：天津市南开区白堤路 244 号

邮政编码：300192

电　　话：022-87894896

传　　真：022-87893237

网　　址：www.tsttpc.com

印　　刷：天津新华印务有限公司

发　　行：全国新华书店

版本记录：787mm×1092mm 48 开本

9.5 印张 290 千字

2022 年 11 月第 1 版

2022 年 11 月第 1 次印刷

定　　价：75.00 元

编者名单

主　审 / 孙英贤
主　编 / 徐　峰　王永权
副主编 / 马素梅　孙志军

编　者（按姓氏汉语拼音排序）

□程　颖
中国医科大学附属第一医院

□狄欣欣
中国科学技术大学附属第一医院

□杜建霖
重庆医科大学附属第二医院

□房昕晖
中国医科大学附属第一医院

□耿明凤
中国医科大学附属第一医院

□耿旭红
河北医科大学第四医院

□韩月旎
南方医科大学深圳医院

□姜末寒
中国医科大学附属第一医院

□雷建蓉
重庆医科大学附属第二医院

□李　晨
中国医科大学附属第四医院

□刘晓帆
辽宁省盘锦市大洼区人民医院

□刘柏刚
长春市九台区人民医院

□马　瑞
中国医科大学附属第一医院

□马素梅
中国医科大学附属盛京医院

□沈建芬
中国医科大学附属第一医院

□宋立新
中国医科大学附属第一医院

□孙志军
中国医科大学附属盛京医院

□唐名扬
成都中医药大学附属第五人民医院

□王　勃
中国医科大学附属第一医院

□王　宁
中国医科大学附属第一医院

□王若琦
右江民族医学院附属医院

□王永权
中国医科大学附属第一医院

□吴红光
温州市中心医院

□徐　峰
中国医科大学附属第一医院

□杨　刚
重庆医科大学附属第二医院

□于海杰
中国医科大学附属第一医院

□余　俊
云南省红河州第三人民医院·红河州肿瘤医院

□袁　欣
重庆医科大学附属第二医院

□詹中群
中国科学院大学深圳医院

□张登洪
成都中医药大学附属第五人民医院

□张　浩
中国科学院大学重庆医院·重庆市人民医院

□张雪瑶
中国医科大学附属第一医院

□张月兰
中国医科大学附属第一医院

序 言

Foreword

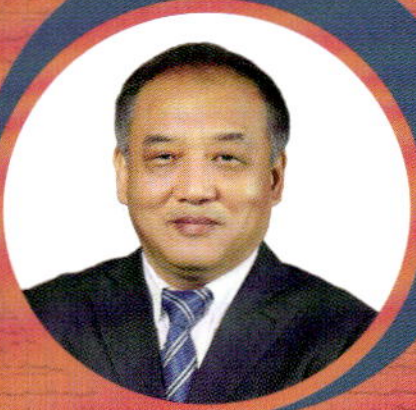

孙英贤
中国医科大学
附属第一医院

临床医学的各个科室都有特定的危急重症，有的隐匿发病，有的症状不典型，还有的容易被误诊，但无论来自哪个科室的危急重症患者，心电图都是他们在急诊科、普通病房或监护病房必不可少的常规检查。

对于很多危及生命的疾病，可以通过心电图检查快速诊断，如急性心肌梗死、恶性室性心律失常、严重的电解质紊乱、暴发性心肌炎、三度房室阻滞等；此外，危急重症患者在入院时、住院期间和出院后，随访心电图，还可以了解疾病对心脏的长期影响，帮助医生观察病情发展趋势，有利于预后评估和医患沟通。

这本图文并茂、制作精良的《危急重症心电图快手》，通过48个专题讲座，介绍了临床各科室常见危急重症心电图的诊断标准、病理生理机制和应用策略，有助于初学者在短期内快速建立危急重症心电图的基本概念和体系轮廓，为进一步阅读相关专著打好基础。

本书实用性强，插画精美，相信会成为全国医生和医学生学习危急重症心电图的朋友，故此推荐，欣以为序。

孙英贤

2022年7月1日

前 言

危急重症患者在院前 120、急诊科、手术室、重症医学科等接受诊治时，心电图是必不可少的常规检查。

近些年来，由于自然灾害多发，以及新型冠状病毒肺炎的流行，新发疾病、新发灾害和应激事件给急诊科和重症医学科带来极大挑战。为此，我们根据近些年来的新闻热点事件，结合临床常见危急重症疾病，编写了这本《危急重症心电图快手》，期望通过 48 个专题讲座，让读者对危急重症心电图有一个概貌式认识，为进一步的学习打好基础。

《危急重症心电图快手》全书内容依据 936 篇外文参考文献编写而成，并交由重庆 11m 数字出版团队配置 324 幅精美的彩色插图、示意图和机制图，作者团队和设计团队以期通过图文并茂的形式把深奥的心电概念介绍得通俗易懂，让医学生和低年资医生能更好地学习并掌握危急重症心电图知识。

全书设计制作时尚小巧，版式新颖，适合查房和教学随身携带，也适合作为各级心电图培训教材的辅助用书。由于编者能力有限，错误之处，恳请读者指出，以便我们做得更好！

徐　峰　王永权

2022 年 6 月 18 日

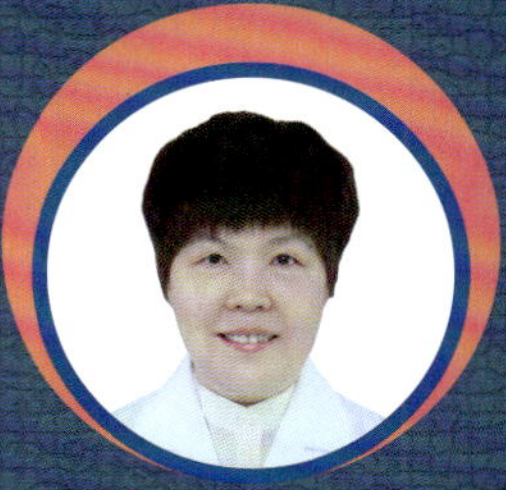

徐　峰
中国医科大学
附属第一医院

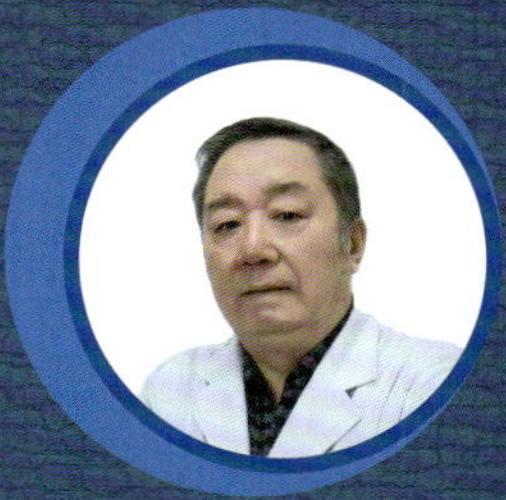

王永权
中国医科大学
附属第一医院

Preface

内容提要

本书是一本危急重症心电图入门级口袋书，通过形象生动的医学插画通俗易懂地介绍了常见危急重症心电图的发生机制、诊断标准和临床应用，适合急诊科、危重症医学科、心血管内科、心血管外科、普内科、医学生（包含护理专业）、实习医生、基层医生和低年资临床医生以及心电专业医生阅读，也适合作为各级心电图普及教育和心电图竞赛的培训教材。

目录

第 46 章
节律规整的宽 QRS 波心动过速

第 47 章
节律不规整的宽 QRS 波心动过速

第 48 章
非缺血性 ST 段抬高

图书多媒体矩阵

危急重症心电图快手

读友会群

读友会公众号

阳光心电学苑

11m 数字出版

高清医学图库

我们的新媒体矩阵

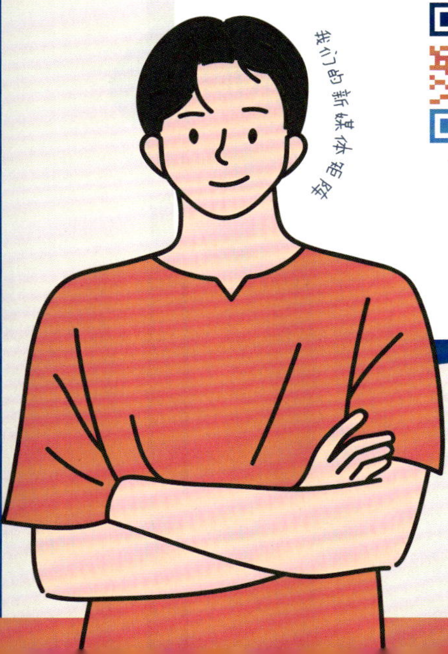

阅读提示

■由美国心脏协会颁布的指南，很多是多个心脏病学会共同颁布的。本手册行文简洁，除个别地方标明全称外，一般简写为美国 AHA 指南。

■全书依据外文文献撰写。由于生物个体的高度变异性和生物医学研究的随机性，不同研究提供的实验数据存在差异，因此，应理性看待科学研究中的这些必然现象，全书提供的数据仅供参考。若对数据产生疑问，欢迎读者下载并阅读文献全文，也欢迎读者与我们交流意见。

■全书诊断术语采纳国际心血管指南和《心电图诊断术语规范化中国专家共识》（2019）推荐的术语，如窦房阻滞和房室阻滞。

■全书涉及治疗的药物和剂量，均来自文献，并非绝对治疗标准，仅供参考。

Chapter

1 危急重症心电图

Critical electrocardiogram

在临床实践中，危急重症心电图，顾名思义，主要包括两种情况。

第一种情况是患者处于危急重症时描记的心电图，患者临床病情危急，甚至短时内性命攸关，心电图既可以预示存在严重心脏病变，如高度窦房阻滞；也可以是一些无临床意义的心电图改变，如频率为 106 次 / 分的窦性心动过速（图 1–1）。

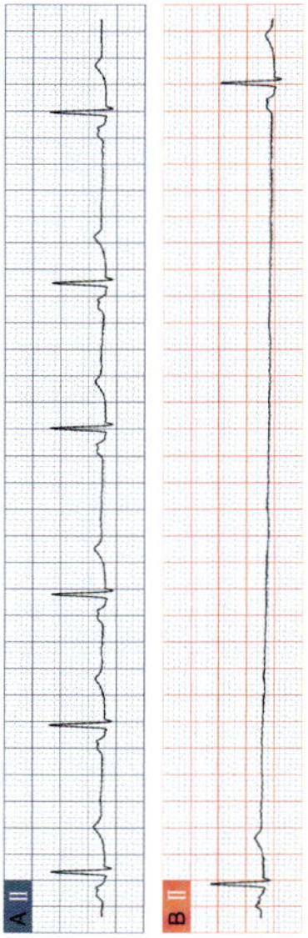

图 1–1 高度窦房阻滞

A. 1 例 2 型糖尿病患者入住内分泌科。入院时心电图提示窦性心动过缓。B. 患者住院期间突发晕厥，复查心电图提示高度窦房阻滞，短暂性全心停搏

第二种情况是采集心电图即刻患者病情稳定，心电图提示严重心脏病变或心电不稳，患者住院期间或门诊随访期间随时可能发生危及生命的心脏事件，如 I 型 Brugada 综合征患者突发恶性室性心律失常。

阅读和分析危急重症心电图要紧密结合临床，一些分析策略及读图重点与门诊、体检等心电图阅读不同，需要快速提供心电图意见供医护人员参考，所以需

要掌握以下几个原则。

■ 危急评估

思考这个重要的问题：患者是临床危急，还是心电图危急，还是临床和心电图同时危急。有经验的心电图医生在床旁采集到高危心电图时，在出具正式报告之前，应该及时向医护人员提出口头预警信息，切勿照搬日常工作流程，延误患者的救治。

■ 重点分析

心率异常、心律失常和 ST–T 改变是阅读危急重症心电图重点关注的“三部曲”，相关心电图诊断意见能够帮助医护人员采取适宜的治疗策略，如 ST 段抬高型广泛前壁心肌梗死、低钾血症合并多源性室性期前收缩等（图 1–2）。一些心电图细节分析可以放在次要位置或事后

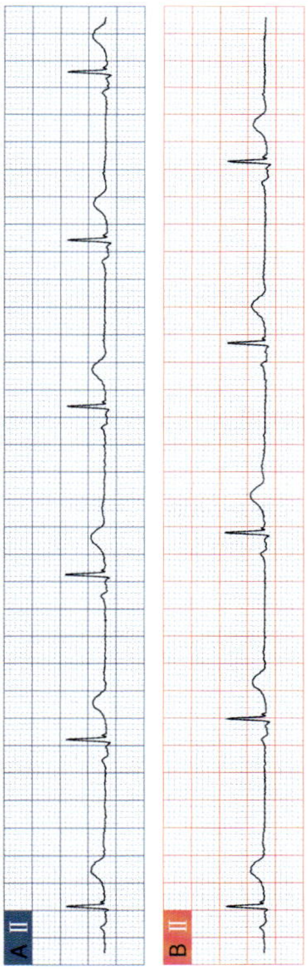

图 1–2 窦性心动过缓

A.1 例食用有毒贝类的患者急诊入院，心电图提示窦性心动过缓，心率 49 次 / 分。B. 患者入院 2 小时后，诉头晕，复查心电图为窦性心动过缓，心率骤减至 43 次 / 分，心率减慢，需要严密心电监护，以防患者的窦性心律进一步减慢

分析，如区分 V_1 导联 rsr' 波形究竟是正常变异，还是不完全性右束支阻滞，因为即使区分清楚，此类心电图诊断通常并不会对治疗策略产生影响。

宽 QRS 波心动过速且患者血流动力学不稳时，心电图鉴别室上性心动过速伴差异性传导抑或室性心动过速并不重要，关键是稳定患者的生命体征，积极控制心律失常。如心电图诊断不明，则优先按照室性心动过速处理，因为宽 QRS 波心动过速时，80% 属于室性心动过速[1]。

■ 及时随访

危急重症患者的病情随时可能出现变化，无论好转或恶化，都应该及时复查心电图，了解患者的心血管状态。有时，患者的心血管疾病因其他疾病而被掩盖，如脑血管意外昏迷患者，无法主诉缺血性胸痛症状，一旦发现循环恶化，应及时复查心电图（图 1–3）。

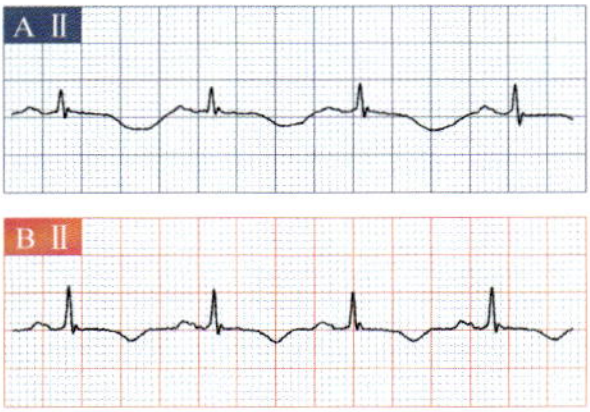

图 1–3 应激性心肌病

A.1 例外伤性蛛网膜下隙出血患者入院时心电图：显著的 T–U 融合倒置和 Q–T 间期延长。B. 入院第 2 天，复查心电图：倒置的 T 波振幅减小，Q–T 间期缩短，心电图较前明显改善

有时，一些危急重症心电图判读困难，如果患者病情危重，重点是救治患者，而心电图诊断可通过对比既往心电图、观察治疗中的心电图变化和治疗后随访心电图来进行精细的分析。切勿在接诊患者初期，

因追求过度的心电图诊断而贻误患者救治。

■ 知识储备

通常，对于危急重症心电图，需要心电图阅读者快速解读，为临床诊疗提供心电图依据，因此，需要心电图阅读者有丰富的知识储备和分析技能（表 1–1）。当然，这种技能的获得需要在临床实践中不断学习和总结。

一些危急重症心电图表现不典型或被其他异常心电图掩盖，给诊断带来极大的挑战，如在急诊科，对心电图 ST 段抬高解释的错误率为 5.9%[2]。应该科学看待临床诊疗过程中出现的错误（注意不是失误）。

表 1–1 危及生命的心电图诊断
形态学异常
□急性左主干闭塞
□暴发性心肌炎
□严重电解质紊乱
□药物对心肌的严重抑制
□异常 J 波：缺血性和低体温
□心包压塞
□急性肺栓塞
缓慢性心律失常
□全心停搏
□心室停搏
□窦性停搏伴缓慢心室率
□三度窦房阻滞伴缓慢心室率
□三度房室阻滞伴缓慢心室率
快速性心律失常
□心室颤动
□心室扑动
□多形性室性心动过速
□持续性尖端扭转型室性心动过速
□频率极快的室上性心动过速
□频率极快的单形性室性心动过速
□心房颤动伴心室预激
□心房扑动伴 1:1 心室传导

■ 徐　峰

Chapter 2

危急度 ☆☆☆☆★

轻度窦性心动过缓

Mild sinus bradycardia

成人的正常心率范围为 60 ~ 100 次 / 分，多数平均 72 次 / 分[3,4]。窦性心律的频率 < 60 次 / 分为窦性心动过缓[3]。

■ 心电图诊断

通过心电图诊断窦性心动过缓时，首先是判读窦性心律，P 波形态学符合窦房结来源，其次根据窦性 P 波的频率 < 60 次 / 分或 P–P 间期 > 1000ms，判读为窦性心动过缓，诊断标准如下（图 2–1 和图 2–2）[3,5]。

①窦性心律。每个 QRS 波前均有 P 波，且Ⅱ导联 P 波直立，aVR 导联 P 波倒置，V_1 导联 P 波多呈正负双相；

② P–R 间期 ≥ 120ms；

③ QRS 波形态和时限正

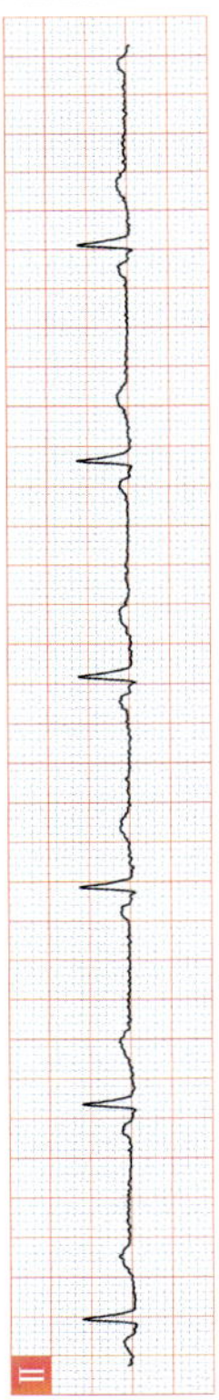

图 2–1 窦性心动过缓

患者，女，59 岁，临床诊断为结核性心包炎。心电图示窦性心律，P–P 间期 1100ms（1.1 秒），折算心率为 60/1.1=55 次 / 分，诊断为窦性心动过缓

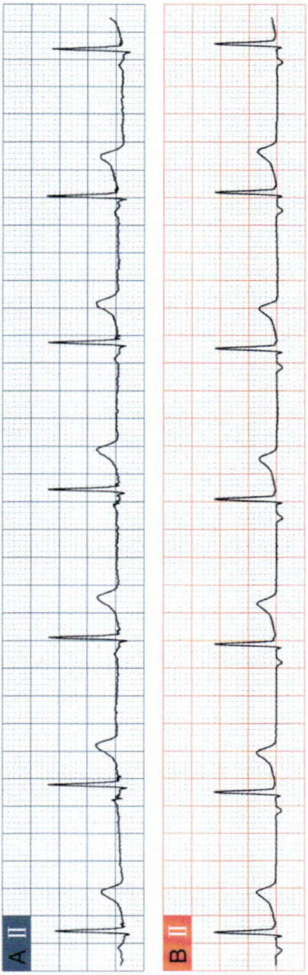

图 2-2 比较窦性心动过缓和房性自主心律

A. 窦性心动过缓，P-P 间期 1060ms，心率 57 次 / 分。注意 II 导联窦性 P 波直立。B. 房性自主心律，P-P 间期 1080ms，心率 56 次 / 分。注意 II 导联 P 波倒置，P-R 间期 120ms，判读为房性心律

常（窄 QRS 波）或伴各种形式的室内阻滞（宽 QRS 波）；

④窦性 P-P 间期 > 1000ms，即窦性 P 波频率 < 60 次 / 分；

⑤常伴窦性心律不齐，各种逸搏或逸搏心律。

临床分级

目前对于窦性心动过缓的严重程度分级尚无共识性建议，一些心电图学著作和心脏病学著作提议分级如下[6, 7]：

窦性心律的频率为 50 ~ 60 次 / 分时，诊断轻度窦性心动过缓；

窦性心律的频率为 40 ~ 50 次 / 分时，诊断中度窦性心动过缓；

窦性心律的频率 < 40 次 / 分时，诊断重度窦性心动过缓。

成人正常窦性心律（范围 60 ~ 100 次 / 分）的下限值和上限值偏高，

一些健康个体的窦性心律可低于60次/分。临床上，当静息心率达90～100次/分时，就要怀疑心率异常，查找心率增快的原因。有研究者重新定义正常成人的窦性心律范围是45～95次/分：男性为46～93次/分，女性为51～95次/分[8]。

值得注意的是，目前只有美国AHA指南严格定义了窦性心动过缓为窦性心律的频率＜50次/分，不过该标准主要用于诊断病态窦房结综合征，不适合普通人群[9]。

病因速查

窦性心动过缓的常见原因见表2-1[3]。

一些药物会抑制窦房结和交感神经，服药期间患者将出现窦性心动过缓，如β受体阻滞剂、钙通道

表2-1 窦性心动过缓的常见原因

生理性
□运动员
□夜间睡眠
□老年人
内部原因
□胸部外伤
□缺血性心脏病：急性心肌梗死
□先天性心脏病外科修复术后
□病态窦房结综合征
□放射治疗
□心肌病变：淀粉样变性、莱姆病、心肌炎、神经－肌肉疾病
□心包炎
□风湿热
□胶原性血管疾病
□遗传性疾病：X连锁肌肉萎缩症、离子通道病
外部原因
□血管迷走刺激
□颈动脉窦高敏
□高钾血症
□神经性厌食
□颅内高压
□低氧血症
□睡眠呼吸暂停
□甲状腺功能减退症
□药物：β受体阻滞剂、腺苷等

拮抗剂、伊伐布雷定、可乐定、利血平、腺苷、西咪替丁、Ⅰ～Ⅳ类抗心律失常药物、锂和阿米替林等。当患者对缓慢心率出现不适症状时，应调整药物剂量[3]。

临床指引

通常，轻度窦性心动过缓很少产生症状，患者血流动力学稳定，无须特殊处理。

临床上，对窦性心动过缓的评估包括病史和体格检查，特别是评估生命体征（呼吸频率、血压、体温和心率）和心电图。对于器质性心脏病和重症患者，其窦性心动过缓评估的关键是患者的血流动力学是否稳定。

年轻成人和运动员的窦性心动过缓与高迷走神经张力状态有关，与器质性心脏病无关。对于重症监护患者在夜间睡眠状态出现的窦性心动过缓，只要血流动力学稳定，无须特殊处理（图 2-3）。

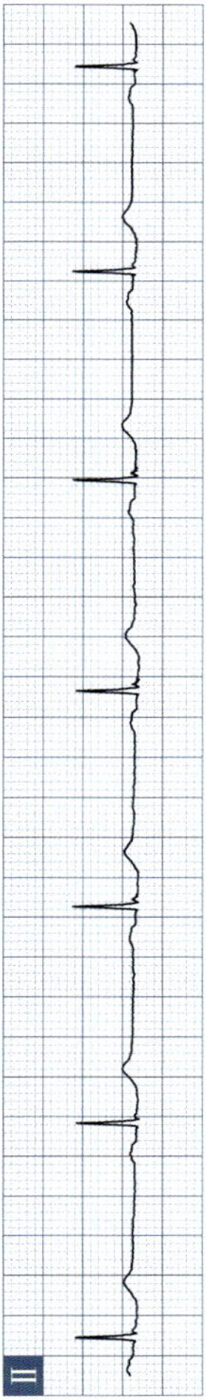

图 2-3 窦性心动过缓

男，71 岁，临床诊断为上消化道出血。夜间睡眠状态，监护心率为 56 次 / 分，血压 115/70mmHg，血氧饱和度 98%

■ 宋立新

Chapter 3

危急度 ☆☆☆★★

中度窦性心动过缓

Moderate sinus bradycardia

心率为 40 ~ 50 次 / 分的窦性心律，称为中度窦性心动过缓（图 3–1）。患者可能会出现一些临床症状（表 3–1），体力活动时，如果心率仍不能提高，患者症状将会加重。窦性心动过缓的症状与个体的耐受能力有关，个体间差异较大。

对于重症患者，特别是罹患严重心肺疾病和疾病终

表 3–1 窦性心动过缓的症状
□头晕
□乏力
□呼吸困难
□胸闷或胸部不适
□容易疲倦
□困顿
□精神萎靡
□低血压
□心悸

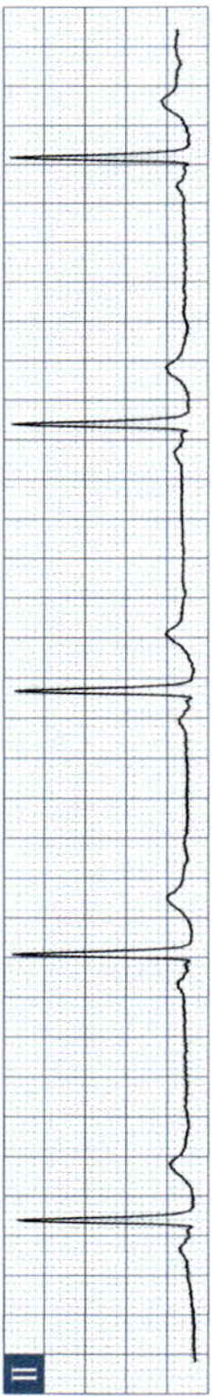

图 3–1 窦性心动过缓

女，71 岁，临床诊断为病态窦房结综合征。心电图示窦性心律，P–P 间期 1360ms，心率 44 次 / 分。心电监护示血压 125/65mmHg，患者主诉轻微头晕，静脉滴注氨茶碱后，患者心率提升至 66 次 / 分，头晕缓解

末期的患者，中度窦性心动过缓可能会导致血流动力学不稳，需要进行严密的心电监护。

危急评估

对于中度窦性心动过缓的患者，应询问有无缓慢心律失常症状，观察生命体征是否平稳（图 3–2）。一个重要原则是区分患者的窦性心动过缓是短暂性的，还是持续性的。

短暂性窦性心动过缓在消除诱因后，心率会逐渐恢复正常。如果患者反复发作，则需要进一步寻找更为隐匿的原因。

对于持续性窦性心动过缓。要警惕窦房结功能障碍，特别是起搏细胞功能衰竭。对于一些中青年的长期中度窦性心动过缓，尚需考虑遗传性窦性心动过缓。该病系窦房结起搏电流

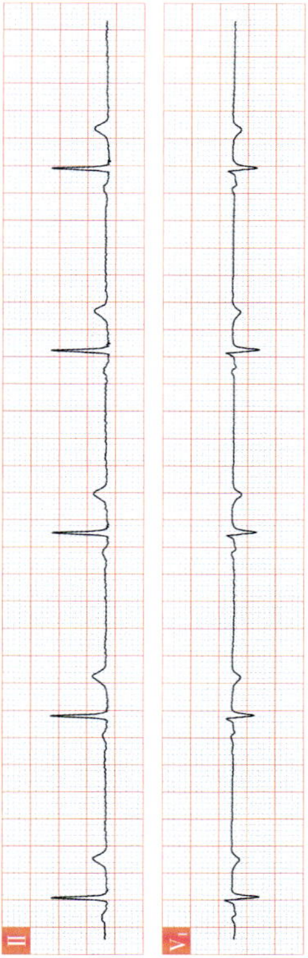

图 3–2 窦性心动过缓

女，62 岁，临床诊断为冠心病。住院期间心电监护提示窦性心动过缓，心率 45 次 / 分，患者无任何症状，循环稳定。目测窦性 P–P 间期长度在 6 个中格（心率 50 次 / 分）~ 7.5 个中格（心率 40 次 / 分）之间，能快速判读中度窦性心动过缓

HCN4 通道基因突变[10]。一些中青年患者长期适应了缓慢心率，甚至能够承受中度至重度的体力活动而无显著症状。

■ 相对缓脉

体温每升高 1℃，心率会相应增快 8 ~ 10 次 / 分（表 3–2），当体温升高而心率无增快或增快次数小于预期时，称为相对缓脉[11，12]。

表 3–2 体温升高时，正常心率变化值

体温	心率增加 8 次 / 分	心率增加 10 次 / 分
38.3℃	108	110
38.9℃	116	120
39.4℃	124	130
40.0℃	132	140
40.6℃	140	150
41.4℃	146	160

相对缓脉的诊断条件是：年龄 ≥ 13 岁；体温 > 38.9℃；体温升高时的脉搏数。排除条件主要包括窦性心律不齐，二度和三度房室阻滞，起搏节律；使用 β 受体阻滞剂[11]。

相对缓脉常见于某些传染病发热期，如伤寒、副伤寒、莱姆病、疟疾、军团菌感染、立克次体病、出血热、登革热和病毒性肺炎等[12]。13% 的新型冠状病毒肺炎患者出现相对缓脉，相对缓脉可能是病情逐渐加重的前兆[13，14]。此外，15% 的新型冠状病毒肺炎患者出现心动过缓，1/3 的重症患者出现窦性心动过缓（心率在45～58次/分波动）[15,16]。相对缓脉的确切机制尚不明确，可能与感染所致细胞因子释放，损害窦房结，病原体或毒素损害神经系统，迷走神经张力增高等有关[12,17-19]。

值得注意的是，根据定义相对缓脉是体温升高不伴心率增快或心率增快低于预期值，心电图既可以是窦性心动过缓，也可能是低于体温预期心率值的窦性心动过速，这是因为相对缓脉是一个临床症状，而非心电图诊断术语（图3-3）。

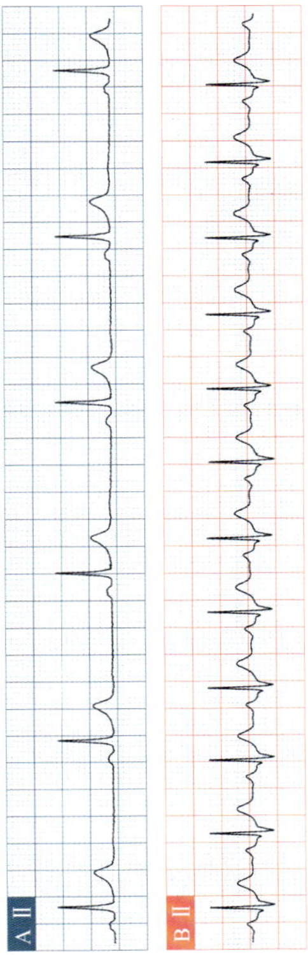

图3-3 相对缓脉

2例新型冠状病毒肺炎发热患者，体温均为41℃。A.窦性心律，心率48次/分，不仅是相对缓脉，也是真性窦性心动过缓。B.窦性心律，心率109次/分，属于相对缓脉，但心电图表现为窦性心动过速

■ 雪卡中毒

医学上，雪卡中毒（又称为西加鱼中毒）是进食含有藻类毒素的鱼肉而引起的食源性疾病（图3-4）[20]。一些单细胞鞭毛藻类能合成一种被称为雪卡毒素的

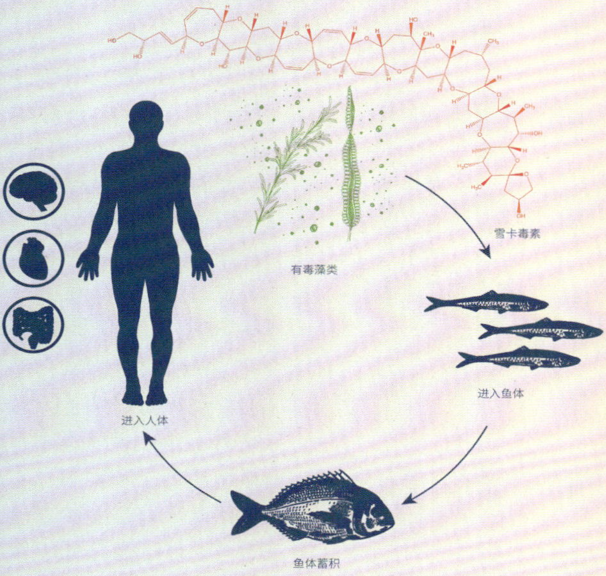

图 3-4 雪卡毒素中毒

雪卡毒素是一种脂溶性聚醚神经毒素，由单细胞藻类合成，通过珊瑚鱼食物链蓄积，毒素浓度增高，最终人类进食有毒鱼肉，引起神经系统、消化系统和循环系统中毒。雪卡毒素对热稳定，烹饪不能使其失活。雪卡毒素能延长 Na^+ 通道开放时间，延长不应期和超常期。人体中毒后出现恶心、呕吐、腹泻、四肢发麻、癫痫发作、共济失调、低血压和心动过缓

大分子聚醚神经毒素，有毒藻类被鱼类吞食后，毒素在鱼体内蓄积，通过食物链进入人体而引起中毒[21-25]。

雪卡毒素虽然比河豚毒素毒性强，但鱼体内的浓度很少能达到人类致死剂量。10% ~ 15% 的雪卡毒素中毒合并心血管症状，主要是低血压和心动过缓，需应用大剂量阿托品和多巴胺来改善症状[26]。雪卡毒素抑制胆碱酯酶，造成乙酰胆碱堆积，作用于窦房结，从而引起窦性心动过缓，不影响 QRS 和 Q-T 间期[27]。

■ 变时功能不全

即使是轻度至中度窦性心动过缓，只要窦性频率低于次级起搏点的起搏频率，心电图就会出现房性逸搏、房性逸搏心律、交界性逸搏、交界性逸搏心律、室性逸搏和室性逸搏心律等继发性心律失常。这些逸搏和逸搏心律无须特殊处理，窦性心律提高后自行消失（图 3–5）。

除了注意静息心电图的窦性心动过缓，条件允许的患者需要观察心率对运动的反应。一些患者安静状态时无症状，运动期间由于心率不能增快而出现头晕、乏力、胸闷和呼吸困难等症状。这种情况下，排除药物和其他可逆因素后，要考虑窦房结变时功能不全，即窦房结起搏功能障碍，需要进一步评估窦房结功能。

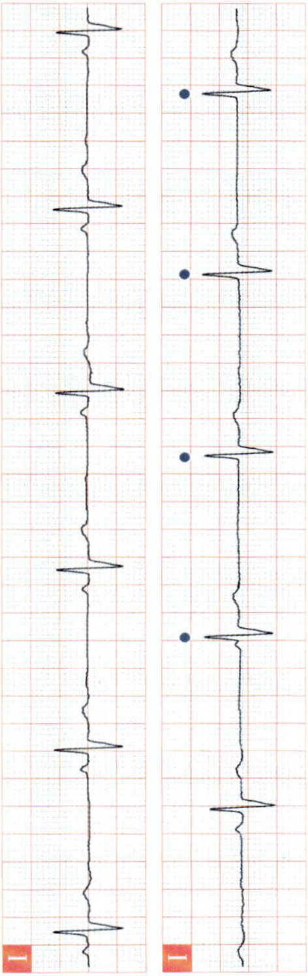

图 3–5 窦性心动过缓

1 例窦性心动过缓。上条：窦性心律的频率为 46 次 / 分，节律规整。下条：心率进一步减慢至 44 次 / 分时，出现交界性逸搏心律（灰蓝色圆圈）。第①个交界性逸搏发生于窦性 P 波之后，表现 P–R 间期 < 120ms，勿判读为窦性心搏

■ 宋立新

Chapter 4

危急度 ☆☆★★★

重度窦性心动过缓

Severe sinus bradycardia

心率为 30 ~ 40 次 / 分的重度窦性心动过缓患者可能会出现明显的症状，如头晕、近乎晕厥和晕厥等。症状性窦性心动过缓往往需要药物或起搏器治疗（图 4–1）。

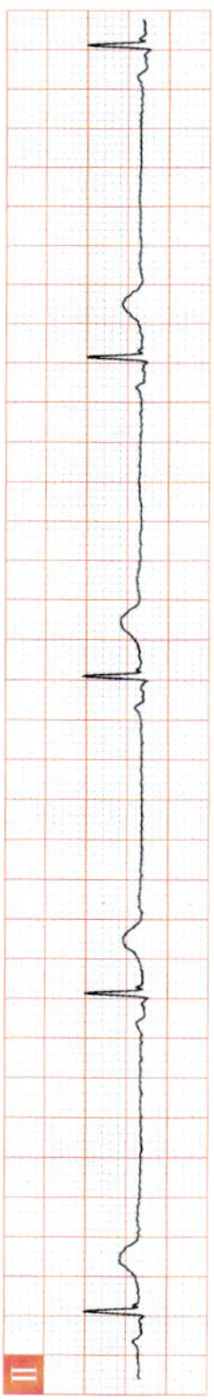

图 4–1 窦性心动过缓

女，71 岁，临床诊断为冠心病。心电图示窦性心律，P–P 间期 1600ms，心率为 38 次 / 分，患者诉心悸、头晕，血压 80/40mmHg

发生机制

内因和外因都能引起重度窦性心动过缓。内因是指窦房结的起搏细胞病变，不能产生足够的窦性冲动，即 P 细胞病；或位于窦房结至心房的窦房交界区的移行细胞病变，不能把产生的所有窦性冲动传导至心房，产生窦房阻滞，即 T 细胞病；或两者兼而有之，P 细胞和 T 细胞同时发生病变[28–30]。

外因是指各种影响窦性冲动的产生和传导，减慢窦性心律的因素，包括中枢神经系统病变、药物、毒素、低体温、甲状腺功能减退症、高迷走神经状态等。有时，内因和外因同时存在或多种病因交织，很难区分孰轻孰重[31-34]。

临床评估

重度窦性心动过缓的临床评估要点是区分患者的窦性心动过缓是短暂性还是永久性的，因为这决定患者是否需要长期治疗（图 4-2）。

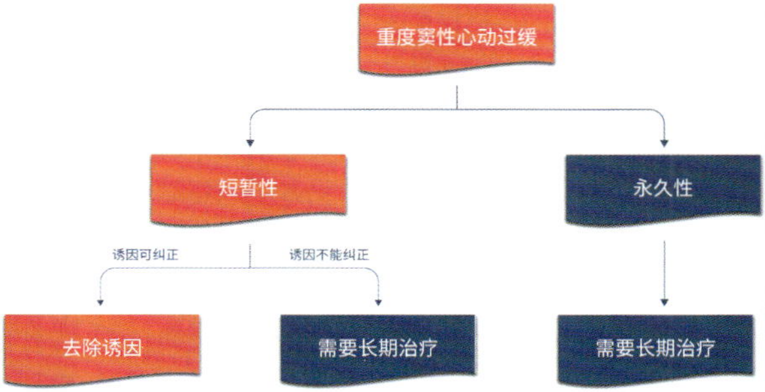

图 4-2 重度窦性心动过缓的临床评估

重度窦性心动过缓患者的临床评估，应特别注意患者有无症状和循环是否稳定，长期治疗主要是永久性人工心脏起搏器治疗

患者症状是否显著、循环是否稳定以及是否有长期治疗的意愿，这些是影响长期治疗决策的重要因素。有时，医生还需要结合患者的年龄、职业、生活环境和罹患的其他疾病等评估重度窦性心动过缓的风险性。例如，高空作业的建筑工人、驾驶员等突发有症状的窦性心动过缓，将会危害公共安全；独居的老年患者容易产生各种人身意外，如下楼时突然从楼梯上跌落。

鉴别诊断

值得注意的是，重度窦性心动过缓应与2∶1窦房阻滞和房性期前收缩未下传二联律进行鉴别。

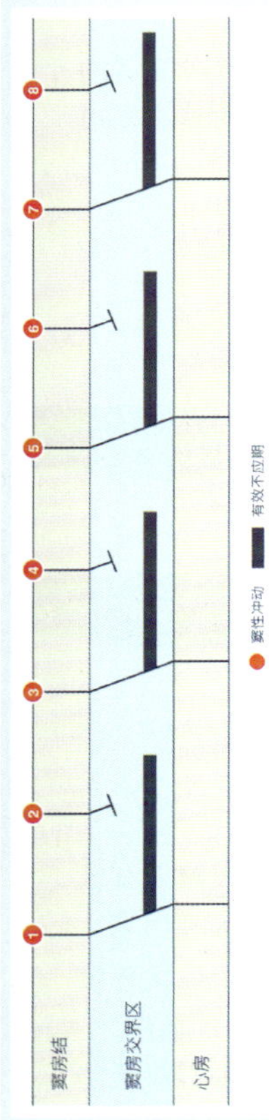

图 4-3 2:1 窦房阻滞的机制

窦房交界区的有效不应期长于 1 个窦性周期（P–P 间期）而短于 2 个窦性周期时。第①个窦性冲动顺利传导至心房，在心电图上产生 1 次窦性 P 波；窦房交界区病变（T 细胞病）时，第 1 次窦性冲动传导后，窦房交界区产生长有效不应期，当第②个窦性冲动向心房传导时，受阻窦房交界区的有效不应期未能传导至心房，于是心电图的窦性 P 波将“丢失”1 个；当第③个窦性冲动向心房传导时，窦房交界区已经度过了有效不应期，能够顺利传导至心房，产生窦性 P 波；当第④个窦性冲动向心房传导时，再次受阻于窦房交界区，心电图窦性 P 波再次“丢失”1 次，如此反复，表观心电图为窦性心动过缓，电生理机制为 2∶1 窦房阻滞

2∶1窦房阻滞时，窦房结的起搏细胞功能正常，移行细胞功能异常，仅有一半的窦性冲动传导至心房，表观心电图为窦性心动过缓，电生理机制是2∶1窦房阻滞。如窦房结的起搏细胞以78次/分的频率发放冲动，当只有一半的窦性冲动传导至心房时，心电图描记的窦性P波频率为39次/分（图4－3）。

除非有患者的基础窦性心律心电图作为参照，或动态心电图、心电监护观察到患者的心率骤然降低一半，能够直接诊断2:1窦房阻滞外，短程12导联心电图无法明确患者的重度窦性心动过缓究竟是普通窦性心动过缓（窦房结起搏功能障碍），还是2:1窦房阻滞，但应想到这种可能性（图4–4）。如果患者条件允许，在严密监护生命体征的情况下，嘱患者运动，运动后心率加倍考虑为2:1窦房阻滞；不能运动的患者，可静脉推注阿托品，观察阻断迷走神经后，心率是否加倍。

窦性心律的频率＜40次/分时，要警惕2:1窦房阻滞的可能性。窦性心动过缓和2:1窦房阻滞鉴别诊断很困难时，应把窦性心动过缓作为心电图第一诊断，遵循心电图“所见即所得”的原则，把推导的2:1窦房阻滞作为第二位电生理机制诊断。

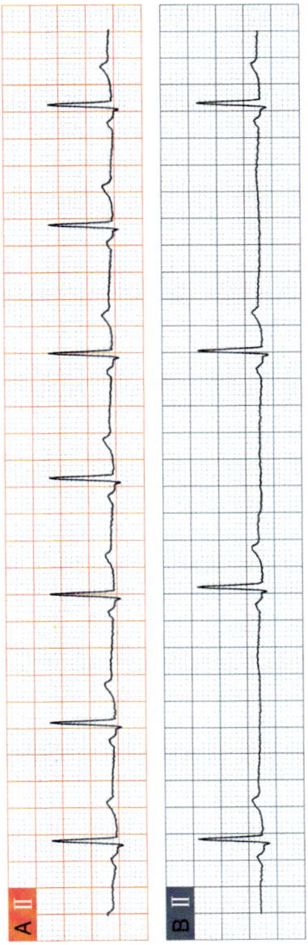

图4–4 2:1窦房阻滞

女，28岁，临床诊断为肾病综合征，因急性荨麻疹推注葡萄糖酸钙注射液。A. 推注前，心电图为窦性心律，频率69次/分。B. 推药中，患者诉心悸和头晕，复查心电图为重度窦性心动过缓，频率34次/分。窦性频率为推药前的一半，考虑2:1窦房阻滞

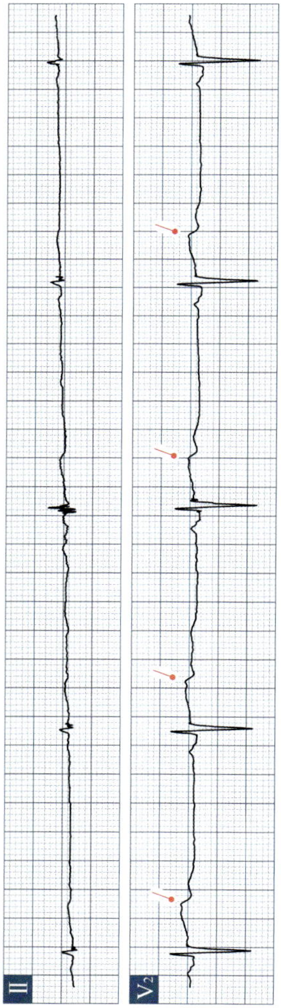

图 4-5 未下传的房性期前收缩二联律

II 导联心电波电压较低，很容易误诊为窦性心动过缓，频率 39 次 / 分。仔细观察 12 导联心电图，发现 V_2 导联 T 波降支切迹（红色箭头），判读为未下传的房性期前收缩，呈二联律形式，心室率缓慢的原因并非窦房结问题，而是房性期前收缩对心脏电活动的影响

重度窦性心动过缓时，要仔细鉴别未下传的房性期前收缩二联律，如果发现 ST-T 段有切迹、钝挫和形变，应考虑异位心房 P 波的可能（图 4-5）。与心率正常时的 ST-T 段形态比较，也有助于这种心律失常的识别。

下游传导系统不应期正常时，房性期前收缩未下传的机制是房性期前收缩过于提前出现，遭遇下游传导系统的有效不应期，此时房性期前收缩通常位于 ST 段上、T 波升支和顶峰附近；如果下游传导系统的有效不应期病理性延长，偶联间期较长的房性期前收缩也会遭遇下游传导系统的有效不应期而不能下传至心室，此时房性期前收缩可位于T波降支、终末部以及T波之后。因此，观察未下传的房性期前收缩出现于ST段和T波的位置，可以大致推导下游传导系统的传导性能（图4-6）。应该利用这些电生理知识仔细寻找未下传的房性期前收缩；此外，若12导联心电图高度怀疑未下传的房性期前收缩而异位P波难以识别时，有条件的单位可以安排食管心电图检查，在食管导联的ST-T段观察到P波信号即可明确诊断。

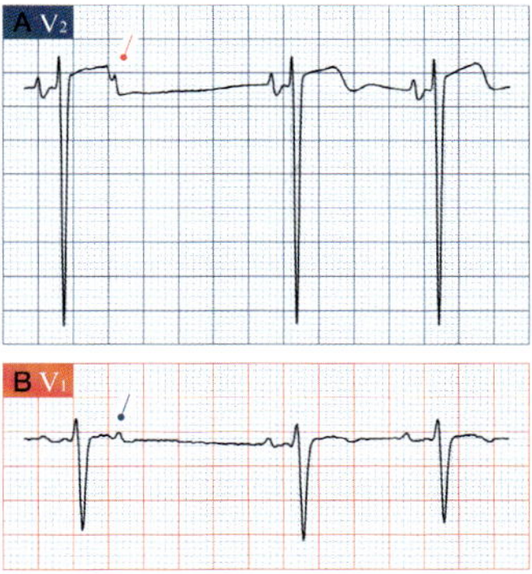

图4-6 分析房性期前收缩未下传

2例基础节律均为窦性心律。A. 红色箭头所示未下传房性期前收缩位于T波降支。B. 灰蓝色箭头所示未下传房性期前收缩位于T波顶峰。比较A和B的未下传房性期前收缩，A延后出现仍未能下传心室，提示下游传导系统某处的有效不应期长于B

最慢心率极限

正常心室能够容纳的血量 > 250mL[35]。心动过缓时，心室舒张时间延长，前负荷代偿性增加，在80%的射血分数和最大舒张期充盈前提下，满足人体4L/min的基础循环血流，心率至少需要达到20次/分[35]。

换言之，多数成人能够承受的最慢窦性心律下限为20次/分（由于个体化差异，不排除少数人能够承受 < 20次/分的窦性心动过缓）。

这些生理知识可以解释临床上一些成人的窦性心动过缓 < 40次/分，而受检者并无明显症状（图4-7）。夜间睡眠状态，24%的健康个体窦性心动过缓也会 < 40次/分[36]。夜间睡眠状态下出现的一些缓慢心律失常，大多数是无症状性和良性的，是夜间睡眠状态自主神经功能变化的反映，除非有伴随症状（循环不稳、胸闷、胸痛等），一般无须干预[37]。相反，有头晕、近乎晕厥和晕厥等症状的窦性心动过缓，需要进一步的临床评估和治疗[38, 39]。

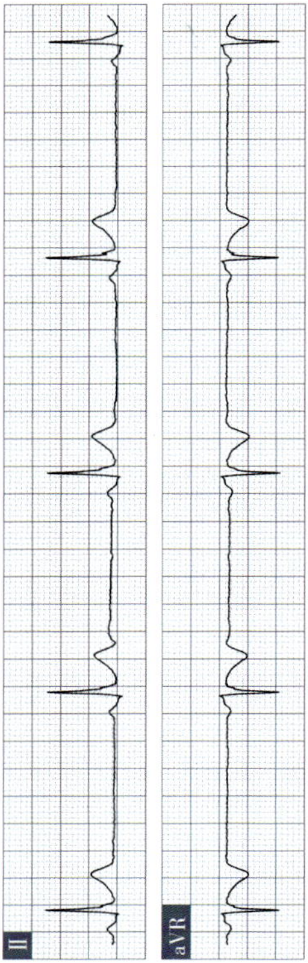

图4-7 窦性心动过缓

男，35岁，建筑工人，单位例行体检发现窦性心动过缓，心率为38次/分，受检者并无明显症状，嘱其运动5分钟后复查心电图，窦性心律上升至125次/分，提示窦房结起搏功能正常。无特殊处置，嘱其随访心电图

运动员心电图

运动员的一些心律

失常和心电图改变是高强度体育训练的生理适应性反映，高迷走神经张力，也是一种广义的正常变异，无须进一步评估（表 4–1）[40]。

表 4–1　运动员正常心电图改变

□窦性心动过缓（频率≥ 30 次 / 分）
□窦性心律不齐
□房性逸搏节律
□交界性逸搏节律
□一度房室阻滞（P–R 间期＞ 200ms）
□二度 I 型房室阻滞
□不完全性右束支阻滞
□左心室高电压
□早期复极（ST 段抬高、J 点抬高、J 波或 QRS 终末部模糊）
□ V_1 ~ V_4 导联 ST 段凹面向下型抬高伴 T 波倒置

训练有素的运动员，窦性心律的频率≥ 30 次 / 分且无乏力、头晕、晕厥等症状，也是一种良性改变[41]。训练有素的运动员并发的窦性心动过缓和其他缓脉心律失常，一方面是高迷走神经张力状态的反映，另一方面是运动诱发的心房重构，窦房结起搏细胞的起搏

■ 马素梅

Chapter 5

危急度 ☆☆★★★

高度窦房阻滞

High degree sinoatrial block

当 > 50% 的窦性冲动受阻于窦房交界区而未能传导至心房时，心电图多数窦性 P 波丢失，表现为重度窦性心动过缓，常伴各种逸搏和逸搏心律（图 5–1）。

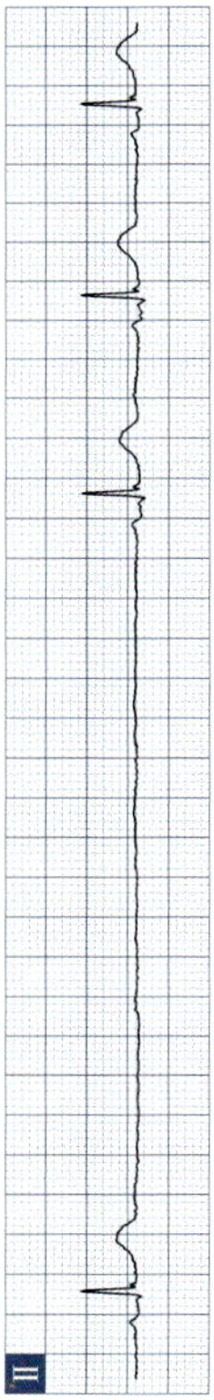

图 5–1 高度窦房阻滞

女，58 岁，因反复晕厥 2 个月入院。心电图示窦性心律，长 P–P 间期 4000ms，短 P–P 间期 1000ms，长 P–P 间期是短 P–P 间期的 4 倍，连续 3 个窦性冲动被阻滞

■ 基本概念

2:1 窦房阻滞是二度窦房阻滞和高度窦房阻滞的分水岭。高度窦房阻滞强调连续 2 个及以上窦性冲动被阻滞于窦房交界区，而二度窦房阻滞只有 1 个窦性冲动被阻滞，两者的阻滞程度是不同的，高度窦房阻滞产生的 P–P 间期更长，也更容易形成 > 3 秒的长 P–P 间期，即心率 < 20 次 / 分的极限频率。

举一个简单的例子，窦性心律的频率为 100 次 / 分时，窦性周期 600ms，心电

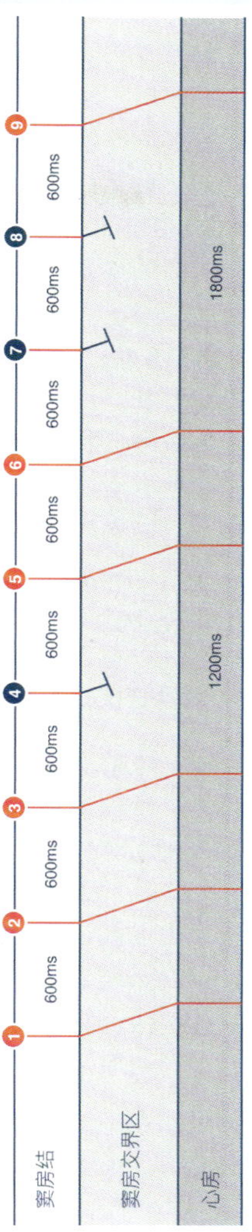

图 5-2 分析窦房阻滞

基础节律为窦性心律，频率 100 次 / 分，窦性冲动周期 600ms。第④个窦性冲动发生 1 次二度 II 型窦房阻滞，形成 1200ms 的长 P-P 间期。第⑦和第⑧个窦性冲动接连受阻于窦房交界区，发生 1 次高度窦房阻滞，形成 1800ms 的长 P-P 间期，心率骤降为 33 次 / 分

图表现为窦性 P-P 间期 600ms：当只有一个窦性 P 波丢失时，形成 1200ms 的长 P-P 间期，心率为 50 次 / 分；当连续 2 个窦性 P 波被阻滞时，心电图将会出现长达 1800ms 的窦性 P-P 间期，心率仅有 33 次 / 分（图 5-2）。

■ 鉴别诊断

高度窦房阻滞重要的鉴别诊断是窦性停搏，心电图鉴别要点为：窦房阻滞形成的长 P-P 间期是短 P-P 间期的倍数，而窦性停搏形成的长 P-P 间期与短 P-P 间期不成倍数关系（图 5-3）。

这种鉴别诊断的基础是假定窦性冲动规律产生，窦

房阻滞并不影响窦性冲动的节律性产生，故长 P–P 间期是短 P–P 间期的倍数；而窦性停搏的时间是随机的，故长 P–P 间期与短 P–P 间期无关。值得注意的是，这种心电图的鉴别诊断是很粗略的，当患者有显著窦性心律不齐时，窦性 P–P 间期逐搏变化，即使出现高度窦房阻滞，长 P–P 间期也并非短 P–P 间期的严格倍数，这给心电图诊断带来了困难，这种情况下，可以经验性诊断为窦性停搏。

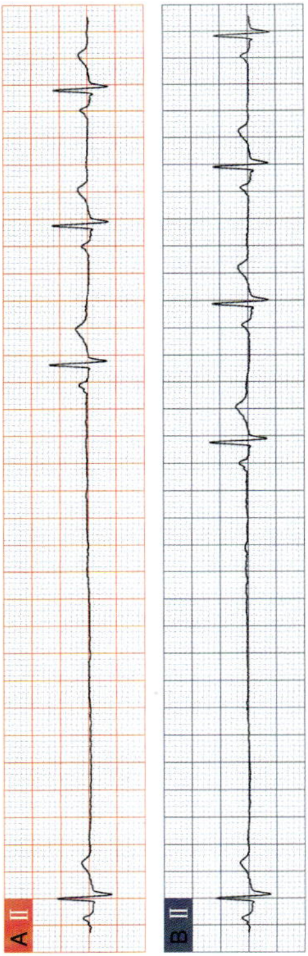

图 5–3 比较窦房阻滞和窦性停搏

2 例基础节律均为窦性心律，间断出现长 P–P 间期。A. 长 P–P 间期是短 P–P 间期的倍数，诊断为高度窦房阻滞。B. 长 P–P 间期与短 P–P 间期无倍数关系，诊断为窦性停搏。请读者用分轨测量每条心电图各自的长 P–P 间期和短 P–P 间期，计算它们之间的数学关系

■ 为何患者会发生晕厥？

高度窦房阻滞、三度窦房阻滞、窦性停搏、高度房室阻滞和三度房室阻滞等缓慢心律失常的患者，常常出现先兆晕厥、晕厥等并发症。值得注意的是，这些缓慢心律失常并非晕厥的直接原因，直接原因是次级起搏点不稳定，逸搏或逸搏节律的丢失（图 5–4）。

缓慢心律失常占晕厥发生原因的3% ~ 10%[43]。过缓的心室率会显著影响脑部血流量，引起短暂性意识丧失，临床表现为出现短暂性健忘性无意识、运动控制异常和反应迟钝，每次发作时间较短[44]。

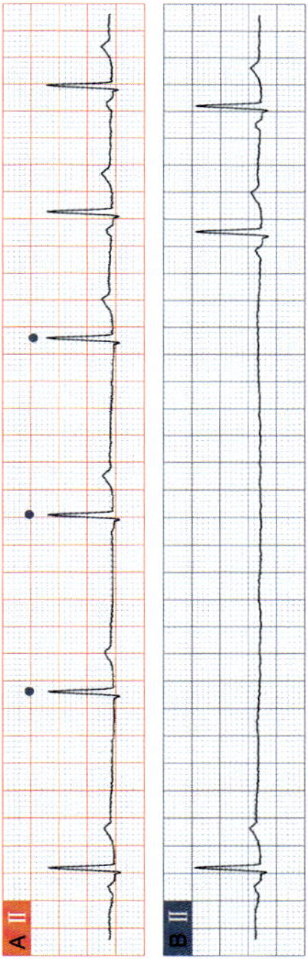

图5-4 逸搏和逸搏的丢失

A. 第①个、第④个和第⑤个心搏是窦性心搏，P_1-P_2形成长P-P间期为4840ms，近短P_2-P_3间期为945ms，长P-P间期是短P-P间期的5倍，诊断为高度窦房阻滞。在长P-P间期中，及时出现了三个交界性逸搏节律（灰蓝色圆圈），逸搏周期1300ms，心室率46次/分，患者仅有轻微头晕症状。B. 第①个、第②个和第③个心搏为窦性心搏。P_1-P_2形成长P-P间期为4730ms，是P_2-P_3短间期（945ms）的5倍，诊断为高度窦房阻滞。长P_1-P_2间期中无任何逸搏和逸搏节律出现，患者诉头晕加重，伴黑蒙、恶心、胸闷等症状

晕厥是脑部低灌注引起的短暂性意识丧失，特征是发作快速、持续时间短以及能够自发性恢复[44-46]。当心室停搏间超过6 ~ 8秒时，患者可出现晕厥，此时体循环收缩压为50 ~ 60mmHg，直立体位脑动脉血压为30 ~ 45mmHg[45，46]。心室停搏5秒时，患者可出现先兆晕厥（或称为近乎晕厥），即头晕、全身无力、恶心、冷汗、心悸、黑蒙等症状，可以持续数秒至数分钟[47-50]。先兆晕厥和晕厥的重要区别是前者无意识丧失。

缓慢心律失常时，各种逸搏和逸搏节律的缺失提

示次级起搏点的起搏功能很差或次级起搏点病变。当患者症状严重时，应给予严密的心电监护和积极处置，向患者家属告知心脏停搏的风险，签署病危通知书。如果接诊医疗单位无治疗条件，应及时转诊，并告知家属转诊途中的风险。

■ 窦房结层面相关缓慢心律失常术语

2018 年，美国心脏病学院（ACC）、美国心脏病协会（AHA）和心脏节律学会（HRS）更新了缓慢心律失常的临床诊疗指南，推荐了窦房结层面相关缓慢心律失常术语（表 5-1）[9]。当前，一些国际指南建议的术语和我国习用术语存在差异，建议初学者尽量采用国际指南建议，因为这是全球通行的术语和标准。

表 5-1 窦房结层面相关缓慢心律失常术语

□窦性心动过缓：窦性频率 < 50 次 / 分
□加速的房性自主心律：异位房性起搏点引起的心房除极，频率 < 50 次 / 分
□窦房阻滞：窦房结和邻近心房组织之间发生的传导阻滞。心电图表现为心房除极引起的“成组心搏”和窦性停搏
□窦性暂停：距离最后一次心房除极后，窦房结 > 3 秒才发放冲动
□窦房结停搏：窦房结停止发放冲动
□心动过速 – 心动过缓综合征：又称为快 – 慢综合征，窦性心动过缓、加速性房性自主节律、窦性暂停等缓慢性心律失常和房性心动过速、心房扑动、心房颤动等快速性心律失常交替发作。心动过速抑制窦房结的自律性，心动过速终止后，窦性暂停时间长短不一
□变时性功能不全：心率不能随着体力活动或需求而增快。多数研究定义为运动时，心率不能达到预期心率值的 80%
□等频分离：心房除极（来源于窦房结或异位房性灶点）频率慢于心室除极（可来源于房室结、希氏束和心室）频率

缓慢心律失常主要包括窦房结病变和房室阻滞，AHA 建议的诊断流程见图 5-5。

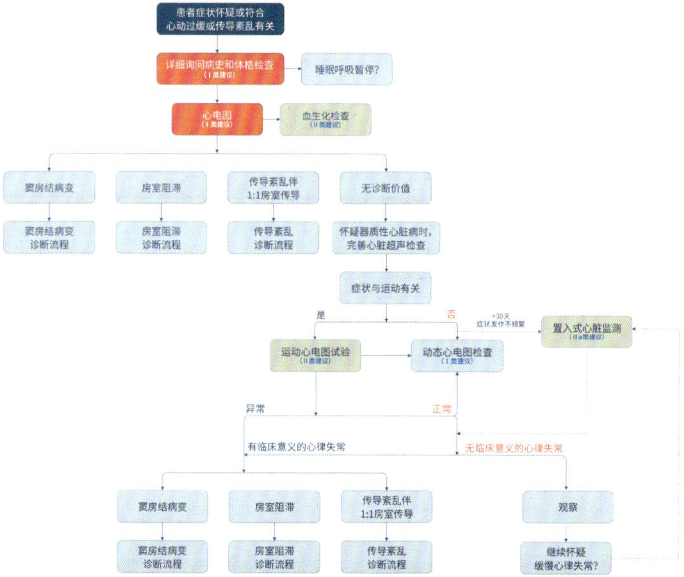

图 5-5 缓慢心律失常诊断流程

根据病因和电生理机制，缓慢心律失常主要分为窦房结层面、房室阻滞和室内传导障碍，根据 12 导联心电图选择适合的诊断流程。当常规 12 导联心电图缺乏诊断价值时，需要进一步安排心脏节律方面的检查，包括运动平板试验、动态心电图检查和置入式心脏监测设备等。并非所有的患者都能即刻得到诊断，有些患者需要更长时间的随访和监测，才能明确其缓慢心律失常症状原因

■ 马素梅

6 窦性暂停

危急度 ☆☆★★★

Sinus pause

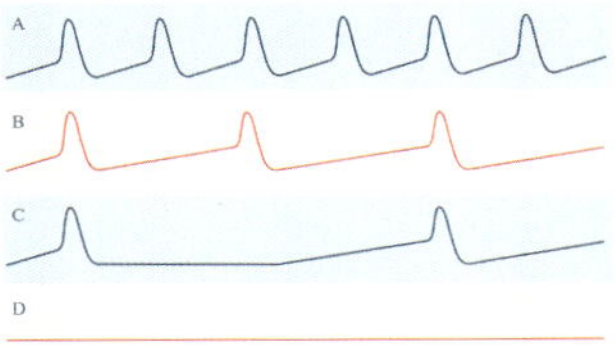

图 6–1 窦房结起搏细胞功能障碍示意图

A. 窦房结起搏细胞的起搏功能正常，动作电位曲线无静息电位，而是发生 4 相自发性舒张期除极，直至产生一个新的动作电位，传导至心房，产生心电图的窦性 P 波。B. 窦房结起搏细胞的 4 相除极缓慢，是窦性心动过缓的发生机制。C. 窦房结起搏细胞暂停发放冲动，经过调整后再次产生冲动，心电图窦性 P 波丢失，形成长 P–P 间期。D. 窦房结起搏细胞停止产生冲动，心电图窦性 P 波长时间或永久性丢失，即 AHA《心动过缓临床实践指南》强调的窦房结停搏

窦性暂停是指窦房结起搏细胞暂停发放冲动，暂停时间可长可短，形成长 P–P 间期，而窦性停搏是指窦房结起搏细胞停止发放冲动。两者的电生理机制是不同的，但很多情况下，临床心电图并未严格区分，窦性暂停和窦性停搏经常混用（图 6–1）。

需要指出的是，窦性停搏既可以是一过性的，也可以是永久性的。前者的心电图表现更倾向于诊断窦性暂停，而后者特指窦房结完全停止发放冲动，心电图诊断更倾向于 AHA 指南定义的窦房结停搏，此时诊断为窦性暂停是不合适的。因此，结合患者的长程心电图信息，如心电监护或动态心电图检查，能够更合理地解释长 P–P 间期发生的原因和评估患者的预后。

鉴别诊断

窦房结的起搏细胞功能障碍时，一过性停止产生冲动，心电图间断出现长 P-P 间期，暂停时间随机，长 P-P 间期和基础短 P-P 间期无倍数关系；相反，窦房阻滞时，窦房结的起搏细胞仍规律产生冲动，二度Ⅱ型窦房阻滞或高度窦房阻滞形成的长 P-P 间期与基础短 P-P 间期成倍数关系（图 6-2）。

窦性暂停的另一个鉴别诊断是心电图伪差，多见于心电监护过程中，患者因出汗较多，监护电极片松脱，出现长 P-P 间期时，患者并无相关症状，血压稳定。在动态心电图和远程心电监护过程中，也时常发生这种心电图伪差，应注意识别[51]。伪差性窦性暂停常常伴随心电图基线剧烈波动（图 6-3）。

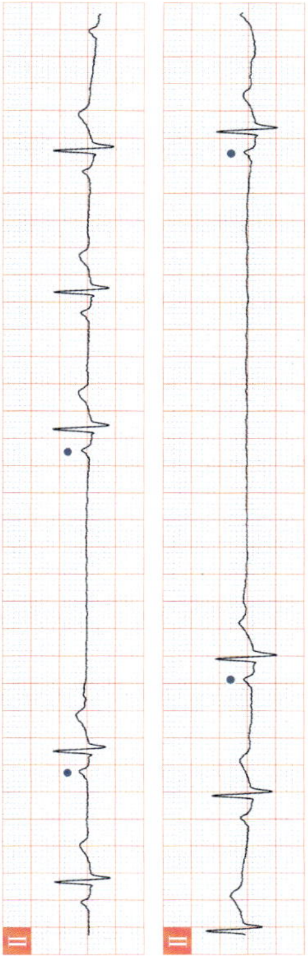

图 6-2 窦性暂停

窦性心动过缓，基础心动周期为 1040ms，心率 58 次 / 分，间断出现 2 次长 P-P 间期（灰蓝色圆圈），上条长 P-P 间期为 2360ms，下条为 3860ms，长 P-P 间期均非短 P-P 间期的倍数，心电图诊断：①窦性心动过缓；②窦性暂停

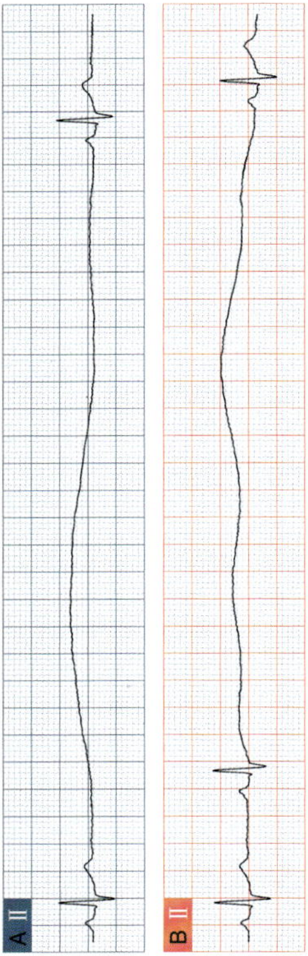

图 6-3 心电图伪差性窦性暂停

A. 心电监护时，突然出现长 P–P 间期，患者无任何症状，血压稳定，检查后发现电极片潮湿松脱。B. 远程心电监护时，监护导联松脱，形成长 P–P 间期。2 例心电图干扰所致伪差性窦性暂停，心电图基线波动明显；图 B 在出现长 P–P 间期前，QRS 波后无 T 波，可以肯定是心电图伪差

生理性和病理性窦性暂停

通常，经验性认为 P–P 间期 > 2 秒即可诊断为窦性暂停，这是在基础窦性心律较慢时建立的诊断标准。在一些特殊背景下，窦性暂停也会发生在窦性心律较快时，暂停时间可以不足 2 秒（图 6–4）。< 2 秒的窦性暂停需要仔细与显著窦性心律不齐缓慢相、重度窦性心动过缓鉴别，要结合患者临床背景进行解释，不能因为窦性暂停时间短而武断地判读为良性心电图改变。

窦性暂停间期 2 ~ 3 秒可见于 11% 的健康个体和 33% 的训练有素的运动员（特别是夜间睡眠时）。窦性暂停时间 > 3 秒罕见于健康个体，多数提示窦房结病变[52]。实际上，2018 年美国 AHA《心动过缓临床实践指南》推荐的窦性暂停诊断标准是窦性停搏时间 > 3 秒，主要病因为窦房结病变，接近 60% 的患者有器质性心脏

病；停搏间期 2 ～ 3 秒包括生理性和病理性原因；停搏间期 < 2 秒，主要见于生理性原因和非窦房结病变所致窦性暂停[9, 53]。

临床指引

心电图评估窦性暂停时，一方面需要注意窦性暂停发作形式，特别是发生频度、发作时间和持续时间；另一方面需要注意停搏间期的长短，有无合并其他缓慢心律失常。

临床评估需要结合患者是否罹患器质性心脏病或单纯的窦房结病变，窦性暂停时有无缓慢心律失常症状。新近认为窦性暂停 2 ～ 3 秒的部分个体，长期随访也会出现更严重的缓慢心律失常而需要起搏器治疗，增加了临床评估难度[54]。

■ 孙志军

图 6-4 窦性暂停

男，48 岁，髋关节置换术后 2 小时，突发脑干出血。心电监护示窦性心动过速，频率 122 次 / 分，血压 0/0mmHg，间断出现 < 1500ms 长 P-P 间期，长 P-P 间期均非短 P-P 间期的倍数，考虑窦性暂停。患者随即出现全心停搏，抢救无效死亡。注意，该患者发生窦性暂停时的心率较快

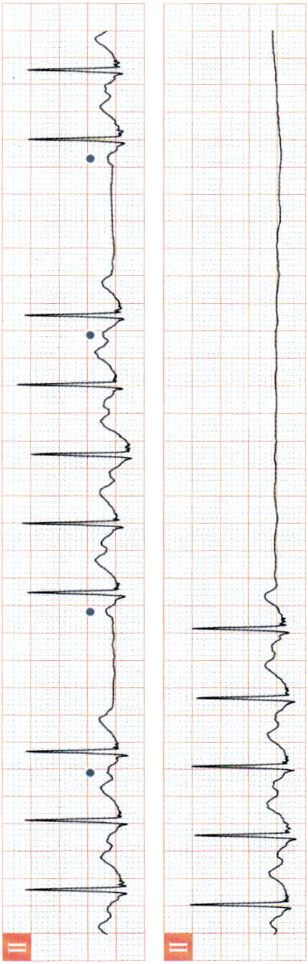

Chapter

7 窦性停搏

危急度 ☆★★★★

Sinus arrest

当窦房结起搏细胞停止发放冲动时，心电图窦性 P 波消失，称为窦性停搏，即美国 AHA 指南提及的窦房结停搏。为与前文的窦性暂停区别，本章主要介绍窦性暂停时间 > 3 秒的严重停搏。

■ 有逸搏的窦性停搏

窦性停搏时，心电图窦性 P 波丢失，可以出现各种逸搏和逸搏节律。这些次级起搏点产生的逸搏和逸搏节律是一种代偿性心律失常，可以避免心室率过慢或长时间的心室停搏。如果逸搏节律稳定，循环稳定，即使长时间的窦性停搏，患者也可以无症状或仅出现轻微缓慢心律失常相关症状（图 7–1）。

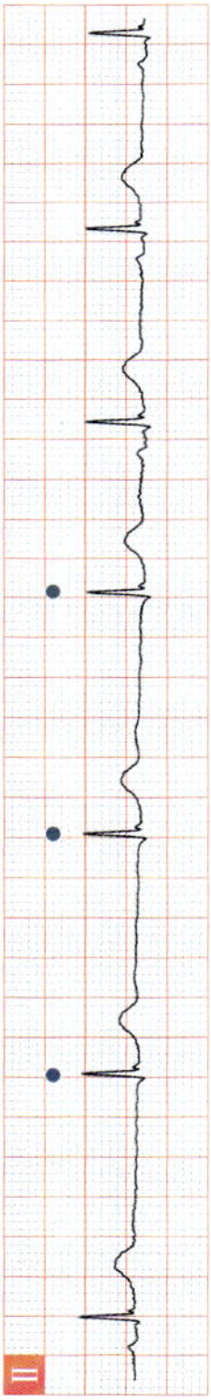

图 7–1 窦性停搏

第 1 个心搏是窦性心搏，其后接连 3 个室上性心搏（灰蓝色圆圈），其前无相关 P 波，为交界性逸搏心律。窦性心搏在第 5 个心搏重新出现，第 5 个至第 7 个心搏均为窦性心搏。P_1–P_2 间期（4640ms）与短 P_2–P_3 间期（1000ms）无倍数关系，诊断为窦性停搏

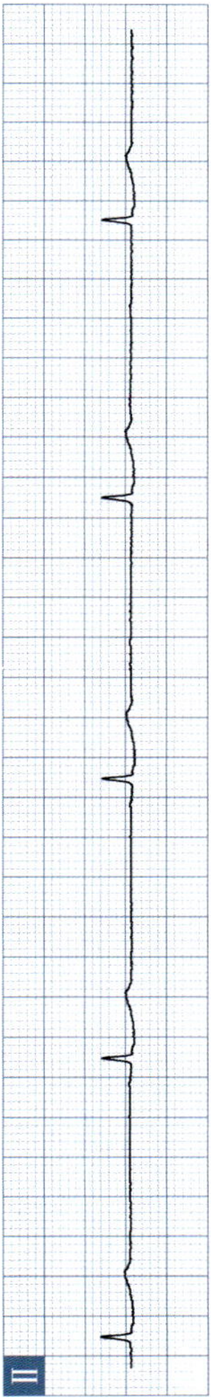

图 7–2 交界性逸搏心律

全程心电图未见窦性 P 波，心室节律为交界性逸搏节律，频率 43 次 / 分。诊断为窦性停搏，不除外三度窦房阻滞；交界性逸搏节律

值得注意的是，窦性停搏的诊断强调窦性冲动（心电图窦性 P 波）的丢失，不要因逸搏和逸搏节律的出现而否定它。反之，如患者心电图表现为逸搏节律，在诊断逸搏节律时，一定要思考窦性 P 波丢失的原因（图 7–2）。

根据心脏次级起搏点的生理性频率，窦性停搏时，可以先出现房性逸搏或房性逸搏心律；如为心房异位起搏点病变，将出现交界性逸搏或交界性逸搏心律；如为交界性逸搏点病变时，则出现室性逸搏或室性逸搏节律。当次级起搏点功能增强时，则形成加速的自主节律。

相同级别的次级起搏部位可以出现≥ 2 个逸搏点（如 2 种房性逸搏心律），不同级别的次级起搏部位如果频率相近，可以出现≥ 2 种类型的逸搏和逸搏心律（如同时存在房性逸搏和交界性逸搏），这是

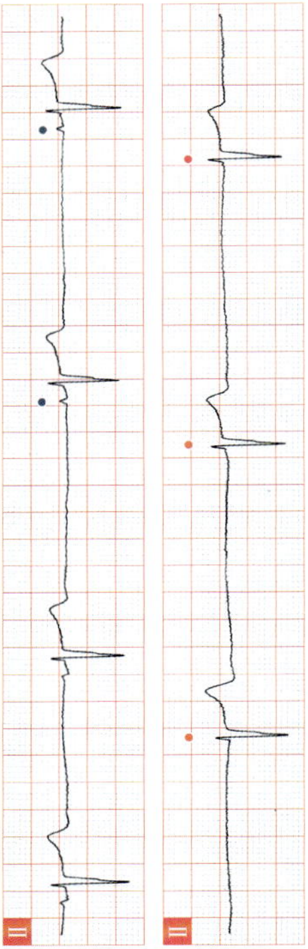

图 7-3 多源性逸搏和逸搏节律

女，71 岁，临床诊断为病态窦房结综合征。连续记录心电图所示第 1 个和第 2 个心搏为窦性心搏，P 波正负双相，频率 36 次 / 分，考虑为重度窦性心动过缓。第②个窦性心搏后，窦性 P 波消失，考虑为窦性暂停；第 3 个和第 4 个心搏是房性逸搏（灰蓝色圆圈），注意 P 波为正向波，房性逸搏周期 2060ms，频率 29 次 / 分；第 5 个至第 7 个心搏为交界性逸搏心律（红色圆圈），交界性逸搏周期 2080ms，频率 28 次 / 分。本例心电图有以下问题需要注意：①次级起搏点频率慢，频率远远低于生理性逸搏心率。通常，当窦性心律的频率 < 50 次 / 分时，即可出现房性逸搏，而本例缓慢至 29 次 / 分时才出现，提示次级起搏点功能也较差；②房性逸搏出现 2 次后，心率转变为心室率更慢的交界性逸搏心律，逸搏频率缓慢，需要警惕逸搏节律点不稳定，严密监护患者的生命体征和心动过缓相关症状；③患者因逸搏节律过缓，诉头晕，胸闷加重，血压下降至 85/50mmHg，给予推注阿托品 1mg 后，窦性心律恢复至 70 次 / 分，患者自觉症状缓解

多源性逸搏和逸搏节律产生的原因。多源性逸搏和逸搏心律与间断发生的窦性心搏交替出现，形成更为复杂的心律失常（图 7-3）。

当重症监护患者发生窦性停搏时，实时出现的逸搏和逸搏节律能够稳定血流动力学，无须处理；如果逸搏节律过缓或不稳定，不能维持生命体征，则需要更积极的抗心动过缓治疗，包括置入临时心脏起搏器。

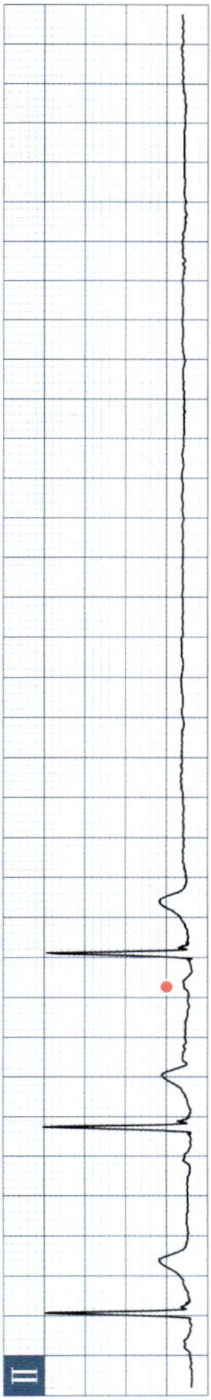

图 7-4 窦性停搏

前 3 个心搏为窦性心律，频率 68 次 / 分。第③个窦性心搏后（红色圆圈），窦性 P 波丢失，心电图为长时间的全心停搏，患者出现晕厥

■ 无逸搏的窦性停搏

窦性停搏时，如果各种逸搏和逸搏节律不能及时出现，心电图 P-QRS-T 波消失，表现为全心停搏（图 7-4）。如全心停搏的持续时间过长，患者会出现严重的缓慢心律失常症状，即晕厥。

对于反复发作的全心停搏，需要紧急评估是一过性的还是永久性病变。前者通常有可纠正的诱因[如电解质紊乱、酸碱失衡、低体温、药物（表 7-1）等]。诱因去除后，如不涉及长期治疗，危险期可选择临时心脏起搏器治疗，以维持心室率；对于永久性病变患者（如医源性窦房结损害、病态窦房结综合征等），可根据临床实际，选择适合的永久性人工心脏起搏器治疗。

■ 生理性睡眠状态

年轻个体，特别是训

表 7-1 常见致缓慢心律失常药物
降压药物
□ β 受体阻滞剂，包括滴眼液
□甲基多巴
□可乐定
□非二氢吡啶类钙通道阻滞剂
□利血平
抗心律失常药物
□腺苷
□ Ⅰ类药物：奎尼丁、普罗帕酮、氟卡尼、普鲁卡因胺
□ Ⅱ类药物：β 受体阻滞剂
□ Ⅲ类药物：胺碘酮、决奈达隆、索他洛尔
□Ⅳ类药物：地尔硫䓬、维拉帕米
抗精神病药物
□多奈哌齐
□锂
□阿片类镇痛药
□吩噻嗪类止吐药和抗精神病药
□苯妥英
□选择性 5- 羟色胺再摄取抑制剂
□三环类抗抑郁药
其他
□麻醉药：异丙酚
□大麻
□地高辛
□伊伐布雷定
□肌肉松弛剂（例如，琥珀酰胆碱）

练有素的运动员，迷走神经张力增高，睡眠状态下，心率可以 < 40 次 / 分，甚至出现 > 5 秒的窦性暂停[9]。这些生理性缓慢窦性心律失常通常无症状，循环稳定，无须永久性人工心脏起搏器治疗。

■ 快速眼动睡眠相关窦性停搏

人类睡眠分为非快速眼动睡眠状态和快速眼动睡眠状态。夜间睡眠在两种状态之间不断切换，前者占 75% ~ 80%，后者占 20% ~ 25%[55]。

非快速眼动睡眠状态时，交感神经张力减弱，迷走神经张力增高，心率减慢，血压下降，肌肉紧张；而快速动眼睡眠状态时，交感神经张力增强，迷走神经张力减退，心率增快，血压上升，肌肉松弛，眼球左右摆动等[37，55，56]。当快速眼动睡眠状态发生长时间的窦性停搏时，患者会出现睡眠中惊醒、呼吸困难、晕厥，甚至猝死，称为快速眼动睡眠相关缓慢心律失常，可能与异常中枢性自主神经调控、迷走神经过度活跃和交感神经张力撤退等有关[57]。

快速眼动睡眠相关缓慢心律失常是一种罕见的窦性停搏，多见于青年男性，患者无器质性心脏病，白天可有不典型胸闷、头晕、晕厥等症状，窦房结功能电生理检查正常，夜间睡眠出现 > 5 秒的窦性停搏。现有文献报道窦性停搏最长为 9.6 秒，与呼吸暂停无关，停搏时间可以进行性加重。这种恶性的睡眠相关窦性停搏需要置入永久性人工心脏起搏器治疗（图 7-5）[58-63]。

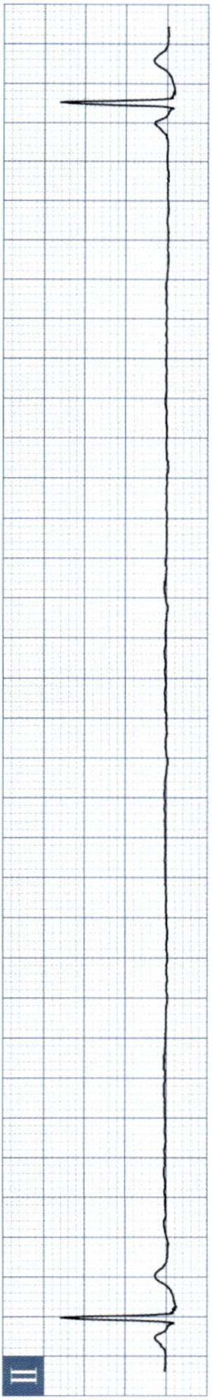

图 7-5 快速眼动睡眠相关窦性停搏

男，23 岁，无器质性心脏病，电生理检查窦房结功能正常，睡眠监测发现快速眼动睡眠期间频发长程窦性停搏

■ 孙志军

Chapter

8 病态窦房结综合征 Ⅰ

危急度 ☆☆★★★

Sick sinus syndrome Ⅰ

病态窦房结综合征又称为窦房结功能不全，是由窦房结起搏功能损害或窦房传导障碍或两者兼而有之所致的一组心律失常综合征，包括房性缓慢性心律失常、房性快速性心律失常、交替发作房性缓慢性和快速性心律失常（慢–快综合征）（图 8–1）。这些心律失常引起组织低灌注，患者会出现疲倦、乏力、头晕、心悸、黑蒙和晕厥等症状，罕有猝死者[64]。

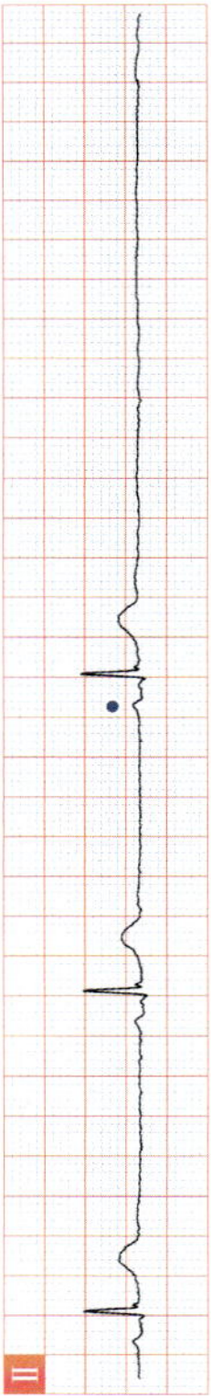

图 8–1 窦性心动过缓和窦性停搏

本例同图 4–1，在频率为 38 次 / 分的窦性心动过缓基础上，第③个窦性 P 波以后（灰蓝色圆圈），窦性 P 波消失，考虑窦性暂停，其间未见逸搏和逸搏节律。窦性停搏的出现提示该患者的窦性心动过缓并非普通的窦性心动过缓，而需要进一步考虑病态窦房结综合征

窦性缓慢心律失常

窦性缓慢心律失常、房性缓慢心律失常、过缓的逸搏节律、一过性全心停搏是病态窦房结综合征常见的缓慢心律失常，常有多种心律失常交替出

现。2018 年 AHA《心动过缓临床实践指南》建议的病态窦房结综合征心电图标准有：①频率 < 50 次 / 分的窦性心动过缓；②房性逸搏节律；③窦房阻滞；④ > 3 秒的窦性暂停；⑤窦房结停搏；⑥快 – 慢综合征；⑦变时功能不全；⑧等频分离。

二度窦房阻滞是窦性 P 波间歇性传导至心房，每次只脱落一个窦性 P 波，包括二度Ⅰ型窦房阻滞和Ⅱ型窦房阻滞。两者的心电图鉴别要点是：前者 P–P 间期逐渐缩短（文氏传导），随后出现长 P–P 间期（文氏周期），长 P–P 间期小于最短 P–P 间期的 2 倍；后者的长 P–P 间期是短 P–P 间期的 2 倍（图 8–2）。

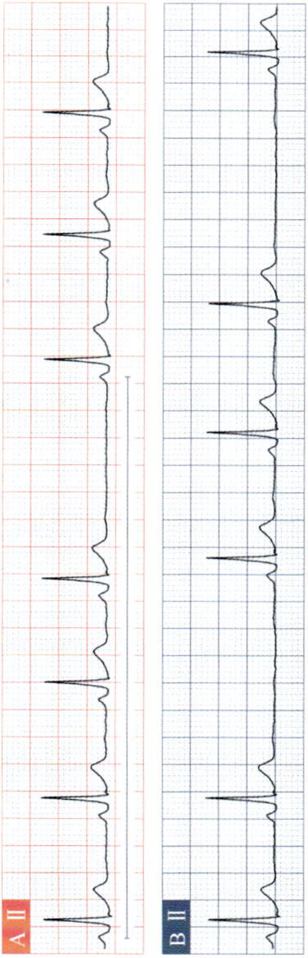

图 8–2 二度窦房阻滞

A. 二度Ⅰ型窦房阻滞，蓝色箭头所示为一个文氏周期，P–P 间期进行性缩短伴窦性 P 波脱落 1 次引起的长 P–P 间期，长 P–P 间期 < 最短 P–P 间期 2 倍。B. 二度Ⅱ型窦房阻滞，长 P–P 间期是短 P–P 间期的 2 倍。二度窦房阻滞与窦性心律不齐的鉴别诊断是传导模式反复出现，P–P 间期有规律可循

二度窦房阻滞时，每次只有 1 个窦性 P 波被阻滞，突然出现 1 次长 P–P 间期；每 2 个窦性冲动就有 1 个被阻滞，未能激动心房，称为 2:1 窦房阻滞；而连续 ≥ 2 个窦性冲动被阻滞，未能激

动心房，称为高度窦房阻滞。注意，窦性冲动的阻滞比例不同时，窦房阻滞的诊断术语也不同。

二度窦房阻滞是否影响血流动力学与基础窦性心律的快慢有关：当基础窦性心律偏快时，如 > 85 次 / 分，频发的二度Ⅱ型窦房阻滞产生 > 40 次 / 分的窦性心动过缓，血流动力学尚可耐受；如基础窦性心律仅有 50 次 / 分，一旦发生二度Ⅱ型窦房阻滞，频发的二度Ⅱ型窦房阻滞将使心率骤降为 25 次 / 分，将会对血流动力学产生显著影响（图 8-3）。

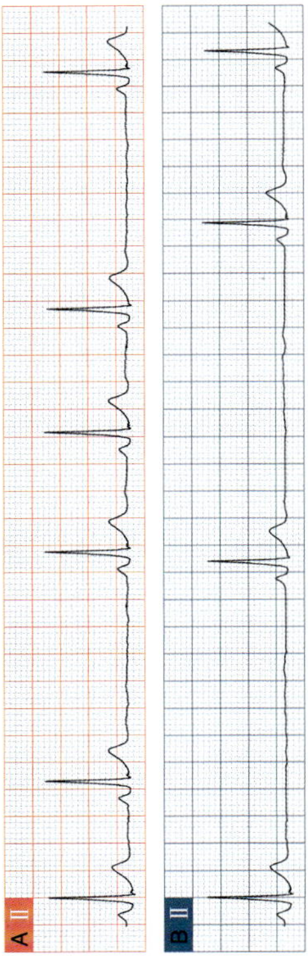

图 8-3 二度Ⅱ型窦房阻滞

A. 基础窦性频率为 69 次 / 分，间断出现二度Ⅱ型窦房阻滞所致长 P-P 间期为 1700ms，心率 35 次 / 分，患者无特殊不适。B. 基础窦性频率为 46 次 / 分，连续出现二度Ⅱ型窦房阻滞所致长 P-P 间期为 2600ms，心率 23 次 / 分，患者诉头晕、心悸和呼吸困难，心电监护示血压下降

此外，二度窦房阻滞是否合并房室阻滞（特别是希氏束以下阻滞），患者是否罹患器质性心脏病，也是临床评估和长期治疗的重要事项。

传导系统病变

系列病理学、心脏电生理、电解剖标测等研究证实，病态窦房结综合征的病变不单单局限于窦房结，还可以波及心房、房室结和室内传导系统[52，65-76]。

当病态窦房结综合征患者合并房室结病变和（或）次级起搏点功能障碍时，窦性心动过缓和窦性停搏期间，次级起搏点只能发放缓慢的交界性逸搏甚至不能发放交界性逸搏，心室率缓慢或出现室性逸搏节律（图8-4A）。

当病态窦房结综合征患者进一步合并室内传导系统病变以及室性逸搏点起搏功能障碍时，窦性心动过缓和窦性停搏期间，只能发放缓慢的室性逸搏甚至不能发放室性逸搏，前者心室率极为缓慢，后者心室长时间停搏，患者症状明显，甚至出现晕厥（图8-4B）。因此，观察缓慢性窦性心律失常或窦性停搏期间的逸搏出现情况，如逸搏频率是否在生理频率范围内，逸搏是否及时发出，QRS时限是否正常等，

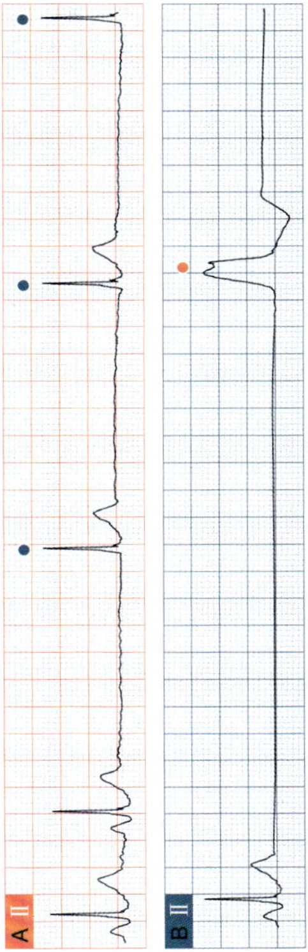

图 8-4 病态窦房结综合征

A. 前 2 个心搏是窦性心搏，其后出现窦性停搏，交界性逸搏心律，注意逸搏周期 1960ms，频率 30 次/分，过缓的交界性逸搏提示次级起搏点的起搏功能降低。B. 第①个心搏是窦性心搏，其后出现窦性停搏，停搏时间长达 4400ms，其间无交界性逸搏，提示次级交界性逸搏点和三级室性逸搏点障碍

可以预测房室交界区和室内传导系统是否存在病变。

快 - 慢综合征

快 – 慢综合征是病态窦房结综合征的另一组心律失常，特指缓慢性心律失常和快速性心律失常交替发作，快速心律失常发作后，对窦房结产生超速抑制作用，导致窦房结起搏细胞延迟发放冲动，心电图形成长 P–P 间期（图 8–5）。

快 – 慢综合征的缓慢心律失常有窦性心动过缓、窦房传导阻滞、窦性暂停和窦房结停搏等；快速性心律失常有阵发性房性心动过速、阵发性心房扑动和阵发性心房颤动，这些快速性房性心律失常通常能够相互转化直至终止。

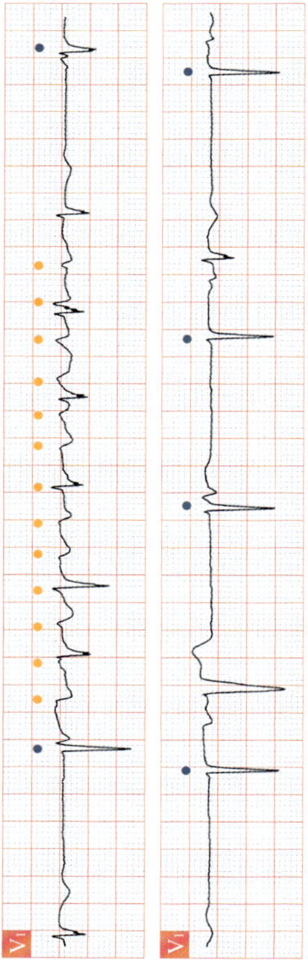

图 8–5　病态窦房结综合征

女，57 岁，临床诊断为病态窦房结综合征，反复发作快速性和缓慢性心律失常。灰蓝色圆圈所示为交界性逸搏和逸搏心律，逸搏周期为 1240 ~ 1360ms，频率为 44 ~ 48 次 / 分，次级起搏点偏起搏功能正常；注意交界性逸搏后散见多种窦性和房性 P 波。橙色圆圈所示为阵发性房性心动过速，心房率为 200 次 / 分

异常自律性和心房组织传导特性改变是各类快速性房性心律失常的发生机制[64, 69, 77, 78]。

27% ~ 50% 的病态窦房结综合征患者合并阵发性心房颤动发作（图 8-6）[64, 79]。对于病态窦房结综合征患者合并的快速性房性心律失常，应详细询问病史，有无黑蒙、晕厥等严重缓慢心律失常症状，避免应用抗心律失常药物治疗而引起长时间的心脏停搏。若心电监护发现心动过速终止后有长时间的窦性停搏或全心停搏，应在置入临时心脏起搏器的情况下抗心律失常。

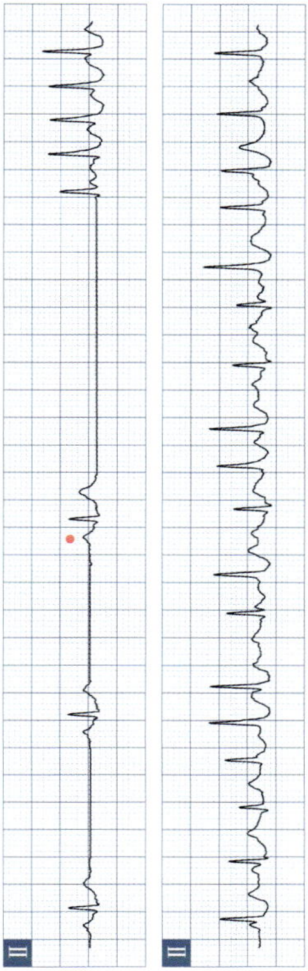

图 8-6 病态窦房结综合征

女，64 岁，临床诊断为病态窦房结综合征。连续记录心电图示前 3 个心搏为窦性心动过缓，第 3 个心搏后出现房早未下传引起的长间期，其间无逸搏和逸搏节律发生。强调的是，终止窦性停搏的并非窦性心律，而是阵发性心房颤动，尽管是一种不良心律失常，但也避免长时间的心脏停搏

■ 房昕晖

Chapter 9

危急度 ☆☆★★★

病态窦房结综合征 II

Sick sinus syndrome II

病态窦房结综合征不仅是一个单独的疾病诊断，有时也是其他疾病进展和治疗中出现的窦房结功能不全。并非所有的病态窦房结综合征患者都需要置入永久性人工心脏起搏器。需要仔细评估患者的病态窦房结综合征是急性还是慢性，病因或诱因是否可逆（表 9–1）[80]。

急性心肌梗死

人类的窦房结动脉 55% 来自右冠状动脉，45% 来自左回旋支，5% 是双重供血，故急性下壁心肌梗死患者常见窦性心动过缓以及急性病态窦房结综合征（图 9–1）[81]。

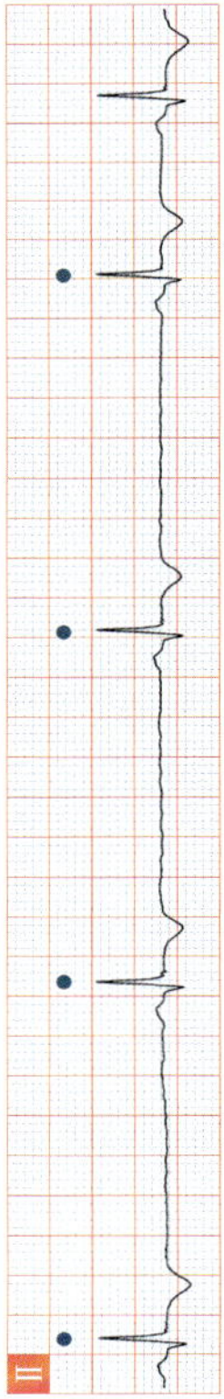

图 9–1 急性下壁心肌梗死合并二度 II 型窦房阻滞

男，52 岁，临床诊断为急性下壁心肌梗死。心电监护发现缓慢的窦性心律，长 P–P 间期是短 P–P 间期的 2 倍，为二度 II 型窦房阻滞，考虑急性病态窦房结综合征

临床研究发现。接受心电监护的急性心肌梗死患者，5% 合并病态窦房结综合征，50% 的急性下壁心肌

梗死患者合并窦房结功能不全；此外，急性心肌梗死患者新发房性心律失常，常合并窦房结梗死[82, 83]。急性病态窦房结综合征常在梗死后最初4天出现，间断发作，一些患者仅持续1小时，而另一些患者因窦房结梗死，病态窦房结综合征则伴随终身，后者需要终身心脏起搏器治疗[66]。

对于心肌梗死急性期出现暂时性病态窦房结综合征的患者，后期需要紧密随访。一些患者的窦房结发生慢性纤维化，这一过程持续数月至数年，直至进展为永久性病态窦房结综合征。因此，不能因患者出院时心脏节律和心率正常而忽视长期随访的重要性。

表9-1	病态窦房结综合征的可逆性原因
□急性心肌缺血，急性心肌梗死	
□运动训练	
□心房颤动	
□心脏外科：瓣膜置换、迷宫手术、冠脉搭桥	
□毒品和毒素：甲苯、有机磷、河豚毒素、可卡因	
□电解质异常：高钾血症、低钾血症	
□低血糖	
□心脏移植	
□心脏重构	
□迷走神经过度兴奋	
□低体温：治疗性、意外性	
□甲状腺功能减退症	
□低血容量性休克	
□低氧血症、高碳酸血症和酸中毒：睡眠呼吸暂停综合征和呼吸衰竭（窒息、溺水、卒中和药物过量）	
□感染：莱姆病、军团菌、鹦鹉热、伤寒、斑疹伤寒、李斯特菌、疟疾、钩端螺旋体病、登革热、出血热、格林巴利综合征	
□药物：β受体阻滞剂、非二氢吡啶类钙通道拮抗剂、地高辛、抗心律失常药、锂、甲基多巴、利血平、干扰素、顺铂	

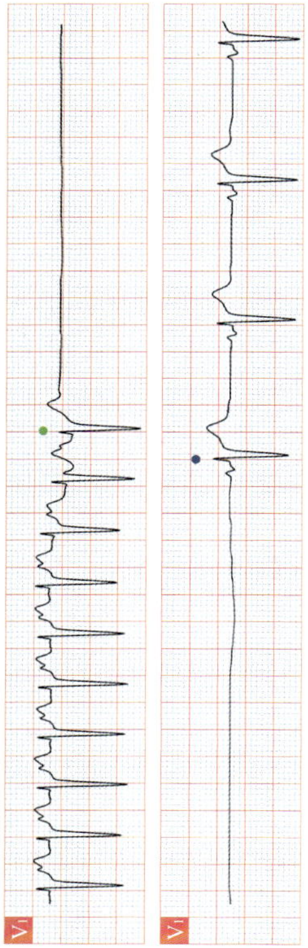

图 9-2 快－慢综合征

连续记录心电图。上条心电图前半部是阵发性房性心动过速，心动过速终止后（绿色圆圈），窦性节律没有及时出现，期间无任何逸搏和逸搏节律，全心停搏时间6400ms后才出现窦性心搏（灰蓝色圆圈）。全心停搏期间，患者诉呼吸困难和黑蒙，随即发生晕厥，血压下降为 80/50mmHg

■ 心房层面的快–慢综合征

一些阵发性房性心动过速、阵发性心房扑动和阵发性心房颤动发作停止后，窦性心律不能按时到来，出现长时间的窦性停搏或全心停搏，患者在此期间可以出现头晕、黑蒙、晕厥等缓慢性心律失常症状（图 9–2 和图 9–3）。

高频率起搏点或节律通过抢先占领和超速抑制机制控制低频率起搏点或节律，让后者跟随前者的频率或节律[84]。生理条件下，窦房结的起搏频率高于异位心房起搏点频率和房室交界区次级起搏点频率，窦性节律控制心房和房室交界区，避免心脏同时出现多种节律竞争。

快速性房性心律失常会对窦房结产生反方向的超速抑制。快速性房性心律失常终止后，经过一段时间的休整，窦房结才能按照自身频率重新发放冲动并控制心脏。快速性房性心律失常发作后，长时间的窦性停搏或全心停搏，其机制不仅仅是超速抑制，还与窦房结病变、心房重塑（组织学和电学特性改变）、细胞间耦联改变、离子通道功能异常等有关[85-87]。

值得注意的是，快－慢综合征患者部分窦房结功能正常，部分窦房结功能障碍，因此，长期治疗策略不同，必须遵循个体化原则。2018 年美国 AHA《心动过缓临床实践指南》推荐窦房结恢复时间（SNRT）> 550ms 时，判读为窦房结功能障碍[9，88，89]。

一些快－慢综合征患者接受心房颤动消融手术后，窦房结功能恢复正常，无须置入永久性人工心脏起搏器；另一些快－慢综合征患者即使在成功消融心房颤动后，各种缓慢性心律失常仍反复发作，需要永久性人工心脏起搏器治疗；此外，不愿接受心

图 9-3 快－慢综合征

女，41 岁，临床诊断为阵发性心房颤动。自述有晕厥症状发作，动态心电图发现阵发性心房颤动终止后（绿色圆圈），出现长达 9.2 秒的全心停搏，患者并发晕厥症状。心房颤动不仅能超速抑制窦房结，也能抑制房室交界区和心室起搏点，长时间的心室停搏提示次级起搏点的起搏功能欠佳

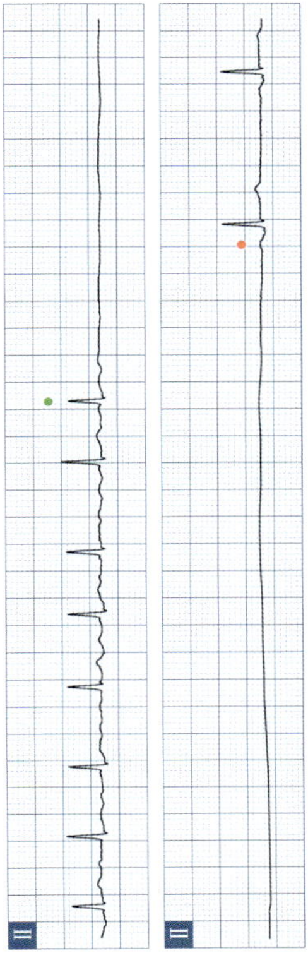

房颤动消融手术的快–慢综合征患者，窦性停搏或全心停搏负荷重，特别是反复发作缓慢心律失常症状，也需要置入永久性人工心脏起搏器，否则，盲目使用抗心律失常药物抑制快速性房性心律失常有导致心脏停搏的风险。对于快–慢综合征患者，如停搏时间 > 6.3 秒，即使接受过心房颤动消融术，也需要置入永久性人工心脏起搏器[90]。

诊疗流程

2018 年，AHA《心动过缓临床实践指南》推荐的病态窦房结综合征诊疗流程见图 9–4 和图 9–5。

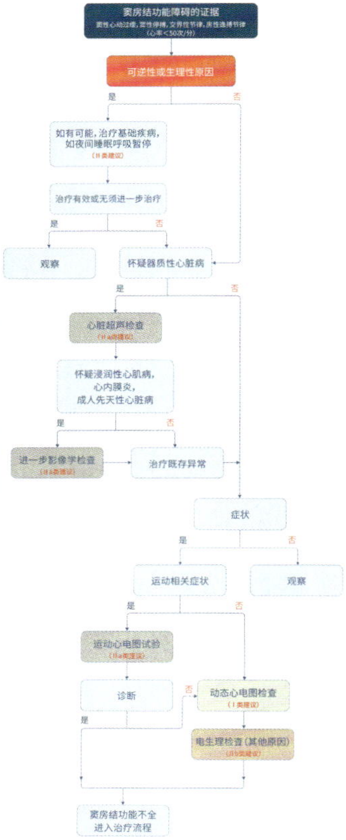

图 9–4 病态窦房结综合征的初始评估流程

病态窦房结综合征初始评估的重点为心动过缓是否有可纠正的原因或诱因。通常，评估病态窦房结综合征不需要进行心脏电生理检查，除非患者因其他原因接受电生理检查附带评估窦房结功能

图 9-5 慢性病态窦房结综合征的治疗流程

确诊窦房结功能不全以后，需要进一步确认患者有无心动过缓相关症状和可逆性原因。如果患者无症状，通常只需要观察；如果患者有临床可纠正的原因，则积极治疗原发疾病或诱发加重原因。窦房结功能不全通常是急性的，无须长期治疗；如果患者的症状不能肯定与心动过缓有关，给予口服茶碱治疗；最后，确诊为慢性窦房结功能不全且有心动过缓相关症状的患者，进入起搏器治疗流程

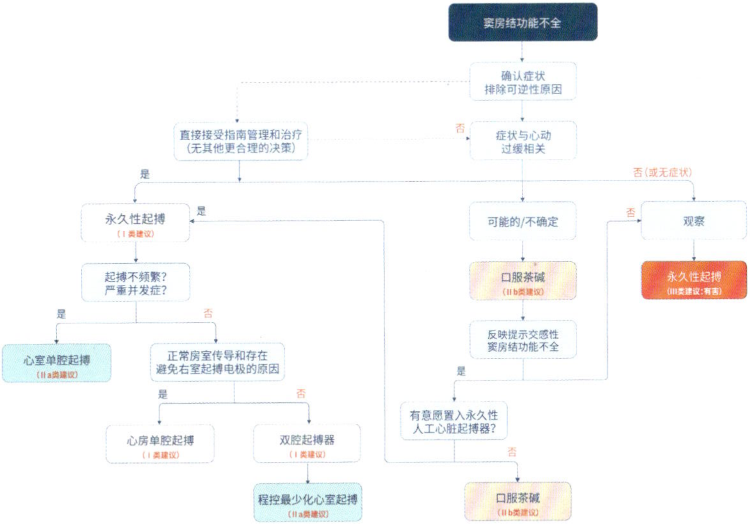

■ 房昕晖

Chapter 10

危急度 ☆☆★★★

心房静止

Atrial standstill

心房静止是一种少见的房性心律失常，特征表现是心房的电活动和机械活动丢失，诊断标准如下：①体表心电图 P 波消失，腔内心电图未记录到心房电活动或记录到形态怪异而不稳定、时限长、低频和低振幅的异常心房电图；②心房停搏，颈静脉波缺乏 A 波；③心室节律为交界性逸搏节律，窄 QRS 波或宽 QRS 波（伴室内阻滞或室性逸搏节律）；④影像学证据显示心房无收缩；⑤程序性电刺激不能引起心房电活动（图 10–1）[91]。

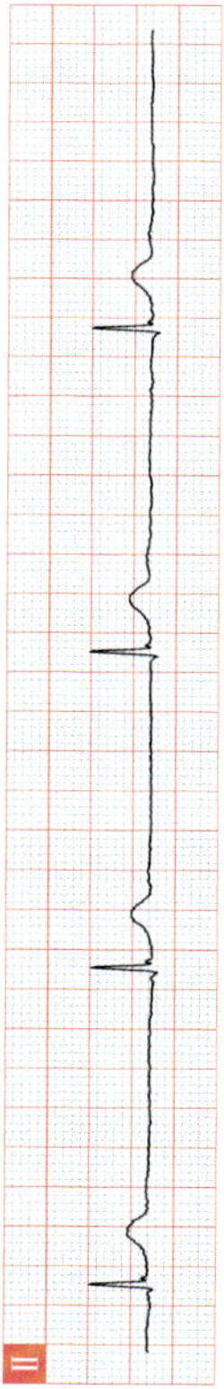

图 10–1 心房静止

1 例心房静止，心电图 P 波消失，也未见其他心房除极波（例如，心房扑动波和心房颤动波）。心室节律为缓慢的交界性逸搏心律，频率 37 次 / 分，程序性心脏电生理刺激无心房电活动，超声心动图无心房收缩。如果没有心房停搏的力学和电学证据，心电图无法与单纯的窦性停搏（或三度窦房阻滞），交界性逸搏心律鉴别

根据发生部位不同，心房静止可以分为部分性心房静止（心房静止仅涉及一个心房）和完全

表 10-1 心房静止的原因

暂时性心房静止
□显著的窦性心律失常：窦性心动过缓、按压颈动脉窦、多源性房性期前收缩后、食管憩室引起的迷走反射
□药物：奎尼丁、洋地黄制剂
□医源性：心脏外科术后、心房导管消融术后
□急性心肌炎
□阵发性房性快速性心律失常发作后
□其他：高钾血症、低氧血症、二氧化碳中毒
终末性心房静止（临终前）
□心肌梗死
□高钾血症
永久性心房静止
□窦房结病变：遗传性、后天性
□心房病变：遗传性（遗传性心房静止）、后天性（淀粉样变性、结节病等）
□肌病：肢带肌肉萎缩症、Emery-Dreifuss 型肌营养不良症、面肩肱型肌营养不良症、慢性近端脊髓性肌萎缩（Kugelberg-Welander 综合征）
□遗传性离子通道病：Brugada 综合征、先天性长 QT 综合征、遗传性进行性心脏传导病变（Lenegre 病）
□糖尿病
□心脏病终末期：瓣膜性心脏病、先天性心脏病
□左心室致密化不全

性心房静止（心房静止累及左、右心房）。根据发作持续时间长短不同，心房静止可以分为暂时性心房静止、永久性心房静止和终末性心房静止（表 10-1）[92-102]。

心房静止的患者，因心房电兴奋和收缩功能丢失，临床有缓慢心律失常相关症状，如运动耐量下降和晕厥。心房收缩功能丢失可继发血栓形成，容易出现脑梗死并发症。广泛性心房肌纤维化还伴有心房利钠多肽分泌减少[103]。

心脏外科术后

临床上，心房静止的诊断需要同时兼顾电学和力学的诊断标准。电学标准是心电图无任

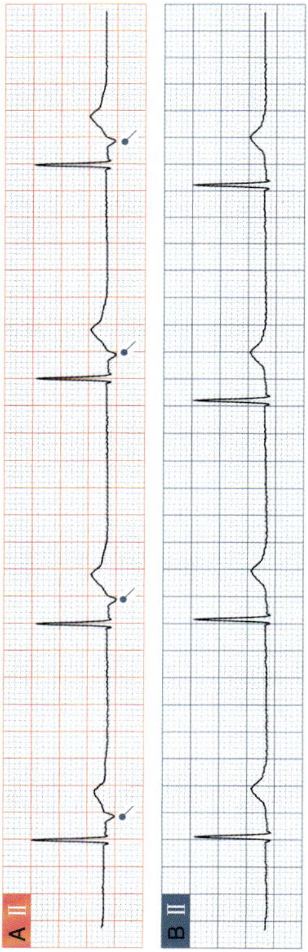

图 10-2 交界性逸搏心律

2 例二尖瓣置换术和迷宫手术患者的心电图。A. 交界性逸搏心律，频率 38 次 / 分，注意 ST 段上可见明显的逆行 P 波，心房存在电活动，排除心房静止。B. 交界性逸搏心律，频率 38 次 / 分，术前为心房颤动，术后心房颤动波消失，窦性心律也未恢复，交界性逸搏节律无逆行 P 波，需要进一步考虑心房静止可能

何心房除极波、心房电刺激无反应等；力学标准是影像学证据证实心房无收缩。

心脏瓣膜狭窄患者若接受二尖瓣置换术和迷宫消融手术治疗，术后心电图原有心房颤动波消失，也未记录到窦性 P 波时，需要警惕心房静止。当心室节律为交界性逸搏节律时，发现逆行 P 波，可以从电学方面排除心房静止（图 10–2）。

心房颤动

有时，心房颤动波极为纤细，近乎等电位线，很容易误诊为心房静止。以下检查可以排除心房静止：①食管电极记录到快速的心房除极波；②电生理检查时，心房电极记录到心房电信号；③心脏超声等影像学检查证实心房存在机械活动。心房静止时，

如果交界性逸搏点发放冲动不规则，心室节律不齐，极易误诊为心房颤动（图10-3）。

怀疑心房静止的患者应完成心脏超声检查。二维心脏超声通常显示双心房扩张，基础心房病变和血栓形成。多普勒心脏超声的二尖瓣血流模式可以粗略评估心房有无机械活动。值得注意的是，心脏超声鉴别心房颤动与心房静止有时并不可靠。

心脏电生理检查能可靠地诊断心房静止。左心房和右心房多部位起搏失败，也不能记录到心房电信号。明确心房静止的诊断有重要的临床意义，因为此类患者若需永久性人工心脏起搏器治疗，应选择心室单腔起搏器。

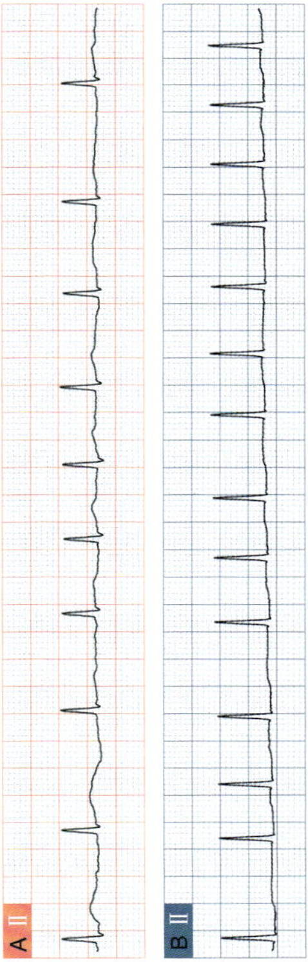

图 10-3 心房颤动和心房静止

A. 男，45 岁，临床诊断为缩窄性心包炎。心电图为心房颤动，心房颤动波极为纤细，近乎等电位线，心脏超声证实心房存在机械活动。B. 女，56 岁，临床诊断为心房静止。心电图示交界性心动过速，交界性节律极不规整，酷似心房颤动，超声心动图未发现心房机械活动，心脏电生理检查未发现心房电信号

高钾血症

血钾水平 > 5.5mmol/L 称为高钾血症[104]。血钾浓度升高至 8mmol/L 水平

时，心肌细胞复极加速，静息电位负值减小，静息电位与阈电位的距离减小，心肌细胞兴奋性轻度增加；而血钾进一步增高时，膜电位过于降低，如低于钠通道开放阈电位，心肌细胞兴奋受到抑制[105-107]。

轻度高钾血症时（血钾水平 5.5 ~ 6.0mmol/L），心电图主要改变是 T 波高尖；中度至重度高钾血症时（血钾水平 6.0 ~ 8.0mmol/L），心电图主要改变是 P 波振幅降低，P-R 间期延长和 QRS 波开始增宽；重度高钾血症时，特别是血钾浓度 > 8.0mmol/L，心电图窦性 P 波消失，QRS 波增宽，形成窦室传导（图 10-4）[108]。

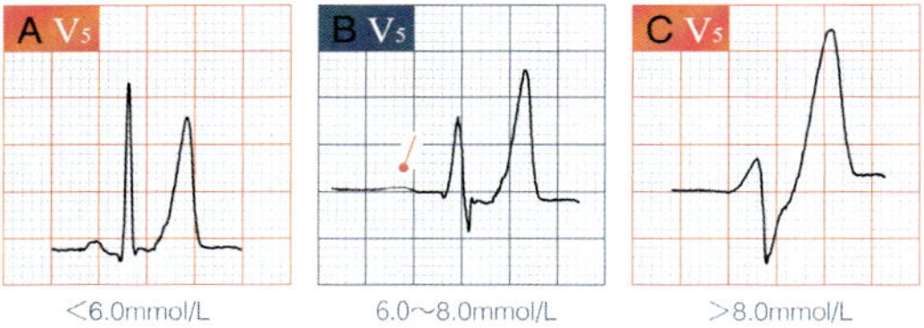

图 10-4 血钾水平对窦性 P 波的影响

A. 血钾浓度轻度增高时，对心电图的主要影响是 T 波，T 波振幅增高，对称性增加，Q-T 间期缩短，形成高尖 T 波。B. 血钾浓度中度增高时，对心电图的影响涉及 P 波、QRS 波、T 波以及传导，P 波振幅降低，P-R 间期延长，此时 QRS 波时限开始增宽。C. 血钾浓度重度增高（特别是血钾浓度 > 8.0mmol/L）时，窦性 P 波消失，QRS 波进一步增宽，心房静止，形成所谓的窦室传导

重症监护患者短期内心电图发生较大变化时，如窦性 P 波振幅降低、难以识别或消失，QRS 时限正常或增宽，T 波高尖，需要警惕高钾血症。值得注意的是，怀疑为高钾血症心电图时，一定要及时通知临床医护人员，急诊抽血复查电解质，了解采集心电图时患者的电解质水平，而不能依靠入院时的电解质检查结果

进行诊断，因为危重症患者的病情瞬息万变，一旦发现心电指标出现显著变化，包括心率异常、节律异常和心电波形态学异常，一定要排查原因（图 10-5）。

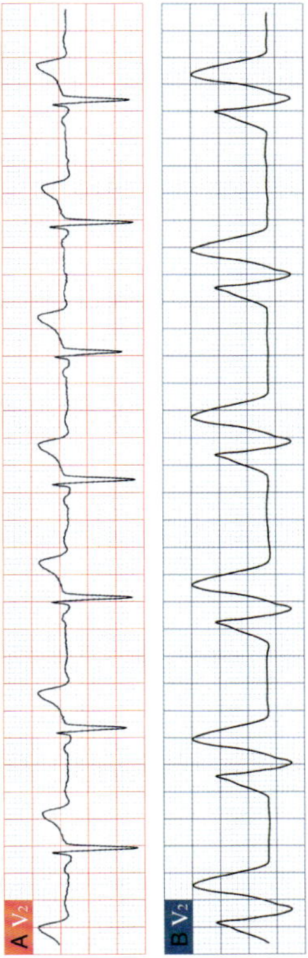

图 10-5 窦室传导

男，65 岁，因小脑出血入院。A. 入院时心电图示窦性心律，QRS 波正常，血钾 4.6mmol/L。B. 入院后第 3 天，患者突然出现烦躁不安，血压下降，心电监护示窦性 P 波消失，QRS 波增宽，急查电解质示血钾水平为 9.0mmol/L。经积极降血钾治疗后，QRS 波恢复正常，窦性 P 波重现

血钾水平升高时，窦性 P 波振幅降低直至消失的机制是心脏组织中，心房肌细胞对高血钾最为敏感，也最早出现心房麻痹，即高钾血症相关心房静止[109-112]。大多数指南推荐血钾水平≥6.5mmol/L 即可威胁生命安全，因此，伴或不伴心电图异常，都要启动紧急治疗[113, 114]。

■ 杜建霖

Chapter 11

危急度 ☆☆☆★★

一度房室阻滞

First degree atrioventricular block

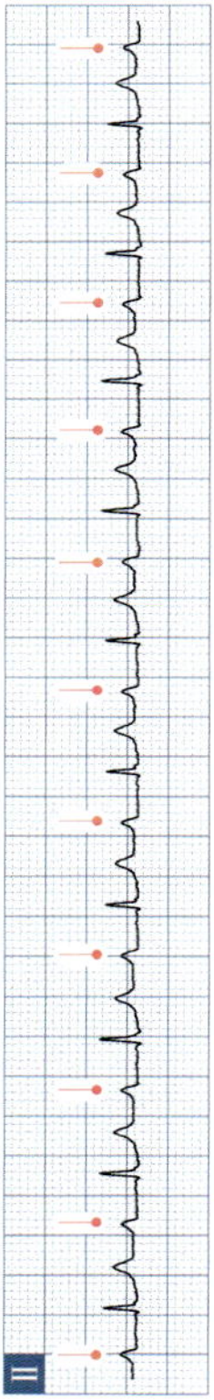

图 11-1 一度房室阻滞

窦性心律，P-R 间期 270ms，每个 P 波（红色箭头）后面都跟随 QRS 波，心电图诊断一度房室阻滞

成人正常的 P-R 间期为 120 ~ 200ms[115]。成人 P-R 间期 > 200ms 且无 QRS 波脱落时，称为一度房室阻滞（图 11-1）[116]。一度房室阻滞时，P 波和 QRS 波保持 1:1 房室传导关系，只有房室传导延迟，无 P 波被阻滞[9]。只要窦性节律稳定，一度房室阻滞通常不会引起严重的血流动力学紊乱。

■ 急性下壁心肌梗死

7% ~ 28.6% 的急性下壁心肌梗死患者合并一度房室阻滞，电生理研究证实大部分阻滞部位位于房室结，大部分预后良好，无须特殊处理，通常在 5 ~ 7 天逐渐恢复[117-121]。

尽管如此，急性下壁心肌梗死合并一度房室阻滞的患者仍然需要接受严密的心电监护，因为 1/3 的患者在住院期间进展为严重的房室阻滞，需要紧急治疗[117，118]。

■ 假性起搏器综合征

一度房室阻滞时，若 P–R 间期 > 300ms，称为显著一度房室阻滞[116]。房室传导过于缓慢引起心室延迟收缩，心室收缩期间遭遇心房收缩，心房收缩时二尖瓣关闭，心房压增高，心输出量下降，患者可能会出现呼吸困难、胸闷心悸、头晕目眩，甚至胸痛和晕厥，称为假性起搏器综合征（图 11–2）[6，116，122]。

此外，56% 的一度房室阻滞伴有舒张期二尖瓣反流，心房收缩后随即舒张，心房内压降低；当心室舒张期较长时，过度充盈造成心室舒张压超过心房压，发生舒张期二尖瓣反流，闻及舒张期杂音，加重心力衰竭症状[123–125]。

文献报道的显著一度房室阻滞可达 560ms[125]。P–R 间期显著延长时，QRS

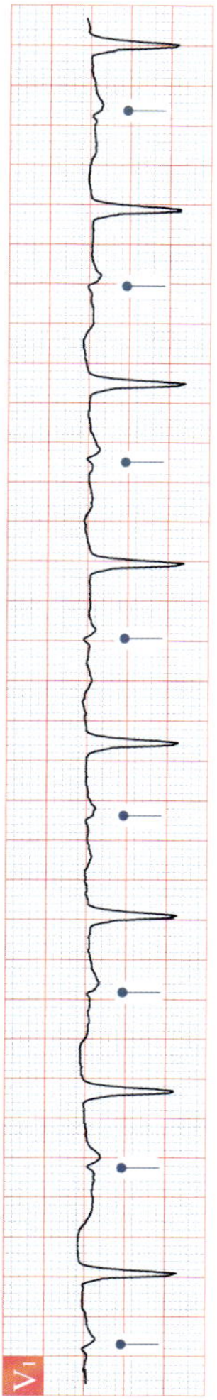

图 11–2 显著的一度房室阻滞

男，49 岁，射频消融术后并发显著的一度房室阻滞，P–R 间期 360ms。图中灰蓝色箭头标示出窦性 P 波

波和T波延迟出现，这会使下一个窦性P波非常靠近甚至重叠于T波之中，有时会误诊为交界性心动过速；如果是窦性心动过速，P波重叠于T波中，还会误诊为阵发性室上性心动过速（图11-3）[126]。

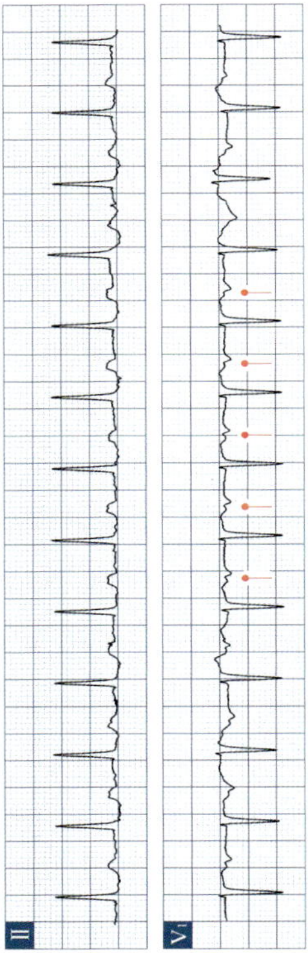

图 11-3 窦性心动过速伴一度房室阻滞

心室率 115 次 / 分，Ⅱ导联容易误诊为交界性心动过速；同步 V_1 导联可见 T 波终末部正负双相切迹，判读为窦性 P 波，P-R 间期 280ms，一度房室阻滞。一度房室阻滞时，若窦性 P 波靠近之前的 T 波或重叠于 T 波中，观察同步 12 导联心电图，若某导联发现规律出现的 T 波切迹，考虑重叠的窦性 P 波

有症状的显著一度房室阻滞是永久性起搏器置入的Ⅱa类适应证[9]。

■ 伴束支阻滞

电生理研究证实，一度房室阻滞合并束支阻滞患者，45%的阻滞部位位于希氏束-浦肯野系统[127]。一度房室阻滞合并束支阻滞图形时，心电图有两种解释：①一度房室阻滞合并单侧完全性束支阻滞；②一侧束支三度阻滞，对侧束支一度阻滞，即双束支阻滞。心电图诊断遵循“所见即所得”原则，当有两种可能解读时，直视诊断列为第一诊断，推导诊断列为第二诊断。

一度房室阻滞合并束支阻滞患者，若发生晕厥，心脏电生理检查发现室内传导延迟（H–V 间期 ≥ 70ms），进展为完全性房室阻滞的风险极高，患者需要置入永久性人工心脏起搏器[9，128–130]。

慢性一度房室阻滞合并束支阻滞，常见于退行性传导系统病变（Lev 病、Lenègre 病）、遗传性心肌病和离子通道疾病等，有进展为完全性房室阻滞和猝死的风险；急性前壁心肌梗死少见一度房室阻滞，若新发一度房室阻滞且伴宽 QRS 波，需警惕大面积室间隔坏死和室内传导系统损害，预防性置入临时性心脏起搏器（图 11–4）[119，131–134]。

■ 杜建霖

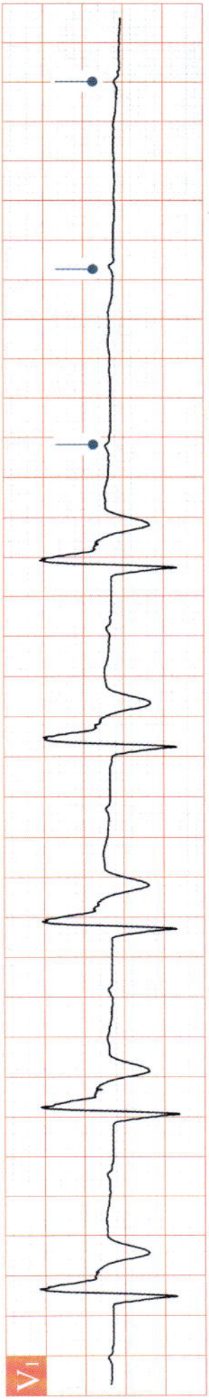

图 11–4 急性 ST 段抬高型广泛前壁心肌梗死合并一度房室阻滞伴完全性右束支阻滞

前 5 个心搏为窦性心律，一度房室阻滞合并完全性右束支阻滞，很快进展到高度房室阻滞，接连 3 个窦性 P 波未能下传，提示左束支也受累

Chapter

12 二度 I 型房室阻滞

危急度 ☆☆☆★★

Second degree type I atrioventricular block

二度房室阻滞时，心电图表现为一个窦性 P 波被阻滞，未能下传激动心室，QRS 波脱落一次；由此，脱落前下传 QRS 波和脱落后下传 QRS 波之间形成一次长 R–R 间期。值得注意的是，窦性 P 波规律发生，无长 P–P 间期出现（图 12–1）。

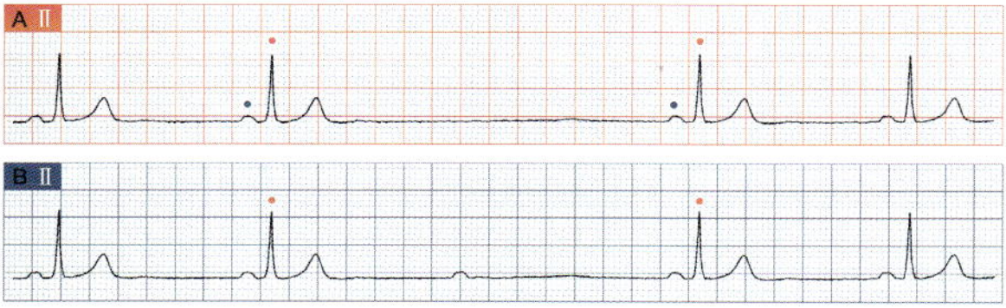

图 12–1 比较长 P–P 间期和长 R–R 间期

A. 二度 II 型窦房阻滞时，P 波脱落引起一次长 P–P 间期（灰蓝色圆圈）；当窦性 P 波和 QRS 波呈 1∶1 传导关系时，也可以说出现一次长 R–R 间期，只是心房层面发生的阻滞，习用长 P–P 间期。B. 二度 II 型房室阻滞时，第③个窦性 P 波受阻未能下传激动心室，QRS 波脱落 1 次，形成一次长 R–R 间期（红色圆圈）；窦性 P 波规律出现，此时无长 P–P 间期

典型二度 I 型房室阻滞

典型二度 I 型房室阻滞的心电图诊断标准是：① P–R 间期进行性延长，直至 P 波被阻滞；② P–R 间期进行性延长时，伴随 R–R 间期逐渐缩短，直至 QRS 波脱落形成一次长 R–R 间期；③ P–R 间期延长增量逐

渐缩短，每个传导周期中，第 1 个和第 2 个下传的 P-R 间期延长增量最大；④ P 波被阻滞后，开始下一次传导周期，第 1 个传导的 P 波其 P-R 间期在周期中最短；⑤被阻滞 P 波前后形成的长 R-R 间期，小于阻滞前最短 R-R 间期的 2 倍；⑥ P 波被阻滞期间，有时可以出现交界性逸搏或室性逸搏（图 12-2）[135]。

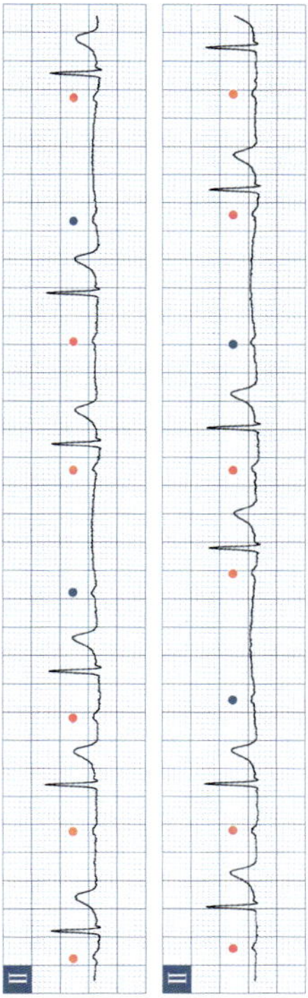

图 12-2 二度 I 型房室阻滞

窦性心律，红色圆圈标注的是下传的窦性 P 波，注意 P-R 间期逐渐延长，直至一个窦性 P 波被阻滞（灰蓝色圆圈）。从上条第 1 个传导周期中，4 个窦性 P 波仅有 3 个下传心室，传导比例为 4：3；其后传导周期中，传导比例分别为 3：2、4：3、3：2。无论传导比例如何，只能有一个窦性 P 波被阻滞

二度 I 型房室阻滞的阻滞部位主要是房室结，窦性 P 波下传心室途中，不断遭遇房室结延长的相对不应期，直至落入有效不应期而被阻滞[128，136]。房室传导时，进行性传导延迟直至阻滞为文氏阻滞；进行性传导延迟伴延迟增量进行性缩短所致心室节律周期性变动称为文氏周期；文氏周期和文氏阻滞同时出现即为文氏现象[137]。

二度 I 型房室阻滞的房室传导比例公式为 n：（n-1），7:6 传导即为每

7 个 P 波中，6 个下传心室，1 个被阻滞。

有时，周期性 P–R 间期进行性延迟而无阻滞时，只能称为文氏周期或文氏传导，此时不能称为文氏阻滞（图 12–3）；非房室结部位发生的传导进行性延迟伴或不伴阻滞（如二度Ⅰ型窦房阻滞），都只能称为文氏周期或文氏传导，不能称为文氏阻滞，因为文氏阻滞特指房室结部位发生的阻滞[137]。

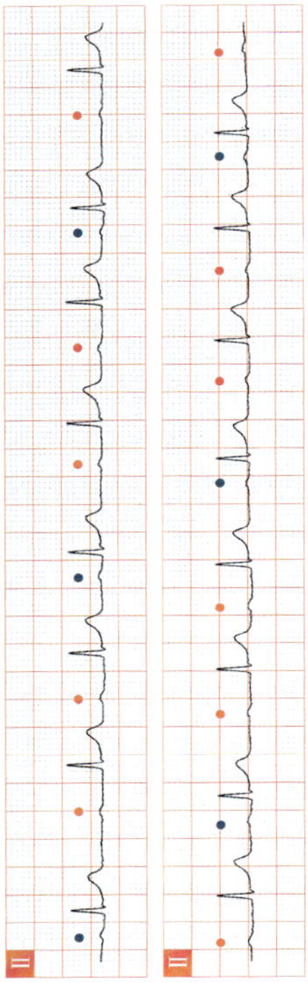

图 12–3 文氏周期

窦性心律，心室节律不规整，蓝色圆圈标注的心搏貌似提前出现，很容易误诊为房性期前收缩，但测量发现 P–P 间期规整，排除房性期前收缩。仔细观察，P–R 间期进行性延迟（红色圆圈），但并无窦性 P 波被阻滞，直至 P–R 间期缩短（灰蓝色圆圈），开始下一个周期，为典型的文氏周期或文氏传导

不典型二度Ⅰ型房室阻滞

临床上，典型二度Ⅰ型房室阻滞不足 50%，更常见的是不典型二度Ⅰ型房室阻滞[128]。不典型二度Ⅰ型房室阻滞见于较长的文氏周期（6:5 或以上），一些心电图特征有：每个周期的第①个心搏 P–R 间期不缩短甚至延长；P–R 间期延长增量进行性增加，导致 R–R 间期进行性延长；被阻滞 P 波之前的 P–R 间期突然缩短或最短；P–R 间期进行性延长至一定水平后，保持

恒定等。

房室结双径路传导是常见不典型文氏周期的发生原因[128]。通常，鉴别典型和不典型二度 I 型房室阻滞临床意义不大，偶尔后者容易误诊为二度 II 型房室阻滞（图 12-4）。

无论如何，P-R 间期变动伴 1 次 P 波被阻滞是诊断二度 I 型房室阻滞的基石。

鉴别诊断

当二度 I 型房室阻滞的 P-R 间期过于延长时，QRS 波和 T 波延迟出现，这样会导致 T 波靠近下一次的 P 波，即 P 波重叠于 T 波的顶峰、降支和终末部。如果正好遭遇被阻滞的 P 波，很容易误诊为房性期前收缩，仔细测量并比较 P-P 间期，无 P 波提前出现诊断为二度 I 型房室阻滞（图 12-5）。

窦房阻滞、窦性停搏、

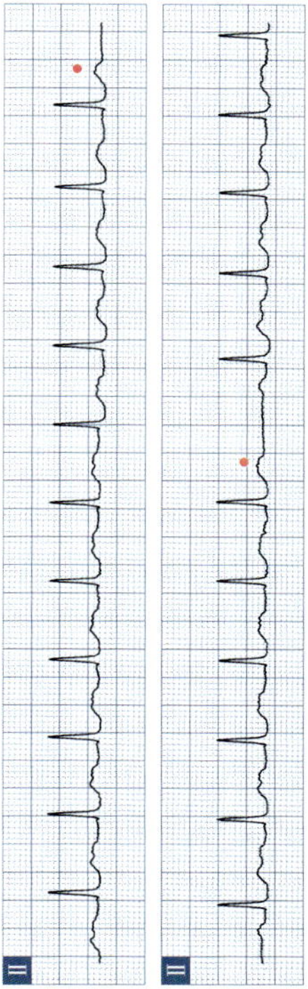

图 12-4 二度 I 型房室阻滞
窦性心律，红色圆圈为被阻滞的 P 波，P-R 间期变动，诊断为二度 I 型房室阻滞。值得注意的是，P-R 间期进行性延迟，延迟增量变化不显著，一些 R-R 间期固定，为不典型的二度 I 型房室阻滞，上条传导比例至少是 12：11，下条前半部传导比例为 7：6，多数心搏 P-R 间期固定，不要误诊为二度 II 型房室阻滞

期前收缩、逸搏、并行心律、反复搏动等有时会干扰二度Ⅰ型房室阻滞的文氏周期，影响基础节律的判读，分析 P-R 间期行为对于明确心律失常诊断非常重要（图 12-6）。

临床指引

二度Ⅰ型房室阻滞通常预后良好，患者血流动力学稳定，无须特殊处理，需要严密监测生命体征和心律失常是否进展为高级别房室阻滞。当基础窦性节律缓慢时，QRS 波脱落形成的 R-R 间期将会更长，患者可能会出现一些缓慢心律失常症状，此时需要更积极的干预，包括临时性心脏起搏器治疗。

典型二度Ⅰ型房室阻滞发作时，心室节律不规整，需要与一些心律失常鉴别，如频发房性期前收缩、紊乱性房性心动过速和心房颤动等，特别是单导联心电监护的窦性 P 波

图 12-5 二度Ⅰ型房室阻滞

窦性心律，二度Ⅰ型房室阻滞。每个文氏周期中，第①个心搏的 P-R 间期不缩短，因有 QRS 波脱落，P-R 间期有进行性延迟变化，不能诊断为一度房室阻滞，因为一度房室阻滞无 QRS 波脱落。房室传导比例为 4∶3，灰蓝色圆圈所示为被阻滞的 P 波，与其前的 QRS 波非常靠近，容易误诊为房性期前收缩

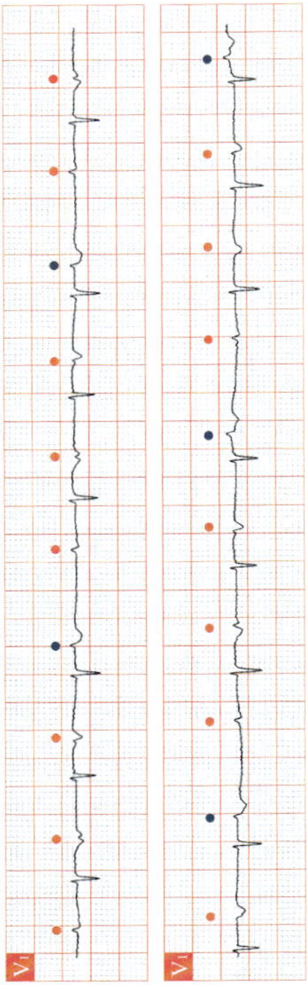

不明显，应及时完善12导联心电图检查。

对于一度房室阻滞和二度Ⅰ型房室阻滞的患者，如果阻滞部位是房室结，症状与房室阻滞无关或无房室阻滞症状，无须永久性起搏器治疗，永久性起搏器治疗甚至有害[9]。

有症状的一度房室阻滞和二度Ⅰ型房室阻滞患者，是永久性人工心脏起搏器置入的Ⅱa类适应证[9]。

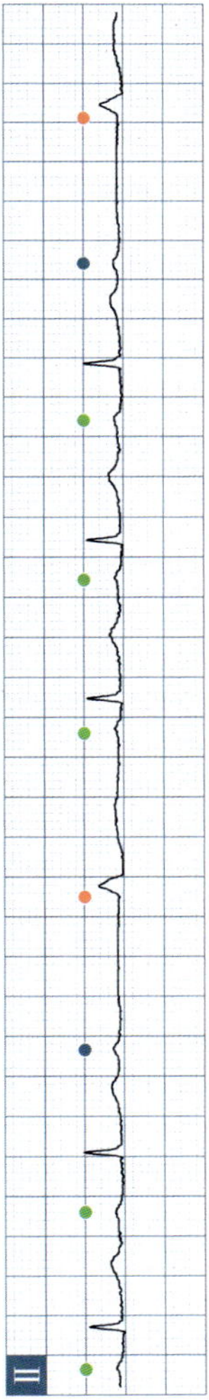

图 12-6 二度Ⅰ型房室阻滞

窦性心律，二度Ⅰ型房室阻滞，房室传导比例为5：4。当窦性P波被阻滞时（灰蓝色圆圈），出现了一次室性逸搏（红色圆圈），干扰了文氏周期第①个窦性P波的传导，该窦性P波与室性逸搏的QRS波重叠不显。这样，形成2个连续窦性P波均未能传导（灰蓝色圆圈和红色圆圈），不要误诊为高度房室阻滞。其中前者是真性阻滞，后者属于干扰

■ 雷建蓉

Chapter 13

危急度 ☆☆★★★

二度 II 型房室阻滞

Second degree type II atrioventricular block

二度Ⅱ型房室阻滞的心电图诊断标准如下：①连续传导的窦性 P 波，P–R 间期固定，随后出现 1 次窦性 P 波被阻滞，未能下传激动心室，QRS 波脱落 1 次；②被阻滞窦性 P 波的前后心搏的 P–R 间期固定；③窦性心律规整时，阻滞产生的长 R–R 间期是基础 R–R 间期的 2 倍（图 13–1）[135]。

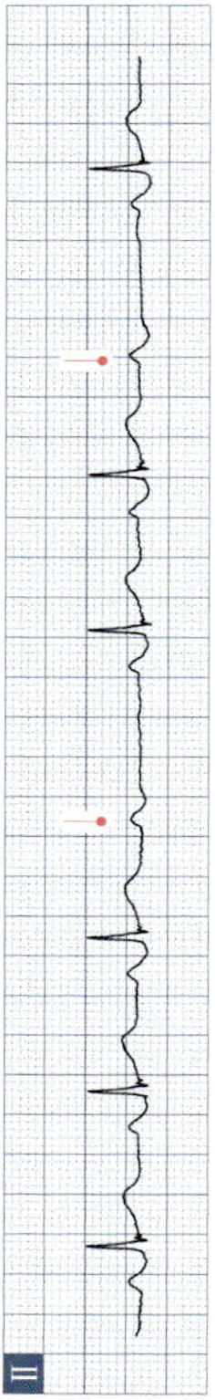

图 13–1 二度 II 型房室阻滞

窦性心律，P–R 间期 195ms 且固定，间断出现 1 次窦性 P 波被阻滞（红色箭头），阻滞前后的 P–R 间期相等，阻滞形成的长 R–R 间期是基础 R–R 间期的 2 倍，诊断为二度 II 型房室阻滞

阻滞部位

二度Ⅱ型房室阻滞的阻滞部位主要位于房室结以下，即希氏束–浦肯野系统，其中 30% 位于希氏束内，其余位于束支系统[128]。

二度Ⅰ型和二度Ⅱ型房室阻滞的临床表现、心脏电生理和预后迥异，初学者不要混淆（表 13–1）。

表 13-1 比较二度Ⅰ型和二度Ⅱ型房室阻滞		
	二度Ⅰ型房室阻滞	二度Ⅱ型房室阻滞
心脏电生理		
□阻滞部位	通常是房室结（希氏束以上）	通常是房室结以下（希氏束-浦肯野系统）
□按压颈动脉窦	阻滞程度加重	无反应
□注射阿托品	P-R 间期缩短，传导阻滞改善	无反应
心电图		
□ P-R 间期	进行性延长	固定
□ QRS 波	窄 QRS 波多见	宽 QRS 波多见，阻滞层面位于束支系统；窄 QRS 波少见，阻滞层面位于希氏束内
□基础 R-R 间期	不规整，周期性缩短	规整
□阻滞所致长 R-R 间期	与基础 R-R 间期不成倍数关系；长 R-R 间期 < 文氏周期最短 R-R 间期的 2 倍	是基础 R-R 间期的 2 倍
□逸搏	交界性，窄 QRS 波	室性，宽 QRS 波多见；如果是窄 QRS 波，希氏束内阻滞可能性大
□注射阿托品	P-R 间期缩短，传导阻滞改善	无反应
临床		
□正常人	常见，特别是睡眠状态，训练有素的运动员	不见于正常人
□黑蒙晕厥症状	少见	常见
□阿-斯综合征	少见	多见
□预后	良好，通常恢复正常传导	差，易进展为三度房室阻滞
□永久性起搏器	一般不需要	通常需要

■ 心电图分析重点

二度Ⅱ型房室阻滞时，重点观察 QRS 波形态。窄

QRS 波提示阻滞部位位于希氏束内；如果发生阻滞，尚有室性逸搏可以代偿。宽 QRS 波提示阻滞部位位于束支系统；如果发生阻滞，有时无室性逸搏代偿。长时间的心室停搏会导致晕厥的发生（图 13-2）。

二度Ⅱ型房室阻滞时，P-R 间期一般正常。若 P-R 间期延长，提示房室传导系统存在多层面阻滞，同时累及房室结和结下组织；若伴宽 QRS 波，包括典型束支阻滞和非特异性室内阻滞图形，进一步提示室内传导系统严重病变，即弥漫性室内传导系统病变；若合并窦房阻滞或心房内传导阻滞，即全传导系统弥漫性病变。因此，心电图二度Ⅱ型房室阻滞的诊断建立后，应寻找有无其他部位传导系统受累的心电图改变。

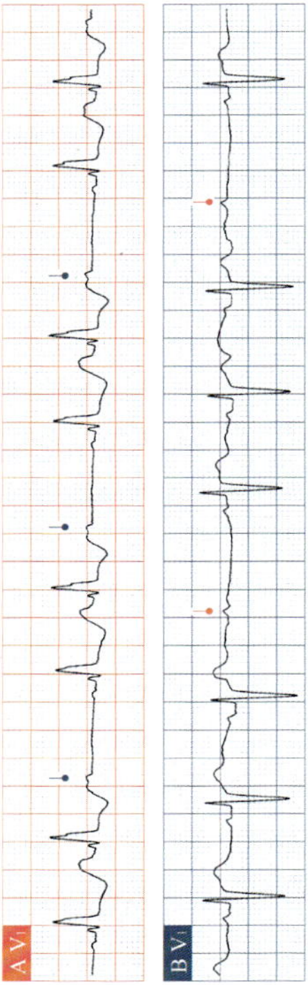

图 13-2 二度Ⅱ型房室阻滞

A. 窦性心律，二度Ⅱ型房室阻滞，灰蓝色箭头所示为被阻滞的 P 波。注意，下传的 QRS 波为完全性右束支阻滞，宽 QRS 波形态，二度Ⅱ型房室阻滞发生在左束支系统。B. 窦性心律，二度Ⅱ型房室阻滞，红色箭头所示为被阻滞的 P 波，下传的 QRS 波形态正常，窄 QRS 波，提示阻滞部位位于希氏束内

■ 临床指引

二度Ⅱ型房室阻滞时，

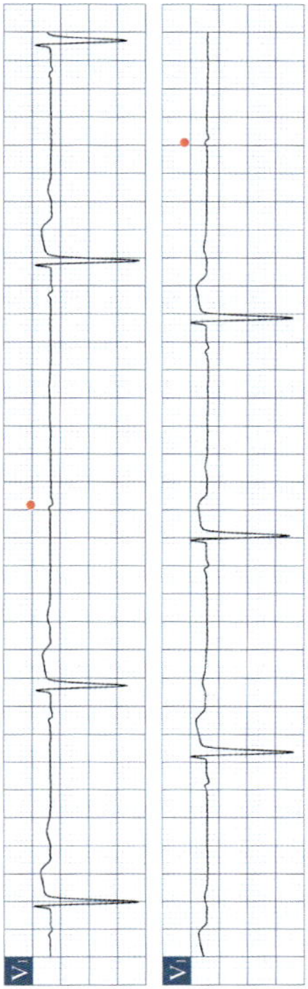

图 13-3 二度 II 型房室阻滞

窦性心动过缓，频率 39 次/分，间断发生二度 II 型房室阻滞，红色圆圈所示为被阻滞的窦性 P 波，QRS 波脱落，形成 3200ms 的长 R-R 间期。出现长 R-R 间期期间，患者诉胸闷、呼吸困难，但无黑蒙、晕厥等症状发生

如果基础窦性节律缓慢、合并窦房结功能不全，频发二度Ⅱ型房室阻滞会导致心室率过于缓慢，患者血流动力学不稳，出现缓慢心律失常症状，需要临时起搏器治疗。此时抗缓慢心律失常药物的疗效不佳（图 13-3）。

判读二度房室阻滞的阻滞部位具有重要的预后意义。房室结阻滞引起的二度Ⅰ型房室阻滞，预后良好，不会进展为二度Ⅱ型房室阻滞和三度房室阻滞，除非患者有累及房室传导系统的器质性心脏病，传导阻滞将会进行性加重；相反，结下阻滞（希氏束–浦肯野系统）引起的二度Ⅱ型房室阻滞，预后较差，容易进展为三度房室阻滞。需要指出的是，现有床旁鉴别指标缺乏可靠性。

■ 起搏器指南

获得性二度Ⅱ型房室阻滞、高度房室阻滞和三度房室阻滞的患者，如果病因不可逆或排除生理性原因，无论有无症状，均是永久性人工心脏起搏器置入的适应证（表 13–2 和表 13–3）。

表 13–2 二度 II 型房室阻滞诊疗指南

指南建议	推荐级别
□新发左束支阻滞、二度 II 型房室阻滞、高度房室阻滞、三度房室阻滞、无论有无明显的器质性心脏病或冠心病，建议完善心脏超声检查	I
□除外左束支阻滞、二度 II 型房室阻滞、高度房室阻滞、三度房室阻滞等，经选择的心动过缓或传导紊乱患者，怀疑器质性心脏病时，建议完善心脏超声检查	II a
□获得性二度 II 型房室阻滞、高度房室阻滞、三度房室阻滞患者，如果病因不可逆或排除生理性原因，无论有无症状，建议置入永久性起搏器	I
□浸润性心肌病（如心脏结节病或淀粉样变性）、二度 II 型房室阻滞、高度房室阻滞、三度房室阻滞患者，建议置入永久性起搏器。若预期寿命超过 1 年，还可以考虑置入埋藏式心律转复除颤器（ICD）	II a
□肥厚型心肌病患者，接受乙醇（酒精）化学消融治疗后，并发二度 II 型房室阻滞、高度房室阻滞和三度房室阻滞，出院前建议置入永久性起搏器	I
□成人先天性心脏病患者，接受心脏外科手术治疗后，并发二度 II 型房室阻滞、高度房室阻滞和三度房室阻滞，若预期患者的传导阻滞不能恢复，建议置入永久性起搏器	I
□急性心肌梗死患者，并发持续性或结下二度 II 型房室阻滞、高度房室阻滞和三度房室阻滞，在观察期后未恢复，建议置入永久性起搏器	I

表 13-3 房室阻滞的原因

先天性 / 基因突变	迷走神经介导
□先天性房室阻滞（母亲妊娠期间罹患红斑狼疮）	□生理性：睡眠、高强度体育训练
□先天性心脏缺陷（大动脉转位）	□ 夜间睡眠呼吸暂停综合征
□基因：*SCN5A* 突变	□神经心源性
感染	代谢性 / 内分泌性
□莱姆性心肌炎	□酸碱紊乱
□细菌性心内膜炎伴瓣周脓肿	□药物中毒：氰化物、汞
□急性风湿热	□甲状腺疾病：甲状腺功能亢进，甲状腺功能减退
□ Chagas 心肌病	□嗜铬细胞瘤
□弓形体病	□低醛固酮血症
炎性 / 浸润性	其他疾病
□心肌炎	□淋巴瘤
□淀粉样变性	□心脏肿瘤
□心脏结节病	□败血症
□风湿病：系统性硬化、系统性红斑狼疮、类风湿关节炎、反应性关节炎	□神经肌肉疾病：强直性肌营养不良、Kearns-Sayre 综合征、Erb 肌营养不良
□其他心肌病：瓣膜性、特发性	医源性
缺血性	□射频消融
□急性心肌梗死	□酒精化学消融室间隔
□不伴梗死的急性缺血：不稳定型心绞痛、变异型心绞痛	□经导管主动脉瓣置换术、室间隔缺损介入封堵术
□慢性缺血性心肌病	□药物：β 受体阻滞剂、地高辛、维拉帕米、地尔硫䓬、中成药
退行性变	□心脏外科：特别是瓣膜手术
□ Lev 病	
□ Lenègre 病	

■ 雷建蓉

Chapter 14

危急度 ☆☆★★★

2∶1房室阻滞

2∶1 atrioventricular block

2∶1房室阻滞是一种特殊类型的二度房室阻滞，每2个窦性P波中，只有1个下传心室，另一个被阻滞（图14–1）。窦性节律可以规整，也可以因为合并室相性窦性心律不齐而略有变动。

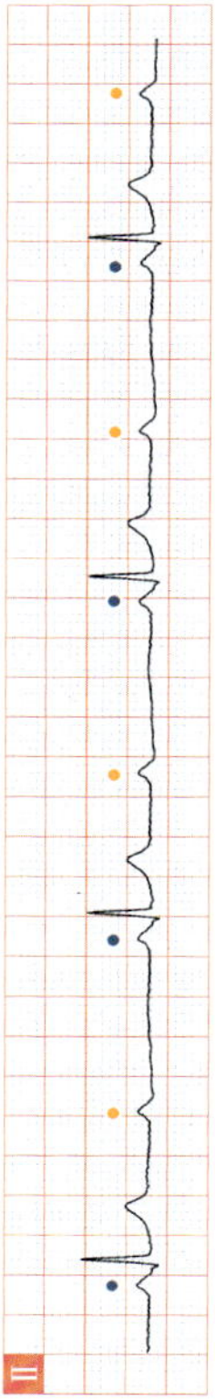

图14–1 2∶1房室阻滞

窦性心律，2∶1房室阻滞，每2个窦性P波，只有1个窦性P波（灰蓝色圆圈）下传心室，产生QRS波，QRS波形态正常，而另一个窦性P波（橙色圆圈）被阻滞

诊断难点

2∶1房室阻滞是比较容易诊断的心律失常，但又是容易出现诊断错误的心律失常，正确的诊断思路如下。

在长程心电图或动态心电图上，如果房室阻滞只记录到2∶1房室阻滞，心电图只能诊断为2∶1房室阻滞，不能诊断为“二度Ⅰ型房室阻滞”或“二度Ⅱ型房室阻滞”，因为2∶1房室阻滞是单独的诊断术语，不归入二度Ⅰ型房室阻滞或二度Ⅱ型房室阻滞。

在长程心电图或动态心电图上，如果房室阻滞既记录到二度Ⅰ型房室阻滞又记录到2:1房室阻滞，或二度Ⅱ型房室阻滞和2:1房室阻滞，则根据P-R间期行为诊断，如“二度Ⅰ型房室阻滞，2:1房室阻滞”。因为判读二度Ⅰ型房室阻滞和二度Ⅱ型房室阻滞，至少需要两个连续下传的窦性P波，观察P-R间期是进行性延长还是固定不变（图14-2）。

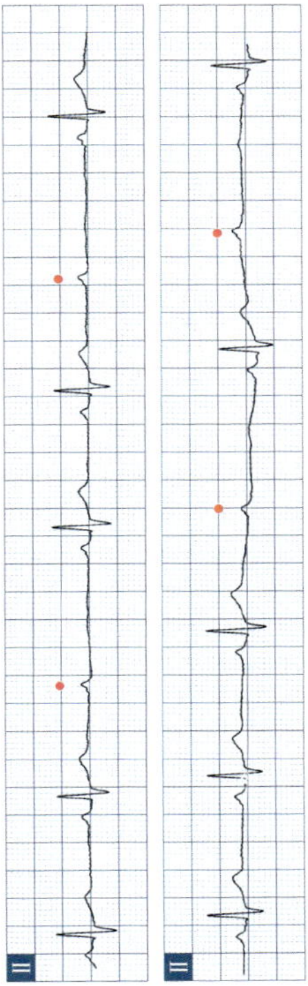

图 14-2 二度 II 型房室阻滞

上条心电图为窦性心律，间断出现窦性 P 波被阻滞（红色圆圈），连续下传的窦性 P 波，P-R 间期固定，诊断为二度 II 型房室阻滞。下条心电图为连续记录，注意再发阻滞时，呈 2:1 阻滞模式，结合上条心电图，综合考虑为：①窦性心律；②二度 II 型房室阻滞；③ 2:1 房室阻滞

无论是二度Ⅰ型房室阻滞还是二度Ⅱ型房室阻滞，都可以进展为2:1房室阻滞，2:1房室阻滞也可以逆转为二度Ⅰ型房室阻滞或二度Ⅱ型房室阻滞。

阻滞部位

房室阻滞中，阻滞部位是预后的重要决定因素，而不能单纯认为三度房室阻滞患者的预后比一度房室阻滞患者好。二度Ⅰ型房室阻滞和二度Ⅱ型房室阻滞能够根据P–R间期行为推导阻滞部位，但2:1房室阻滞有时很难推导，现有推导都是经验性的，有时甚至出现推导矛盾的情况（表14–1）[128，138]。

表14–1 推导2:1房室阻滞的阻滞部位	房室结	结下传导系统
□患者年龄	年轻或老龄	老龄多见
□常见病因	下壁心肌梗死 高迷走神经张力状态	前间隔心肌梗死 退行性传导系统病变
□QRS波形态	窄QRS波	宽QRS波
□P–R间期	> 300ms	< 160ms
□R–P间期	变化	恒定
□有无文氏周期	有	无
□注射阿托品	传导改善	传导恶化
□运动	传导改善	传导恶化
□按压颈动脉窦	传导恶化	传导改善

值得注意的是，一些二度Ⅰ型房室阻滞的P–R间期变化增量轻微，常规心电图不容易识别，此时可以加快走纸速度，精细测量和比较P–R间期，确认连续下传的P–R间期行为。如果P–R间期变化，诊断为二度Ⅰ型房室阻滞；而传导比例变化，例如，从2:1房室传导转变为3:2房室传导伴P–R间期固定，则诊断二度Ⅱ型房室阻滞。

静脉注射阿托品后，能够对抗房室结的迷走神经抑制效应，房室结传导功能改善，例如，从2:1房室传导转变为3:2房室传导，提示房室结阻滞；相反，

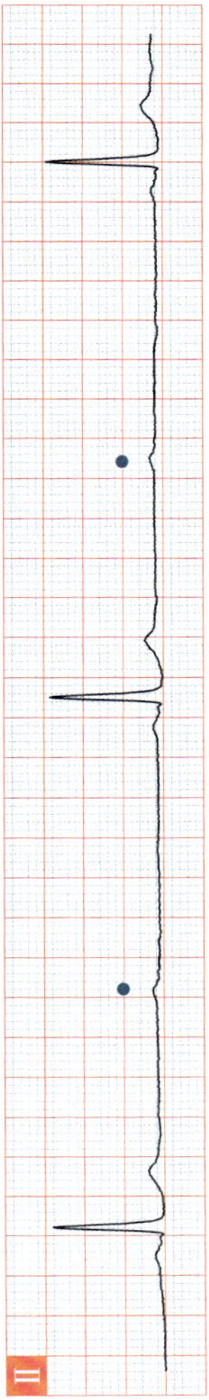

图 14-3 2：1房室阻滞

窦性心动过缓，频率 44 次 / 分。发生 2：1房室阻滞时，产生长达 2680ms 的长 R-R 间期，心室率骤降为 22 次 / 分，其间无逸搏出现

窦性心律的频率增快后，传导恶化，例如，从 2:1 房室传导转变为 3:1房室传导，提示结下传导系统病变。

临床指引

当窦性心律缓慢时，2:1房室阻滞会导致心室节律过于缓慢，甚至影响血流动力学，患者将出现缓慢心律失常症状。如窦性心律的频率为 98 次 / 分时，2:1房室阻滞引起 49 次 / 分的心室率；而窦性心律的频率为 60 次 / 分时，2:1房室阻滞将导致心室率减慢为 30 次 / 分（图 14–3）。此时，通过提高心率不能改善传导，甚至传导阻滞恶化，则需要临时性心脏起搏器治疗。

耿明凤

Chapter 15

危急度 ☆☆★★★

高度房室阻滞

High degree atrioventricular block

高度房室阻滞是指≥2个连续窦性P波被阻滞（图15-1）[9]。

■ 临床指引

窦性心律频率为80次/分时，R-R间期为750ms。当发生2:1阻滞时，产生1500ms的长R-R间期；当发生3:1阻滞时，产生2250ms的长R-R间期；当发生4:1阻滞时，产生3000ms的长R-R间期；当发生5:1阻滞时，产生3750ms的长R-R间期，以此类推。

高度房室阻滞时，长R-R间期的长短一方面与基础窦性频率快慢有关，另一方面与被连续阻滞的窦性P波个数有关。当窦性心律较慢且连续被阻滞的窦性P波个数较多时，容易形成>5秒的长R-R间期，患者将会发作阿-斯综合征（图

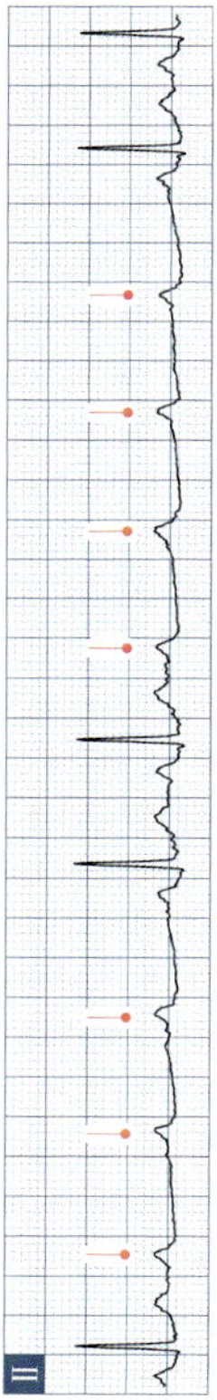

图15-1 高度房室阻滞

窦性心律，高度房室阻滞，注意前半部3个连续的窦性P波被阻滞，后半部4个连续的窦性P波被阻滞

15-2）。

对于医源性高度房室阻滞或一些特殊类型的高度房室阻滞，如前壁心肌梗死，院内可以给予临时性心脏起搏器治疗。在观察期过后，房室阻滞未能恢复时，应及时置入永久性人工心脏起搏器。

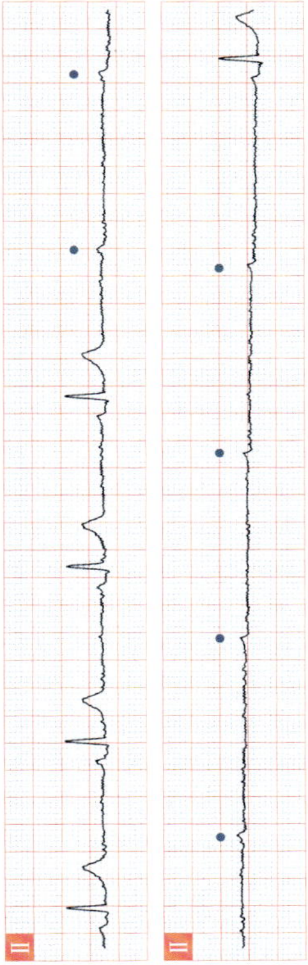

图 15-2 高度房室阻滞

女，69岁，临床诊断为病态窦房结综合征，高度房室阻滞。窦性心动过缓，频率48次/分。第5个窦性心搏后发生高度房室阻滞，连续6个窦性P波未能下传心室，形成长达9秒的长R-R间期，患者发作阿-斯综合征。该患者诊断为病态窦房结综合征和高度房室阻滞，广泛性传导系统病变

■ 医源性房室阻滞

膜部室间隔患者接受Amplatzer伞介入封堵治疗后，平均1～7天内出现高度或完全性房室阻滞，发生率为1%～22%[139，140]。早期高度或三度房室阻滞的发生机制与器械压迫传导系统，引起局部组织水肿和炎性反应有关，经3周口服类固醇、阿司匹林治疗或取出器械改为外科修补室间隔缺损后，房室阻滞是可逆的；晚期则与周围心肌瘢痕形成、传导系统纤

维化和软骨化生有关，即使取出器械，传导阻滞也较难恢复[141，142]。院内观察期后，预期房室阻滞未恢复的患者，需要取出封堵器改为外科修补或置入永久性人工心脏起搏器；部分患者恢复期较长，迟至起搏器置入后数月恢复（图 15-3）。

值得注意的是，接受膜部室间隔缺损介入封堵治疗的患者，出院时心脏节律正常，晚期仍有发生高度房室阻滞和三度房室阻滞的可能。有文献报道患者迟至术后 10 年并发三度房室阻滞，需要置入永久性人工心脏起搏器治疗[143]。

■ 阻滞部位

高度房室阻滞可以发生于房室结和希氏束-浦肯野系统。房室结层面的阻滞常见窄 QRS 波，可见文氏传导现象，阿托品能改善传导；结下阻滞常见宽 QRS 波，阿托品不能改善传导。

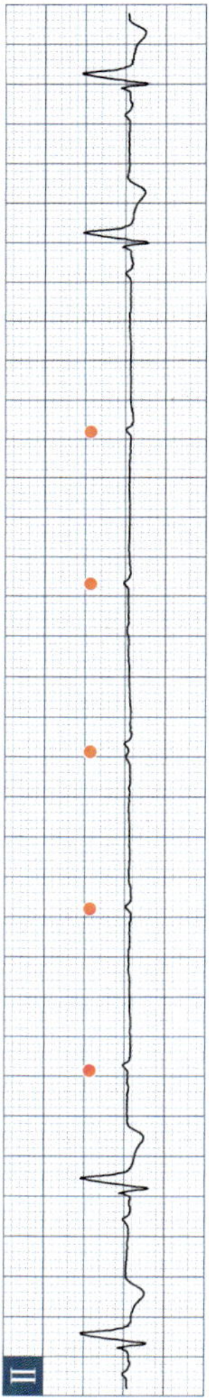

图 15-3 高度房室阻滞

男，17 岁，室间隔缺损介入封堵后出现高度房室阻滞，连续 5 个窦性 P 波被阻滞（红色圆圈）

■ 急诊药物治疗

2018年，美国AHA缓慢心律失常和房室阻滞管理指南推荐的急诊药物治疗，如表15-1所示[9]。

表15-1 病态窦房结综合征和房室阻滞急诊药物治疗建议（Ⅰ）

药物	剂量	建议
症状性心动过缓或房室阻滞		
□阿托品	静脉注射0.5～1mg，每3～5分钟可重复注射，总量不超过3mg	
□多巴胺	5～20μg/（kg·min）静脉注射。起始剂量5μg/（kg·min），此后每2分钟增加5μg/（kg·min）	＞20μg/（kg·min）可以导致外周血管收缩和心律失常
□异丙肾上腺素	弹丸式注射20～60μg，后续注射10～20μg，或基于心率反应静脉滴注，剂量1～20μg/min	可能诱发缺血性胸痛
□肾上腺素	静脉滴注2～10μg/min或0.1～0.5μg/（kg·min）滴定至所需效应浓度	
急性下壁心肌梗死合并二度或完全性房室阻滞		
□氨茶碱	250mg弹丸式注射	
脊髓损伤		
□氨茶碱	6mg/kg置入100～200mL液体中静滴，滴注时间20～30分钟	
□茶碱	口服剂量为5～10mg/（kg·d），滴定增加直至有效	血清有效剂量水平通常低于有效范围，为10～20μg/mL

■ 耿明凤

Chapter 16

危急度 ☆★★★★

三度房室阻滞

Third degree atrioventricular block

三度房室阻滞又称为完全性房室阻滞，所有窦性P波均未能下传心室，心电图表现如下：①心房率快于心室率；②P–P间期规整或合并室相性窦性心律不齐而不规整；③心室节律为交界性逸搏节律（窄QRS波）、交界性逸搏节律合并束支阻滞（宽QRS波）或室性逸搏节律（宽QRS波）；④窦性P波与QRS波无关（图16–1）[144]。

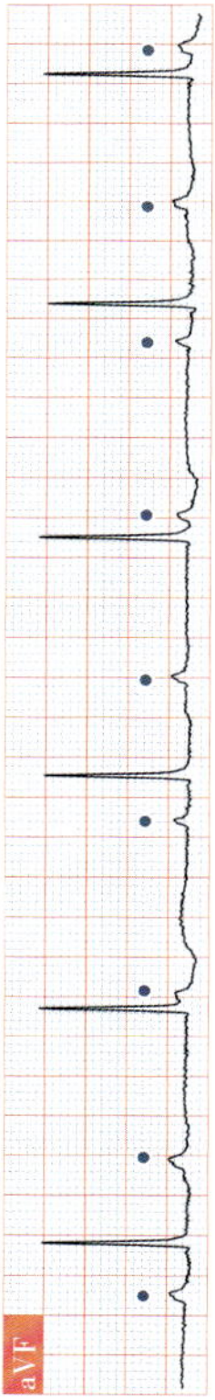

图 16–1 三度房室阻滞

窦性心律，三度房室阻滞，交界性逸搏心律。灰蓝色圆圈所示为窦性 P 波，均未能下传心室，窦性 P 波和 QRS 波无关，即 P–R 间期不固定且无规律

阻滞部位

三度房室阻滞时，窄QRS波逸搏节律，频率40～60次/分，运动后心率能提高，多数提示阻滞部位为房室结。20%～50%的慢性三度房室阻滞，阻滞层面位于房室结时，亦呈宽QRS

图 16-2 三度房室阻滞

窦性心律，频率 62 ~ 79 次 / 分，合并室相性窦性心律不齐；心室率 38 次 / 分，宽 QRS 波，QRS 波呈 QS 形态，提示起源于右心室的室性逸搏节律。相比于图 16-1，图 16-2 为宽 QRS 波室性逸搏节律，进一步提示阻滞层面位于束支层面，系双束支阻滞引起的三度房室阻滞，起搏点来源于阻滞层面以下

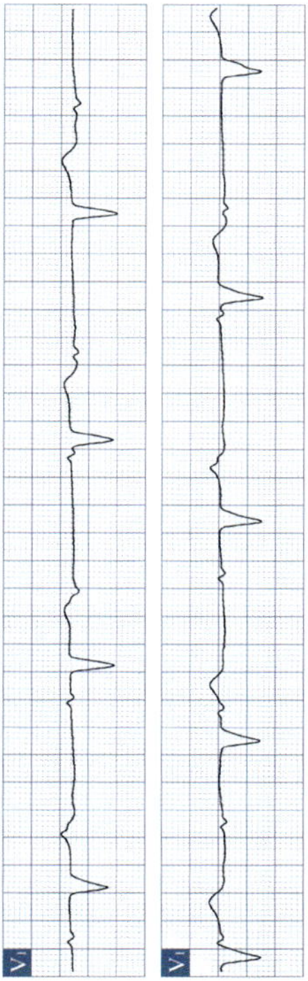

波逸搏节律，需要与室性逸搏节律鉴别，即室上性心搏合并束支阻滞和室性心搏的鉴别诊断[128]。

三度房室阻滞时，宽 QRS 波逸搏节律，频率 20 ~ 40 次 / 分，提示阻滞部位位于希氏束-浦肯野系统，特别是希氏束分叉部以下；如果阻滞层面位于房室结以下，希氏束分叉部以上，逸搏节律来自希氏束内，不伴束支阻滞时，亦可为窄 QRS 波逸搏节律（图 16-2）[128]。

急诊药物治疗

并非所有的三度房室阻滞都需要永久性人工心脏起搏器治疗。一些诱因可去除的三度房室阻滞，诱因去除后，房室传导可恢复正常（见表 15-1 和表 16-1）。

异丙肾上腺素是国内广泛使用的抗缓慢心律失常药物，但缺乏大规模临床随机化研究。此外，在

表 16-1 病态窦房结综合征和房室阻滞的急诊药物治疗建议(Ⅱ)		
药物	剂量	建议
Ca^{2+} 通道拮抗剂过量		
□ 10% 氯化钙	每 10 ~ 20 分钟静脉注射 1 ~ 2 g，或静滴 0.2 ~ 0.4 mL/kg	
□ 10% 葡萄糖酸钙	每 10 ~ 20 分钟静脉注射 3 ~ 6g，或静滴 0.6 ~ 1.2mL/kg	
β 受体阻滞剂过量		
□胰高血糖素	静推 3~10mg，后续 3 ~ 5mg/h 静滴	
□高浓度胰岛素治疗	弹丸式静注 1U/kg，后续 0.5/(kg·h)静滴	随访血糖和血钾
地高辛中毒		
□地高辛抗体片段	剂量取决于摄入的地高辛量或已知的地高辛浓度	1 安培可对抗 0.5mg 地高辛
		30 分钟后重复使用
		可能需要多次治疗
心脏移植术后		
□氨茶碱	在 100 ~ 200 mL 的液体中按 6mg/kg 剂量配置静滴，滴注时间 20 ~ 30 分钟	
□茶碱	静注 300mg，然后口服 5 ~ 10mg/(kg·d)，滴定治疗以达到效果	治疗血清浓度范围为 10 ~ 20mg/mL
		通常移植后平均剂量为(450 ± 100)mg/d

冠脉缺血背景下，异丙肾上腺素通过增加心肌氧耗量和 β_2 效应使冠脉血流量降低，病情加重[9]。

急诊药物治疗无效，患者血流动力学不稳定时，应考虑临时性心脏起搏治疗；慢性三度房室阻滞或病因不可逆转时，应考虑永久性人工心脏起搏器治疗。

非窦性节律下三度房室阻滞的判读

所有心房层面的心律失常都可以合并三度房室阻滞，如加速的房性自主心律、房性心动过速、心房扑动和心房颤动等。当这些快速性房性心动过速伴缓慢心室节律时，要警惕三度房室阻滞。心房扑动合并三度房室阻滞时，扑动波与QRS波无相关性，即F-R间期不固定；而心房颤动合并三度房室阻滞时，心室节律规整（图16-3）。

房性快速性心律失常时，正确识别三度房室阻滞有重要的临床意义。如果忽视三度房室阻滞的存在而使用大剂量抗心律失

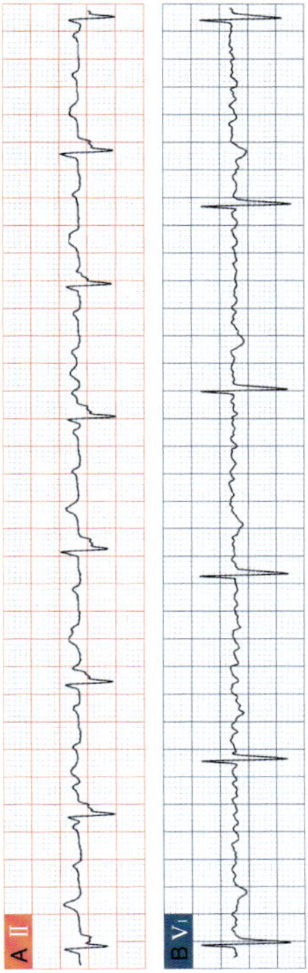

图 16-3 三度房室阻滞

A. 心房层面为房性心动过速，心室层面为交界性逸搏节律，注意房性P波与QRS波无关，即P-R间期不固定，诊断为三度房室阻滞。B. 心房层面为心房颤动，心室层面为交界性逸搏节律，心室律规整，诊断为三度房室阻滞

常药物有可能抑制逸搏节律，造成灾难性的后果。

心电图诊断三度房室阻滞时，应同时包括心房层面和心室层面的节律诊断，两者不可或缺，如“窦性心律、三度房室阻滞、交界性逸搏心律”，“心房扑动、三度房室阻滞、室性逸搏节律”等。

长 Q—T 间期

高度和三度房室阻滞患者，无论窄 QRS 波逸搏节律或宽 QRS 波逸搏节律，都可以合并长 Q–T 间期（图 16–4）。

临床上，若发现三度房室阻滞患者心电图 Q–T 间期延长，应仔细区分两类患者：第一类是长 Q–T 间期，归因于先天性（先天性长 Q–T 综合征）和后天性（抗心律失常药物、低钾血症和缓慢心室率）等常见原因，可逆诱因消除后，Q–T 间期恢复正常；第二类属于特发于三度房

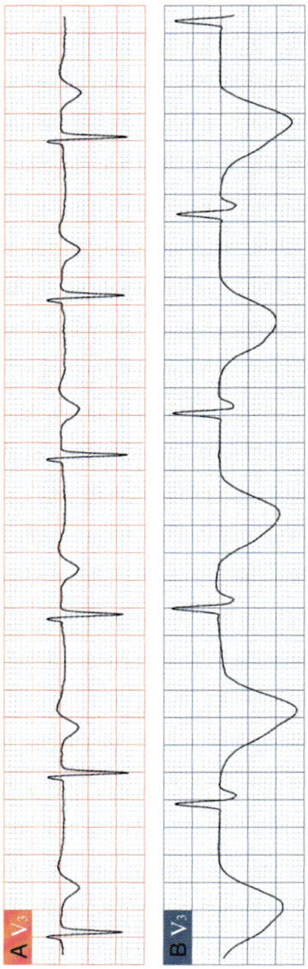

图 16–4 三度房室阻滞伴长 Q–T 间期

A. 1 例二尖瓣狭窄患者行二尖瓣置换术后，出现三度房室阻滞，心房层面的节律为心房颤动，心室层面为交界性逸搏节律，注意 Q–T 间期延长。B. 三度房室阻滞，心房层面节律为窦性心律，V_3 导联窦性 P 波振幅较低，难以识别；心室层面节律为室性逸搏节律，巨大 T 波倒置伴 Q–T 间期延长

室阻滞的长 Q-T 间期现象，约占三度房室阻滞患者的 51%[145, 146]。

特发于三度房室阻滞的长 Q-T 间期现象的确切原因尚不清楚。目前的研究认为其与以下机制有关。

缓慢心律失常性心室重构。单独的长期缓慢心室节律即可引起心室重构，包括结构重构（组织学和心室功能改变）和电学重构（离子通道表达和心室电生理属性改变），这是一个长期演变的过程[147]。

复极储备下降。部分患者携带长 Q-T 间期突变基因，由于其他复极离子流补偿，Q-T 间期维持正常。一旦其他复极离子流不能补偿突变基因通道功能，即可导致复极时间显著延长，Q-T 间期延长（表 16-2）[148]。临床上，14% ~ 18% 的三度房室阻滞合并长 Q-T 间期患者携带 K^+ 通道突变基因，特别是参与心室 3 相复极晚期的 I_{Kr} 通道[149, 150]。

表 16-2 常见复极储备下降

不能纠正的原因
□性别：女性
□基因：携带 I_{Ks} 突变基因
可以纠正的原因
□药物：Ⅲ类抗心律失常药物
□食物：柚汁（抑制 P-450）
□慢性心力衰竭
□糖尿病
□体温异常：低体温
□低钾血症
□甲状腺功能减退症
□交感神经张力增加
□竞技型运动员

心脏记忆现象。三度房室阻滞时，逸搏节律通过 T 波“记忆”正常房室传导的 QRS 主波极性方向，即逸搏节律的 T 波方向与正常房室传导的 QRS 主波方向一致。如正常房室

传导时，V_2 导联 QRS 波呈 rS 形态，QRS 主波负向，T 波直立。

一旦发生三度房室阻滞合并交界性逸搏节律，即使 V_2 导联 QRS 波仍呈 rS 形态，交界性逸搏的 T 波深倒置（图 16–5）[146]。

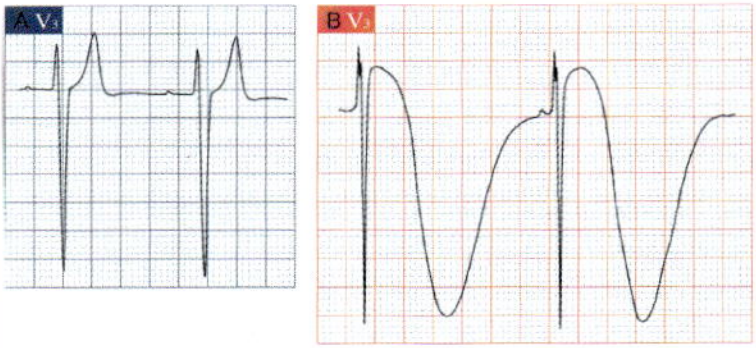

图 16–5 三度房室阻滞的心脏记忆现象

A. 窦性心律，正常房室传导时，V_3 导联 QRS 波为 RS 形态，R 波振幅 < S 波振幅，QRS 主波向下。B. 同一患者发生三度房室阻滞时，V_3 导联 QRS 波呈 RS 波，R 波振幅 < S 波振幅，QRS 主波向下；巨大深倒置 T 波，T 波方向向下，其在“记忆”窦性心律时，正常房室传导的 QRS 主波方向

尖端扭转型室性心动过速

三度房室阻滞患者，如心电图测量逸搏节律的 Q–T 间期 ≥ 510ms 或 Q–Tc 间期 ≥ 400ms，T_{peak}–T_{end} > 85ms，且 T 波有切迹（双峰 T 波），容易合并尖端扭转型室性心动过速[151]。尖端扭转型室性心动过速通常由 R–on–T 型室性期前收缩诱发，发作前多有长–短周期序列（图 16–6）。

此外，尖端扭转型室性心动过速的病因中，三度房室阻滞占 28%，而一些三度房室阻滞的患者合并长 Q–T 间期和尖端扭转型室性心动过速，应注意两种心律失常的紧密联系，特别是择期置入永久性人工心脏起搏器的患者[152]。

34% 的三度房室阻滞患者，逸搏的 QRS 波形态改变，相比于 QRS 波稳定的患者，出现长 Q–T 间期的风险增加 7 倍；若进一步伴电轴改变，出现长 Q-T 间期的风险将会增加 11 倍[146]。

对于三度房室阻滞患者，心电监护重点是逸搏节律是否稳定，是否合并长 Q-T 间期，是否合并室性心律失常等。积极治疗原发疾病，稳定血流动力学。对于心脏节律不稳定的患者，除非必要，切勿安排过多的院内检查，以免患者在缺乏监护和急救的环境下发生心脏骤停。

三度房室阻滞合并长 Q-T 间期的患者，如反复发作尖端扭转型室性心动过速，心室起搏频率应设置 > 80 次 / 分，抑制心律失常和缩短 Q-T 间期[151]。

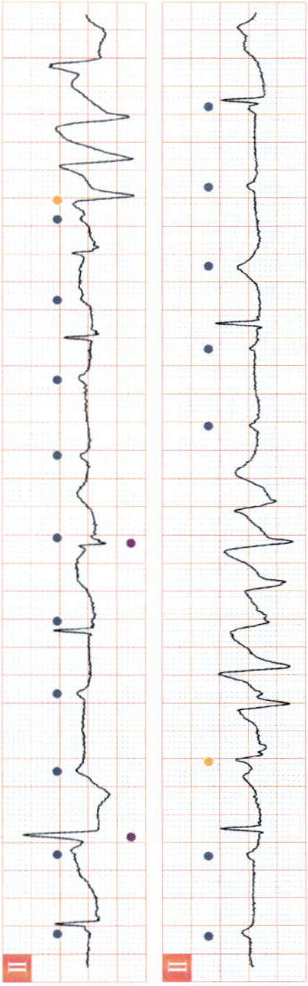

图 16-6 三度房室阻滞

窦性心律，交界性逸搏节律，频发室性期前收缩，三度房室阻滞。表观窦性 P 波用灰蓝色圆圈标注，2 个 R-on-T 型室性期前收缩（橙色圆圈）诱发短阵尖端扭转型室性心动过速，2 个位于 T 波顶峰稍远处的室性期前收缩（紫色圆圈）未诱发出室性心动过速。注意基础交界性逸搏的 Q-T 间期延长

■ 王 勃

Chapter 17

危急度 ☆☆★★★

快–慢综合征

Fast-slow syndrome

快–慢综合征又称为心动过速–心动过缓综合征，是指患者的快速型心律失常和缓慢型心律失常交替发作，有时两种心律失常甚至相互促进，导致患者的心律失常持续发作(图17–1)[9]。

心房层面的快–慢综合征

病态窦房结综合征是心房层面的快–慢综合征常见的发生原因。窦性心动过缓、窦房阻滞和窦性暂停引起心房频率过缓时，心房应激期窗口扩大，一方面有利于折返形成，另一方面有利于房性心律失常的触发。此外，快速的心房率使心房肌不应期缩短，有利于折返环的稳定和抑制窦房结功能，形成恶性循环。现已证实，阵发性心房颤动患者的窦房结存在重构，组织学和电学特性发

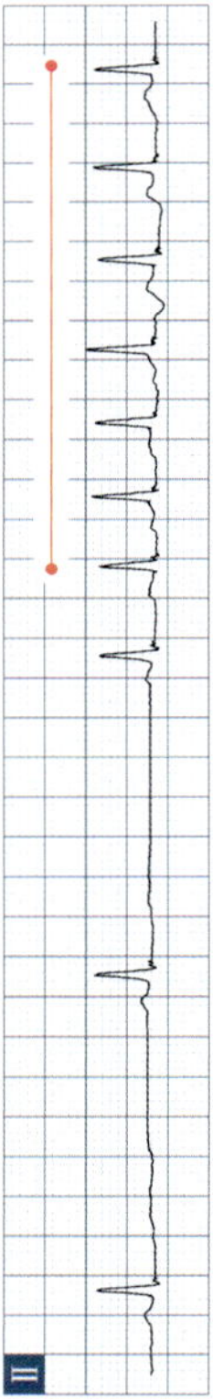

图 17–1 心房层面的快–慢综合征

1例病态窦房结综合征患者，窦性心动过缓后发作阵发性心房颤动（红色箭头）

生改变[28，153-156]。

一些快－慢综合征患者的缓慢心律失常只发生于阵发性快速型心律失常发作后，如阵发性心房颤动后出现长时间的窦性停搏，停搏时间达到 6 ～ 8 秒，患者将会出现阿-斯综合征（图 17-2）[44]。

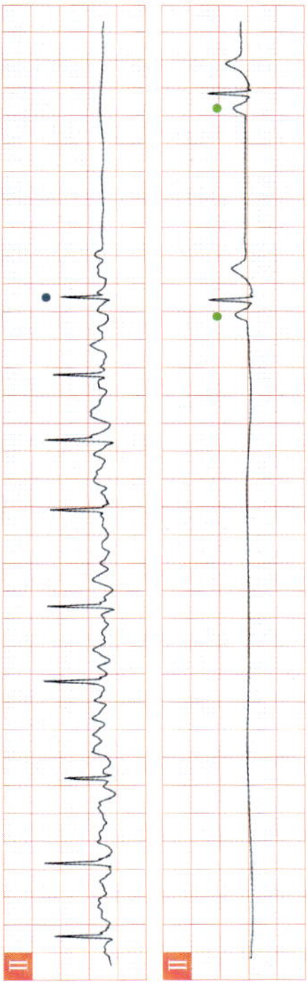

图 17-2 心房层面的快－慢综合征

连续记录心电图。上条心电图前半段是阵发性心房颤动，后半段骤然终止后（灰蓝圆圈），出现 6560ms 的长 R-R 间期，患者出现阿-斯综合征，随后出现窦性心动过缓。阵发性心房颤动终止后，出现一过性全心停搏，提示心房颤动不仅严重抑制了窦房结功能，也抑制了房室交界性和室性逸搏点的起搏功能

对于房性快速型心律失常终止后出现的缓慢型心律失常，需要区分窦房结功能正常和窦房结功能异常两组患者。如多数患者的阵发性心房颤动经导管消融后，缓慢心律失常不会再发，不需要置入永久性人工心脏起搏器；接近 10% 的阵发性心房颤动患者经导管消融后，仍反复出现缓慢性窦性心律失常，需要置入永久性人工心脏起搏器[157]。

快－慢综合征的症状与心室停搏时间长短有关。反复发作、有严重症状和组织低灌注的患者需要接受永久性人工心脏起

搏器治疗。

既往一些文献把窦房结病变引起的缓慢型心律失常和阵发性房性快速型心律失常称为慢－快综合征，这种情况下，缓慢型心律失常可以发作在前，快速型心律失常发作在后；亦可以快速型心律失常发作在前，缓慢型心律失常发作在后。缓慢型和快速型心律失常反复交替发作，系病态窦房结综合征的一种临床亚型；而有些患者，缓慢型心律失常仅发生于快速型心律失常发作之后，称为快－慢综合征[158-160]。但 2018 年的美国 AHA《缓慢心律失常和房室阻滞管理指南》并未严格区分两者，笼统称为快－慢综合征，可能与部分患者既有窦房结功能不全或窦房结实质性病变，缓慢心律失常又特发于房性快速型心律失常发作之后，临床不易细分病理生理有关。

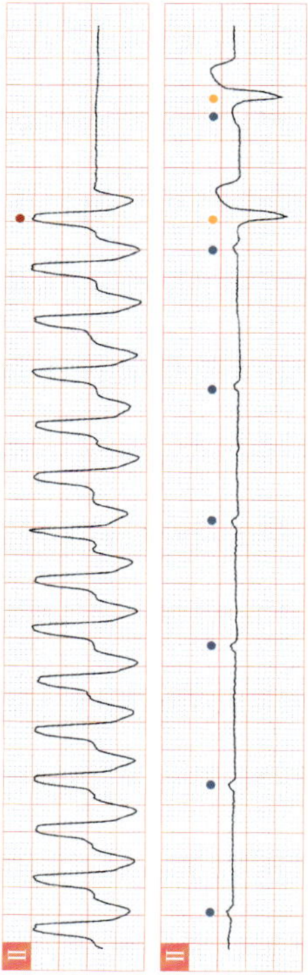

图 17-3 心室层面的快－慢综合征

上条心电图前半段阵发性室性心动过速终止后（红色圆圈），出现未下传的窦性 P 波（灰蓝色圆圈），提示三度房室阻滞。长时间的逸搏节律的丢失，说明室性心动过速对逸搏节律点产生了严重抑制，形成心室层面的快－慢综合征。下条心电图后半部才出现两个加速的室性自主心律（橙色圆圈）

■心室层面的快—慢综合征

三度房室阻滞合并室性逸搏时，阵发性室性心动过速发作后，超速抑制室性逸搏节律点，心动过速终止后，可能会出现长R-R间期，患者甚至发生晕厥（图 17-3）。

另一种心室层面的快－慢综合征是室性快速型心律失常发作期间，逆行室房传导抑制交界区和窦性起搏点，顺行抑制心室逸搏点，心动过速终止后，出现长时间的全心停搏（图 17-4）。

心动过速合并晕厥的患者，一方面与心动过速本身有关，另一方面与快－慢综合征有关。认识后者可以避免盲目大剂量使用抗心律失常药物，造成灾难性后果。若确需使用抗心律失常药物治疗快速型心律失常，应使用小剂量或使用前预防性置入临时性心脏起搏器。

■王　勃

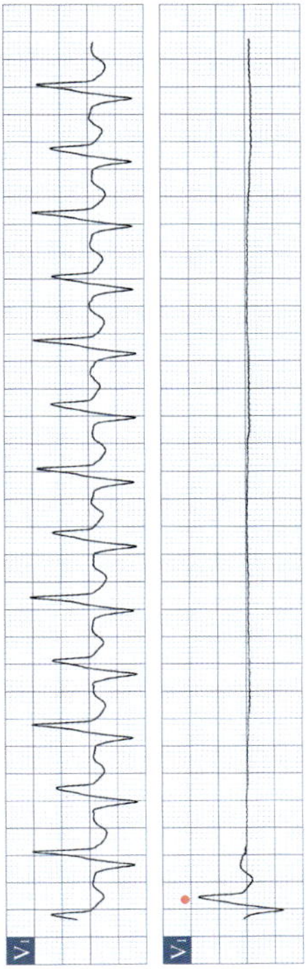

图 17-4 心房层面的快－慢综合征

上条心电图为阵发性室性心动过速发作。下条心电图为室性心动过速终止后（红色圆圈），出现长时间的全心停搏，未见窦性 P 波、房性 P 波、交界性逸搏和室性逸搏等，提示室性心动过速对起搏点产生了显著抑制，患者有晕厥发作

Chapter

18 多分支阻滞

危急度 ☆☆★★★

Multifascular block

多分支阻滞是一系列束支和（或）分支的联合阻滞。多分支阻滞意味着弥漫性室内传导系统病变。慢性多分支阻滞的患者一旦出现晕厥等症状，应接受永久性人工心脏起搏器置入；对于急性多分支阻滞患者，需严密心电监护，防止出现完全性心脏阻滞。

表 18-1 常见多分支阻滞类型

双分支阻滞
□分支型左束支阻滞 左前分支阻滞 + 左后分支阻滞
□右束支阻滞 + 左分支阻滞 右束支阻滞 + 左前分支阻滞 右束支阻滞 + 左后分支阻滞
双束支阻滞 左束支阻滞 + 右束支阻滞
三分支阻滞
□右束支阻滞 + 左前分支阻滞 + 左后分支阻滞
□右束支阻滞 + 交替性左前分支阻滞和左后分支阻滞
□完全性房室阻滞，通常伴非常缓慢的室性逸搏心律

多分支阻滞的心电图表现多样，易形成复杂心律失常心电图，常见类型见表 18-1。除了常规心电图诊断，对于危重症患者的多分支阻滞，需要从以下几个方面重点分析。

■ 无 QRS 波脱落

无 QRS 波脱落的多分支阻滞，常见心电图改变有

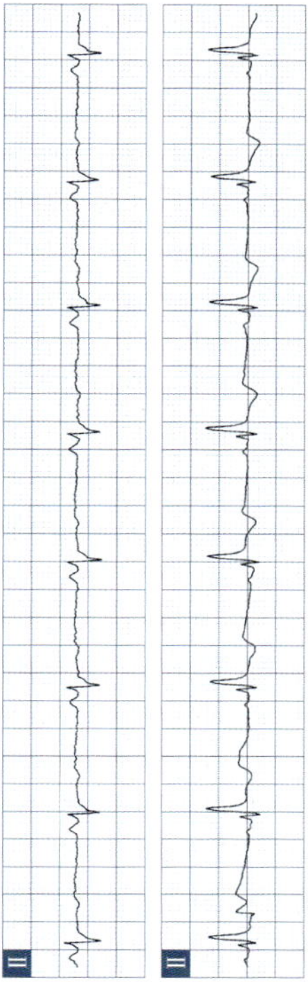

图 18-1 完全性右束支阻滞合并左前分支阻滞

窦性心律，V_1 导联 QRS 波呈右束支阻滞图形，QRS 时限 140ms，完全性右束支阻滞；II 导联呈 rS 形态，提示左前分支阻滞，是临床最常见的双分支阻滞类型。P-R 间期正常，提示左后分支的传导正常，无 QRS 波脱落

P-R 间期延长伴正常 QRS 波（一度左束支阻滞合并一度右束支阻滞）、P-R 间期延长伴束支阻滞（一侧束支三度阻滞 + 对侧束支一度阻滞）、P-R 间期正常伴分支或束支阻滞（交替性右束支阻滞和左束支阻滞、右束支阻滞合并左分支阻滞、右束支阻滞合并交替性左前分支阻滞和左后分支阻滞等）。只要窦性心律稳定，无 QRS 波脱落的多分支阻滞不会引起血流动力学紊乱。对于急性起病的患者，如重症心肌炎、急性心肌梗死、抗心律失常药物过量、医源性阻滞等，需严密监护心脏节律和阻滞演变（图 18-1）。

对于慢性双分支阻滞的患者，若随访期间有晕厥发作，应考虑阻滞进展，需要完善动态心电图检查，考虑置入永久性人工心脏起搏器治疗。心脏电生理研究的结果有时并不可靠，25% 的电生理检查阴性的患者，随访期间有晕厥发作，进展为完全性房室阻滞，因此，必须慎重对待电生理研究结果[161，162]。

完全性右束支阻滞合并左后分支阻滞的患者，传导系统病变比完全性右束支阻滞合并左前分支阻滞的患者广泛。

完全性左束支阻滞和双分支阻滞进展为完全性房室阻滞的发生率每年大约为 1%，一半的患者有晕厥发作，另一半患者的症状包括乏力、胸痛和呼吸困难[163]。

有 QRS 波脱落

有 QRS 波脱落的多分支阻滞见于双束支阻滞时，一侧束支发生完全性阻滞，对侧束支发生二度阻滞或双侧束支同步发生二度阻滞（图 18-2）。三分支阻滞时，室上性心搏通过左前分

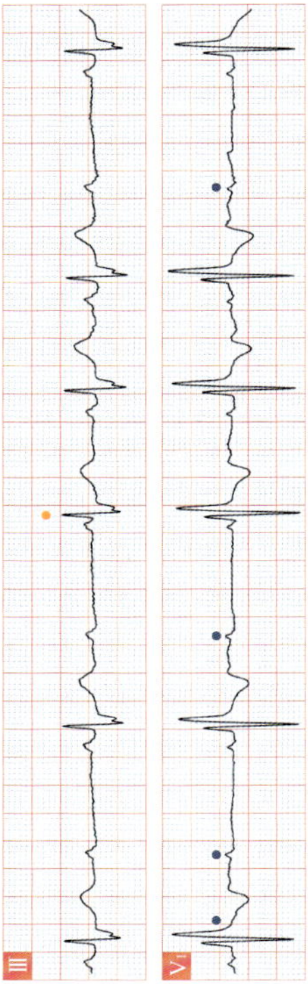

图 18-2 双束支阻滞

窦性心律，下传 QRS 波呈完全性右束支阻滞，提示右束支发生三度阻滞，传导主要通过左束支系统。灰蓝色圆圈标注的是被阻滞的窦性 P 波，提示左束支间断发生传导中断，观察 P-R 间期无变动，推导阻滞发生于房室结或左束支；由于下传心搏呈完全性右束支阻滞，高度提示左束支发生二度 II 型阻滞

支或左后分支下传心室，受阻于右束支和另一个左分支，一旦能够传导的分支发生二度阻滞即可发生QRS波脱落。

心肌梗死

急性心肌梗死时，完全性右束支阻滞合并左前分支阻滞是常见的双束支阻滞类型，占60.6%；其次为完全性右束支阻滞合并左后分支阻滞，占24.2%；随后是完全性右束支阻滞合并交替性左前分支和左后分支阻滞（三分支阻滞），占15.1%；最少见的是完全性右束支合并左束支阻滞（双束支阻滞），占5.5%（图18-3）[164，165]。

再灌注治疗出现以前，急性心肌梗死合并完全性右束支阻滞患者，26%出现心源性休克，32%进展为完全性房室阻滞，26%出现心室停搏，死亡率为37%，主要死因是心力衰竭；而合并完全性左束支阻

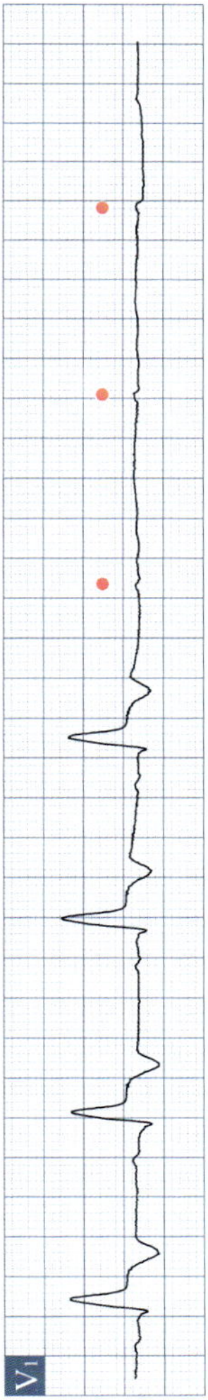

图 18-3 急性前壁心肌梗死合并双束支阻滞

窦性心律，下传心搏呈完全性右束支阻滞，因前壁心肌梗死，呈 qR 形态；红色圆圈所示为连续 3 个被阻滞的 P 波，提示左束支发生二度阻滞

滞时，70% 在急性期出现危及生命的室性心律失常，死亡率为 35%[166]。急性前壁心肌梗死合并的双分支阻滞患者，电生理研究证实 81% 系结下阻滞，院内需要置入临时性心脏起搏器[167]。

2018 年，美国 AHA《缓慢心律失常和房室阻滞管理指南》认为，急性心肌梗死患者新发束支阻滞或孤立的分支阻滞，若无二度或三度房室阻滞，即无 QRS 波脱落时，不应置入永久性人工心脏起搏器，建议等级Ⅲ（治疗是有害的）[9]。该建议主要针对院内患者，新发传导紊乱需要一定的观察期，只要无 QRS 波脱落，可门诊长期随访；一旦心电图提示阻滞进展，出现 QRS 波脱落或原因不明的晕厥，则要重新评估（图 18-4）。因此，对于合并束支阻滞的心肌梗死患者应加强随访，及时调整治疗策略。

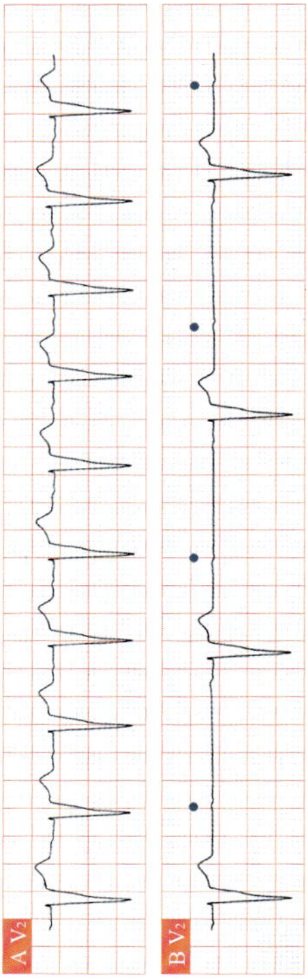

图 18-4 双束支阻滞

A.1 例下壁心肌梗死新发完全性左束支阻滞，P-R 间期延长，考虑双束支阻滞可能，因无 QRS 波脱落，出院时未置入起搏器。B.5 年后，患者频发心悸、呼吸困难和头晕，心电图提示 2∶1 房室阻滞，因有基础完全性左束支阻滞，推导右束支发生 2∶1 传导，遂置入永久性人工心脏起搏器

心室节律不稳定的三分支阻滞

神经肌肉疾病患者，如1型强直性肌营养不良，伴P-R间期 > 240 ms，QRS时限 > 120ms或分支阻滞时，需要置入永久性人工心脏起搏器；若预期生存时间超过1年，如有需要，还可以置入ICD（建议等级Ⅱb）[9]。

心脏电生理研究证实，高度或三度房室阻滞时，15% ~ 25%归因于希氏束内阻滞，超过70%的病例为希氏束-浦肯野系统阻滞[168-171]。多分支阻滞进行性加重，合并三度房室阻滞时，由于阻滞部位位于希氏束-浦肯野系统，逸搏节律只能来自阻滞部位以下更低位的室性逸搏点，QRS波宽大畸形，节律不稳定，容易出现长R-R间期或全心停搏，应及时置入永久性人工心脏起搏器（图18-5）。

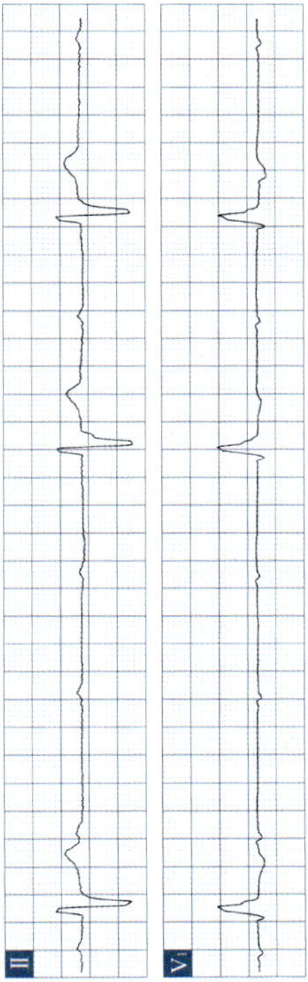

图 18-5 三分支阻滞所致三度房室阻滞

1例三分支阻滞所致三度房室阻滞。窦性心律，窦性频率71次/分；心室节律为室性逸搏节律，QRS波宽大畸形，时限170ms，频率37次/分，室性逸搏节律不稳定，间断出现，导致心电图出现长R-R间期

■ 程　颖

Chapter 19

危急度 ★★★★★

体温异常和心电图

Abnormal body temperature and ECG

人类正常体温范围为 36.3 ~ 37.2℃[172]。

■ 低体温

中心体温 < 35℃，称为低体温[173-175]。低体温水平和常见心电图改变见表 19-1[173]。低体温异常心电图的恢复可延迟至体温恢复正常后数天。由于低体温

表 19-1 低体温的常见心电图改变

体温水平	心电图改变	机制
轻度低体温 32 ~ 35℃	□肌颤伪差：寒冷所致全身肌肉颤抖 □窦性心动过速	代偿性交感神经兴奋
中度低体温 28 ~ 32℃	□窦性心动过缓 □ P-R 间期延长 □ QRS 时限延长 □ Q-T 间期延长 □ ST 段压低 / 抬高伴 T 波倒置 □房室阻滞：一度、二度或三度 □ J 波：体温 < 30℃ □心房颤动：体温 < 30℃	Na^+ 通道和 Ca^{2+} 通道延迟失活，复极 K^+ 流延迟激活。长时间暴露于低体温环境中，心脏电活动和机械活动受到抑制。随着儿茶酚胺释放减少，全身血管阻力下降，心输出量减少
重度低体温 < 28℃	□心室颤动 □全心停搏	心肌缺血、电解质紊乱、肾上腺活动增加等导致心肌易激惹，出现心律失常

对循环系统的抑制作用，患者体温未恢复至正常前，不能宣布死亡。溴卞胺和多巴胺是低体温条件下唯一有效的抗心律失常药物和正性肌力药物。临床上，低体温常见于治疗性低体温、溺水和寒冷季节街头露宿者（特别是醉酒者）。

■ J 波

心电图上，QRS 波终末部和 ST 段初始部的交界点称为 J 点，表现为 QRS 波终末部模糊或切迹[176]。男性运动员中，64.5% 的 J 点位于等电位线，35.5% 的 J 点轻微抬高[177]。当≥ 2 个相邻导联的 J 点振幅抬高≥ 1mm 时，称为 J 波（图 19–1）[178]。疾病条件下，振幅增高伴时限增宽的显著 J 波，需要与 QRS 波降支切迹（碎裂 QRS 波）鉴别[179]。

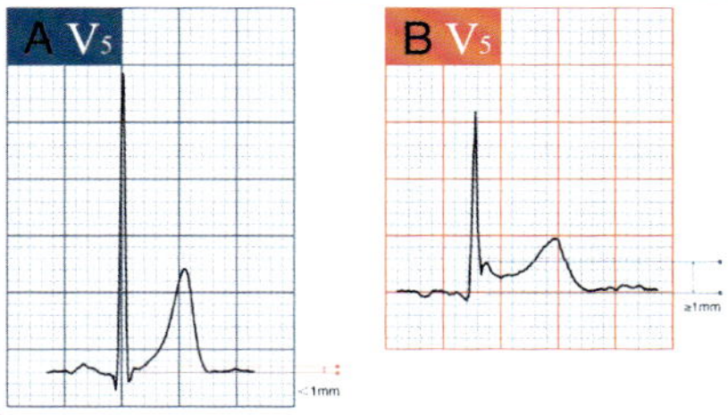

图 19–1 J 波的判读

A.QRS 波终末部和 ST 段交界部抬高 < 1mm，判读为 J 点。B.QRS 波终末部和 ST 段交界部抬高≥ 1mm，判读为 J 波。C.QRS 波下降支出现切迹（红色箭头），切迹振幅 /QRS 降支振幅 > 50%，判读为 QRS 波降支切迹，勿判读为 J 波

尽管有专家共识提出鉴别 J 波和 QRS 波降支切迹的方法，但在不少具体病例中，有时很难鉴别两者。实际上，在一些特殊的心脏疾病患者中，如特发性室

性心动过速、应激性心肌病、急性心肌缺血等，并不需要精细化鉴别J波和QRS波降支切迹，因为它们均是预后不佳的心电图指标[180-182]。

■ 低体温J波

体温 < 30℃时，80%的患者出现特征性的心电图改变，即J波[183]。低体温J波，心电学上也称为Osborn波，是美国医生Osborn在1953年研究实验性低体温时记录到的心电波[184]。

低体温J波常在Ⅱ、Ⅲ、aVF、V_3 ~ V_6导联显著，V_4导联的J波振幅最高，其次为V_3导联（图19-2）[185]。通常，中心体温越低，J波越显著。但患者预后的重要决定因素并非心电图的J波振幅，而是基础病理生理[185]。

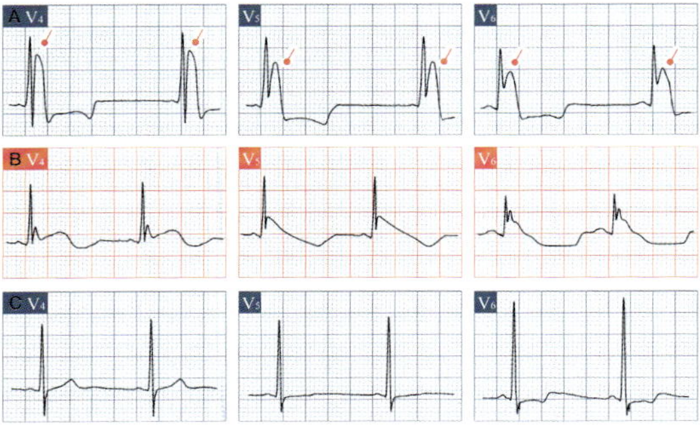

图 19-2 低体温J波

男，55岁，因醉酒冬夜露宿街头，被人发现送往医院急诊室。A. 体温24℃时采集的心电图，窦性心动过缓，巨大J波（红色箭头），ST-T改变和Q-T间期延长。B. 患者经治疗后，复温至32℃，J波明显减小，但仍比较显著，心率略微增快，仍有显著的ST-T改变和Q-T间期延长。C. 患者体温恢复至36.4℃时，J波消失，Q-T间期恢复正常，残留ST-T改变

低体温J波产生的原因是心外膜动作电位1相切迹增大，跨室壁心外膜与心内膜的1相复极电压梯度增大（决定J波振幅），同时低体温导致心外膜和心内膜动作电位延长（决定J波时限），故低体温常见巨大J波（图19-3）[186-189]。动作电位延长的空间不一致性和不应期离散是低体温致心律失常的基质，有利于折返形成[190]。

当体温开始降低时，机体会出现应激反应，如窦性心动过速；当体温 < 32℃时，心脏开始出现抑制，

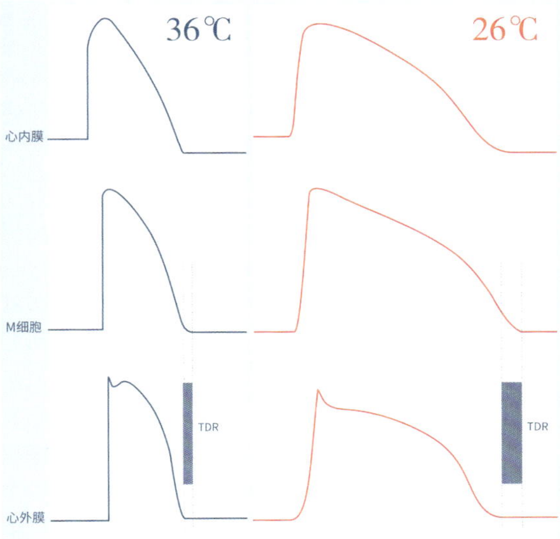

图19-3 低体温对犬心室肌动作电位的影响

低体温时，犬三层心室肌的动作电位曲线均较正常体温延长，但M细胞动作电位延长程度更重，心外膜和M细胞复极结束时间点的差异增大，即跨室壁复极梯度（TDR）增大

表 19-2	低体温心电图改变发生率
心电图改变	发生率
□ ST-T 改变	98%
□ J 波	轻度低体温：10.7%
	中度低体温：75%
	重度低体温：100%
□ Q-T 间期延长	72.8%
□心室颤动	64.3%
□肌颤伪差	56%
□窦性心动过缓	52.5%
□心房颤动	19% ~ 21%
□完全性右束支阻滞	17.8%
□电 – 机械性分离	15%
□全心停搏	12.8%
□ QRS 时限延长	10.7%
□加速的室性自主心律	10.2%
□窦性心动过速	6.8%
□完全性房室阻滞	5.1%
□完全性左束支阻滞	4%
□室性心动过速	4%
□交界性心动过缓	3%

会出现窦性心动过缓和传导阻滞（表 19-2）[191]。哺乳动物体温 < 20 ℃时，心肌的兴奋性将会逐步丢失[188]。体温为 28 ℃时，窦性心律频率减慢至 30 ~ 40 次 / 分；体温 < 28 ℃时，患者有发生心室颤动的风险；体温 < 24 ℃时，患者就有发生心脏停搏的风险；体温为 20 ℃时，极度窦性心动过缓可达到 10 次 / 分[192-197]。

窦性心动过缓、交界性心动过缓和心房颤动是低体温常见的心脏节律。一些低体温相关心律失常需要特殊治疗：心房颤动，无须使用抗心律失常药物，复温后心房颤动可自行终止；低体温可以降低窦性 P 波振幅或出现窦性 P 波消失，心电图容易误诊为心房颤动或窦性停搏；全心停搏时，临时性心脏起搏器治疗效果不佳，高阈值起搏甚至能诱发心室颤动。此外，患者发生心室颤动时，若体温尚未恢复，有时电复律亦无效（图 19-4）[175, 196]。

尽管体温越低，J 波越高大，但 J 波振幅或时限并非心室颤动发作的绝对可靠的心电图预测指标[198, 199]。在治疗性低体温患者中发现，心室颤动发生率仅有 1.7%，主要见于 Brugada 综合征、早期复极和特发性心室颤动等特殊人群[193]。此外，中度低体温患者致心律失常风险最高，因此，严重低体温患者开始复温治疗后，应加强生命体征的监护，防治复温期间发生的心律失常[189, 200]。

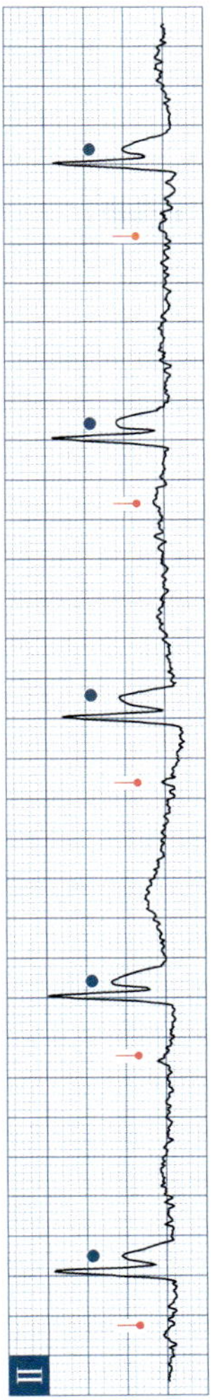

图 19-4 低体温 J 波

意外低体温患者，体温 30℃。窦性心动过缓，一度房室阻滞。心电图基线粗糙，为肌颤伪差。窦性 P 波振幅低，混于基线伪差中不易识别，容易误诊为心房颤动，但心室节律规整，不支持诊断为心房颤动。仔细测量，QRS 波前固定 300ms 处可见振幅略微增高的切迹（橙色箭头），应判读为窦性 P 波，排除交界性逸搏心律

■ 中暑相关心肌损害

人体的体温超过 37.3 ℃时称为发热；37.3 ~ 38℃称为低热；38.1 ~ 39 ℃为中度发

热；39.1 ~ 41℃为高热；> 41℃为超高热[201]。体温 > 40℃而未得到及时、正确治疗者，常合并多脏器衰竭，死亡率接近 70%[202]。中暑、恶性高热、感染、内分泌系统疾病等是临床常见的高热原因。

中暑是一种热相关疾病，特点是中枢神经系统功能障碍（意识模糊、抽搐和昏迷）、多器官功能衰竭和体温过高（中心体温 > 40.5℃），威胁生命[203，204]。69% 的中暑患者合并心肌损害、心肌酶学升高、肌钙蛋白阳性，58% 的中暑患者心电图异常（表 19–3）[205–207]。最常见的心律失常是窦性心动过速、心房颤动和房性心动过速。P 波低电压（振幅 < 1mm）和 QRS 波低电压是心肌水肿和弥漫性损害的结果。

表 19–3 高体温心电图改变发生率

心电图改变	发生率
□ P 波低电压	81%（V_1）
	74%（Ⅱ）
□ Q–T 间期延长	61%
□窦性心动过速	46%
□肢体导联低电压	40%
□非特异性 ST–T 改变	26%
□房性心律失常	24%
□传导缺陷	22%
□ QRS 电轴异常	22%
□缺血样 ST–T 改变	21%
□胸导联低电压	18%
□完全性房室阻滞	5.1%
□完全性左束支阻滞	4%
□室性心动过速	4%
□交界性心动过缓	3%

21% 的中暑患者心电图出现缺血样 ST–T 改变，包括 ST 段压低、ST 段抬高和 T 波倒置等，ST–T 改变既可以出现于某个导联组，也可以是广泛性 ST–T 改变，可能与体温过高、心肌耗氧量增加、低血压、儿茶酚胺毒害等有关（图 19–5 和

图 19-6）[202, 208, 209]。弥漫性 ST-T 改变不对应于单支冠状动脉供血心肌范围。中暑也是应激性心肌病的诱因之一[202, 210, 211]。中暑相关心肌损害的异常 ST-T 改变可以在体温正常后，逐渐恢复正常，也可以迟至 3 个月甚至 4 个月恢复[205]。

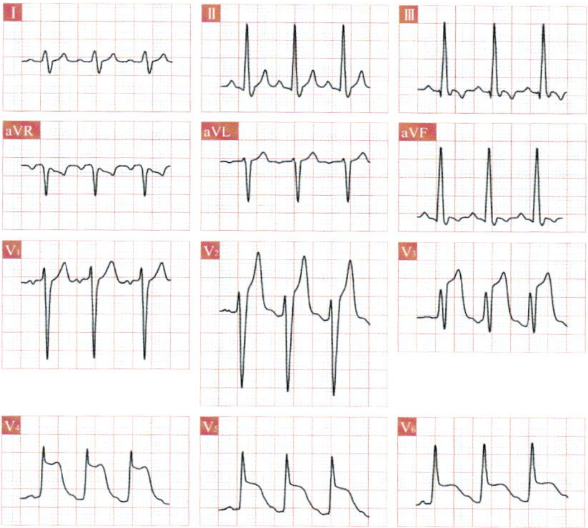

图 19-5 中暑相关心肌损伤——ST 段抬高型

男，22 岁，新兵。夏日训练 10 小时后突发昏迷、抽搐和大小便失禁。入院时体温 38.8 ℃，心率 115 次 / 分，呼吸 24 次 / 分，血压 103/34mmHg。血生化检查提示肝功能和肾功能受损。心电图示窦性心动过速，V_2 ~ V_6 导联 ST 段抬高伴 T 波高耸，初诊为广泛性前壁心肌梗死。心肌酶谱升高，肌钙蛋白阳性。心肌灌注成像未发现灌注缺损。冠脉造影未发现异常。临床最后诊断为中暑相关心肌损害。患者住院 3 天后，体温恢复至 38℃以下时，心电图抬高的 ST-T 恢复正常

■ 中暑和急性冠脉综合征

中暑患者伴缺血样 ST-T 改变，需要考虑 3 种情

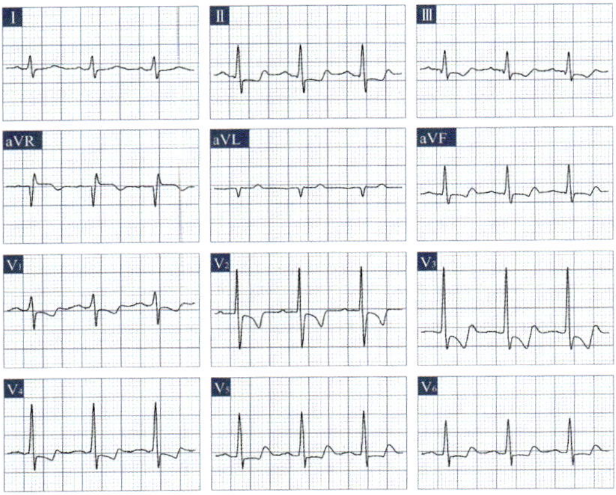

图 19-6 中暑相关心肌损伤——非 ST 段抬高型

女，竞技型运动员。夏日跑步后，出现头晕、呼吸急促和胸闷。入院时血压 88/32mmHg，体温 40.2℃。心电图示窦性心律，心率 94 次 / 分，Ⅱ、Ⅲ、aVF、V_1 ~ V_6 导联广泛性 ST 段压低伴 T 波负正双相。心肌酶谱升高。无冠心病危险因素。心脏超声室壁动度正常。入院后初步诊断为急性冠脉综合征，左主干病变？急诊冠状动脉造影提示左主干和三支冠状动脉均正常，修改诊断为中暑相关心肌损伤。患者经治疗 12 小时后，体温恢复正常，复查心电图 ST-T 恢复正常

况：广泛性心肌损害；应激性心肌病；合并心肌梗死。2013—2014 年美国国家住院样本数据库的研究发现，7% 的中暑患者合并急性心肌梗死[204]。中暑患者异常的血流动力学、心肌耗氧量增加、血液黏滞、合并酸中毒和横纹肌溶解等病理生理，容易诱发冠脉内血栓形成，临床合并 2 型心肌损伤 / 梗死。温度 > 20℃且每升高 1℃，每暴露 1 ~ 6 小时，ST 段抬高型心肌梗死发生风险增加 2.7%，非 ST 段抬高型心肌梗死发生风险增加 1.2%[212]。中暑合并急性心肌梗死的确诊需要依赖冠脉造影，以期与非缺血样损害鉴别。

■ Brugada 心电图表型

18% 的 Brugada 综合征患者在发热时，出现 1 型 Brugada 图形，诱发室性心律失常和电风暴[213，214]。体温升高时，突变的 Na^+ 通道延迟失活，晚 Na^+ 流增大，右胸导联容易出现典型的 Brudaga 图形和发生恶性事件（图 19–7），对此类患者应严密进行心电监护和事后评估风险[215，216]。

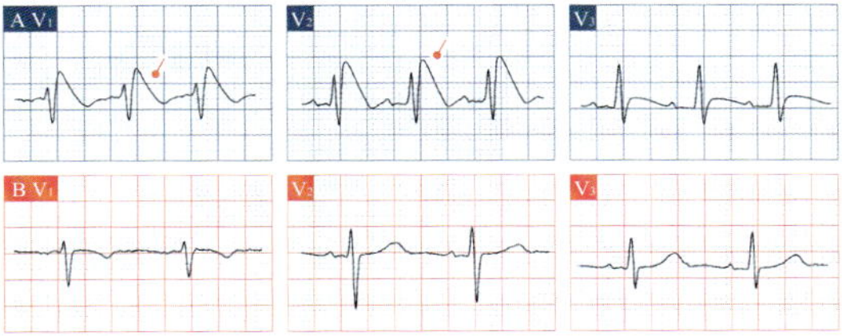

图 19–7 发热激发 1 型 Brugada 图形

男，31 岁，因中暑被送往医院急诊科。A. 心电图示窦性心动过速，右胸 V_1 ~ V_2 导联 ST 段抬高伴 T 波倒置，典型的 1 型 Brudaga 综合征图形。B. 经治疗 24 小时后，患者体温恢复正常，Brugada 图形消失。患者住院期间未出现恶性室性心律失常

■ 程　颖

Chapter

20 辐射和心电图

危急度 ★★★★★

Radiation and electrocardiogram

随着全球各国核能设施的不断增多，自然灾害、恐怖袭击、核事故、工业意外等引起的急性辐射病仍时有报道[217-219]（图 20-1）。

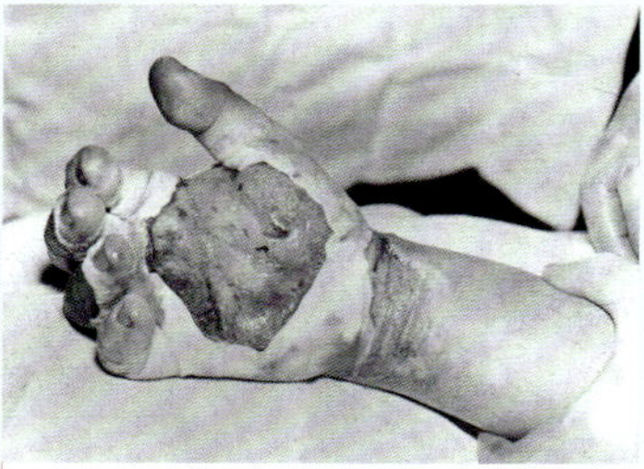

图 20-1 急性辐射病

1945 年 8 月 21 日，美国洛斯阿拉莫斯国家实验室 (Los Alamos National Laboratory) 发生核事故，一名工作人员受到致命辐射照射。这是遭受辐射后第 9 天拍摄的照片，手臂严重烧伤，患者 16 天后死亡

急性辐射综合征是指人体短时间遭受 > 0.7Gy 剂量的辐射引发的急性疾病，包括骨髓综合征（ > 0.7Gy）、胃肠综合征（ > 10Gy）和神经血管综合征（ > 50Gy）[220]。引起急性辐射病的辐射必须具有穿透性，能够抵达人体内部器官，如高能 X 射线、γ 射线和中子。日本广岛和长崎原子弹爆炸的震源辐射剂量分别为 240Gy 和 290Gy[221]。

高剂量辐射导致无法修复的 DNA 损伤，实质细胞耗竭，器官功能急性损伤，患者出现呕吐、腹泻、昏迷和发热。人体短时间内遭受 > 8Gy 辐射即可致死，> 50Gy 并发神经血管综合征，患者往往在 3 天内迅速死亡[219，220]。医学治疗的重点是支持治疗。

辐射相关心脏损害

传统认为心脏是一个抗辐射的器官，< 30Gy 的辐射不会对心脏造成影响，但随着近些年来对接受放射性治疗的肿瘤患者的临床研究发现，< 20Gy 的辐射也会造成辐射相关的心脏损害[222]。

辐射引起的心脏病理损害主要是心包炎、心包纤维化、弥漫性心肌纤维化、冠状动脉粥样硬化和瓣膜损害（图 20-2）[222]。辐射相关急性心包炎特征是心包积液，纤维蛋白蓄积于心外膜的间皮衬里和壁层心

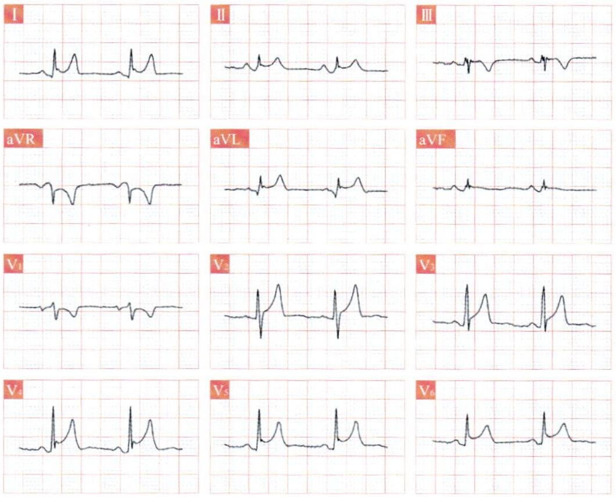

图 20-2 辐射相关急性心包炎

男，8 岁，广岛原子弹爆炸幸存者。心电图提示窦性心律，广泛性 ST 段凹面向上抬高，Ⅰ、Ⅱ、aVL、aVF、V_2 ~ V_6 导联 ST 段抬高伴 T 波高尖，伴 P-R 段压低 0.5mm，aVR 和 V_1 导联 ST 段压低。临床诊断为辐射相关性急性心包炎

包之间，少数病例会迅速出现心包压塞[222]。

辐射损害心肌毛细血管内皮，造成心肌细胞缺血，长期缺血可以导致弥漫性心肌纤维化，通常无症状，也可以并发心力衰竭；冠状动脉严重纤维化引起管腔狭窄，临床并发缺血性心脏病，包括急性心肌梗死。

放射治疗和心脏损害

肿瘤患者接受的胸部高剂量辐射是常见的医源性辐射相关心脏损害，如淋巴瘤、乳腺癌、肺癌等。儿童淋巴瘤患者接受放射治疗后，冠心病的发病年龄将

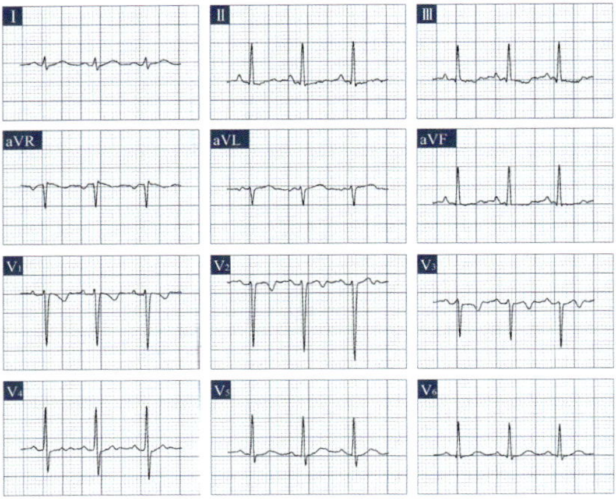

图 20-3 放射治疗相关心肌损害

女，48 岁，临床诊断为左侧乳腺癌。接受放射治疗后，患者诉胸闷、心悸，无典型缺血性胸痛。心电图示窦性心动过速，V_1 ~ V_3 导联 T 波倒置，R 波递增不良。肌钙蛋白升高。冠脉造影未发现异常。肺动脉 CT 未发现肺动脉灌注缺损，主动脉 CT 未发现夹层形成。心电图改变考虑为辐射相关心肌损害。给予营养心肌、对症支持治疗后，复查心电图示右胸导联 T 波倒置恢复正常

从 50 岁提前到 20 岁。冠状动脉的病理改变是内膜严重纤维化，这与成人脂质斑块的病理改变不同[222]。乳腺癌患者接受放射治疗时，辐射剂量每增加 1Gy，心脏病死亡风险增加 3%[222]。

原发性胸部恶性肿瘤患者，接受放射治疗后，接近 50% 出现心电图改变，主要是 T 波改变（特别是 V_1 ~ V_3 导联）和 R 波递增不良[223]。值得注意的是，接受胸部放射治疗的患者，肌钙蛋白可以升高，胸导联的 T 波改变勿误诊为急性冠脉综合征（图 20-3）[224]。幼年接受过放射治疗的淋巴瘤儿童，出现胸痛和典型的缺血性 ST-T 改变时，要警惕心肌梗死（图 20-4）。

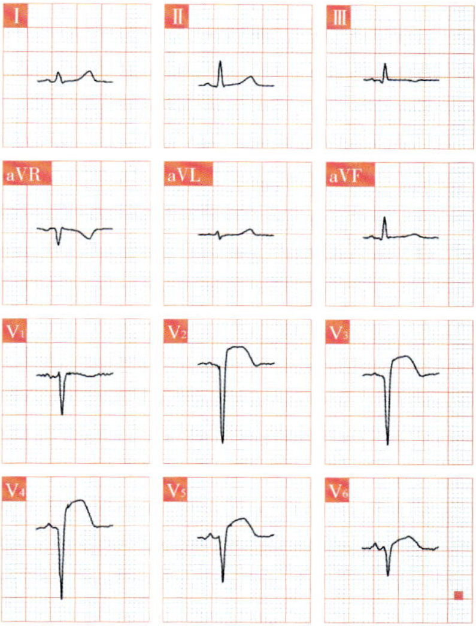

图 20-4 广泛前壁心肌梗死

男，11 岁，突然胸痛 2 小时。心电图提示窦性心律，V_2 ~ V_6 导联 ST 段凸面向上形抬高，肌钙蛋白阳性，临床诊断 ST 段抬高型急性广泛前壁心肌梗死。冠脉造影提示左前降支中段完全闭塞。患儿 5 岁因淋巴瘤接受过放射治疗

■ 沈建芬

Chapter 21

危急度 ☆☆★★★

电击伤和心电图

Electric shock and electrocardiogram

据美国烧伤协会统计，全美每年发生 4400 例电击意外，雷击造成每年 100 人次的死亡，烧伤专科住院人员电击伤占 3% ~ 6%[225-227]。

电流对人体的影响

电击伤是电流作用于人体引起的一系列病理生理改变。闪电是最极端的形式，可以迅速造成人员死亡。电流对人体的直接效应是细胞去极化和细胞电流，间接效应是热损伤、继发性外伤和烧伤，最终引起细胞死亡和器官损害。电击伤的临床表现多样，轻至皮肤烧伤，重至大面积内脏损伤（表 21-1）[228]。雷击电流强度可达 60 ~ 100kA[229]。

表 21-1 60Hz 交流电对人体的影响

电流强度	人体影响
1mA	刺痛，几乎察觉不到
16mA	人体能够承受的最大电流强度
20mA	肌肉强直
20 ~ 50mA	呼吸肌麻痹，呼吸停止
50 ~ 100mA	心室颤动阈值
2A	心脏停搏和内脏损伤
15 ~ 30A	普通家用电器短路

■ 心肌损伤

电击伤引起的心脏并发症主要是心律失常和心肌损伤。电击伤可以直接损伤心肌，损伤机制包括冠脉痉挛或血栓形成引起急性心肌梗死、心肺复苏引起的心肌挫伤、儿茶酚胺心肌毒性和严重低血压引起心肌缺血等[230-232]。值得注意的是，电击伤引起的心肌损伤，一部分患者并无胸痛症状，心电图表现为非特异性 ST-T 改变和 Q-T 间期延长；另一部分患者合并冠状动脉损伤或痉挛，患者有胸痛症状，心电图出现 ST 段抬高和病理性 Q 波。电击伤引起的冠状动脉损伤通常以右冠状动脉多见，因为右冠状动脉相对靠近胸壁（图 21-1）。如果患者冠状动脉损伤，需要完善冠脉造影进行确认[230]。

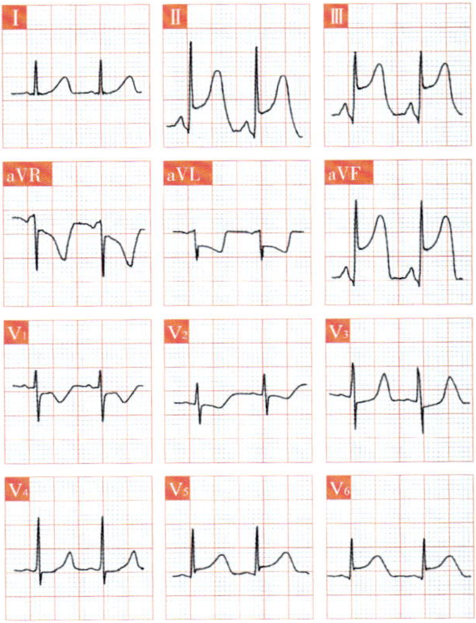

图 21-1 电击伤引起的右冠状动脉痉挛

男，14 岁，因电击伤后胸痛送往急诊科。心电图示窦性心动过速，下壁导联（Ⅱ、Ⅲ和 aVF）和前侧壁导联（V_5 和 V_6）ST 段抬高伴 T 波直立，急诊冠脉造影提示右冠状动脉痉挛，考虑为电击伤诱发的变异型心绞痛

国外文献报道电击伤还能诱发 Brugada 图形，患者有发生

表 21-2 电击伤相关心律失常	
住院期间	发生率
□窦性心动过缓	10%
□窦性心动过速	4.4%
□窦性停搏伴房性逸搏	0.4%
□心房颤动	0.4%
□频发多源性房性期前收缩	0.2%
□阵发性室上性心动过速	0.2%
□心室颤动	0.2%
□阵发性室性心动过速	0.2%
□加速的室性自主心律	0.2%
□室性期前收缩二联律	0.2%
随访期间	发生率
□非特异性 ST-T 改变	8.5%
□不完全性右束支阻滞	4.0%
□ PQ 段压低	1.9%
□非特异性室内传导障碍	1.3%
□偶发室性期前收缩	1.0%
□完全性右束支阻滞	0.8%
□左前分支阻滞	0.6%
□偶发房性期前收缩	0.4%
□一度房室阻滞	0.2%
□三分支阻滞	0.2%
□心室预激	0.2%

危及生命的室性心律失常和猝死风险[233-235]。电击伤诱发的心肌损伤，心电图有时迟至 3 周恢复[236]。

■ 心律失常

心律失常是电击伤最常见的心脏并发症，发生率为 3% ~ 39%（表 21-2）[226,237,238]。最常见的心律失常是窦性心动过缓和窦性心动过速，其次为窦房结功能不全和心房颤动（图 21-2）[238]。

大多数心律失常于电击伤后即刻出现，但也有一些患者在事故发生后 8 ~ 12 小时出现迟发性心律失常[239]。电击伤引起的早发性心律失常可能与电流引起的心肌细胞膜 Na^+ 和 K^+ 转运功能障碍，心肌细胞局部离子浓度改变有关，而迟发性心律失常与电击伤引起的心肌坏死，心肌瘢痕形成等有关[240]。

尽管暴露于高压电流（闪电）或直流电最容易导致

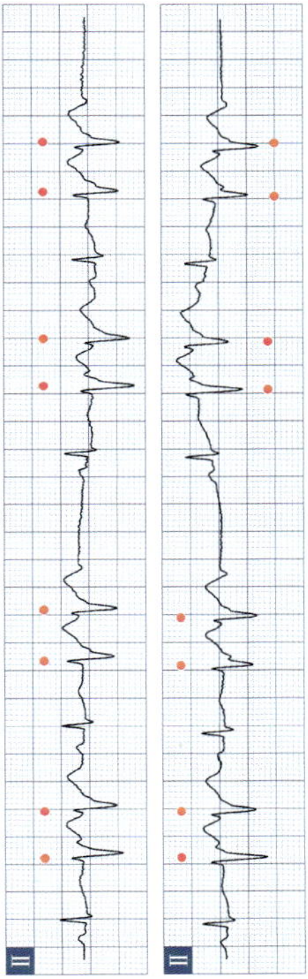

图 21-2 电击伤相关心律失常

男，58岁，在工地意外触电，因意识丧失送往医院急诊科。心电图示窦性心律，成对室性期前收缩，红色圆圈标注出所有室性心搏。患者电解质正常，肌钙蛋白轻度升高，考虑电击伤所致心肌损伤和心律失常，给予营养心肌治疗，未使用抗心律失常药物，8小时后，患者室性心律失常消失

心室停搏，但低压交流电同样也会诱发心室颤动。在一项犬模型研究中，低压交流电诱发的心室颤动发生率是低压直流电的9倍[239]。

电击伤还能引起急性窦房结功能不全和传导障碍[233]。病理研究证实，窦房结和房室结是传导系统中最容易遭受电击伤的部位。

电击伤诱发的心律失常预后良好，治疗重点是保护心肌。对所有电击伤患者，接诊时都应完善心电图检查，尽管缺少循证研究证据，但仍建议进行24小时心电监护。对于肌钙蛋白阳性的患者，建议完善心脏超声检查[228]。

■ 沈建芬

Chapter 22

危急度 ☆★★★★

心脏挫伤和心电图

Cardiac contusion and electrocardiogram

交通事故是最常见的心脏挫伤原因，其他原因有高处坠伤、运动损伤、爆炸和腹部间接压迫导致腹部脏器上移[242-244]。

心脏挫伤的发生率为 3% ~ 56%，其中异常心电图发生率为 29% ~ 56%（表 22-1）[243，245-248]。

心肌挫伤

与左心室相比，右心室相对靠近胸壁，因此，右心室比左心室更容易遭受挫伤；然而，左心室质量远远大于右心室，左心室电活动会掩盖右心室损伤，加上心电图对探查右心室挫

表 22-1	心脏挫伤与心电图
非特异性改变	
□心包炎样 ST 段抬高或 P-R 段压低	
□ Q-T 间期延长	
心肌损伤	
□新发 Q 波	
□ ST 段抬高或压低	
传导紊乱	
□右束支阻滞	
□分支阻滞	
□一度房室阻滞	
□二度房室阻滞	
□三度房室阻滞	
心律失常	
□窦性心动过速	
□房性期前收缩	
□室性期前收缩	
□心房颤动	
□室性心动过速	
□心室颤动	
□窦性心动过缓	
□房性心动过速	

伤不敏感，即使记录 V_{4R} 右胸导联也无法筛查右心室挫伤患者[249]。严重心脏挫伤患者，会出现病理性 Q 波和 ST 段抬高，心电图模式酷似急性心肌炎或 ST 段抬高型心肌梗死；或 ST 段压低伴 T 波倒置，心电图模式酷似不稳定型心绞痛或非 ST 段抬高型心肌梗死，特别是中年患者，同时有胸痛、肌钙蛋白阳性等临床表现时，心肌挫伤心电图需要与急性冠脉综合征心电图鉴别（图 22-1 和图 22-2）[250-253]。

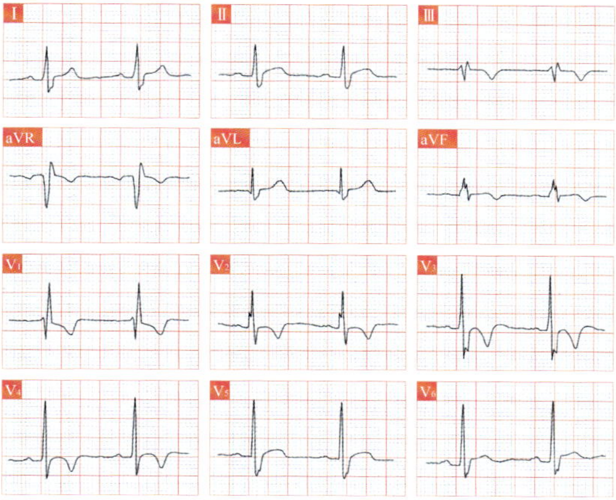

图 22-1　心肌挫伤患者入院时

患者，56 岁，既往无任何心血管疾病病史。早晨上班时，从自行车上摔下，正胸部被车把撞击，送往急诊科。患者抵达急诊科时，生命体征平稳，除查体发现胸骨下部触诊轻微疼痛外，未见其他症状和体征。入院时心电图示窦性心律，完全性右束支阻滞，T 波倒置，与 2 型 Wellens 综合征图形相似。肌钙蛋白阳性。胸部 CT 扫描证实胸骨骨折。心电图诊断为：①窦性心律；②完全性右束支阻滞；③ T 波改变，结合病史考虑心肌挫伤

对于心脏挫伤患者的 ST-T 改变，必须谨慎考虑以

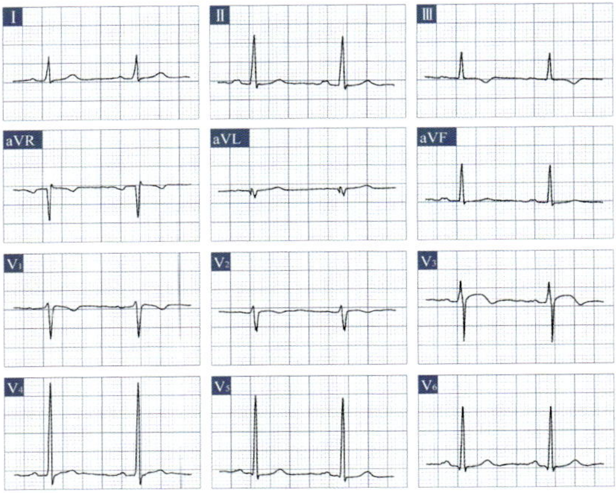

图 22-2 心肌挫伤恢复心电图

病例同图 22-1。患者入院后，给予营养心肌以及其他对症支持治疗，2 天后复查心电图，窦性心律，完全性右束支阻滞消失，胸导联倒置 T 波较前明显恢复。右心室的挫伤波及心肌、冠状动脉和传导系统，本例主要是心肌和右束支阻滞。患者胸部被撞击后，心电图出现传导紊乱，缺血样 T 波改变，临床无心力衰竭，损伤等级为 II 度

下问题：①局部心肌损伤；②冠状动脉损伤；③室壁瘤形成；④合并基础心脏病；⑤生理性应激[250，253]。有时难以判别是原发性 ST-T 改变（创伤前的急性冠脉综合征）、创伤直接效应还是应激性心肌病，因为并非每一位患者都有既往心电图可供参考（图 22-3）。

心肌挫伤和心脏挫伤并非同义词，前者特指心肌损伤，后者除心肌外，还包括冠状动脉、传导系统、主动脉等 1 个或多个部位受损，但一些文献和教科书并未严格区分两者。心脏破裂是心脏挫伤最严重的类型，患者往往尚未被送至急诊科即已死亡。1994 年，美国创伤外科协会（AAST）和器官损伤分级委员会

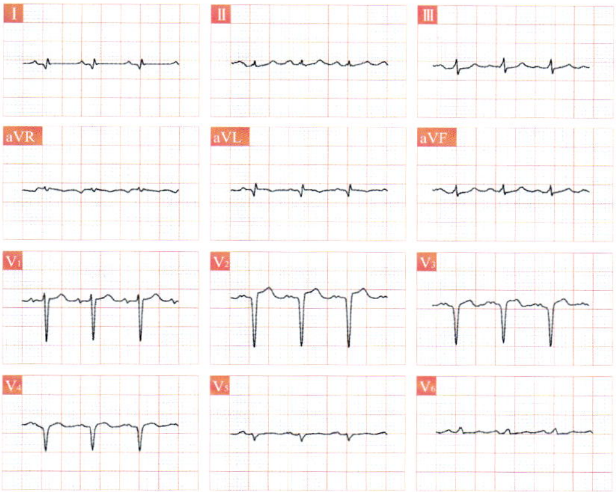

图 22-3 心脏挫伤

男，19岁，因车祸伤入院。心电图诊断为：①窦性心动过速；②病理性Q波：见于Ⅰ、aVL、V_2 ~ V_5导联，请结合临床；③肢体导联低电压；④R波递增不良；⑤ST-T改变。肌钙蛋白阳性，请结合临床。心脏超声提示左心室前壁局部搏动减弱。相比于图22-1，本例患者肢体导联和左胸导联QRS波低振幅、病理性Q波和R波递增不良，提示左心室严重受损

（OIS）使用6个等级量化心脏挫伤的严重程度（表22-2）[254]。

心肌挫伤的组织学特征是心肌内出血、水肿和坏死，这些组织学病理改变与急性心肌梗死相似，因此临床常见心肌酶谱（CK-MB）和肌钙蛋白升高[255]。心脏挫伤患者中，多数研究认为肌钙蛋白阳性敏感度不及CK-MB，但特异度大于CK-MB。尽管缺乏诊断标准，cTnI浓度为0.4 ~ 1.1μg/L时可能提示经食管超声无法检测到的微小心肌挫伤，而>1.1μg/L时提示经食管超声可以检测到的心肌挫伤[246, 256-259]。心肌挫伤患者的胸痛或不典型胸闷症状、心电图ST-T改变

表 22-2 心脏损伤量表

等级	心电图	病理生理
Ⅰ	□轻微心电图改变：非特异性 ST-T 改变，期前收缩，窦性心动过速	□心包伤口，无心脏损伤、心包压塞和心脏疝
Ⅱ	□心脏阻滞 □缺血样心电图改变，但患者无心力衰竭	□切线心肌伤口，但未深达心内膜，无心包压塞
Ⅲ	□持续性、多源性室性心搏	□心脏损伤伴室间隔破裂、肺动脉瓣或三尖瓣功能不全、乳头肌功能障碍或冠状动脉远端闭塞但无心力衰竭 □钝性心包撕裂伴心脏疝 □伴有心力衰竭的钝性心脏损伤 □穿透性切向心肌伤口，深度未达心内膜，有心包压塞
Ⅳ		□心脏损伤伴室间隔破裂、肺动脉瓣或三尖瓣功能不全、乳头肌功能障碍或冠状动脉远端闭塞导致的心力衰竭 □伴有主动脉瓣或二尖瓣功能不全的心脏损伤 □右心室损伤或右心房损伤或左心房损伤
Ⅴ		□心脏损伤伴近段冠状动脉闭塞 □心脏损伤伴左心室贯通伤 □右心室或右心房或左心房星形损伤，组织丢失 < 50%
Ⅵ		□心脏钝性撕脱或穿透性伤口，组织丢失 > 50% □一个心腔或波及多个心腔的严重的一级多发性贯通伤

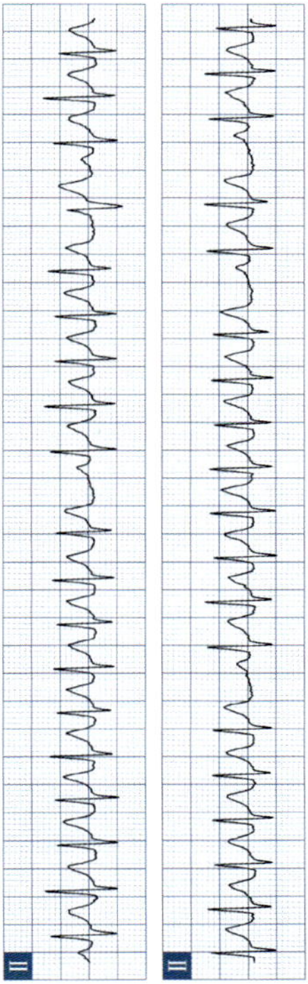

图 22-4 阵发性房性心动过速

男，38 岁，因车祸伤入院。患者入院后，心电监护示窦性心律，阵发性房性心动过速，肌钙蛋白阳性，超声心动图提示心腔大小正常，左心室功能正常，考虑心肌挫伤相关心律失常。给予营养心肌、β 受体阻滞剂控制心律失常等支持对症治疗后，患者心律失常终止未再发

和心肌生化标志物升高容易误诊为急性冠脉综合征，注意外伤病史有助于建立正确的诊断。

心律失常

右心室受损累及右束支时，可以出现右束支阻滞，通常是一过性的。一些患者可以出现各种类型的房室阻滞，包括三度房室阻滞。此外，心肌受损后，电学不稳，常见各种室上性和室性心律失常，其中最常见的心律失常是窦性心动过速、房性期前收缩和室性期前收缩（图 22-4）[255]。部分患者会并发心房颤动、室性心动过速和心室颤动等严重心律失常[247, 255]。

无器质性心脏病的健康个体，特别是竞技型运动员，胸部遭受严重撞击后可导致猝死[260]。动物模型显示在心电图的 T 波波峰前 15 ~ 30ms，胸壁遭受撞击可以直接诱发心

室颤动[261]。值得注意的是，一些患者的心脏骤停发生于胸壁受到撞击后 2 ~ 3 分钟内，动物模型研究提示胸壁撞击引起心肌挫伤后，受损心肌的不应期缩短，

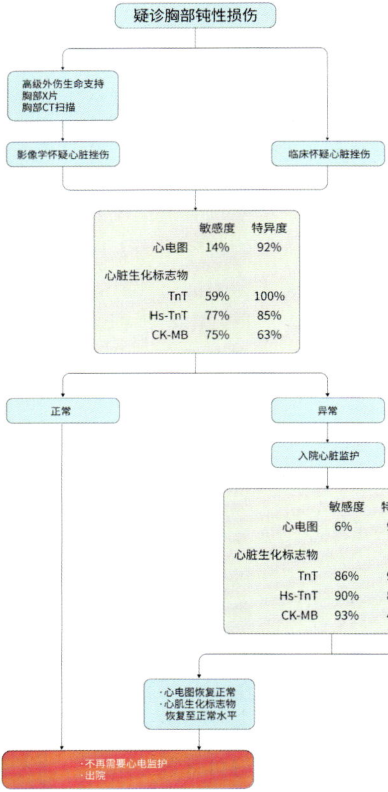

图 22-5 心脏挫伤的诊疗流程

胸部钝性伤患者，怀疑心脏挫伤的诊疗流程。心电图和心肌生化标志物是两项基本的检查工具

与周围健康心肌的不应期离散度增大，可通过折返机制诱发迟发性心律失常[262，263]。

临床指引

对于胸部钝性损伤患者，怀疑心脏挫伤时应参考诊断流程（图 22-5）[264]。应在患者入院时完善心电图和肌钙蛋白测试；初始心电图异常而肌钙蛋白阴性者，应在 3 小时后复查肌钙蛋白[264]。如果担心发生危及生命的心律失常，需要进行 24 ~ 48 小时的心脏监护[264，265]。冠状动脉损伤并发的急性心肌梗死需要与基础冠心病进行鉴别诊断，盲目溶栓可能导致外伤患者大出血（图 22-6）[266]。

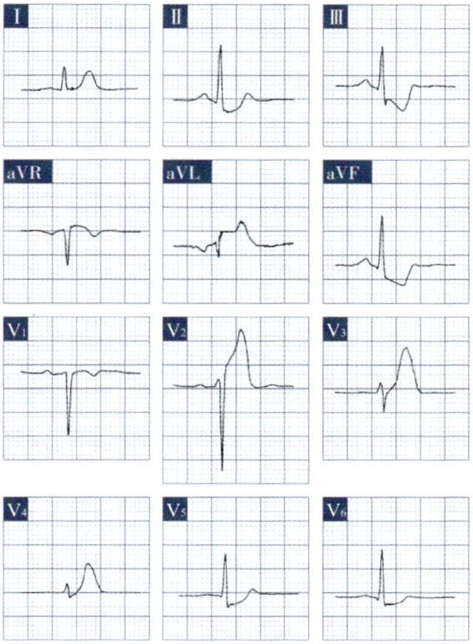

图 22-6 钝性撞击伤相关心肌梗死

男，31 岁，既往健康。因摩托车意外致胸部被撞击，持续胸痛，心电图提示窦性心律，ST 段抬高型急性高侧壁和前壁心肌梗死，肌钙蛋白 0.35ng/L，冠脉造影提示左前降支中段次全闭塞，考虑心脏挫伤所致冠状动脉损伤并发的急性心肌梗死

■ 马 瑞

Chapter 23

危急度 ☆★★★★

减压病和心电图

Decompression sickness and ECG

表 23-1	减压病的常见诱因
□先天性心脏病：卵圆孔未闭、房间隔缺损	
□冷水	
□机体脱水	
□潜水后飞行	
□用力	
□疲劳	
□压力增加（潜水深度）	
□在加压环境中停留太长时间	
□肥胖	
□快速上升	
□年龄较大	

高压环境下溶解在血液中的氮气，随着压力降低而释放形成气泡，引起的一系列疾病称为减压病[267]。减压病主要发生于沉箱作业、水下潜水减压、在未加压的飞机上飞行和航天器外作业等情况[268]。

临床上，根据受累系统，减压病分为两型：Ⅰ型仅累及皮肤、肌肉骨骼系统或淋巴系统；Ⅱ型累及中枢神经系统[268]。减压病的危险因素见表 23-1[267]。减压病是一种少见的疾病，运动潜水发生率为 10 000∶3，商业潜水为 10 000∶(1.5 ~ 10)，其发生与潜水深度和长时间停留在深水区域有关[269]。

发病机制

当人体从高压环境中迅速进入低压环境时，溶解于血液和组织液中的惰性气体会逸出形成气泡，直接阻塞血管，导致气体栓塞；诱发血管内皮功能紊乱，血管痉挛，引起器官缺血；诱发凝血机制和微循环障碍，产生实质器官损害，特别是脊髓损伤，严重者尚可引起压力性骨坏死和瘫痪[267，268]。

通过减压训练，职业潜水引起的减压病现已少见（图 23–1）。减压病常见的症状见表 23–2。

减压病可在潜水后短时间内发生，42% 在潜水后 1 小时内发病，60% 在 3 小时内发病，83% 在 6 小时内发病，100% 在 48 小时内发病。极端情况下，减压病可在潜水完成前发病[270，271]。

表 23–2 减压病的常见症状

症状	发生率
□局部关节痛	89%
□手臂症状	70%
□下肢症状	30%
□头晕	5.3%
□麻痹	2.3%
□气促	1.6%
□极度疲劳	1.3%
□意识丧失	0.5%

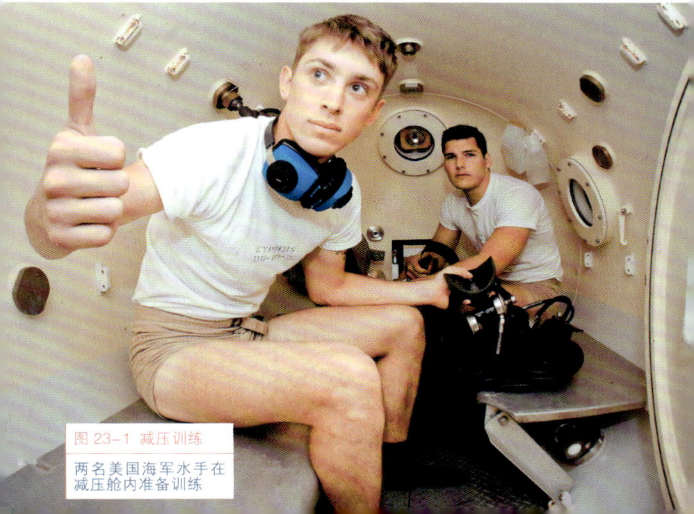

图 23–1 减压训练

两名美国海军水手在减压舱内准备训练

心电图改变

减压病导致右心系统受累，心电图P波振幅增高，P-R段压低；心肌缺血时合并ST-T改变，严重者诱发急性心肌梗死；心律失常主要是室性心律失常，包括单源性室性期前收缩（图23-2）和室性心动过速[272, 273]。

减压病患者脊髓受累的表现是手臂和（或）下肢麻木、刺痛，胸部和腰部紧束感，可在数小时内进展为不可逆转的瘫痪[267]。胸段脊髓损伤者将导致自主神经功能紊乱，交感神经活性增加，室性心律失常的易感性增加[274]。

此外，潜水深度会影响自主神经张力和心率变异性。潜水深度达到30米时，迷走神经张力最高伴心动过缓；潜水深度在45.7～61.0米时，交感神经张力开始增强，心率变异性下降[275]。

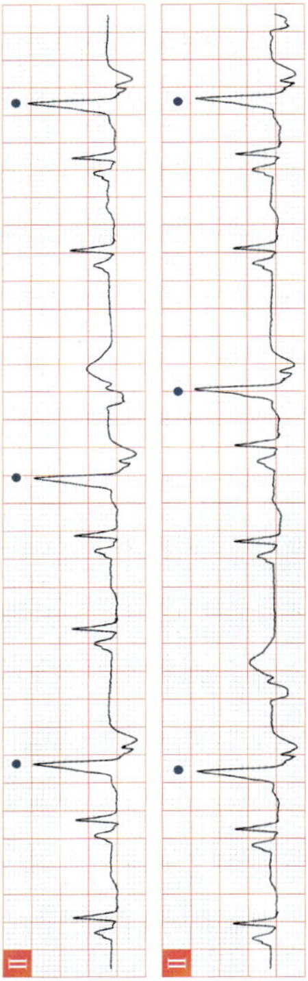

图23-2 室性期前收缩

男，43岁，潜水44m，浮出水面时，未按照减压标准执行（每分钟上升10m）。患者浮出水面后出现短暂晕厥，无四肢抽搐，感胸痛，双下肢麻木。急诊入院后，心电图示窦性心律，右心房异常（P波振幅3mm），频发室性期前收缩（灰蓝色圆圈）和ST-T改变

■ 急性冠脉综合征

冠状循环中存在 0.5mL 气体即可诱发心律失常、心肌梗死和心脏骤停（图 23-3）[276]。职业环境常见于潜水员、潜艇员和飞行员，医源性常见于心脏手术、正压通气、中心静脉插管和冠脉造影等[277]。

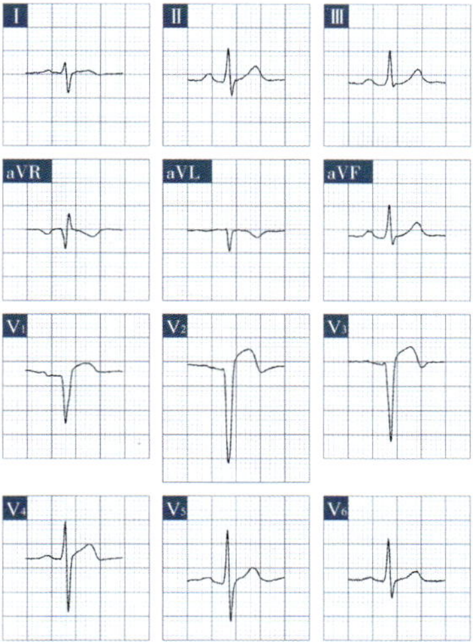

图 23-3 ST 段抬高型急性前间壁心肌梗死

男，43 岁，3 年前曾行冠脉搭桥手术。潜水后，未按正规减压标准浮出水面，诉胸痛和左上肢麻木，心电图示 V_1 ~ V_3 导联 ST 段抬高，诊断为急性前间壁心肌梗死

冠状动脉气体栓塞和触发冠状动脉痉挛能够引起急性冠脉综合征。冠状动脉造影证实部分患者并无冠状动脉病变，另一部分患者有严重的冠状动脉病变[277，279-280]。1928—1954 年，美国海军新军潜艇逃生训练中，共发生 8 例致命性冠状动脉气体栓塞，所有病例的左侧心腔和冠状动脉都有空气[281]。

■ 张登洪

Chapter

24 急性高原病

危急度 ☆★★★★

Acute altitude sickness

高海拔为距离海平面2500米以上的地区[282、283]。随着海拔增高，气压、空气湿度和温度变化将会对人体功能，特别是呼吸和循环生理带来挑战。海拔为4500～6000米时，急性高原反应的发病率为40%～90%，而海拔为3000～3500米时发病率为25%～40%，急性高原反应的发生取决于海拔高度、上升速度和个体易感性（表24-1）[284-287]。

低氧血症

低氧血症是急性高原反应的核心，可引起三种临床急症，即急性高原病、急性高原性脑水肿和急性高

表24-1 海拔高度分类

	高度（m）	气压 mmHg（Pa）	大气氧浓度（%）
□死亡区	8000	267（36）	8
□极高海拔	5800	363（46）	10
□特高海拔	4500	462（58）	12
	3500	493（66）	14
□高海拔	2500	560（75）	15
□中海拔	1500	634（85）	18
□低海拔	0	760（101）	21

原性肺水肿[288]。急性低氧血症时，特别是伴寒冷和运动时，人体代偿反应有交感神经激活，心率增快，心输出量增多，心肌收缩力增强，血压升高，肺血管收缩，肺动脉压力增高[289]。

缺氧所致肺动脉高压将引起右心系统负荷过重[290]。肺动脉过度收缩和毛细血管静水压增加迫使液体经内皮细胞和上皮屏障渗入肺泡，最终形成肺水肿。高原性肺水肿是一种非心源性肺水肿（图 24–1）[291–292]。

心电图改变

急性高原反应的心电图改变主要是右心室和左心室负荷过重。通常，这些心电图改变都是一过性的，患者抵达低海拔地区后，心电图能恢复正常（表 24–2）[290，293–296]。暴露于高海拔地区 45 分钟，心电图即可出现电轴右偏[297]。

值得注意的是，急性高原反应的右心房异常、一过性右束支阻滞、右心室肥厚和右胸导联 T 波改变，易误诊为急性肺栓塞。罕见情况下，高海拔

表 24–2　急性高原反应相关心电图改变

心律失常
□窦性心动过速
□室性期前收缩
□室性心动过速
心脏负荷过重
□ II 导联 P 波振幅增加（右心房异常）
□额面电轴右偏
□右胸导联 T 波倒置
□左胸导联 R 波振幅降低
□右心室肥厚
□一过性完全性右束支阻滞
ST–T 改变
□ ST 段压低
□ T 波平坦、倒置
□ Q–T 间期延长

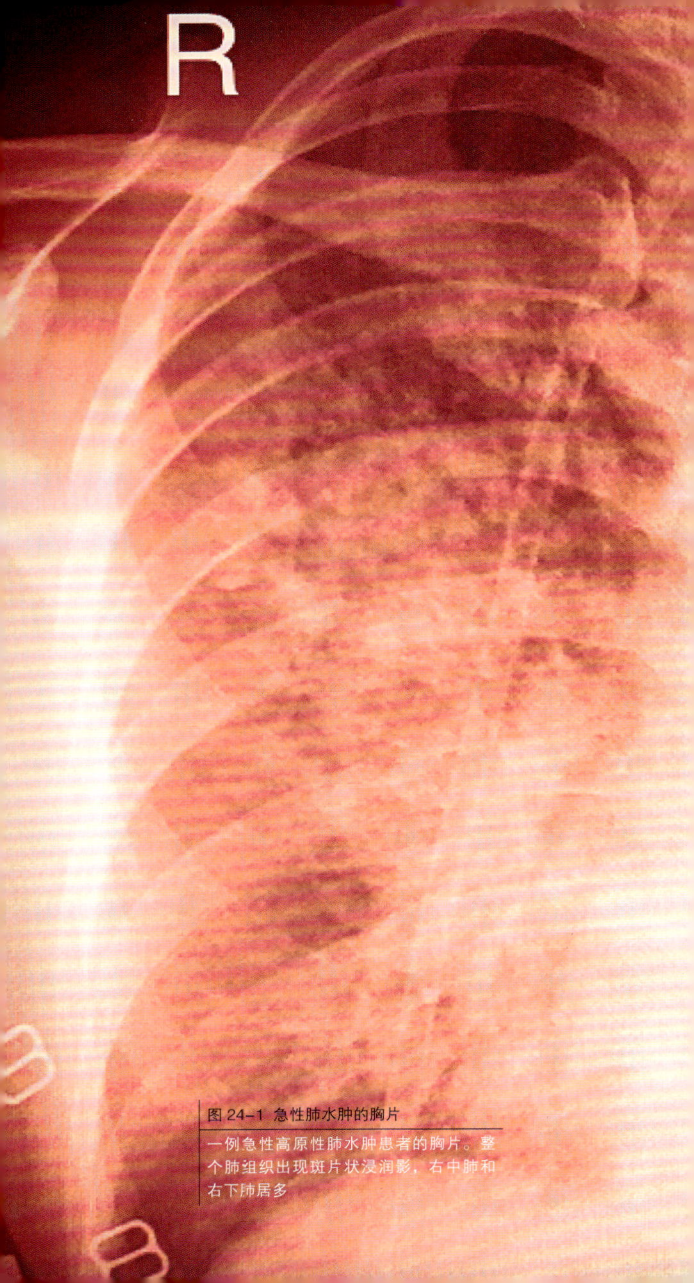

图 24-1 急性肺水肿的胸片

一例急性高原性肺水肿患者的胸片。整个肺组织出现斑片状浸润影，右中肺和右下肺居多

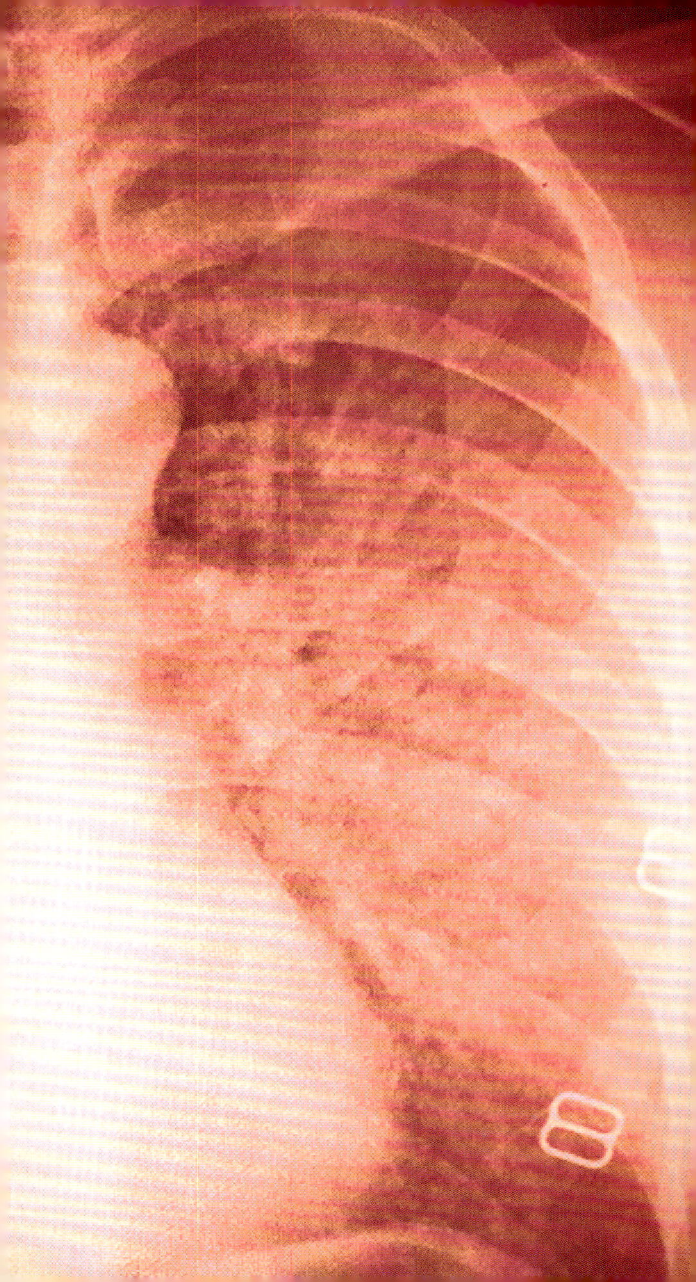

地区暴露后持续心电图 T 波倒置，容易误诊为心肌炎和心肌病[298]。

急性肺水肿

在海拔超过 2500m 的高原地区，约 15% 的旅行者会发生高原性肺水肿，在 20 岁以下的年轻人中更常见，是高海拔地区最常见的死因[299, 300]。高原性肺水肿常在夜间发病，特别是快速登山后 1 ~ 3 天，主要症状是休息时呼吸困难、咳嗽、虚弱、运动能力下降和胸闷，至少有以下 2 个或 2 个以上症状才能诊断：肺部湿啰音（特别是右肺中叶）、中央型发绀、心动过速和呼

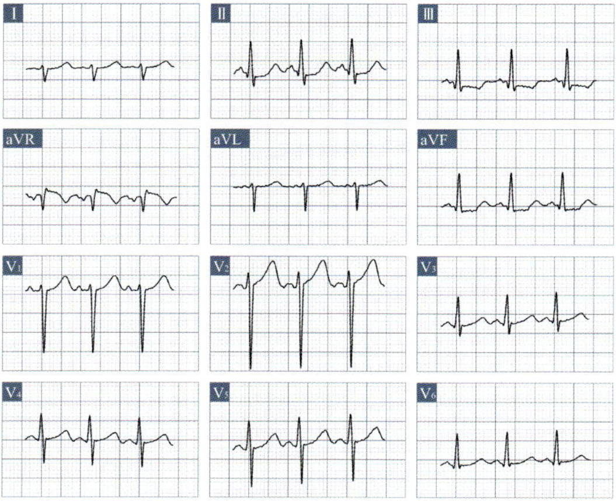

图 24-2 急性高原性肺水肿

男，28 岁，在海拔 4500m 的矿山工作第 2 天，诉咽痛、头痛和干咳，未重视。第 3 天咳嗽加剧，虚弱无力，就诊时双肺满布湿啰音，呼吸 24 次 / 分，血氧饱和度 70%。心电图示窦性心动过速，电轴右偏，中度顺钟向转位，ST-T 改变。胸片提示间质性肺水肿。诊断为急性高原性肺水肿

吸急促（图 24-2 和图 24-3）[299，301]。如有可能，高原性肺水肿的急诊治疗应至少下降 300 ~ 1000 米的高度，直至症状缓解，下降应该是被动转运，以减少患者耗氧量；如果无法实现，可让患者吸氧、休息并给予硝苯地平、西地那非、机械通气等治疗。传统治疗心源性肺水肿的利尿剂不推荐用于治疗高原性肺水肿，因为此类患者大多血容量不足[302]。

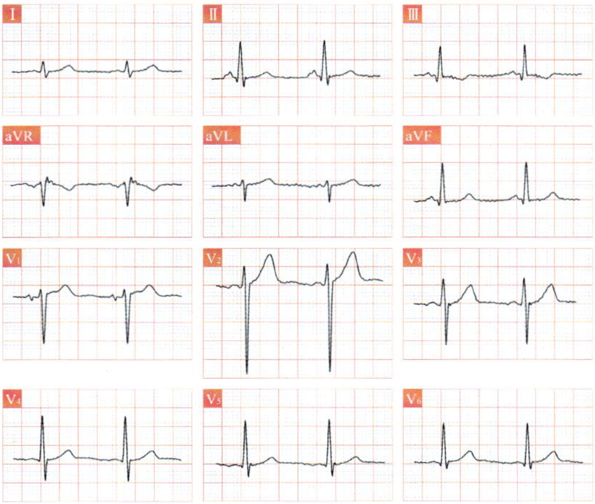

图 24-3 急性高原性肺水肿治疗后

病例同图 24-2。患者经治疗后，第 3 天症状好转，肺部湿啰音消失。复查胸片示间质性肺水肿完全消退。心脏超声提示右心室大小和功能正常。心电图提示窦性心律，电轴恢复正常，ST-T 恢复正常。对比图 24-2，Ⅰ导联 QRS 波形虽然同为 rs 波形，但 r/s 振幅比值逆转，下壁导联的 ST-T 改变恢复正常

■ 张登洪

Chapter

25 乌头碱中毒

危急度 ☆★★★★

Aconitine poisoning

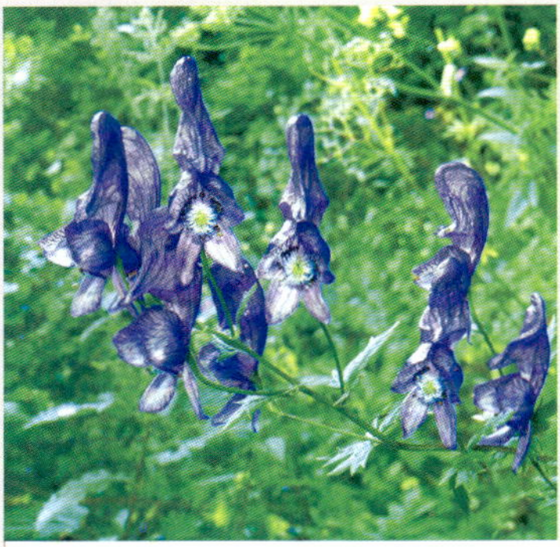

图 25–1 乌头

德国的杂色乌头

毛茛科在全世界有43个种属2000多种开花植物，为一年生或多年生草本植物[303]。毛茛科最大的属是毛茛属，有600多种植物，其次为飞燕草属（365种）、海参属（330种）、铁线莲属（325种）和乌头属（300种）[303]。毛茛科很多是药用植物。

乌头属广泛分布于北美洲、欧洲和亚洲，很多既是园艺栽培植物，又是药用植物，如乌头[304]。乌头一词可能源自希腊语 ἀκόνιτον, 意为“标枪”或“飞镖”，中古时代人们常在武器的尖端涂抹这些有毒植物的汁液[304]。乌头的叶子呈深绿色，掌状，分为5～7节，每节呈三叶形，花色为典型的蓝紫色（图25–1和图25–2）。在中药中，乌头也就是附子。

图 25-2 乌头

蓝紫色的乌头花

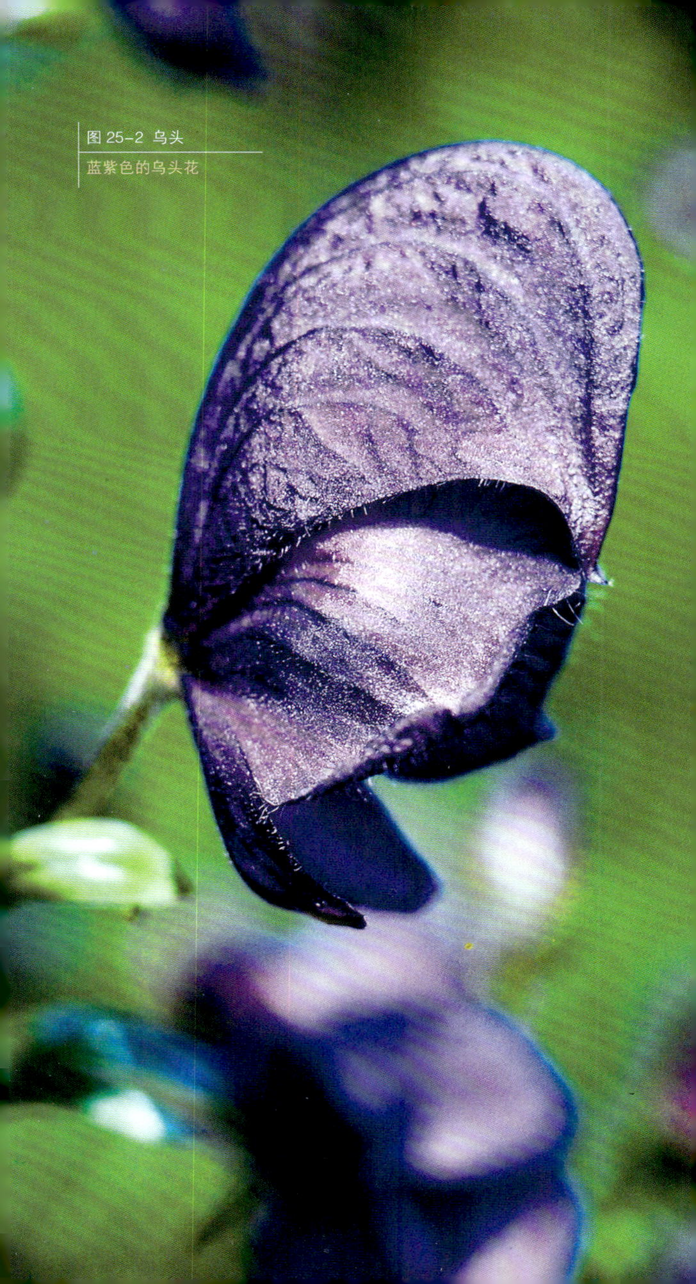

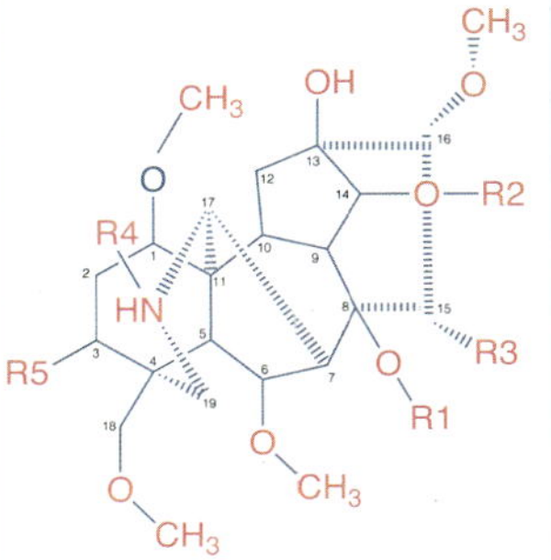

图 25-3 乌头碱的化学结构

乌头碱的化学名为 8-(乙酰氧基)-20-乙基-3α,13,15-三羟基-1α,6α,16β-三甲氧基-4-(甲氧基甲基)乌头酸-14α-基苯甲酸酯，即乙酰苯甲酰丙氨酸

■ 毒性和毒理

乌头属植物含有的乌头碱及其相关生物碱是其毒性来源，人类致死剂量为 2mg 纯乌头碱（图 25-3），5 mL 乌头酊剂，1g 乌头植物[305]。

乌头毒性与植株不同部位有关，即根部 > 花朵 > 叶片 > 块茎[306]。

乌头毒性与 C19- 去甲二萜酯类生物碱有关，这是一类速效毒素，激活后可兴奋细胞膜上的 Na^+ 通道，迅速引起心脏、神经和肌肉组织麻痹，临床出现神经肌肉系统、循环系统和消化系统症状[307]。乌头碱对电压门控 Na^+ 通道具有高亲和力，可延长 Na^+ 通道的开放时间，干扰 Na^+ 通道的失活和复活。Na^+ 通道对新刺激无反应，不能产生新的动作电位，影响组织和器官的生理功能[308]。

乌头碱中毒后，患者会出现嘴唇、舌和咽喉部发麻和烧灼感，发音障碍，头晕，晕厥，四肢无力和瘫痪，血压下降，心律失常；消化系统症状有恶心、呕吐、腹痛和腹泻（表 25-1）[305, 309, 310]。死亡原因为难治性室性心律失常和心脏停搏，我国香港地区报道的院内死亡率为 5.5%[311]。

■ 发病率

全球报道的乌头碱中毒大部分为散发病例，多为添加剂量过大或加工不充分（加工后的乌头，乌头碱含量减少90%以上）、泡药酒、误服、投毒和自杀行为等[311-315]。经过宣传教育，我国香港地区报道的乌头碱中毒病例数由1989—1991年的0.6/10万，下降至1996—1998年的0.16～0.17/10万[316]。

表25-1 乌头碱中毒常见症状

心血管系统	发生率（88.5%）
□低血压	69.2%
□心电图异常	67.3%
□胸痛 / 胸部不适	26.9%
□心悸	19.2%
神经系统	**发生率（94.2%）**
□麻木 / 感觉异常	90.4%
□虚弱	42.3%
□口齿不清	3.8%
消化系统	**发生率（59.6%）**
□恶心 / 呕吐	46.2%
□腹痛	21.2%
□腹泻	9.6%
其他症状	**发生率（53.8%）**
□头晕	44.2%
□呼吸急促	13.5%
□出汗	9.6%

■ 心脏毒性

乌头碱的心脏毒性有低血压、心悸、胸痛、心律失常和肺水肿[317，318]。乌头碱与心肌细胞的 Na^+ 通道结合后，Na^+ 通道持续开放，复极延迟，引起一系列心电图改变和心律失常。

乌头碱激活下丘脑腹内侧核的心血管抑制中枢，导致窦性心动过缓和低血压[312]。

心房肌 Na^+ 通道受抑导致可除极心房肌细胞减少或产生低振幅动作电位，心电图窦性P波振幅降低。心房肌严重受抑时，心电图窦性P波消失，出现交界性逸搏和室性逸搏(图25-4)[317]。此外，乌头碱中毒也能出现窦性心动过速[319]。

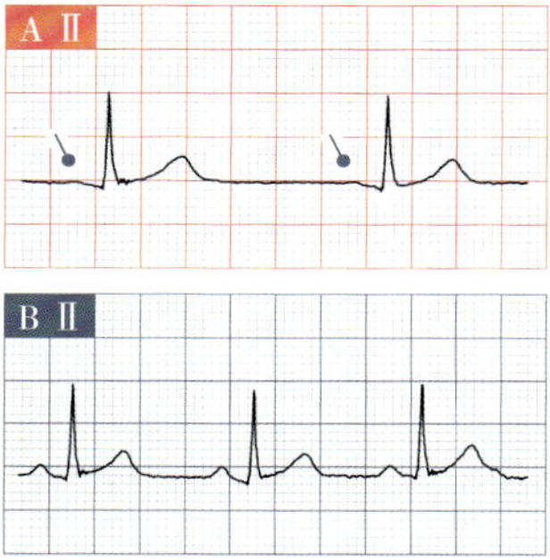

图 25-4 乌头碱中毒

男，58 岁，因风湿性关节炎服用含有附子的汤药后出现心悸。A. 入院时心电图为窦性心动过缓，Q-T 间期延长。注意窦性 P 波振幅极低，很容易误诊为交界性逸搏心律。B. 患者经治疗后，窦性节律恢复正常，P 波振幅增高

传导系统受抑会出现进行性加重的房室阻滞、束支阻滞和室内阻滞，由于乌头碱作用于心肌 Na^- 通道，传导系统受影响的部位主要是希氏束、浦肯野纤维和心室肌。动作电位时程延长和复极延迟等变化是尖端扭转型室性心动过速维持的电生理基质[319]。

室性心律失常是乌头碱中毒的特征性心电图改变，包括各种室性心律失常，如复杂室性期前收缩(频发、二联律、成对、多源性)、阵发性室性心动过速、尖端扭转型室性心动过速、双向性室性心动过速和心室颤动[320]。这些室性心律失常可以组合出现，形成紊乱性室性心律。

心律失常

对于心室肌而言，乌头碱与细胞膜上的 Na^+ 通道结合后，导致 Na^+ 通道持续开放，动作电位时程延长，进入胞浆内的 Na^+ 增多，触发钠-钙交换器活性增强，

图 25-5 紊乱性室性节律

女，47 岁，服用附子泡制的药酒后出现心悸和晕厥。心电图示紊乱的室性节律，多源性室性心搏，室性期前收缩、阵发性室性心动过速和加速的室性自主心搏出现。红色圆圈标注的窄 QRS 波可能是一个窦性心搏，但窦性 P 波无法识别。室性心搏的多源性提示心室肌异位兴奋灶点较多

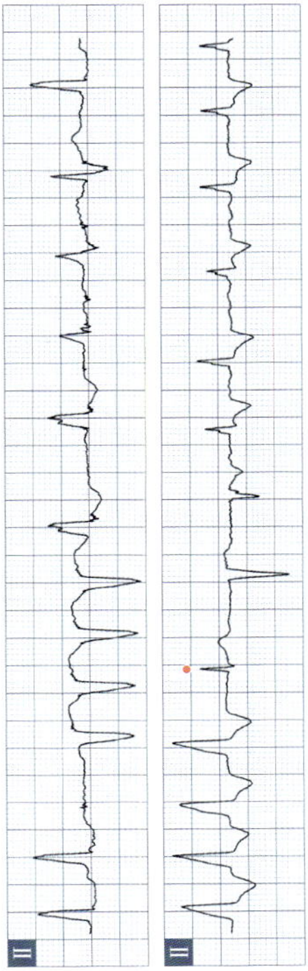

细胞内 Ca^{2+} 不断增多，最终通过早期后除极和晚期后除极机制产生自发性室性心搏[321]。此外，乌头碱所致心律失常部分原因属于迷走神经介导的抗胆碱能效应[309]。

简而言之，乌头碱通过触发活动引起心室肌异常兴奋性增高，产生室性心律失常，室性心搏表现为频发、多源，加之窦性 P 波振幅降低或消失，缺乏主导心律作为参照，很难具体分析这些室性心搏之间的关系，临床可以笼统诊断为紊乱性室性心律（图 25-5）。

乌头碱中毒引起的室性心律失常通常在中毒后 24 小时内出现[305]。弥漫性心肌损伤时，心电图出现双向性室性心动过速，若不及时治疗，将有蜕变为心室颤动的风险。

接诊乌头碱中毒患者后应完善 12 导联心电图，因为双向性室性心动过速

在某些导联的形态较为接近或一致，但只要有一个导联出现 QRS 主波交替现象，即可诊断为双向性室性心动过速（图 25-6）。

■ 抗心律失常治疗

乌头碱中毒并无特效解毒药，治疗的重点是去污、对症和支持治疗。

监测和维持生命体征，及时处理危及生命的不利条件，如低血压。发生心源性休克时，及早进行体外循环维持全身血流量、血压和组织氧合。缓慢心律失常可给予阿托品处理。

所有入院患者都应接受 24 小时的心电监护，室性心律失常可以导致临床情况恶化。乌头碱诱发的室性心律失常对直流电复律和抗心律失常药物耐受，这是临床治疗的难点。理论上，乌头碱引起 Na^+ 通道持续性开放，抑制 Na^+ 通道的 I 类抗心律失常药物应该有效，但荟萃全球

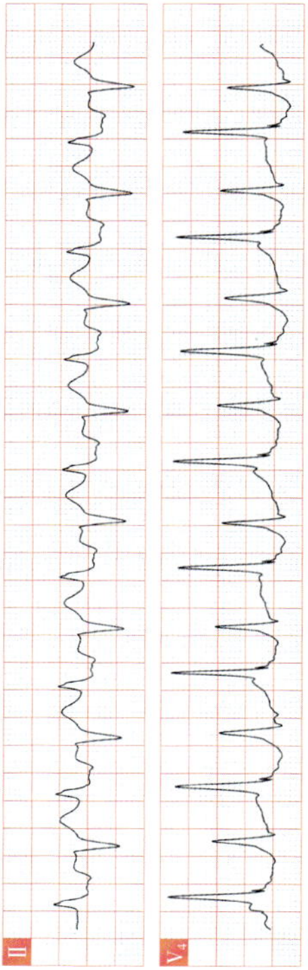

图 25-6 双向性室性心动过速

男，61 岁，误服附子后 2 小时感嘴唇麻木和心悸。急诊心电图示双向性室性心动过速，注意 II 导联 QRS 主波呈正向（R 波）和负向（rS 波）交替，而 V_4 导联 QRS 交替主要表现为 R 波振幅，高振幅 QRS 波和低振幅 QRS 波均呈 R 波，两者的主波均正向

病例报道，并无有效的单一药物，所有常用抗心律失常药物的治疗效果均欠佳（表 25-2）[306，322]。

表 25-2 乌头碱相关室性心律失常的抗心律失常治疗效果

药物	治疗例数	有效	心律失常持续例数	成功率
□美西律 I_b	3	3	0	100%
□普鲁卡因胺 I_a	2	2	0	100%
□氟卡尼 I_c	7	6	1	85%
□体外循环	6	4	1	67%
□心肺复苏	15	9	6	60%
□胺碘酮 Ⅲ	20	11	9	55%
□肾上腺素	4	2	2	50%
□硫酸镁	9	2	7	22%
□电复律	30	5	25	16%
□利多卡因 I_b	30	1	29	3%

乌头碱的致心律失常作用与其血药浓度和生物碱的种类有关。现有乌头碱相关室性心律失常的治疗都是经验性的。随着体内乌头碱的代谢和排泄，只要患者循环能够稳定，室性心律失常会逐渐减少直至消失。

■ 唐名扬

26 双向性室性心动过速

危急度★★★★★

Bidirectional tachycardia

起源于心室的搏动，连续出现3次或3次以上且频率＞100次/分，定义为室性心动过速[323]。何为室性心搏，是指希氏束分叉部以下浦肯野纤维和心室肌来源的冲动，多为宽QRS波（QRS时限≥120ms），以及室间隔希氏束旁心室肌来源的冲动，多为窄QRS波（QRS时限＜120ms）[325-328]。

心电图特点

双向性室性心动过速的心电图诊断标准如下。

1. 连续出现≥3次的室性心搏，频率＞100次/分，QRS时限≥120ms或＜120ms。

2. 肢体导联QRS主波极性逐搏交替，胸导联也可以出现QRS主波极性逐搏交替或仅有振幅逐搏交替（两

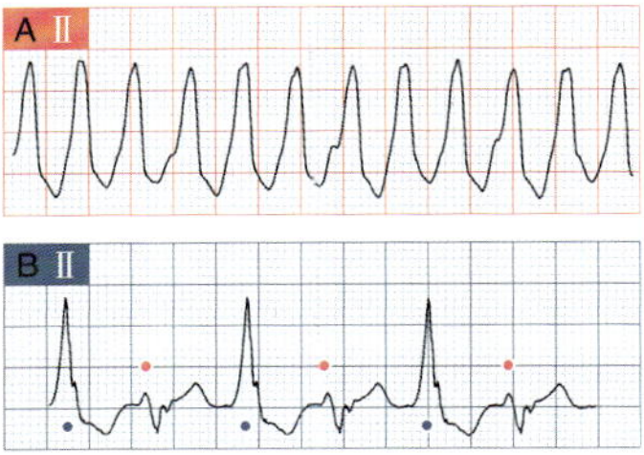

图 26-1 室性心动过速

A. 单形性室性心动过速，QRS波形态接近一致，均为单峰R波。B. 双向性室性心动过速，肢体导联QRS主波交替，灰蓝色圆圈所示室性心搏主波向上，红色圆圈所示室性心搏主波向下

种 QRS 波形态接近或一致）（图 26–1 和图 26–2）。

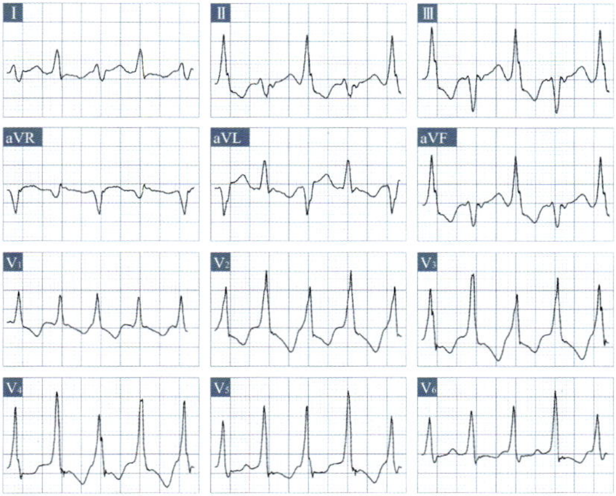

图 26–2 双向性室性心动过速

男，71 岁，因二尖瓣狭窄接受二尖瓣置换术。术后，患者出现急性肾功能不全，医生未及时调整地高辛剂量。12 导联心电图示室性心动过速，频率 136 次 / 分，肢体导联 QRS 主波极性交替，胸导联 QRS 波形态较为一致，主要表现为 QRS 振幅交替，V_1 导联均为类右束支阻滞图形

3.V_1 导联 QRS 波多数呈类右束支阻滞形态，少数呈类左束支阻滞图形或类左束支阻滞–类右束支阻滞形态交替。

4. 心室率 140 ~ 180 次 / 分，但亦可慢至 107 次 / 分，快至 210 次 / 分。

5. 既可以间歇性出现，或与其他室性心律失常组合形成紊乱性室性心律，或逆转为单形性室性心动过速，或蜕变为心室颤动，也可以持续性存在（图 26–3）[328–332]。

需要指出的是，建议最好采集 12 导联同步心电图诊断双向性室性心动过速，因为某些导联 QRS 主波极性逐搏交替不明显，利用单导联很容易漏诊，特别是对麻醉、手术和重症患者采用单导联心电监护时。患者血压突然下降，新发 QRS 振幅逐搏交替，要警惕双向性室性心动过速。

根据双向性室性心动过速发作时心室率是否规则，心电图分为以下 3 种类型（X 和 Y 分别代表 2 种不同的室性 QRS 波）。

Ⅰ型，R_X–R_Y 间期和 R_Y–R_X 间期相等，QRS 主波极性交替，此型心室节律规整。

Ⅱ型，R_X–R_Y 间期和 R_Y–R_X 间期不等，QRS 主波极性交替，但 R_X–R_X 间期彼此相同，R_Y–R_Y 间期彼此相同，此型心室节律不规整，不过存在变化规律。

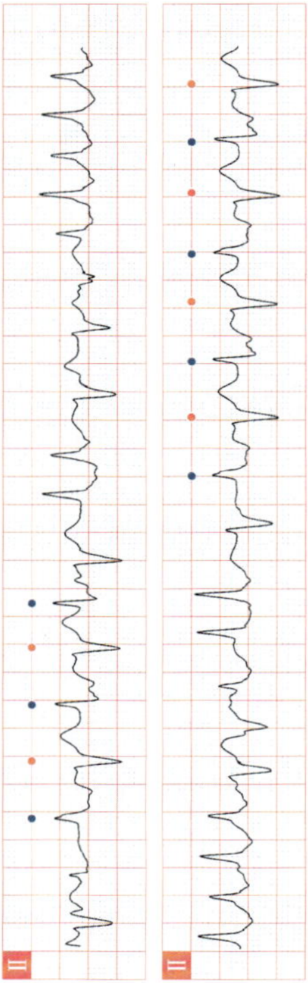

图 26-3 紊乱性室性节律

本例同图 25-6，乌头碱中毒患者。另一时段采集的心电图为紊乱性室性节律，仔细分析部分节段 QRS 主波极性交替（灰蓝色圆圈和红色圆圈），为短阵双向性室性心动过速。两阵双向性室性心动过速间插多源性单形性室性心动过速，整个心律失常心电图无法确认主导节律，笼统地称为紊乱性室性节律

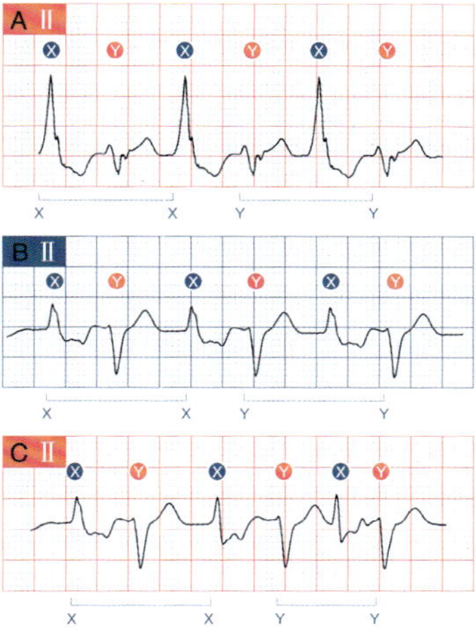

图 26-4 双向性室性心动过速

3 例均为双向性室性心动过速。A.R_X-R_Y 间期 $=R_Y-R_X$ 间期，R-R 间期匀齐，2 种不同 QRS 波之间的间期（R_X-R_X 间期和 R_Y-R_Y 间期）相同。B.R_X-R_Y 间期与 R_Y-R_X 间期不等，R-R 间期不齐，但 2 种不同 QRS 波之间的间期（R_X-R_X 间期和 R_Y-R_Y 间期）相同，因为均为（R_X-R_Y）+（R_Y-R_X）间期。C.R_X-R_Y 间期与 R_Y-R_X 间期不等且不断变动，R-R 间期极不规整或绝对不齐，两种不同 QRS 波之间的间期（R_X-R_X 间期和 R_Y-R_Y 间期）不等

Ⅲ型表现 R_X-R_Y 间期和 R_Y-R_X 间期变动，伴随 QRS 主波极性交替，心室节律极不规则，无规律可循（图 26-4）[333]。

鉴别诊断

双向性室性心动过速重要的鉴别诊断是室上性心动过速伴交替性束支阻滞，如阵发性房性心动过速伴交替性束支阻滞、房室结折返性心动过速伴交替性束支阻滞等；此外，心室率不规整的双向性室性心动过速尚需与心房颤动伴交替性束支阻滞鉴别。这些鉴别诊断需要启动宽 QRS 波心动过速鉴别诊断流程，重点区分典型束支阻滞图形或室性心搏所致类束支阻滞图形（图 26-5）。

窦性 QRS 主波极性和室性期前收缩 QRS 主波极性

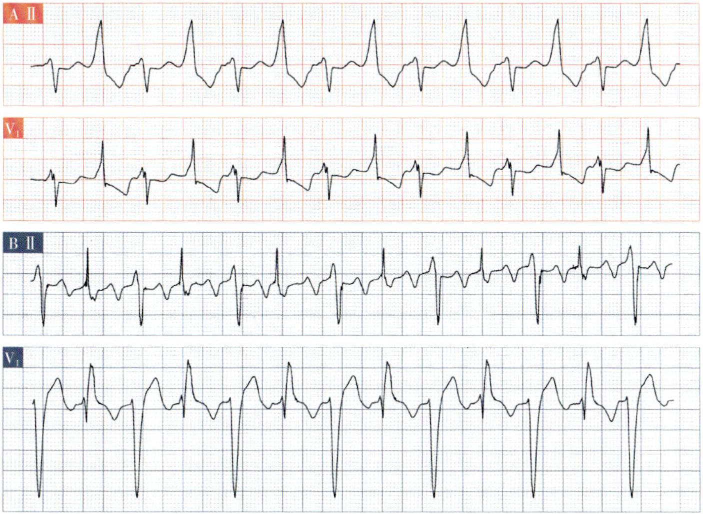

图 26-5 双向性室性心动过速的鉴别

A. 双向性室性心动过速，Ⅱ导联 QRS 主波正负交替，一种 QRS 波为 rS 形态，另一种为单峰 R 波；V_1 导联 QRS 波也有两种形态，一种为 rS 形态，另一种为 Rs 形态。虽然 QRS 时限都不及图 B，但实际为室性心搏。B. 心电图诊断为房性心动过速伴 2∶1 心室传导，交替性完全性左束支阻滞和完全性右束支阻滞差异性传导。对比图 A 和图 B 的 V_1 导联，均有 rS 波形。图 B 的 rS 波时限 160ms，初始除极为钉样 r 波，r 波时限 20ms，提示心室除极经由右侧束支开始，因此除极锐利、快速，形成较窄的初始 r 波；相反，图 A 的 V_1 导联 rS 波特点为初始 r 波切迹，除极缓慢，耗时 80ms，这些特征提示初始心室除极通过心室肌开始。综上所述，图 A 为类左束支阻滞和类右束支阻滞逐搏交替，图 B 为完全性左束支阻滞和完全性右束支阻滞逐搏交替

相反时，两者形成的室性期前收缩二联律也容易误诊为双向性室性心动过速（特别是窦性 P 波难以识别时），此时，利用 12 导联同步心电图观察到其中一种 QRS 波为窦性即可鉴别（图 26-6）。

当鉴别诊断模棱两可或难以明确心电图诊断时，优先诊断为双向性室性心动过速，其次考虑交替性束支阻滞，因为前者的预后较差。

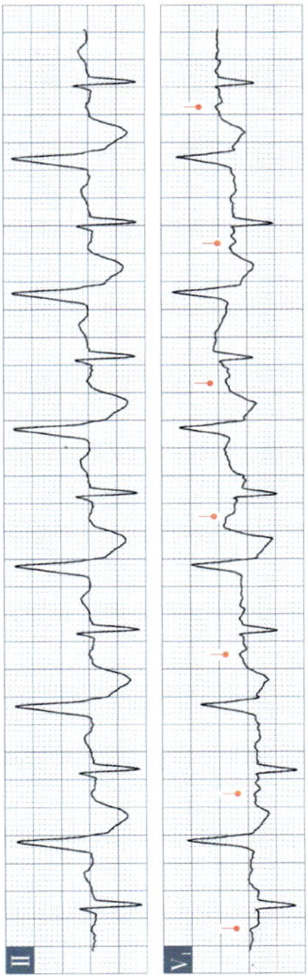

图 26-6 室性期前收缩二联律

1 例室性期前收缩二联律，II 导联和 V_1 导联 QRS 主波极性逐搏交替，容易误诊为双向性室性心动过速。仔细观察，V_1 导联 rS 形态的 QRS 波群前，固定时间间期前可见窦性 P 波踪迹，由于基线不稳，时隐时现，但同步 II 导联亦有可疑窦性 P 波踪迹，最终判读为窦性心律，室性期前收缩二联律

电生理机制

临床上，双向性室性心动过速好发于实质心肌严重病变和心室电学极不稳定的患者（表 26-1）。一些原因可以相互影响，致心律失常效应叠加，相互促进心律失常发生，如心力衰竭终末期和低钾血症时，心室肌对地高辛的敏感性增加；胺碘酮抑制肾小管分泌地高辛，增加地高辛血药浓度等[334-337]。

双向性室性心动过速的产生机制尚未完全阐明，现有电生理机制涉及触发和折返。新近提出的“乒乓理论”认为，希氏束-浦肯野系统内有两个触发灶，当一个触发灶点发放冲动引起室性期前收缩后，心室率增快；增快的心室率触发另一个灶点发放冲动，产生两种形态的室性QRS波。两个灶点相互影响和促进，最终形成双向性室性心动过速[338]。

表 26-1	双向性室性心动过速的病因
无器质性心脏病	
□先天性长QT综合征	
□儿茶酚胺敏感的多形性室性心动过速	
□家族性低钾性周期性麻痹	
器质性心脏病	
□急性心肌缺血	
□急性心肌梗死	
□浸润性心肌病：结节病	
□暴发性心肌炎	
□心力衰竭终末期	
□心室肿瘤	
药物中毒	
□洋地黄中毒	
□乌头碱中毒	
□Q-T间期延长	

不同病例推导的机制不尽相同。早期认为，左心室希氏束下起源的室性冲动交替经左前分支和左后分支下传。最近认为，折返机制起源的室性冲动经左中隔支逆行传导，然后在左前分支和左后分支中交替阻滞，形成双向性室性心动过速[339-341]。

临床指引

双向性室性心动过速患者的预后不佳，70%在发作后数小时至数天内死亡，15%生存期为3～12个月，仅15%的患者生存期超过1年（图26-7）[328，342]。

双向性室性心动过速的急救同多形性室性心动过速，积极治疗原发病的同时，消除心律失常诱因，如低钾血症、酸碱紊乱等。抗心律失常按照多形性室性心动过速处理。

对于特发性遗传性离子通道疾病相关的双向性室性心动过速、多形性室性心动过速和心室颤动，除了抗心律失常药物治疗外，尚可根据病因选择行射频消融、去交感神经和置入ICD等治疗[343，344]。

图 26-7 双向性室性心动过速

男，48岁，突发胸痛2小时。临床诊断为暴发性心肌炎。住院次日发生双向性室性心动过速，第3日死于心室颤动。心电图所示Ⅱ导联和Ⅲ导联均有两种形态的室性QRS波，主波逐搏交替

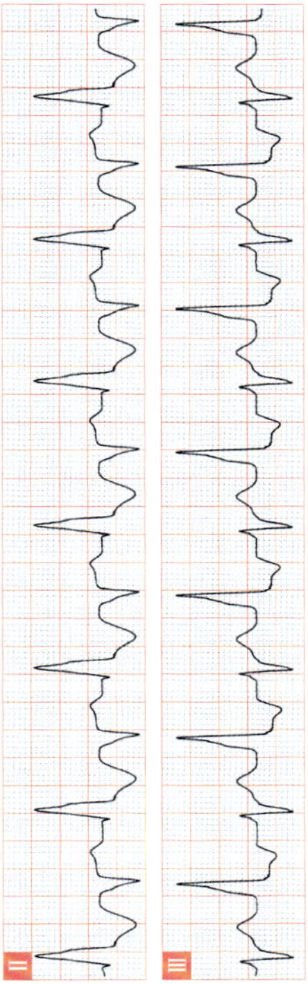

■ 唐名扬

Chapter

27 洋地黄中毒

危急度 ☆★★★★

Digitalis poisoning

洋地黄类制剂是最古老的心血管系统药物之一，1785年首次在医学文献中被描述[345，346]。洋地黄类药物的有效成分是一类被称为强心苷的有机化合物，一般结构由糖基、类固醇核和R基团组成。天然物提取自唇形目车前科洋地黄属植物（图27-1）[347]。

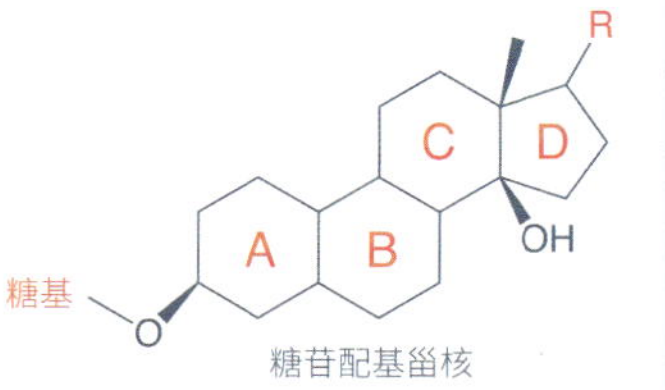

图 27-1 强心苷的化学结构

强心苷的结构核心包括一个糖基，一个类固醇甾核和R基团。类固醇核由4个稠环组成

洋地黄属是2年生或多年生草本植物，有20多种，为著名的药用、观赏有毒植物，因其叶、茎和花多有白色细毛，俗称毛地黄。地高辛提取自紫洋地黄和棉洋地黄（图27-2）[348-350]。

药理机制

洋地黄类药物抑制心肌的钠-钾泵，细胞内 Na^{+} 浓度增加，激活钠-钙交换器，进一步引起细胞内 Ca^{2+} 增多。一方面，增强心肌收缩力，发挥正性肌力作用，

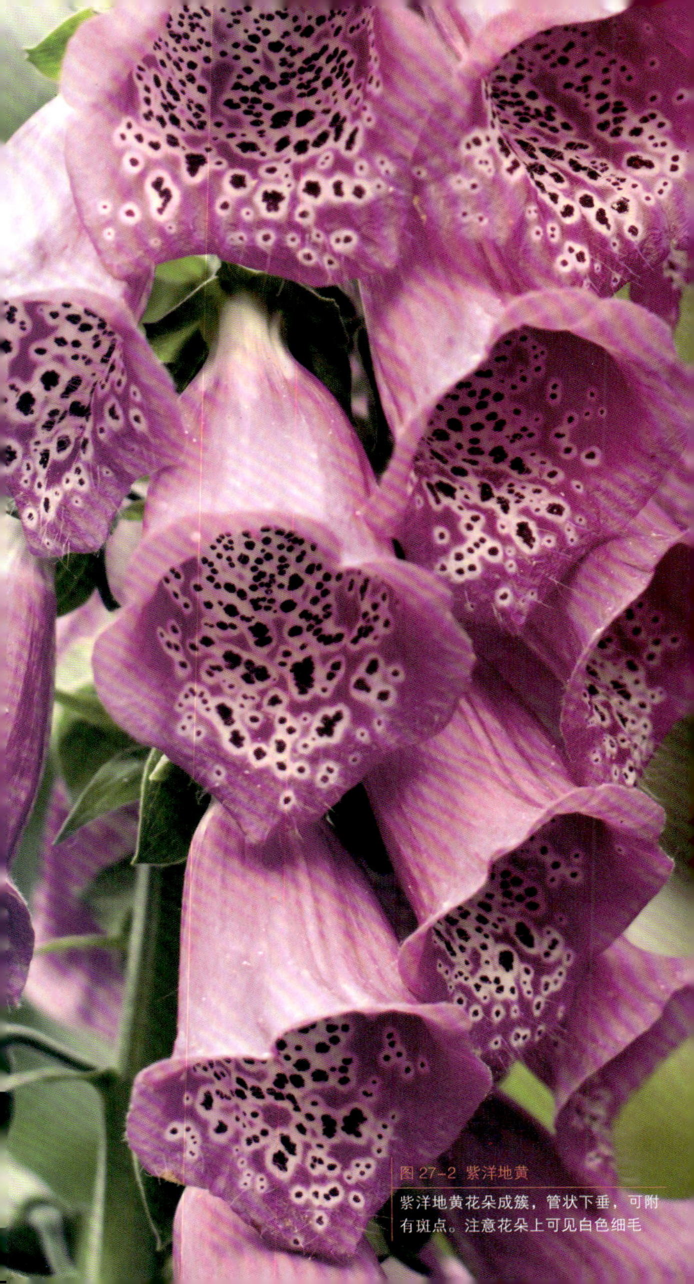

图 27-2 紫洋地黄

紫洋地黄花朵成簇，管状下垂，可附有斑点。注意花朵上可见白色细毛

产生心力衰竭的治疗效应；另一方面，通过触发活动，导致心律失常[345，351]。此外，地高辛还能增强迷走神经张力，减慢传导和延长心肌不应期，因此，地高辛中毒几乎可以导致各类心律失常（缓慢型和快速型心律失常）。

流行病学

一些药物可干扰地高辛的代谢和排泄，联合用药有潜在的导致地高辛中毒的风险（表 27-1）。甲状腺功能亢进症、甲状腺功能减退症、心肌梗死、低钾血症、肾功能不全、高钙血症、酸碱失衡和低氧血症等情况下，心肌对地高辛的耐受下降，更容易出现地高辛中毒[345]。

表 27-1 地高辛的药物相互作用

升高地高辛血药浓度
□苯二氮䓬类药物
□奎尼丁
□普罗帕酮
□胺碘酮
□维拉帕米
□螺内酯
□苄普地尔
□奎宁
□环孢菌素
□地芬诺酯
□溴丙胺太林
□吲哚美辛
□茶碱
□伊曲康唑
□大环内酯类药物
□两性霉素
□丙基硫氧嘧啶

2019 年，美国毒物控制中心协会国家毒物数据系统（NPDS）年度报告指出，地高辛中毒约占全部心血管类药物中毒的 8.4%[352]。在接受地高辛治疗的

心力衰竭患者中，接近 1% 的患者随访期间出现中毒，年龄 < 40 岁人群为 1%，年龄 > 85 岁人群为 3%[345]。

地高辛的治疗浓度和中毒浓度窗口很窄。传统认为，地高辛治疗窗血药浓度为 0.5 ~ 2ng/mL，但血药浓度 > 1.2ng/mL 将增加心力衰竭患者的死亡率。目前推荐的地高辛治疗浓度为 0.5 ~ 0.9ng/mL，≥ 4ng/mL 会发生致命性中毒事件[353-355]。

■ 心律失常

地高辛中毒相关心律失常见表 27-2。儿童中毒时常见室上性心律失常，老年人中毒时常见室性心律失常[351]。

最常见的心律失常是室性期前收缩，特别是二联律（多源

表 27-2 地高辛中毒相关心律失常
窦性心律失常
□窦性心动过速：少见
□窦性心动过缓：多见
□窦房阻滞：一度、二度和三度
□窦性停搏
房性心律失常
□房性期前收缩
□非阵发性房性心动过速伴文氏传导
□心房扑动：罕见
□心房颤动
交界性心律失常
□交界性期前收缩
□交界性心律
□加速的交界性自主节律
□交界性心动过速：单源性、多源性
房室阻滞
□一度房室阻滞
□二度 I 型房室阻滞：常见
□二度 II 型房室阻滞：常见
□心房颤动伴长 R-R 间期：缓慢心室率
□三度房室阻滞
室性心律失常失常
□室性期前收缩：二联律、多源性、多形性
□室性心动过速
□双向性室性心动过速
□心室颤动

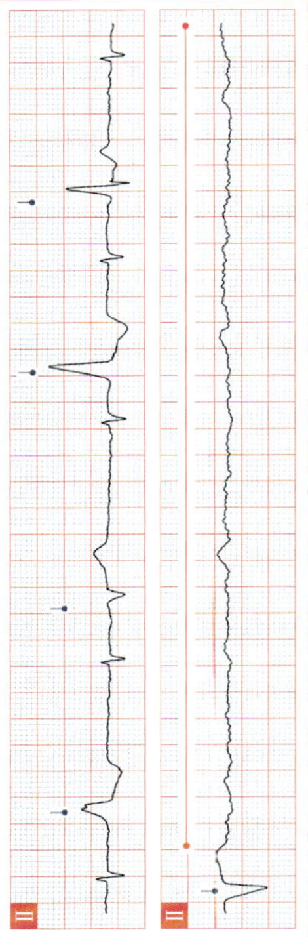

图 27-3 室性期前收缩二联律

女，48 岁，临床诊断为二尖瓣狭窄，心房颤动。给予地高辛治疗。患者诉心悸，呼吸困难加重。心电图示心房颤动，多源性室性期前收缩二联律（灰蓝色箭头），描记心电图时蜕变为心室颤动（红色箭头）。患者抢救无效死亡。急诊电解质示 K^+ 浓度为 2.6mmol/L

性、多形性室性期前收缩），常见于低钾血症患者。若不及时处理，会很快蜕变为心室颤动（图 27-3）[356]。尽管器质性心脏病患者也常见室性期前收缩二联律，但服用地高辛的患者一旦新发室性期前收缩二联律，要警惕地高辛中毒，及时检测血液地高辛浓度和电解质。

洋地黄类药物一方面通过兴奋迷走神经和减慢传导来引起各种房室阻滞；另一方面，交界区组织的触发活动会形成一些主动性心律失常，甚至交界区组织出现 ≥ 2 个的异位节律点，形成复杂心律失常（图 27-4）。双重性或多重性交界性心律也是地高辛中毒的特征性心电图改变，此种节律也见于严重缺氧的呼吸和循环衰竭患者。

心房层面的触发活动引起非折返性房性心动过速，常常合并文氏传导（P-R 间期进行性延长伴

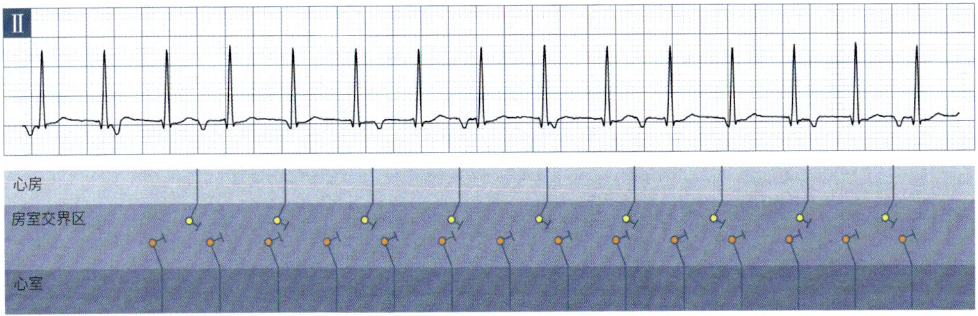

图 27-4 双重性交界性心律

1 例地高辛中毒，心室律规整，窄 QRS 波，频率 136 次 / 分，其前无相关 P 波，为交界性心动过速。注意规律的心室节律中，存在另一种规律的逆行 P 波，频率 97 次 / 分，逆行 P 波和窄 QRS 波无关，即逆行 P 波和窄 QRS 波之间无固定关系的 P-R 间期。这种双重性心律失常的发生机制是交界区组织由于触发活动，存在两个节律点，一个位于交界区上层，发放的冲动逆行激动心房（黄色圆圈）；另一个位于交界区下层，发放的冲动顺行激动心室（橙色圆圈），两个异位兴奋灶发放的冲动相互干扰，形成心房和心室脱节。这种心电图很容易误诊为三度房室阻滞，注意到心室节律快达 136 次 / 分，已经超出交界性次级起搏点的生理频率范围，并非被动性交界性节律，而是一种主动性交界性节律，即交界性心动过速

P 波被阻滞）和 2∶1 房室传导（图 27–4）。紊乱性房性心动过速与洋地黄中毒无关[357]。房性心动过速伴房室阻滞是洋地黄中毒的特征性心律失常之一。

洋地黄类药物不直接作用于窦房结，但病变窦房结对洋地黄类药物的敏感性增高，外加迷走神经张力增高，容易出现缓慢型窦性心律失常。

临床指引

未经及时治疗，地高辛中毒的死亡率为 20% ~ 30%[358]。患者是否接受抗心律失常治疗取决于以下因素：①血流动力学是否稳定；②心律失常性质；

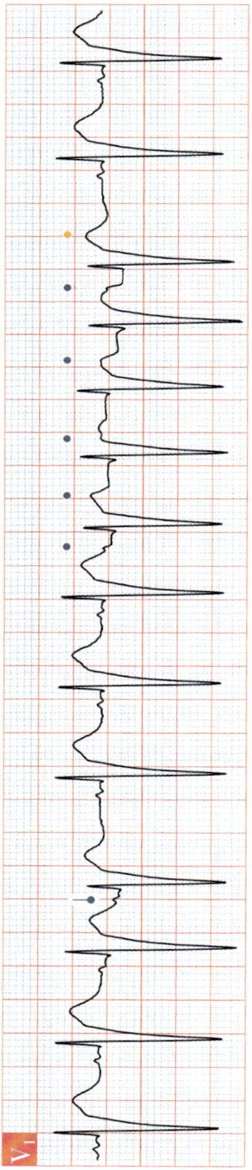

图 27–5 房性心动过速伴文氏传导

窦性心律，其间出现房性期前收缩（灰蓝色箭头）和阵发性房性心动过速（灰蓝色圆圈）。注意房性心动过速的 P–R 间期变动，呈不典型的文氏传导模式，最后一个下传的 P–R 间期并非最长，直至房性 P 波被阻滞（橙色圆圈）

③是否合并电解质紊乱；④医生个人经验（表27-3）[359]。

表 27-3	地高辛中毒心律失常的治疗
室性心律失常	
□苯妥英	
□利多卡因	
□镁盐 心动过缓和房室阻滞时禁用	
□钾盐 高钾血症时禁用	
□地高辛抗体	
室上性心律失常	
□苯妥英	
□艾司洛尔	
□钾盐：高钾血症时禁用	
□ Ca^{2+} 通道拮抗剂 禁用，增加地高辛浓度	
窦性心动过缓和房室阻滞	
□阿托品	
心脏停搏	
□地高辛抗体：成功率 50%	
心室颤动	
□地高辛抗体：成功率 50%	

需要注意的是，对于洋地黄中毒引起的严重心律失常，通常不推荐心脏电转复治疗，有诱发心室颤动和心脏骤停的风险[359, 360]。然而，当患者血流动力学不稳定、反复发作复杂的宽 QRS 波心动过速时，排除分支型室性心动过速后，应尽早尝试低能量的心脏电复律治疗。室性心动过速或心室颤动尝试 10 ~ 25J，一般推荐 50 ~ 100J，而不是心肺复苏指南推荐的 200J[359, 361, 362]。

■ 马 瑞

Chapter

28 胆碱能中毒

危急度 ☆☆★★★

Cholinergic Toxicity

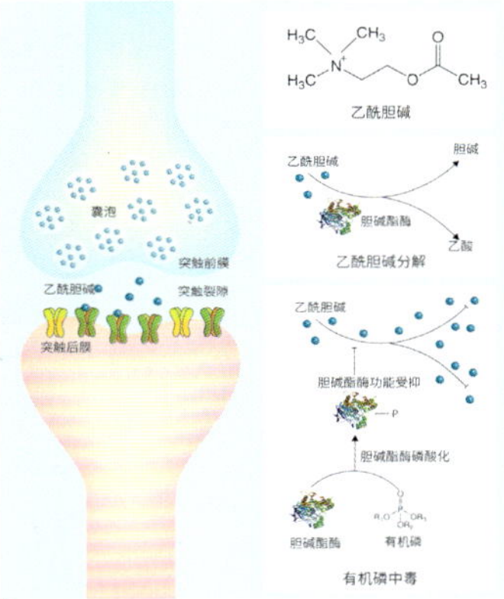

图 28-1 胆碱酯酶的功能

神经突触裂隙处的乙酰胆碱被胆碱酯酶分解为乙酸和胆碱。有机磷使胆碱酯酶功能受抑，不能分解乙酰胆碱，导致乙酰胆碱堆积

乙酰胆碱是重要的神经递质，广泛分布于中枢和周围神经系统，作用于毒蕈碱受体（存在于神经系统）和烟碱能受体（存在于神经–肌肉接头），引起腺体分泌和肌肉收缩[363]。

胆碱酯酶能将乙酰胆碱分解为胆碱和乙酸，分布于神经末梢突触间隙内，调节和维持正常中枢和周围神经功能（图28–1）[364，365]。胆碱能中毒常见于杀虫剂、神经毒剂、药物（治疗重症肌无力的新斯的明和治疗青光眼的毛果芸香碱等）和蘑菇中毒。

有机磷中毒

有机磷被广泛用于农药、杀虫剂、除草剂、增塑剂、阻燃剂、制药和神经毒剂[366，367]。

有机磷通过磷酸化乙酰胆碱酯酶上的丝氨酸羟基灭活乙酰胆碱酯酶，导致乙酰胆碱堆积，过度刺激毒蕈碱受体和烟碱受体，副交感神经作用增强，产生胆碱能中毒症状。临床症状主要与自主神经系统、神经–肌肉接头和中枢神经系统的毒蕈碱受体和烟碱能受体过度激活有关（表28–1）[368]。

表 28–1 有机磷中毒的临床症状
副交感神经的毒蕈碱乙酰胆碱受体过度刺激症状
□呼吸系统：支气管痉挛和支气管分泌物增多
□感觉系统：瞳孔缩小、流泪
□泌尿系统：排尿
□消化系统：流涎、呕吐、腹泻
□循环系统：低血压、心动过缓
交感神经的烟碱乙酰胆碱受体过度刺激症状
□心动过速
□高血压
□瞳孔散大
□出汗
中枢神经系统的毒蕈碱和烟碱乙酰胆碱受体过度刺激症状
□意识混乱
□激惹
□昏迷
□呼吸衰竭
神经–肌肉接头处的毒蕈碱和烟碱乙酰胆碱受体过度刺激症状
□肌无力
□瘫痪
□震颤

全球每年约有300多万人通过各种途径接触有机磷，造成近30万人死亡，是世界各国最常见的中毒原因之一[366，368，369]。农业从业人员的发病率为3%～10%[370，371]。死亡原因主要是呼吸衰竭和中枢神经系统抑制[366，372]。农村地区年死亡率为

10% ~ 15%[373, 374]。

心血管效应

有机磷中毒的心血管效应分为三期。

第一期是初期短暂的高血压和窦性心动过速。发生机制是乙酰胆碱过度激活交感神经，肾上腺髓质分泌儿茶酚胺增多，即类嗜铬细胞瘤样改变。

第二期的特征是低血压和窦性心动过缓。发生机制是副交感神经过度激活，临床症状与中毒的严重程度有关。心电图可出现 ST–T 改变和传导紊乱。

第三期是 Q–T 间期延长，出现尖端扭转型室性心动过速和心室颤动[375]。第三期可以出现于有机磷中毒后数小时，也可以发生于中毒后 1 ~ 15 天，此时其他中毒症状可能已经消失[376]。

病理学研究发现，45% 的患者有心肌间质水肿和血管充血，28% 有斑片状间质性炎症，28% 有斑片状心包炎，21% 有附壁血栓形成，6.8% 有斑片状心肌炎[377]。

心肌直接毒性所致斑片状心肌损伤可能是严重心脏并发症的原因之一。

67% 的有机磷中毒患者有心血管

表 28–2 有机磷中毒心电图改变

心电图改变	发生率
□心室颤动	4%
□室性期前收缩	6%
□心房颤动	9%
□一度房室阻滞	9%
□非特异性 ST–T 改变	16.7%
□ ST 段抬高	24%
□窦性心动过缓	28%
□窦性心动过速	35%
□ Q–T 间期延长	67%

症状，包括非心源性肺水肿（43%）、心律失常（24%）和心电图改变（表 28–2）[378–380]。

除了非特异性 ST–T 改变，有机磷中毒可以出现缺血样 ST–T 改变：ST 段抬高常见于胸导联（前壁和前侧壁），T 波倒置可见于下壁、下侧壁（Ⅱ、Ⅲ、aVF、V_5 ~ V_6）或更为广泛（图 28–2）[378、379、381]。偶尔，有机磷中毒患者的心电图 ST–T 改变持续异常 > 2 个月，如果忽视中毒病史，会被误诊为慢性冠状动脉供血不足或其他疾病所致 ST–T 改变[382]。

最常见的传导紊乱是一度房室阻滞。

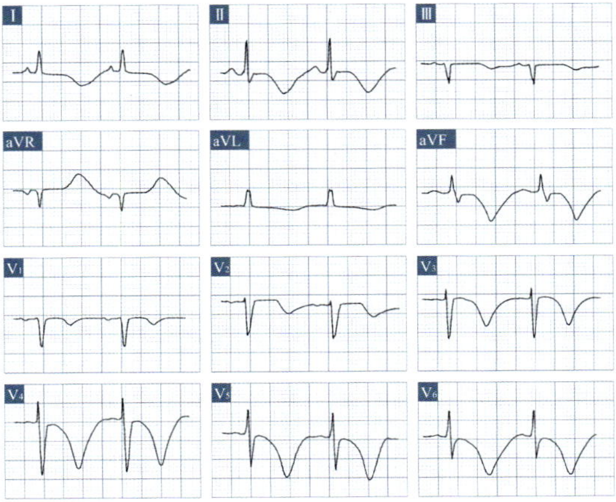

图 28–2 有机磷中毒

女，63 岁，服用 500mL 对硫磷后被紧急送往医院。心电图示窦性心律，广泛性 ST–T 改变，Q–T 间期延长。Ⅰ、Ⅱ、aVL、aVF、V_1 ~ V_6 导联 T 波倒置，V_3 导联 T 波倒置深度 > 10mm，属于巨大倒置 T 波。肌钙蛋白阳性。心脏超声未发现室壁运动异常。冠脉造影提示冠状动脉正常，左心室造影无节段性室壁运动异常。CT 扫描未发现蛛网膜下隙出血和肺栓塞。基于心电图广泛性 ST–T 改变，最后考虑有机磷中毒引起的心肌损伤。患者住院治疗第 7 天后，心电图逐渐恢复正常，T 波倒置深度降低，Q–T 间期缩短

Q-T 间期延长是有机磷中毒最常见的心电图改变，可能与以下机制有关：胆碱能神经过度刺激、毒蕈碱受体参与 K^+ 通道调节、中枢和（或）外周神经系统效应（如丘脑血肿）、自主神经紊乱、冠脉收缩损害心肌灌注等[375, 376, 383]。

尽管有机磷中毒的 Q-T 间期延长与低钾血症无关，但临床上仍有发生尖端扭转型室性心动过速和心室颤动的风险，特别是 Q-Tc 间期 > 580ms 的患者（图 28-3）[375]。此外，在有机磷中毒患者中，Q-T 间期延长组死亡率高，故心电图的 Q-T 间期延长可以作为有机磷中毒患者的预后判读指标之一[384, 385]。

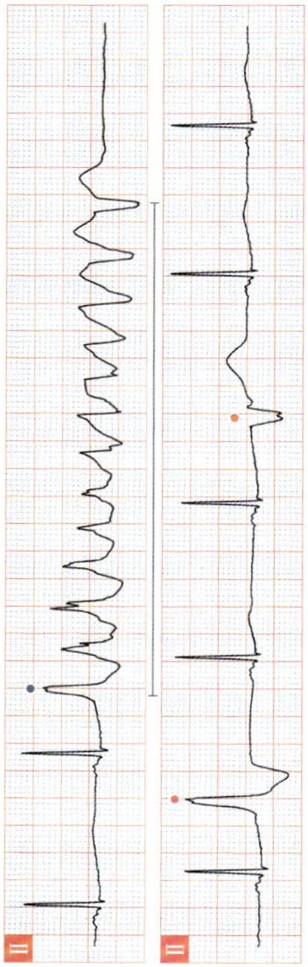

图 28-3 尖端扭转型室性心动过速

女，26 岁，服用对硫磷后出现呼吸、心搏骤停。心肺复苏后，心电图示窦性心动过缓，Q-T 间期延长，多源性室性期前收缩（红色圆圈）；上条灰蓝色圆圈所示 R-on-T 型室性期前收缩诱发尖端扭转型室性心动过速（灰蓝色双箭头）。患者的心律失常对镁盐、阿托品等治疗无反应。4 天后患者死于呼吸衰竭

临床指引

尽管低钾血症并非有机磷中毒患者心电图 Q-T 间期延长的必需因

素，但与其他原因所致长 Q–T 综合征相似，老龄、女性、左心室射血分数降低、左心室肥厚、心肌缺血、电解质紊乱（低钾血症和低镁血症）等是 Q–T 间期延长的易感因素和尖端扭转型室性心动过速发作的高危因素[386]。

Q–T 间期延长伴室性心律失常的治疗关键是缩短 Q–T 间期和降低 Q–T 离散度，纠正和消除诱因（如低钾血症）；对于持续性尖端扭转型室性心动过速伴血流动力学不稳的患者，给予心脏电复律治疗（表 28–3）。

需要指出的是，心脏并发症并非有机磷中毒的重要并发症，治疗重点是纠正胆碱能中毒。重度中毒患者尚未脱离危险期时，应给予连续心电监护，每 8 ~ 12 小时测试一次肌钙蛋白[387]。

阿托品

阿托品是一种托烷类生物碱和抗胆碱能药物（图 28–4），临床上常用来治疗缓慢心律失常、某些类型的神经毒剂和杀虫剂中毒，以及抑制手术过程中的唾液分泌等[388]。阿托品经静脉注射通常在 1 分钟内开始起作用，药效持续 0.5 ~ 1 小时[389]。

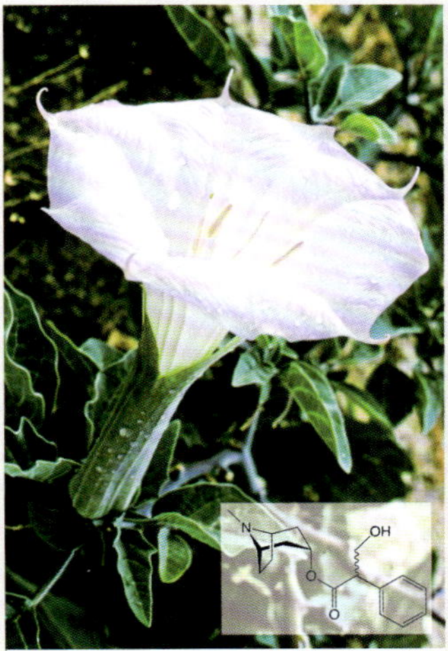

图 28–4 曼陀罗花

自然界，阿托品类药物提取自曼陀罗类植物。图示曼陀罗花和阿托品化学结构

表 28-3 尖端扭转型室性心动过速的短期治疗

治疗措施	机制	适应证	剂量	注意事项
□镁盐	稳定细胞膜。通过抑制 Ca^{2+} 流，降低早期后除极的振幅而抑制尖端扭转型室性心动过速	急救尖端扭转型室性心动过速的首选药物	首剂静脉推注 2 g，推注时间 2 ~ 3 分钟，后继以 2 ~ 4mg/min 的速度静滴。如果静滴期间尖端扭转型室性心动过速复发，可再次静脉推注	不缩短 Q–T 间期，不适合长期治疗
□氯化钾	提高血钾水平，复极外向 K^{+} 流增强，复极加速，缩短动作电位时程和心电图 Q–T 间期	补充镁盐的同时补钾，维持血钾浓度 4 ~ 5mmol/L		随访血钾，避免高钾血症
□临时起搏器	心脏起搏，通过增强复极 K^{+} 流来缩短 Q–T 间期，提高心室率	当 Q–T 间期超过 1/2R–R 间期时或静脉推注镁盐无效时	有机磷中毒伴尖端扭转型室性心动过速时，心率增快至 100 ~ 140 次 / 分	若不具备置入临时心脏起搏器的条件，转诊至有条件的医疗单位
□异丙肾上腺素		若不具备置入临时性心脏起搏器的条件，可静脉滴注异丙肾上腺素	滴注速度 2 ~ 10 μg/min。连续静脉滴注，使心率保持在大约 100 bpm	持续心电监测，了解有无心肌缺血

阿托品是抢救有机磷中毒的常用药物之一，每 20 ～ 30 分钟需要注射 2 ～ 3mg，以控制腺体分泌[390]。静脉注射阿托品 5 分钟后，观测脉搏、血压、瞳孔大小、汗液和胸部湿啰音。如果改善不明显，剂量倍增后再次推注。阿托品可以每 5 分钟推注 1 次，如果缺乏反应，可以倍增剂量，直至心率 > 80 次 / 分，血压 > 80mmHg，出汗停止[368]。值得注意的是，窦性心动过速不是阿托品使用的禁忌证，心肌缺血患者推注阿托品时，有诱发心室颤动的风险（图 28-5）[391]。

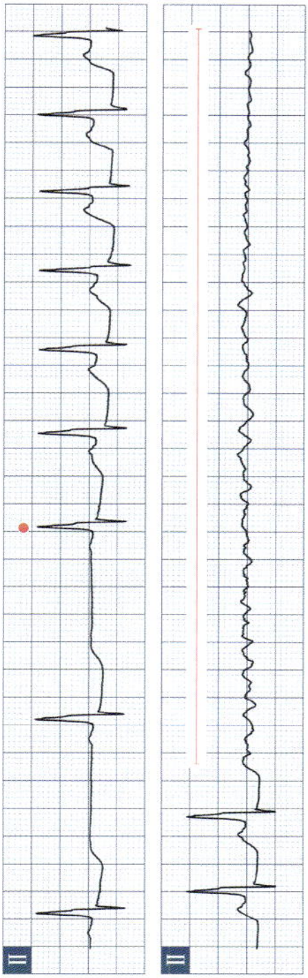

图 28-5 双向性室性心动过速

1 例有机磷中毒患者。初始为中度窦性心动过缓，窦性频率 42 次 / 分，伴 ST 段压低和完全性 T 波倒置，Q-T 间期延长。红色圆圈所示为静脉推注阿托品 1mg 后，出现窦性心动过速，ST 段压低振幅加深，下条诱发心室颤动（红色双向箭头所示）

心肌缺血或缺氧时，阿托品可加快心率，降低迷走神经张力，增加心肌耗氧量，心室颤动阈值下调，促发心室颤动。

刘晓帆

Chapter

29

危急度★★★★★

窒息性气体

Asphyxiating gas

一氧化碳

一氧化碳，分子式 CO，是有机物不完全燃烧产生的一种无色无味气体。家庭中毒常见于在环境通风不良的场所取暖，使用燃气热水器、煤气灶和发电机，车窗密闭时使用汽车空调；工业中毒常见于合成和使用一氧化碳的化工、冶炼、锻造、采矿等行业。

CO 和 O_2 竞争性结合血红蛋白，形成碳氧血红蛋白（HbCO）。一氧化碳和血红蛋白的结合能力是氧气的 200 ~ 300 倍，氧合血红蛋白解离曲线左移，氧输送减少，导致组织缺氧，严重者引起死亡（图 29–1）[392–395]。

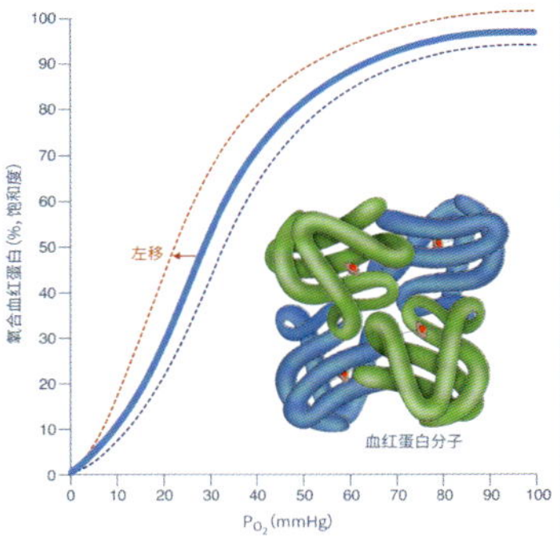

图 29–1 一氧化碳中毒的病理生理

一氧化碳和血红蛋白结合后，一方面氧合血红蛋白含量减少，另一方面，氧合血红蛋白解离曲线左移，组织氧减少

图 29-2 一氧化碳中毒相关心律失常

女，52 岁，因发现煤气中毒被送往医院急诊室。碳氧血红蛋白浓度 43.2%。入院心电图示心房颤动伴快速心室率反应。给予地尔硫䓬控制心室率，给予高压氧治疗 6 小时后，心脏节律恢复为窦性心动过速，碳氧血红蛋白浓度 30%

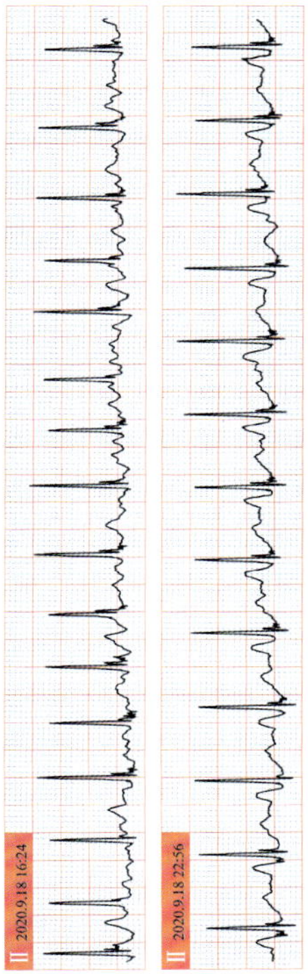

正常人群中，非吸烟者的血液中 HbCO 浓度为 3%，吸烟者为 10%，超过以上数值要考虑 CO 中毒。HbCO 生物耐受阈值是 15%，> 30% 会发生严重的 CO 中毒[396, 397]。

美国每年 CO 中毒人数为 20 000 ~ 50 000 例，死亡比例为 0.8/10 000 人次[395, 398]。CO 中毒时，心肌发生缺氧性抑制、低血压和心律失常；心脏功能受损后，进一步加重全身组织缺氧，形成恶性循环，直至死亡。值得注意的是，临床上 HbCO 浓度与 CO 中毒程度并不匹配，治疗基于患者症状和体征，并非 HbCO 浓度[399]。

CO 中毒患者中，84% 合并心电图异常，最常见的心律失常是窦性心动过速（41%）（图 29-2）。文献报道的其他心律失常尚有阵发性心房颤动、室性心律失常、室内阻滞、病态窦房结综合征和心室颤动[400-404]。

CO 中毒急性期，37% 的患者合并心肌损伤，诊断基于心电图和心肌坏死标志物：30% 有缺血样 ST-T 改变，其中 26% 表现为 ST 段压低，4% 表现为 ST 段抬高[400]。HbCO 浓度为 15% 时，心电图 T 波振幅增高；为 35% 时伴非特异性 ST-T 改变；为 45% 时出现双相 T 波；为 60% 时可以出现 T 波深倒置；为 75% 时出现心脏阻滞[405, 405]。心肌缺氧可以合并各种急性冠脉综合征、严重的心肌梗死，甚至导致心脏破裂（图 29-3）[406-408]。

值得注意的是，CO 中毒患者即使接受高压氧治疗，心肌损伤患者的预期寿命也会缩短，死亡率是无心肌损伤患者的 3 倍[399, 400]。患者心肌纤维化，心律失常风险增加 1.83 倍，其他不良心血管事件增加，如心脏骤停、心肌梗死、心力衰竭和卒中等，具体原因不明[409-412]。

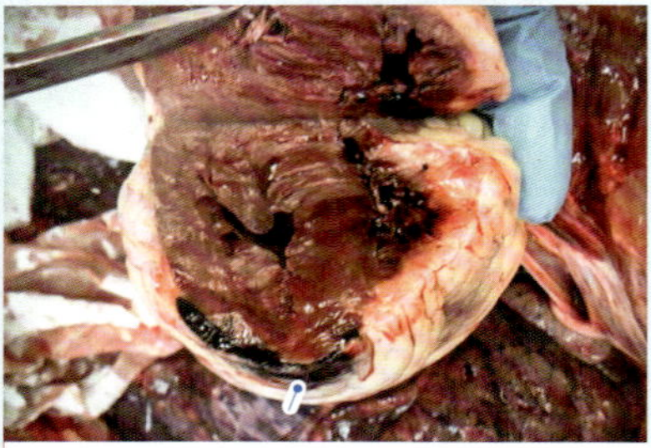

图 29-3 心脏破裂

女，83 岁，因一氧化碳中毒入院。患者入院第 2 天死于急性左心衰竭。尸检发现心包扩张，心包腔积血 450mL；左前降支开口 2cm 下方，存在广泛的壁内心肌出血，延伸到心尖；心尖处有 4.5cm × 4cm 大小破口。左前降支近段有动脉粥样硬化斑块伴管腔轻度狭窄。组织学检查发现破裂周围心肌纤维化和心肌丢失（Reprinted from Hindawi Publishing Corporation [Dragelyte G, Plenta J, Chmieliauskas S, et al. Myocardial Rupture following Carbon Monoxide Poisoning. Case Rep Crit Care,2014,2014:281701.] with permission from Hindawi Publishing Corporation）

硫化氢

硫化氢是一种有毒、腐

蚀性和易燃性气体，具有臭鸡蛋味，化学分子式 H_2S [413]。在硫酸盐和硫酸盐还原菌共存、厌氧条件和温度 > 20° 时，可由细菌分解有机物产生硫化氢，如排水沟、化粪池、下水道等[414]。

硫化氢是一种广谱毒物，作用于神经系统、消化系统、感觉系统和呼吸系统等，其中神经系统受影响最大[413]。硫化氢抑制细胞色素氧化酶，线粒体氧利用受阻，从而阻断细胞呼吸，细胞被迫进行厌氧呼吸，导致乳酸酸中毒和组织缺氧[415]。硫化氢也是一种中枢神经系统抑制剂，特别是抑制呼吸中枢。硫化氢对人体的影响见表 29-1[414]。

表 29-1 硫化氢对人体的效应

浓度（ppm）	效应
0.003 ~ 0.2	气味阈值
50	眼睛和呼吸道刺激
150	嗅神经麻痹
250	急性肺水肿
500	焦虑、头痛、共济失调、头晕、呼吸刺激、健忘、意识不清
750	很快失去知觉；若急救不及时，很快死亡
1000	生理功能崩溃，呼吸麻痹导致死亡
5000	立即死亡

高浓度硫化氢引起的急性中毒常见于石化厂、下水道、火山、粪坑等环境，我国每年均有化工厂和下水道作业工人中毒的报道。美国 1999—2007 年报道了 45 例意外接触硫化氢中毒死亡案例[416]。在日本，从

2008年起，硫化氢自杀事件逐渐增多，当年1～7月报道517例，迄今已超过2000例，他们通过混合酸性马桶清洁剂（质子供体）和杀虫剂、浴盐（硫源）产生高浓度硫化氢，称为“洗涤剂自杀”[416-418]。加拿大硫化氢职业中毒死亡率为6%[419]。

健康志愿者吸入7～14mg/m^{3}浓度的硫化氢并无显著的心血管效应[420,421]。急性期的心血管征象有胸痛、高血压、心肌损伤（ST-T改变和肌钙蛋白阳性）、心功能不全、急性肺水肿、心律失常和心脏骤停（图29-4）[422-425]。硫化氢中毒患者不仅在急性期可以合并心肌梗死，康复出院后随访期间仍有发生心肌梗死的风险。硫化氢对心血管系统的长期效应不明[426-428]。但长期随访发现，硫化氢中毒患者有发生机化性肺炎和慢性神经系统病变（如暂时

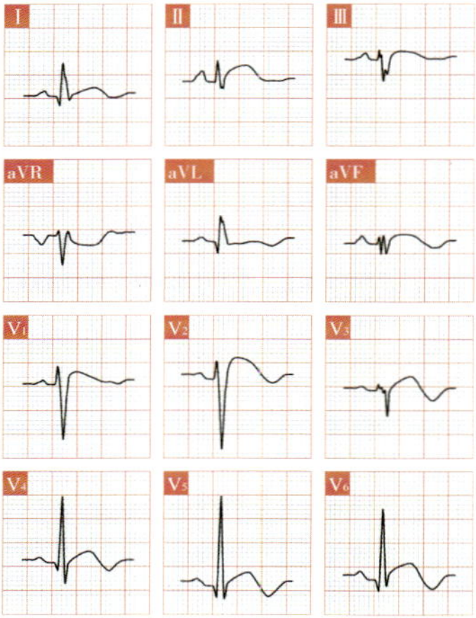

图29-4 广泛前壁心肌梗死

男，24岁，污水处理厂工人，作业时未带防护设施突然昏迷。心电图示窦性心律，广泛性ST段抬高伴T波正负双相；心肌生化标志物为肌钙蛋白（cTnI）28.2ng/L，心肌酶谱（CK-MB）142ng/mL；超声心动图提示弥漫性左心室低动度，左心室射血分数20%，诊断为急性硫化氢中毒相关性心肌损伤。该患者心电图重要的鉴别诊断有急性ST段抬高型心肌梗死、急性心包炎和应激性心肌病

性记忆丧失、情感障碍、遗忘症等）的风险[426，429]。

电生理上，硫化氢通过抑制 L 型 Ca^{2+} 通道（I_{Ca-L}）和促进 ATP 敏感的 K^{+} 通道（I_{K-ATP}），从而缩短心肌不应期，缩短健康心肌的有效不应期而延长缺血心肌的有效不应期，增加健康心肌和缺血心肌的不应期离散（健康心肌增加 3.1%，缺血心肌增加 32.5%），有利于折返性心律失常的发生[430]。

硫化氢中毒的急救治疗重点是高压氧，有效的药物解毒剂为亚硝酸盐，2 ～ 4 分钟内静脉注射 300mg 亚硝酸钠[429，431]。

■ 氯气

氯，化学符号 Cl，是元素周期表中卤族的第二种元素。氯气（Cl_2）常温下是一种黄绿色气体，有刺激性气味，温度低于 −34℃时为黄色液氯，低于 −101℃时为黄色固态氯（图 29-5）[432]。

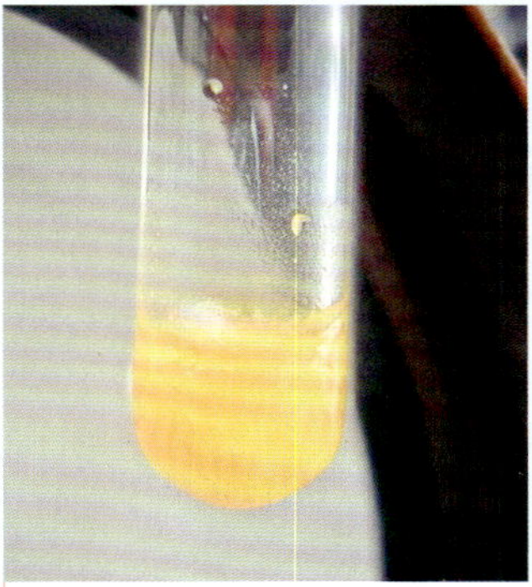

图 29-5 固态氯

−150℃时，黄色的固态氯

1915 年 4 月 22 日，即第一次世界大战期间，Cl_2 首次被作为化学武器，造成大量人员伤亡[433]。

2019 年，美国毒物控制中心协会国家毒物数据系统（NPDS）年度报告 6419 例 Cl_2 中毒，半数归因于家庭不正确的混合酸和次氯酸盐的使用，其余为工业、运输事故等[352]。Cl_2 是美国最常见的吸入性刺激物，也是国际最常见的毒物泄漏原因[434]。

Cl_2 对心血管系统的影响有心肌梗死、心律失常（窦性心动过速、窦性心动过缓、期前收缩和心房颤动）、心功能不全和心脏骤停等（图 29-6）[434-443]。低浓度 Cl_2 暴露的症状有流泪、咽喉痛和流涎，高浓度暴露的症状主要是呼吸困难、剧烈咳嗽、恶心、呕吐、头晕、头痛、胸痛、腹部不适和角膜灼伤。Cl_2 中毒无特效解

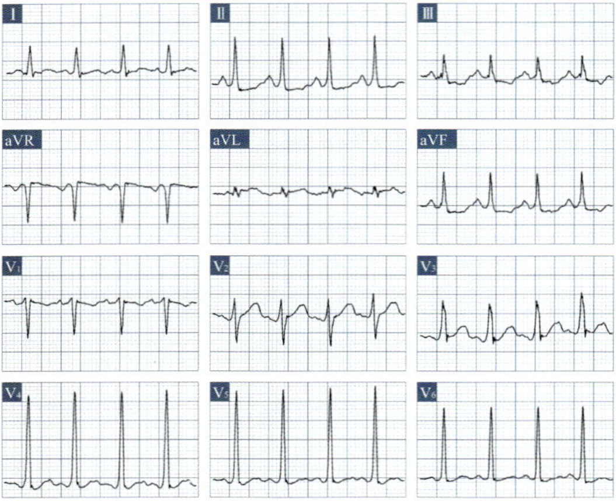

图 29-6 氯气中毒

男，23 岁，因工业意外吸入大量氯气被送往急诊室。患者极度呼吸困难，咯粉红色泡沫痰，查体血压 170/100mmHg，呼吸频率 35 次 / 分，氧饱和度 50%，双肺满布湿啰音。心电图示窦性心动过速，频率 125 次 / 分，下壁导联 ST 段压低伴 T 波倒置，V_4 ~ V_6 导联 T 波平坦；肌钙蛋白显著升高为 1.49ng/mL，CK 781U/L，CK-MB 108 U/L。临床考虑为氯气中毒，急性肺水肿，急性心肌损伤。患者经机械通气、利尿、扩管、保护心肌等治疗后，于第 5 天抢救无效死亡

毒药，主要是对症支持治疗，包括机械通气、β 受体激动剂改善支气管痉挛、治疗急性肺水肿、眼保护等[433]。

Cl_2 暴露后，氯与机体组织中的水分子形成次氯酸和盐酸。低浓度（2ppm）暴露引起黏膜刺激，浓度为 9 ~ 50ppm 引起化学性肺炎和闭塞性细支气管炎，浓度 > 200ppm 引起支气管收缩，浓度 > 800ppm 即可致命，浓度 > 2000ppm 引起呼吸骤停[434]。

芥子气

芥子气又称为硫芥，是一种含有硫基的烷化化学战剂（图 29–7）。在常温下，硫芥并非气体，而是无色或淡琥珀色黏稠液体，有大蒜味、芥末味或鱼腥味[444, 445]。芥子气是一种强烈的起泡剂，对皮肤、眼睛和呼吸系统

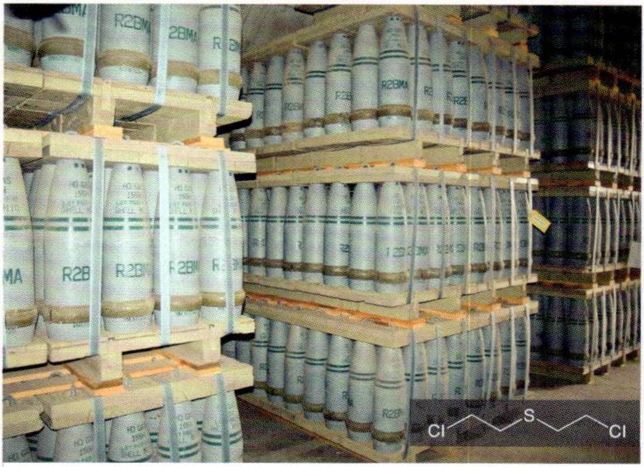

图 29–7 美国的化学武器库

美国科罗拉多州普韦布洛化学武器库是第二次世界大战后全球最大的化学武器库，共存有 78 万枚芥子气弹头，总重约 2600 吨，预期 2023 年 12 月 31 日全部销毁完毕。右下角为芥子气化学结构

具有破坏性，无特效解毒剂，生产费用低廉[443，444]。

接触芥子气 30 ~ 60 分钟，受害者出现恶心、呕吐和眼痛；2 ~ 6 小时，出现流泪、流鼻涕、喉咙痛；6 ~ 24 小时，出现皮肤红斑，声音嘶哑；24 小时后，皮肤起泡，暴露处皮肤逐渐变成充满黄色液体的大水泡，常见于腋窝、腹股沟、肛周等潮湿、温暖部位，常常继发皮肤感染（图 29–8）[444，446]。我国迄今仍有报道挖掘出侵华日军尚未引爆的芥子气毒弹引起人员受伤的案例，特别是东北三省。治疗重点是类固醇制剂（溶液或乳膏）、抗组胺药、镇痛和预防感染等[446]。

芥子气破坏 DNA、RNA、蛋白质和脂质膜，抑制细胞有丝分裂，具有致突变和致癌效应[445，447]。在一项针对 30 000 名芥子气受害者随访 30 年的研究中，发

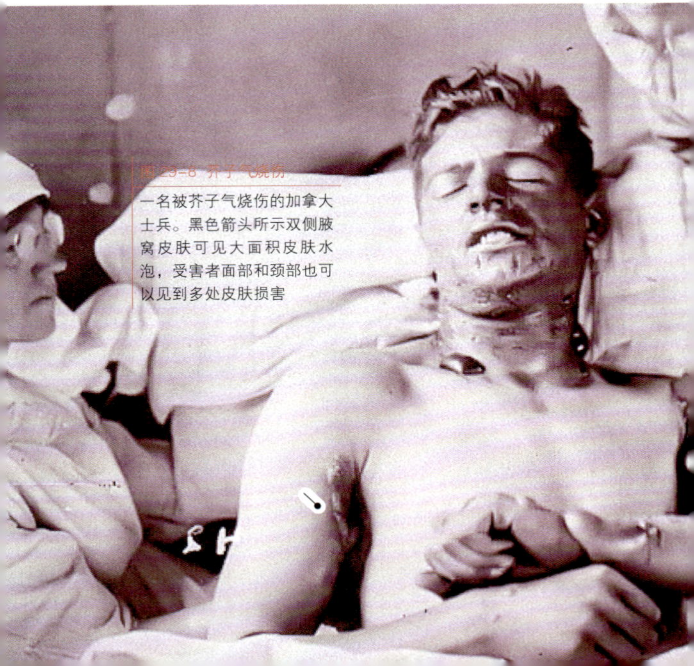

图 29–8　芥子气烧伤

一名被芥子气烧伤的加拿大士兵。黑色箭头所示双侧腋窝皮肤可见大面积皮肤水泡，受害者面部和颈部也可以见到多处皮肤损害

现冠心病、冠状动脉扩张和心力衰竭的发生率增加，提示芥子气暴露具有长期心血管不良效应[448]。此外，芥子气暴露受害者的心肌灌注异常，常见心电图异常有ST段压低、传导紊乱（一度和二度房室阻滞、不完全性右束支阻滞）和期前收缩（房性和室性）[449-451]。

其他

很多化学战剂和工业毒气属于神经毒剂和窒息剂，高浓度暴露后有发生心脏抑制、致命性心律失常、急性肺水肿和心脏骤停的风险（表29-2）[452-465]。

表 29-2	毒性气体 / 蒸汽的心血管效应
毒物	效应
溴	低氧血症、高碳酸血症、心律失常、休克、心脏骤停
二氧化硫	心肌损伤、急性冠脉综合征、心律失常、心脏破裂、心脏骤停
臭氧	动脉粥样硬化、高血压、缓慢型心律失常、ST 段压低
光气	非心源性肺水肿、窦性心动过速
氯化氰	心律失常、休克、心脏骤停
肉毒杆菌毒素	心脏抑制、缓慢型心律失常
沙林	血压异常、心律失常、扩张型心肌病
砷化氢	低血压、低钙血症相关心律失常
异氰酸甲酯	心脏抑制、心脏骤停

■ 姜未寒

Chapter 30

危急度 ☆★★★★

Na^+通道阻滞剂中毒

Sodium Channel Blocker Toxicity

Na^+通道阻滞剂具有广泛的临床应用，如 Vaughn Williams Ⅰ类抗心律失常药、局部麻醉剂、治疗神经痛的药物、三环类抗抑郁药、抗惊厥药和可卡因（表 30–1）[466，467]。

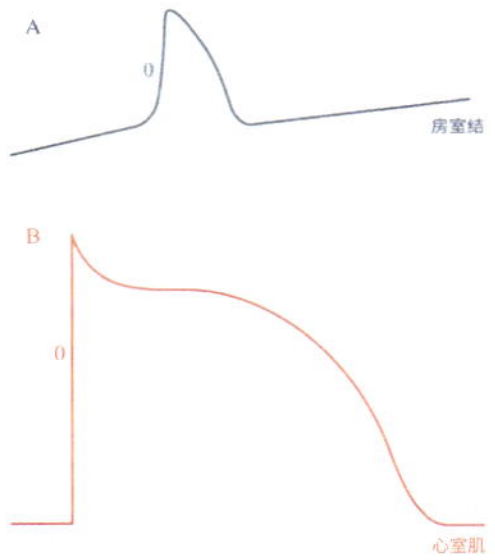

图 30–1 心肌动作电位的类型

A. 慢反应动作电位，见于窦房结和房室结细胞，动作电位 0 相除极依赖于 Ca^{2+}通道，不受 Na^+通道阻滞剂影响。B. 快反应动作电位，见于心房肌、心室肌和浦肯野纤维，动作电位 0 相依赖于 Na^+通道，Na^+通道阻滞剂会抑制通道开放，影响动作电位的产生和冲动传导

无论哪一种 Na^+通道阻滞剂，大剂量都会抑制可兴奋组织的 Na^+通道，产生一些共同毒性作用。在心脏中，Na^+通道阻滞剂过量将抑制快反应细胞（心房肌、浦肯野纤维和心室肌）的除极速度和传导速度，QRS 波增宽，Q–T 间期延长，诱发尖端扭转型室性心动过速和心室颤动等（图 30–1）。

Ⅰ类抗心律失常药

细胞膜对 Na^+离子的通透性很低，为此，细胞将

表 30-1	Na⁺ 通道阻滞剂
局部麻醉药	Ⅰa类抗心律失常药
□丁呱卡因	□奎尼丁
□普鲁卡因	□普鲁卡因胺
□丙胺卡因	□丙吡胺
成瘾药物	Ⅰb类抗心律失常药
□可卡因	□利多卡因
抗组胺药	□美西律
□苯海拉明	□苯妥英
阿片类药物	Ⅰc类抗心律失常药
□吩噻嗪	□普罗帕酮
抗病毒药	□氟卡尼
□金刚烷胺	□恩卡尼
杀虫剂	抗癫痫药物
□茚虫威	□卡马西平
□甲氟虫腙	□奥卡西平
三环类抗抑郁药物	□丙戊酸
□阿米替林	□托吡酯
□阿莫沙平	□拉莫三嗪
□布替林	
□多虑平	
□丙咪嗪	
□氯丙咪嗪	
□马普替林	
□曲米帕明	
□天安普汀	
□曲米帕明	

消耗大量能量把 Na^+ 泵出细胞外，维持细胞外较高的 Na^+ 浓度和负静息膜电位。细胞外的 Na^+ 通过 Na^+ 通道开放进入细胞，细胞膜负值减少，一旦达到阈电位，产生动作电位，后继 Ca^{2+} 进入细胞，触发收缩，完成电-机械耦联。

尽管Ⅰ类抗心律失常药物都有抑制 Na^+ 通道的作用，电生理机制并不完全相同。Ⅰa类药物阻断 Na^+ 通道，延长心室肌动作电位和不应期，过量会导致QRS波增宽和Q-T间期延长；Ⅰb类药物阻断 Na^+ 通道的能力最弱，

尚有促进 K^+ 通道的作用，故缩短动作电位时程和不应期；而Ⅰc类药物是最强的 Na^+ 通道阻滞剂，显著减慢传导，不延长动作电位，对不应期基本没有影响（图30–2）[468–470]。

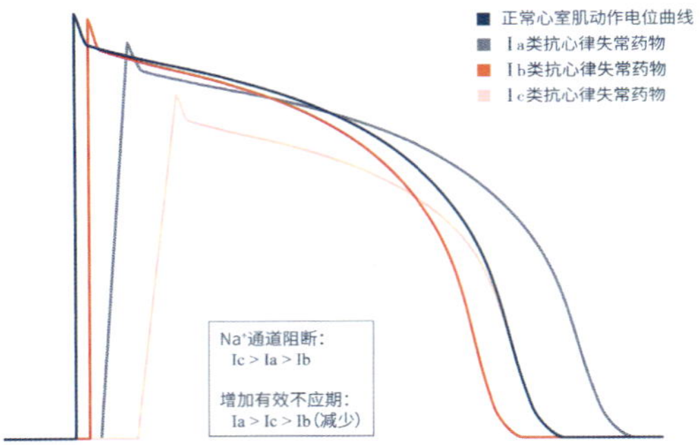

图 30–2 有机磷中毒

Ⅰa 类药物延长心室动作电位和不应期；Ⅰb 类药物缩短动作电位，致心律失常作用最低；Ⅰc 类药物主要是抑制传导，不影响动作电位时程和不应期。Ⅰ类抗心律失常药物过量时，Ⅰa 类药物主要引起 QRS 波增宽、继发性长 QT 综合征、R–on–T 型室性期前收缩、尖端扭转型室性心动过速和心室颤动；Ⅰc 类药物主要引起 QRS 波增宽和心脏抑制；Ⅰb 类的致心律失常作用相对较低

由于普罗帕酮较强的负性肌力作用和增加器质性心脏病患者的长期死亡率，并非临床控制心动过速和长期用药首选，2017 年 AHA 发表的《室性心律失常和猝死预防管理指南》不建议将普罗帕酮用于陈旧性心肌梗死和先天性心脏病患者，仍可用于无器质性心脏病的特发性室性心动过速的控制，但复发率高，长期疗效不及射频消融治疗[323]。

无论是静脉负荷剂量治疗或长期口服治疗，普罗帕酮均有可能导致 QRS 波增宽和晕厥症状，一旦患者出现宽 QRS 波心动过速，重点的鉴别诊断是：①普罗帕酮对室内传导的抑制作用，如窦性心动过速伴室内阻滞或其他室上性心动过速伴室内阻滞，室内阻滞既可以是典型的束支阻滞，也可以是非特异性室内阻滞；②普罗帕酮的致心律失常效应，诱发室性心动过速（图 30–3 和图 30–4）[471–474]。临床电生理研究证实，静脉注射普罗帕酮对窦房结恢复时间无影响，可以延长心房肌有效不应期，延长房室结和希氏束–浦肯野传导时间，后者是心电图 QRS 波增宽的机制[475]。

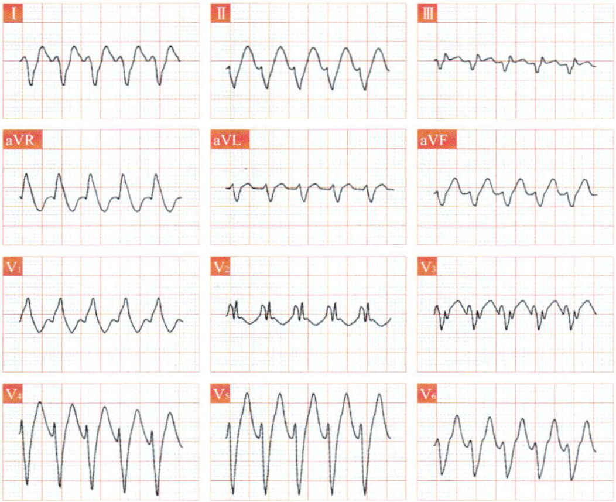

图 30–3 普罗帕酮的致心律失常作用

男，54 岁，因阵发性心房颤动口服普罗帕酮治疗。每日普罗帕酮 325mg，每日 2 次；比索洛尔 2.5mg，每日 1 次。患者因心悸和虚弱急诊就诊，心电图示宽 QRS 波心动过速，类右束支阻滞图形，额面电轴位于无人区，律齐，频率 171 次 / 分，诊断为阵发性室性心动过速。静脉推注 5mg 维拉帕米后，宽 QRS 波心动过速终止，恢复为正常窄 QRS 波窦性心律

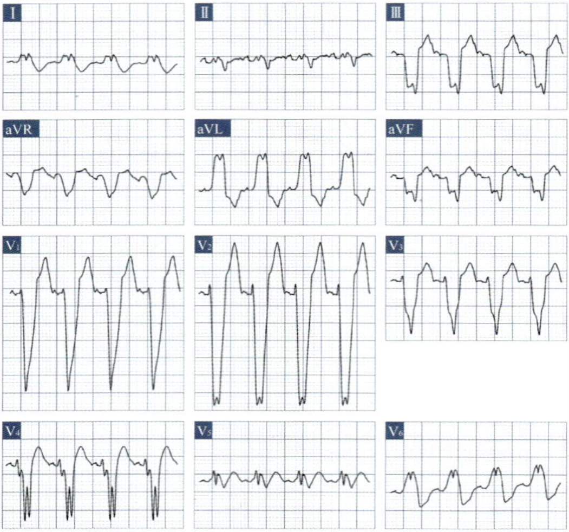

图 30-4 普罗帕酮相关室内阻滞

男，46 岁，因阵发性心房颤动接受口服普罗帕酮治疗，剂量 325mg，每日 2 次。患者在 1 次大量饮酒后突发晕厥，急诊心电图示窦性心动过速，完全性左束支阻滞，QRS 波宽大畸形，V_1 导联 QRS 时限接近 200ms，心脏超声提示严重的左心室收缩功能障碍，左心室射血分数 20%。给予对症支持等治疗后，第 3 天复查心电图，QRS 波恢复正常窄 QRS 波。酒精能抑制细胞色素氧化酶 P-450 系列，影响普罗帕酮代谢，导致血药浓度增高而出现急性中毒症状

此外，在我国很多基层医疗单位，普罗帕酮仍是常用抗心律失常药物，静脉推注时应严密监护心电（切忌盲目推注），一旦发现 QRS 波增宽、患者呼吸困难加重、血氧饱和度下降、血压下降和意识变差，应立即停止推注。儿童的心室较薄，对普罗帕酮的耐受性低，用于治疗难以控制的心动过速时，切勿短时超剂量用药，以免诱发急性左心衰竭和心脏停搏，特别是罹患器质性心脏病的儿童。

三环类抗抑郁药

三环类抗抑郁药，顾名思义，这类药物化学结构中含有三个有机环（图30–5）[476，477]。三环类抗抑郁药口服吸收良好，经肝脏代谢，主要经过CYP450酶失活，半衰期长，通常超过24小时[478,479]。

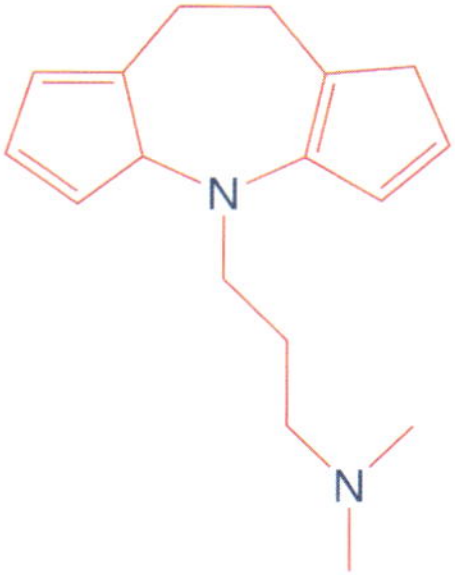

图 30–5 三环类抗抑郁药

20世纪50年代，首次上市的三环类抗抑郁药：丙米嗪，注意其化学结构中有3个有机环

三环类抗抑郁药竞争性抑制多种中枢和外周神经递质受体，发挥抗抑郁作用，同时也是其潜在毒理机制（表30–2）[477，478]。血药浓度 > 450ng/mL 会出现认知行为毒性，如意识模糊、激动和记忆障碍；> 1000ng/mL 会出现毒性

表 30–2 三环类抗抑郁药的药理和毒理效应

机制	药理效应	毒理效应
□阻断突触前膜对血清素和去甲肾上腺素的再摄取	抗抑郁	癫痫
□抗胆碱能作用	抑制腺体分泌	心动过速，便秘，口干，尿潴留
□直接抑制外周 α 受体	降压	体位性低血压
□抑制组胺受体	镇静，增加食欲，增加体重	意识模糊
抑制心肌 Na^+ 通道	膜稳定作用，抗心律失常	室内阻滞，诱发室性心动过速

作用，临床报道的毒性和死亡病例，血药浓度多数在 2000 ~ 3000ng/mL 水平[479]。

心室内终末阻滞

三环类抗抑郁药物不影响静息膜电位，通过抑制 Na^+ 通道，降低动作电位振幅和传导速度，治疗剂量即可引起 P–R 间期延长（H–V 间期延长）、QRS 增宽和 Q–T 间期延长[480-482]。

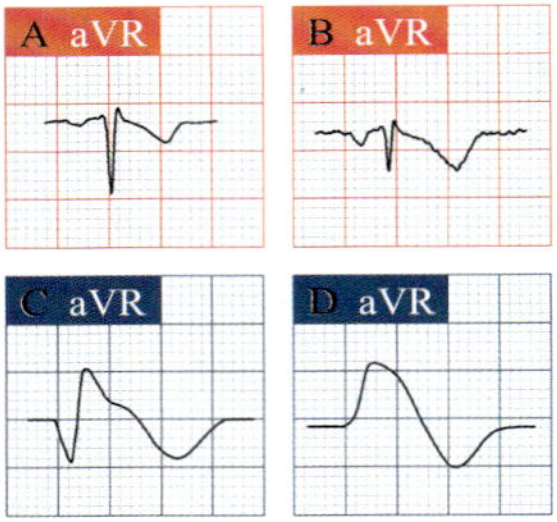

图 30-6 三环类抗抑郁药对 aVR 导联 QRS 波的影响

A 和 B：两例正常人的 aVR 导联 QRS 波，分别为 rSr' 波形和 rsr' 波形，注意终末 r 波都非常细小，代表左心室基底部和右心室流出道等部位的心室肌除极。C：1 例三环类抗抑郁药中毒患者，QRS 波增宽，终末 R 波时限增宽，振幅增加。D.1 例三环抗抑郁药中毒患者，QRS 波呈 R 形态，C 和 D 提示左心室后基底部和右心室流出道除极显著延迟，心室内存在弥漫性终末阻滞

在哺乳动物心室内，浦肯野纤维分布密度从心尖部至基底部逐渐减少。心尖部的浦肯野纤维–心室肌接头密度比基底部高 26%，一旦发生弥漫性心室内终末阻滞，如高钾血症、缺氧、心肌缺血、药物过量、中毒等，基底部心室肌不仅延迟除极且阻滞程度更重。这部分心肌包括右心室流出道、左心室流出道和左心室后基底部。额面导联系统上，除极电势朝向右上方，aVR 导联终末 R 波增宽、振幅增加（图 30-6）[483，484]。

三环类抗抑郁药物中毒时，aVR 导联的判读指标有：① QRS 时限 > 100ms；②终末 r 波或 R 波振幅超

过 3mm；③终末 r 波或 R 波振幅与 s 波或 S 波振幅比值 > 0.7 [484]。

心动过速

三环类抗抑郁药物中毒时，抗胆碱能作用可以导致窦性心动过速，此时出现的宽 QRS 波有两种情况：①基础心电图有室内阻滞，如完全性右束支阻滞或完全性左束支阻滞；②三环类抗抑郁药物引起的非特异性室内传导障碍（图 30–7）[485]。在宽 QRS 波背景下，有时很难辨识和确认窦性 P 波。其他抗胆碱能作用不会引起严重的临床问题，偶有中毒性巨结肠和肠穿孔

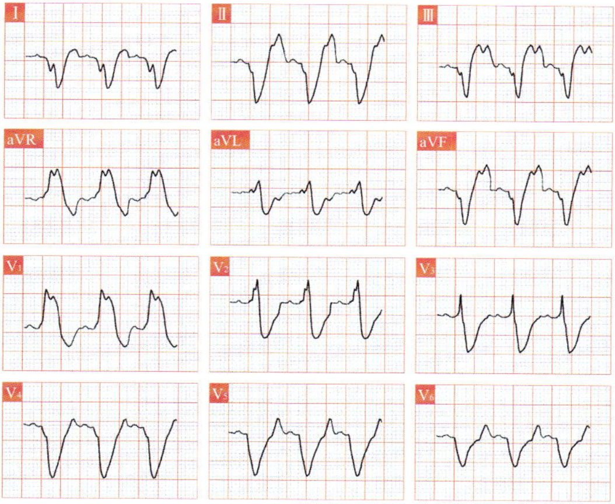

图 30–7 三环类抗抑郁药物中毒

男，35 岁，重度抑郁患者。家人叙述其一次性服用 25 片阿米替林（每片 50mg），患者出现神志不清，急诊入院。血压 90/60mmHg，心率 125 次 / 分。12 导联心电图为窦性心动过速，非特异性室内传导障碍。注意 aVR 导联 QRS 波呈切迹 R 波，R 波振幅 7mm，QRS 时限 240ms，V_1 导联呈切迹 R 波波形态，V_5 和 V_6 导联呈 QS 形态，S 波宽钝

的病例报道[486，487]。

需要强调的是，现有宽QRS波心动过速的鉴别流程多数基于QRS波初始形态和终末形态，而三环类抗抑郁药物阻滞Na^+通道，QRS波均匀增宽，给窦性心动过速伴室内阻滞和室性心动过速的鉴别诊断带来极大的挑战(图30-8)。尽管三环类抗抑郁药物能延长Q-T间期，但很少并发尖端扭转型室性心动过速。电生理

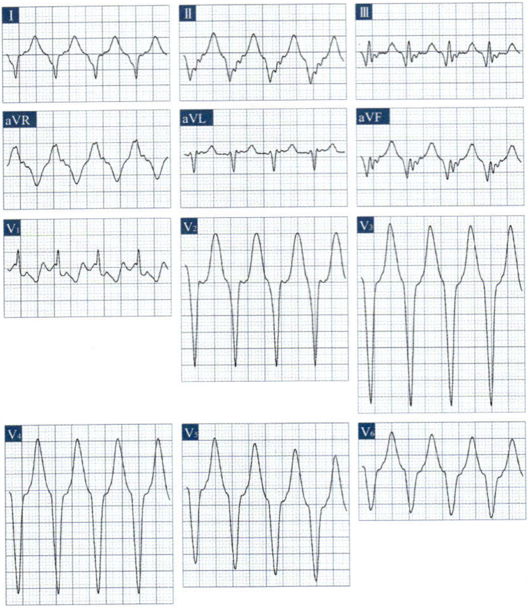

图30-8　三环类抗抑郁药中毒诱发的室性心动过速

女，46岁，三环类抗抑郁药中毒诱发的室性心动过速。心电图为宽QRS波心动过速，QRS波宽大畸形，V_1导联QRS波主波向上，类右束支阻滞，提示心动过速起源于左心室

研究证实，其 Na^+ 通道阻滞作用产生的室内阻滞能促进折返性室性心动过速的发生[488-491]。

值得注意的是，抢救三环类抗抑郁药物中毒，应避免使用传统抗心律失常药物，以免加重室内传导和延长 Q-T 间期，特别是Ⅰa类、Ⅰc类和Ⅲ类药，而Ⅱ类和Ⅳ类抗心律失常药物，可能会加重负性肌力，抗心律失常治疗的重点是纠正酸中毒和电解质紊乱，输注高浓度碳酸氢钠（表 30-3）[492]。急救三环类抗抑郁药中毒患者时，可静脉弹丸式 5% 碳酸氢钠 20 ~ 40mL/min，直至心电图 QRS 时限 < 100ms，血压升高，pH 值 < 7.55[493]。

表 30-3 三环类药物过量急救原则
1. 适当评估和治疗三环类抗抑郁药过量
2. 急查肾功能、电解质、血气分析和心电图，观察 QRS 波时限是否 > 160ms
3. 只有在致命性过量用药 1 小时后才洗胃
4. 服药后 1 小时内，给予木炭 50g
5. 当 pH < 7.1、低血压、心律失常和 QRS 时限 > 160ms 时，静脉给予 8.6% 碳酸氢钠 50mL
6. 心律失常：避免使用抗心律失常药；纠正缺氧、低血压、酸中毒、低钾血症；给予碳酸氢钠
7. 低血压：补液；强心剂
8. 心脏骤停：心肺复苏，可能需要较长时间
9. 心电监护：中毒患者至少 12 小时

余 俊

Chapter 31

危急度 ☆☆☆☆★

窦性心动过速

Sinus tachycardia Ⅰ

临床上，成人窦性心律的频率 > 100 次 / 分称为窦性心动过速（图 31–1）[494]。

不同年龄组的人群，正常心率值范围不同。婴儿的心率通常为 100 ~ 150 次 / 分，在接下来的 6 年内逐渐减慢，年长儿童和成人的静息窦性心律的频率通常为 65 ~ 85 次 / 分（图 31–2 和表 31–1）[36，495–498]。

■ 窦房结的自律性

窦房结受丰富的自主神经调控，包括交感神经和迷走神经。交感神经兴奋，儿茶酚胺分泌增加时，窦房结起搏细胞的 4 相自发性除极加速，每分钟窦房结向心房输出更多的窦性冲动，这是窦性心动过速的发生原因。简而言之，窦性冲动的产生机制是窦房结起搏细胞的自律性增高。

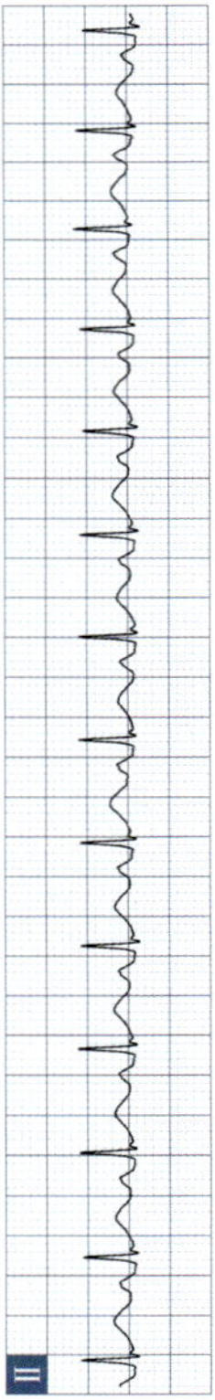

图 31–1 窦性心动过速

女，28 岁，妊娠 26 周，心电图为窦性心动过速，心率 115 次 / 分

图 31-2 年幼儿童的正常心率

女，2岁，门诊心电图。窦性心律为136次/分，按照成人心电图诊断标准，应诊断为"窦性心动过速"，但年幼儿童的心率上限为150次/分，故其心电图参照儿童心电图诊断标准，心率正常。注意该女童有心室预激

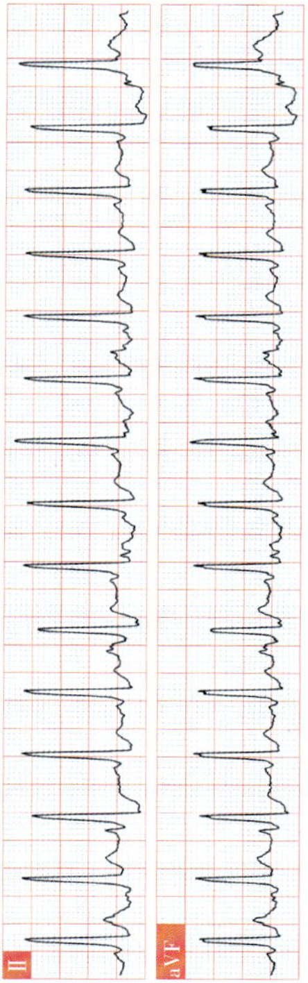

表 31-1 儿童心率正常值范围

年龄（岁）	心率（次/分）
新生儿	110 ~ 160
0 ~ 1	110 ~ 160
1 ~ 2	100 ~ 150
2 ~ 3	95 ~ 140
3 ~ 5	95 ~ 140
5 ~ 12	80 ~ 120
13 ~ 18	60 ~ 100

即使交感神经活性无显著增加，迷走神经张力减弱亦会导致交感神经张力相对增高，心率增快。

生理性窦性心动过速

在生理负荷增加、运动、焦虑和应激状态下，机体交感神经张力增高，心率增快。根据公式每分心输出量等于每搏量（mL）和心率（次/分）的乘积，心率增快有利于提高心输出量，满足机体对高代谢的需求。

生理性窦性心动过速通常呈间歇性、短期出现，

表 31-2 窦性心动过速常见病因
心血管系统疾病
□急性冠脉综合征
□急性心肌炎
□心包压塞
□心肌炎
□急性肺栓塞
□不恰当的窦性心动过速
□心力衰竭
□休克
呼吸系统疾病
□慢性阻塞性肺病
□气胸
□呼吸衰竭
内环境紊乱
□高钾血症
□低钙血症
□低镁血症
□低血糖症
□脱水
感染性疾病
□脓毒血症
血液系统疾病
□贫血
内分泌系统疾病
□甲状腺功能亢进症
□嗜铬细胞瘤
外伤性失血

无须药物治疗。生理状态改变或调整后，心率会自行恢复正常。

■ 窦性心动过速与疾病

以下两种类型的窦性心动过速值得临床关注：①静息状态下出现的窦性心动过速；②窦性心动过速会导致病情恶化。前者治疗重点是积极治疗原发性疾病，后者在治疗原发性疾病的同时需要积极控制心率，典型的例子是急性心肌梗死和主动脉夹层（表31-2）。

心功能正常的个体，当心率 > 180 次 / 分时，心动周期缩短，心室舒张期缩短更甚，心室充盈时间缩短，每搏量下降，导致心输出量下降；而心功能受损患者，窦性心动过速 > 140 次 / 分即可导致心输出量下降（图 31–3）[499]。窦性心动过速很少 > 180 次 / 分。然而，对于年轻个体，在剧烈运动时，窦性心动过速可以 > 200 次 / 分。这提示疾病状态下，只要心功能正常，在一些极端病理生理条件下，如外科失血性休克、疼痛、脓毒血症、甲状腺危象、恶性高热等，极速型窦性心动过速（心率 > 180 次 / 分）只要持续时间短暂，如数小时至数天，通常亦无须过多干预。给予严密的心电和循环监护，待患者病情缓解后，心率会自行下降。盲目使用大剂量抗心律失常抑制窦性心动过速，不仅妨碍观察和评估病情，抗心律失常药物的负性肌力作用、扩血管作用和心脏电生理效应，甚至可以使患者循环恶化、诱发心律失常和心脏骤停（图 31–4）[500]。

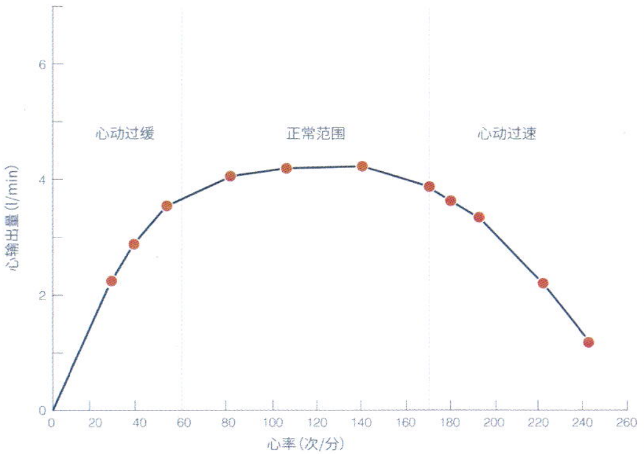

图 31–3 心率对心输出量的影响

当心率变化时，心输出量在一定范围内保持稳定。当显著的窦性心动过缓（心率 < 30 次 / 分）和显著的窦性心动过速（心率 > 180 次 / 分），心输出量急剧下降，可以作为心功能正常者的心率临界下限和上限

急性心肌梗死时，过快的心率将会增加心肌氧耗，促进梗死延伸，加重病情。2007年，美国AHA《不稳定型心绞痛和非ST段抬高型心肌梗死管理指南》推荐，若无禁忌，静息状态的心率控制目标是50～60次/分[501]。

主动脉夹层是致命性心血管急症。主动脉壁应力受心室收缩速率、心室收缩频率和血压的影响，过快的心率、过高的血压和过强的心肌收缩力，导致高动力动脉血不断涌入破口，促进夹层向下撕裂、范围扩大，加重病情。需要积极控制主动脉夹层患者的窦性心动过速以及维持较低的收缩压，目标心率＜60次/分，目标血压100～120mmHg[502，503]。值得注意的是，对于主动脉夹层合并严重主动脉瓣反流的患者，使用β受体阻滞剂和Ca^{2+}通道拮抗剂控制心室率是有害的。

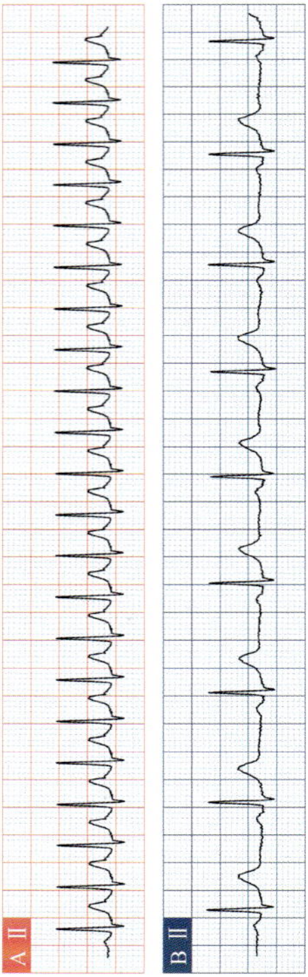

图31-4 窦性心动过速

A. 男，27岁，因化脓性胆管炎、脓毒血症行急诊手术。术后心电图示窦性心动过速，T波降支隐约可见窦性P波，频率200次/分，血压92/70mmHg，尿量正常，未给予特殊处理。B. 患者病情逐渐好转，第3天心率恢复正常

鉴别诊断

诊断窦性心动过速的必备条件是：窦性 P 波，频率 > 100 次 / 分。首先观察 12 导联心电图 P 波形态，能够判读为窦性 P 波，即Ⅱ导联 P 波直立，aVR 导联 P 波倒置，Ⅰ、V_5、V_6 导联 P 波直立，V_1 导联 P 波正负双相或直立，P–P 间期 < 600ms（图 31–5）。

窦性心动过速的频率 > 150 次 / 分时，窦性 P 波将逐渐靠近并重叠于之前心搏的 T 波降支，极速型窦性心动过速的窦性 P 波甚至重叠于之前 T 波顶峰（图 31–6）。有时 T 波和窦性 P 波完全重叠，不容易在 T

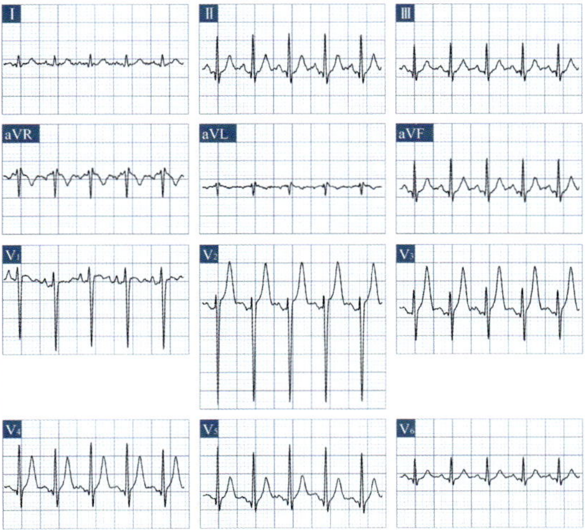

图 31–5 窦性心动过速

男，22 岁，发热待查。心电图示窦性心动过速，频率 150 次 / 分，Ⅱ导联 P 波直立，aVR 导联 P 波倒置，V_1 和 V_5 导联 P 波均直立。注意 V_1 ~ V_5 导联 T 波高尖，完善电解质检查，排查有无高钾血症

波中识别窦性P波的切迹，容易误诊为其他类型的室上性心动过速，如房性心动过速、房室结折返性心动过速、房室折返性心动过速和心房扑动伴2∶1房室传导。

通过按压颈动脉窦来观察心动过速的发作和终止情况，是表现为渐增渐减特征，还是表现为突发突止特征，这有助于推导室上性心动过速的性质。但急诊条件下，这些辅助诊断的临床操作可能无法完成。鉴别困难时，处理参照阵发性室上性心动过速治疗策略。

若患者过快的心室率影响血流动力学，应分阶段控制心室率和稳定循环，将200次/分的窦性心动过速先降至180次/分，循环稳定后，再进一步降至160次/分观察，切勿骤然降为正常心率。盲目使用大剂量抗心律失常药物可能进一步恶化循环和

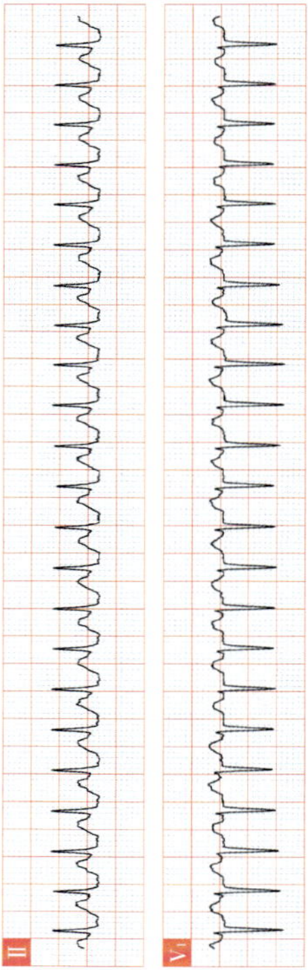

图31-6 窦性心动过速

女，40岁，因意识模糊待查入院，拟诊病毒性脑炎。心电图提示窦性心动过速，心率极速为200次/分，Ⅱ导联的窦性P波完全重叠于之前心搏T波的顶峰，不容易识别，同步V_1导联的T波顶峰隐约可见重叠的窦性P波切迹。本例极速型窦性心动过速容易误诊为房性心动过速和心房扑动

导致心脏骤停。

交感神经过度兴奋时，可以触发儿茶酚胺依赖的室性期前收缩、加速的室性自主心律和短阵室性心动过速。通常此类室性心律失常预后良好，治疗关键是纠正低氧血症、维持酸碱平衡和防止电解质紊乱。只要心电图Q-T间期正常以及室性心搏形态单一，联律间期一致，抗心律失常药物并非治疗重点，除非持续性室性心动过速影响血流动力学或心动过速恶化（图31-7）。

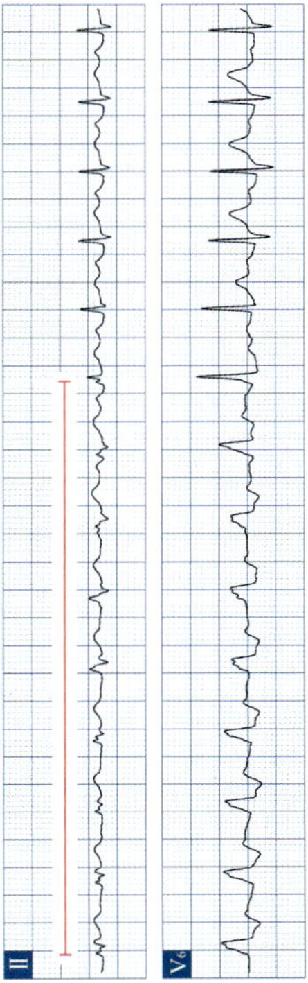

图31-7 加速的室性自主心律

男，40岁，临床诊断为室间隔缺损合并肺动脉高压，入院时氧饱和度85%。心电图前半段为加速的室性自主心律（红色双向箭头），后半段为窦性心动过速。加速性室性自主心律是一种良性室性心律失常，加强心电监护，无须使用抗心律失常药物抑制，除非心律失常蜕变为阵发性室性心动过速

■王 宁

Chapter 32

危急度 ☆☆★★★

低钾血症

Hypokalemia

血钾浓度低于 3.5mmol/L 时，即为低钾血症：3.0 ~ 3.5mmol/L 为轻度低钾血症；2.5 ~ 3.0mmol/L 为中度低钾血症；< 2.5mmol/L 为重度低钾血症[504]。

心脏电生理机制

心肌细胞内的 K^+ 浓度是细胞外 K^+ 浓度的 30 倍，跨膜 K^+ 浓度梯度的建立是静息膜电位形成的基础[505]。在能斯特方程式中，静息电位是 $[K^+]_{外}/[K^+]_{内}$ 比值的对

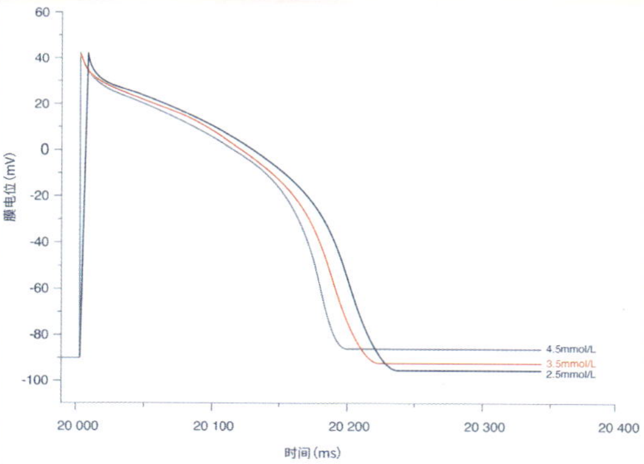

图 32-1 血钾浓度对心室动作电位的影响

随着血钾浓度的降低，静息电位逐渐降低，动作电位复极延长，动作电位时程延长，这是心电图 Q-T 间期延长的电生理机制

数，比值越小，膜电位负值越多；此外，细胞外 K^+ 浓度降低时，$[K^+]_{外}/[K^+]_{内}$ 比值增大，理论上促进 K^+ 外流，然而低钾血症时，K^+ 通道电导受抑，复极实际上是减慢的，动作电位时程延长，心电图 Q–T 间期延长（图 32–1）[107, 506–508]。

心室肌动作电位延长后，能促进自发性室性期前收缩和尖端扭转型室性心动过速的发生。其电生理机制是触发活动和折返（图 32–2）。触发活动又称为后

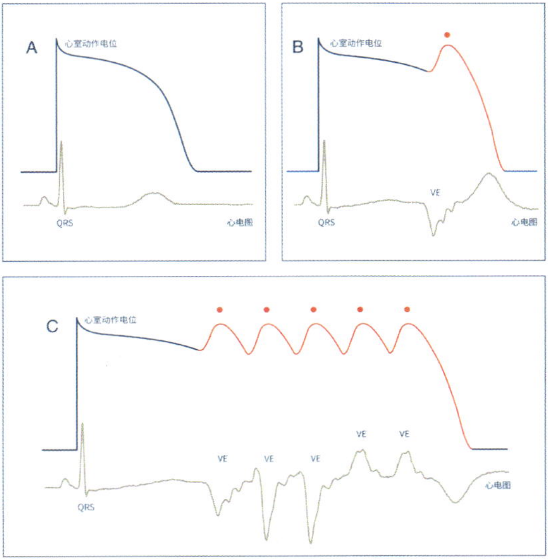

图 32–2 早期后除极

A. 正常心室动作电位曲线和心电图，心电图 Q–T 间期正常。B. 心室肌动作电位延长，膜电位震荡，在动作电位 3 相产生 1 个早期后除极，心电图产生 1 个 R–on– 型室性期前收缩。C. 心室肌动作电位延长，膜电位持续震荡，在动作电位 3 相接连产生 5 个早期后除极，心电图出现尖端扭转型室性心动过速

除极，特指发生于一个动作电位之后的膜电位震荡，必须依赖于基础动作电位，不能自行发生，这是与自律性活动重要的电生理机制差异。

心室动作电位延长以后，L 型 Ca^{2+} 通道会重新激活，导致细胞内 Ca^{2+} 增多，进一步激活钠–钙交换器活性，每泵出 1 个 Ca^{2+}，泵入 3 个 Na^{+}。这种离子交换是生电性的，细胞内正电荷不断增多，一旦达到 Ca^{2+} 通道阈电位，复极中断，产生新动作电位，这种现象称为触发活动[509, 510]。发生于动作电位 2 相和 3 相的触发活动，称为早期后除极，心电图出现配对间期极短的室性期前收缩，即 R–on–T 型室性期前收缩（图 32–3）。这种情况下，R–on–T 型室性期前收缩的配对间期取决于细胞内正电荷蓄积至 L 型 Ca^{2+} 通道重新开放的时间。

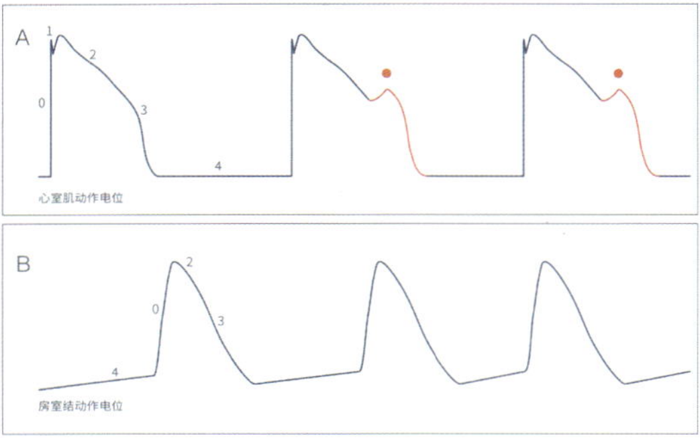

图 32–3 比较早期后除极和自律性增高

A. 心室肌动作电位曲线。第 1 个是基础动作电位，第 2 个和第 3 个动作电位 3 相出现膜电位震荡，形成早期后除极，心电图出现 R–on–T 型室性期前收缩。B. 房室结动作电位。正常情况下，房室结 4 相自发性舒张期除极速率低于窦房结，房室结自主电活动被窦房结抑制。第 2 个和第 3 个动作电位 4 相除极加速，超过窦房结，形成自主的交界性搏动

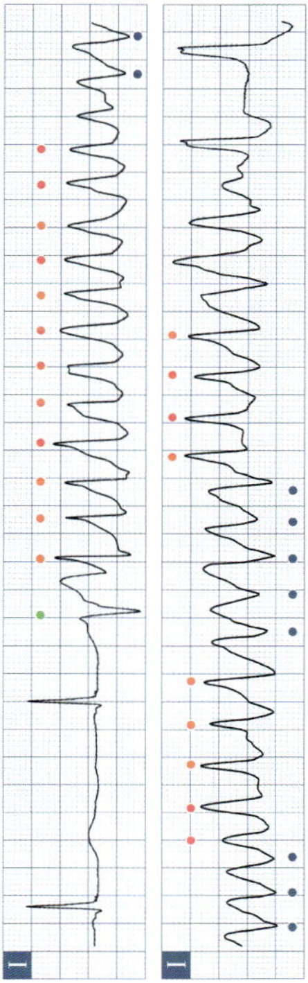

图 32-4 尖端扭转型室性心动过速

女，53岁，二尖瓣关闭不全，心力衰竭。患者自服大剂量速尿片后，诱发低钾血症，血钾 2.8mmol/L。窦性心搏的 Q-T 间期显著延长，绿色圆圈所示为 R-on-T 型室性期前收缩，进一步诱发尖端扭转型室性心动过速，QRS 波极性围绕基线上下扭转

值得注意的是，低钾血症引起的心室肌动作电位时程延长是不均一的。一方面心室各层心肌的延长不均一，M 细胞（中层心肌）延长程度大于心外膜，跨室壁复极梯度增大；另一方面左心室和右心室也是不均一的，右心室心外膜动作电位延长大于左心室，心室肌动作电位时程的不均一导致心室不应期离散，成为多形性室性心动过速维持的电生理基质，一旦自发性室性期前收缩出现，即可诱发尖端扭转型室性心动过速（图 32-4）[511-513]。

心电图改变

尽管不能根据心电图改变精确评估血钾浓度，但两者之间确实存在剂量-效应关系，如一些心电图改变见于轻度和中度低钾血症，而另一些心电图改变多见于重度低钾血症，因此，心电图阅读经

验丰富者，能够根据心电图改变大致评估血钾水平（图32–5）[514，515]。

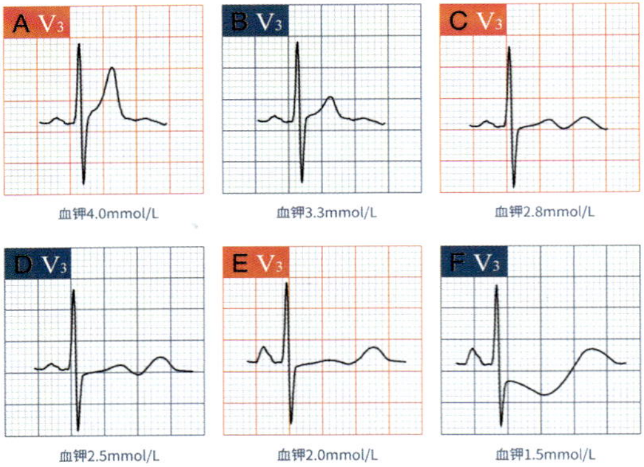

图 32–5 低钾血症的心电图改变

A. 正常血钾。B. 轻度低钾血症，T 波振幅降低。C. 中度低钾血症，T 波振幅进一步降低，U 波振幅增加。D. 中度低钾血症，ST 段压低，U 波振幅 > T 波振幅。E. 重度低钾血症，P 波振幅增加，ST 段进一步压低，T–U 波融合。F. 重度低钾血症，P 波振幅增加，显著的 ST–T 改变和 T–U 波融合

轻至中度低钾血症最常见的心电图改变是 T–U 波改变。血钾浓度为 3.0 ~ 3.5mmol/L 时，T 波振幅逐渐降低，心电图出现 T 波低平和 T 波平坦；当血钾浓度 < 3.0mmol/L 时，U 波增大，U 波振幅超过 T 波振幅，T 波和 U 波逐渐融合，Q–T 间期延长，ST 段开始压低；重度低钾血症时，P 波振幅增高，ST 段显著压低，T 波倒置，T 波和 U 波进一步融合（图 32–6）[516–518]。血钾浓度 < 2.3mmol/L 时，发生尖端扭转型室性心动过速和心室颤动的风险增加[519]。

临床心电图可以根据三联征疑诊低钾血症：①Ⅱ和 V_3 导联的T/U振幅比值≤1；②U波振幅>0.5mm；③Ⅱ、V_1、V_2 和 V_3 导联的ST段压低>0.5mm[514]。实际上，患者个体差异和合并的其他心电图改变，可以导致低钾血症的某些特征被掩盖。T波振幅降低、低平联合U波振幅增大，U波振幅>T波振幅常常作为心电图筛查低钾血症的指标。严重低钾血症引起的

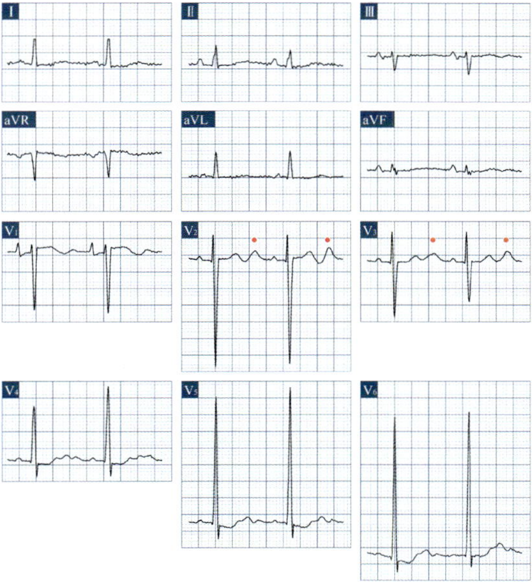

图 32-6 低钾血症

男，76岁，临床诊断为高血压3级（很高危），左心衰竭。入院前1周，食欲下降，双下肢浮肿。心电图诊断：①窦性心律；②右心房异常；③左心室肥厚；④U波增大；⑤ST-T改变；⑥QT-U间期延长，提示低钾血症。注意 V_2 和 V_3 导联U波振幅增大且U波振幅>T波振幅。血钾2.3mmo/L

ST–T 改变，勿误诊为非 ST 段抬高型心肌梗死或不稳定型心绞痛，后者通常伴缺血性胸痛（图 32–7）。

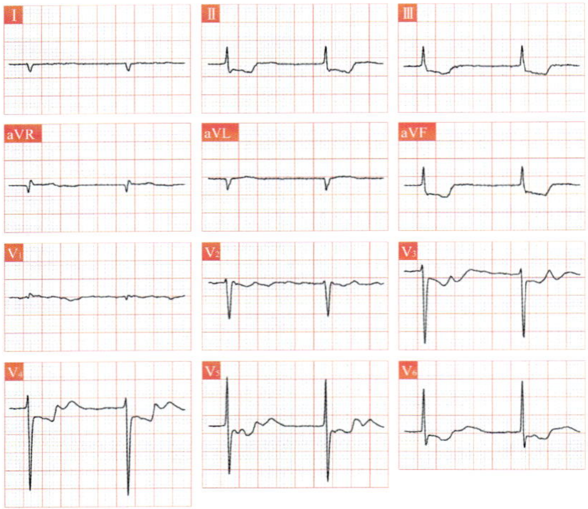

图 32–7 低钾血症

女，59 岁，临床诊断为二尖瓣狭窄伴重度关闭不全。入院时血钾浓度为 1.7mmol/L。心电图节律为心房颤动，QT–U 间期延长，Ⅱ、Ⅲ、aVF、V_3 ~ V_6 导联 ST 段压低伴 T 波倒置，V_2 和 V_3 导联 T 波和 U 波融合，T–U 形态畸形伴 QT–U 间期显著延长。ST 段压低和 T 波倒置可能存在多种原因，包括洋地黄作用、基础 ST–T 改变和低钾血症。血钾纠正后复查，可了解低钾血症对该患者 ST–T 影响的权重。显著 ST 段压低伴 T 波倒置勿诊断为非 ST 段抬高型心肌梗死或不稳定型心绞痛，该患者入院时并无缺血性胸痛

临床指引

瑞典大型医疗保险系统数据库显示人群中低钾血症的发生率为 13.6%，复发率为 33%[520]。住院患者的低钾血症发生率为 20%，但只有 4% ~ 5% 有临床意义，严重低钾血症相对少见[521, 522]。

表 32-1	低钾血症的常见病因
摄入不足	
□厌食症	
□老年性痴呆	
□饥饿和营养不良	
□恶病质	
异常丢失	
□药物：利尿剂、泻药、灌肠剂、糖皮质激素	
□胃肠道丢失：呕吐，腹泻	
□肾脏丢失：渗透性利尿、盐皮质激素过量、1 型和 2 型肾小管酸中毒、病理性烦渴	
细胞内转移	
□药物：胰岛素、β_2 受体兴奋剂、减充血剂、黄嘌呤、两性霉素 B、维拉帕米	
□碱中毒	
□再喂养综合征	
□应激：心肌缺血、颅脑外伤、震颤性谵妄	
□甲状腺功能亢进	
皮肤	
□大量出汗	
□烧伤	
假性低钾血症	
□极度白细胞增多症	
□标本分析延误	

低钾血症常见原因有 K^+ 摄入不足、排泄过多以及 K^+ 向细胞内转移等（表 32-1）。血钾浓度每减少 0.3mmol/L，身体总钾储备会减少约 100mmol [504]。

轻至中度低钾血症口服补钾，60 ~ 80mmol/d，数天至数周即可；重度低钾血症时需要静脉补钾，每 3 ~ 4 小时给予 40mmol 氯化钾，共三剂，每 2 ~ 4 小时复查电解质。

顽固性低钾血症时，需要同时补充镁盐 [504]。

■余 俊

Chapter

33 高钾血症

危急度 ☆★★★★

Hyperkalemia

血钾浓度＞5.5mmol/L 时，称为高钾血症[104，523]。根据 2010 年《欧洲复苏指南》，轻度高钾血症的血 K^+ 浓度为 5.5～6.0mmol/L，血 K^+ 浓度 6.0～6.5mmol/L 为中度高钾血症，血 K^+ 浓度＞6.5mmol/L 为重度高钾血症[524]。血 K^+ 浓度＞6.5mmol/L 时，无论 QRS 波宽窄，患者心律失常和心脏骤停风险增加。患者的高血钾状态持续时间越长，心脏骤停风险也越大。

心脏电生理机制

细胞外 K^+ 浓度增高时，K^+ 通道的电导率增加，促进 K^+ 外流，加速 3 相复极，缩短动作电位（图 33–1）[525–527]。

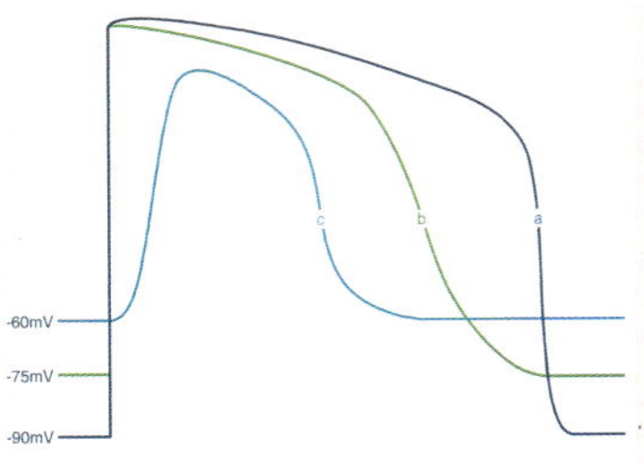

图 33–1 血钾对心室动作电位的影响

A. 正常血钾，静息电位 –90mV，0 相除极快速。B. 灌注氯化钾溶液后，提高细胞外 K^+ 浓度，静息电位负值减少为 –75mV，动作电位缩短，0 相除极不受影响。C. 进一步增高 K^+ 浓度，动作电位进一步缩短，静息电位显著降低，0 相除极斜率减小，动作电位振幅明显下降

细胞外 K^+ 增加时，心肌静息电位负值减少，静息电位与阈电位的距离缩小，心肌兴奋

性和传导性增加，出现超常传导现象，这种效应维持到 K^+ 浓度为 8mmol/L；细胞外 K^+ 浓度进一步升高时，静息电位进一步降低，当低于 Na^+ 通道开放的阈值（–55mV），影响 Na^+ 通道开放率，心肌兴奋性和传导性受抑，出现传导阻滞，细胞外 K^+ 浓度 > 14mmol/L 则出现传导失败和兴奋性丢失[107，528]。

■ 高钾性 T 波

高钾血症引起心电图 T 波振幅增加（图 33–2）。

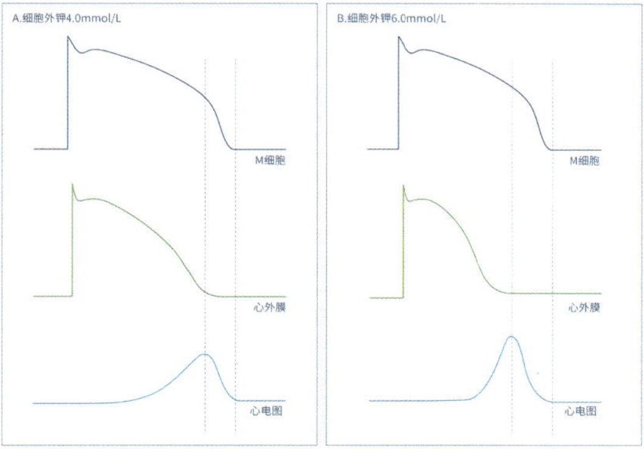

图 33–2　T 波形成的机制

A. 根据现代心电图 T 波形成的细胞学机制，心外膜动作电位时程短于 M 细胞，心外膜先复极完毕，形成 T 波顶峰，M 细胞最后复极完毕，形成 T 波终末。注意 3 相复极早期动作电位较平缓，心电图 T 波升支形成缓慢；3 相复极后期动作电位形成迅速，故正常 T 波形态不对称。B. 血钾浓度升高时，心外膜和 M 细胞的动作电位均有缩短，但心外膜缩短程度更大，心电图 Q–T 间期缩短，T 波时限缩短，T 波基底部变窄。T 波振幅增加，一方面与 3 相复极加速有关，另一方面与心外膜动作电位缩短程度超过 M 细胞，3 相复极跨室壁复极电压梯度增大有关。由于动作电位 3 相复极早期加速，T 波升支形成相对较快，这样与较快形成的 T 波降支组合，引起 T 波的对称性增加

血钾浓度轻度增高（> 5.5mmol/L）时，特征性心电图改变是 T 波高尖，形成原因是心室动作电位缩短和 3 相复极加速[511, 529-533]。细胞外 K^+ 浓度为 6.0mmol/L 时，Q-T 间期缩短 10%，T 波振幅增加 27%，T 波时限缩短、T 波基底部变窄和 T 波振幅增高配合形成高尖 T 波（图 33-3）[529]。血钾浓度轻度升高时，心肌兴奋性增高，传导加速，P-R 间期和 QRS 时限略有缩短，但一般不作为高钾血症心电图的重点分析指标。

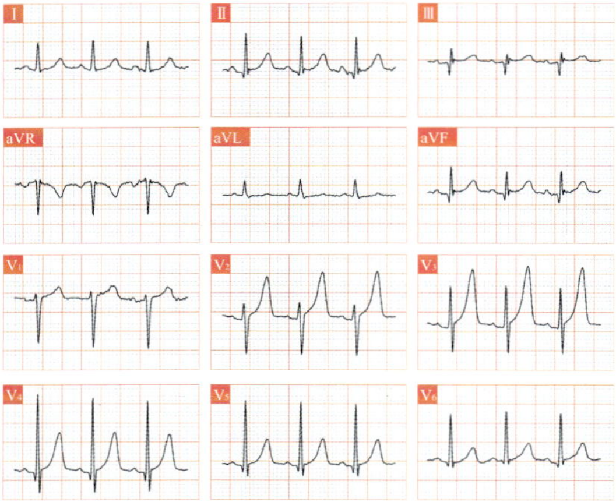

图 33-3 高钾血症

男，28 岁，临床诊断为尿毒症。入院时血钾浓度 5.9mmol/L。心电图诊断：①窦性心动过速；②T 波高尖，提示高钾血症。注意 12 导联心电图上，II、V_2 ~ V_4 导联 T 波高尖，特别是 V_2 ~ V_4 导联更为典型

高钾血症引起的 T 波改变有：基底部变窄、振幅增高、顶峰尖锐和对称性增加，这些特征可以同时出现，心电图表现为对称性增加的高尖 T 波；也可以只出现

部分特征，其中T波对称性增加而波幅不增高者，称为帐篷状T波（图33-4）[534]。

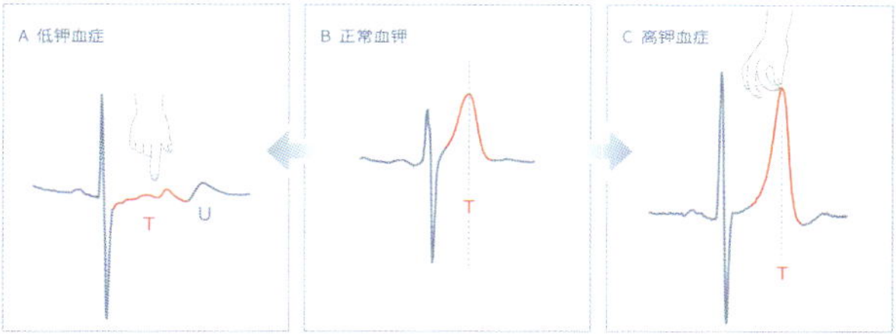

图33-4 比较低钾血症和高钾血症的T波形态

A. 低钾血症引起的ST-U波改变，ST段压低，T波振幅降低，仿佛正常的T波被手指“向下压”。B. 血钾浓度正常的ST-T形态，注意从T波顶峰向基线做垂线，可见T波升支和降支明显不对称。正常T波的升支起点和降支终点逐渐融合于基线，T波波峰圆钝。C. 高钾血症所致T波高尖，仿佛正常的T波被手指“向上拉”，注意从T波顶峰向基线做垂线，可见T波升支和降支形态的对称性增加。高钾性T波的T波升支起点和降支终点骤然融合于基线，T波波峰尖锐

高钾性高尖T波常见于Ⅱ、Ⅲ和 V_2 ~ V_4 导联，高尖T波作为高钾血症的筛查指标，敏感度仅有14% ~ 22%，并非判读早期高钾血症的理想心电图指标[535, 536]。高钾性高尖T波需要与其他引起T波高耸或T波振幅增高的情况鉴别，鉴别诊断应包括临床、心电图和实验室检查，单纯依靠心电图有时容易出现漏诊或误诊，特别是患者同时存在影响T波形态的多种因素时（表33-1）。

心房抑制

血钾浓度 > 6.5mmol/L 时，随着心肌静息电位的不断下降，Na^+ 通道开放逐渐受限，开始出现各种类型的传导阻滞和心脏抑制，包括窦性P波振幅降低、P-R

表 33-1 常见 T 波振幅增高的鉴别诊断

	无胸痛症状		有胸痛症状	
	早期复极	高钾血症	超急性 T 波	急性心包炎
临床特征				
□病史	无	肾功能衰竭	冠心病	前驱感染
□年龄	青年男性	任何年龄	中老年	中青年
心电图				
□ P 波振幅	正常	降低	正常	正常
□ P-R 段	正常	正常	压低或抬高	压低
□ ST 段	局限性凹面向上型抬高	正常	凹面向上型或向下型抬高	广泛性凹面向上型抬高
□ T 波基底部	正常	变窄	延长	正常
□ T 波对称性	不对称	对称性增加	对称性增加	不对称
□ Q-T 间期	正常	缩短	延长	正常
辅助检查				
□心脏超声	无异常发现	左心室肥厚	局部室壁运动异常	心包积液
□肌钙蛋白	阴性	轻微升高	显著升高	阴性或升高
□血钾浓度	正常	升高	正常	正常

间期延长和QRS波增宽。心房肌对高钾最敏感，而窦房结最耐受高钾，血钾浓度 > 12.8mmol/L仍能产生冲动[536-538]。

电生理研究证实高钾血症引起心电图窦性P波振幅降低的原因是心房阻滞，包括局部左心房内阻滞、2 : 1左心房阻滞、完全性左心房阻滞、局部右心房内阻滞、完全性右心房阻滞和双心房阻滞等(图33-5)[538-540]。

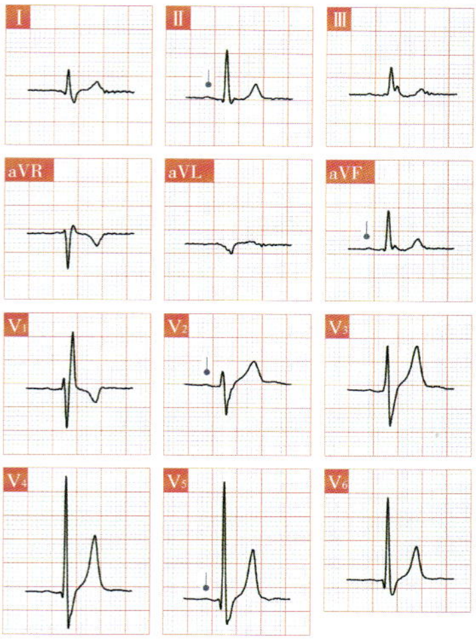

图 33-5 高钾血症

男，78岁，临床诊断慢性肾功能不全。入院时血钾浓度6.2mmol/L。心电图诊断：①窦性心律；②完全性右束支阻滞；③左心室高电压；④T波改变，提示高钾血症，随访电解质。本例患者有典型的高钾性T波，表现有 V_3 ~ V_6 导联T波高尖，T波基底部变窄，T波升支和降支的对称性增加；除此，注意窦性P波的振幅较低，容易误诊为交界性心律，QRS波之前固定间期里隐约可见心房除极波踪迹（灰蓝色箭头），仍判读为窦性心律

当血钾浓度为8.0 ~ 9.0mmol/L时，窦性P波的振幅逐渐降低，直至心房肌完全被高钾抑制。心电图窦性P波丢失，窦性冲动不能引起心房激动，心房电活动完全消失，窦性冲动通过特化的结间传导通路，直接抵达房室结，再通过希氏束和束支，激动心室。希氏束和束支等室内传导系统均有不同程度的传导延迟[537]。高钾血症引起的心房麻痹是临床常见的一过性心房静止发生原因。

室内传导障碍

当血钾浓度＞6.5mmol/L时，一方面心电图的窦性P波振幅逐渐降低，另一方面室内传导开始受抑[523]。血钾浓度＞7.0mmol/L时，高血钾对心室肌产生广泛性

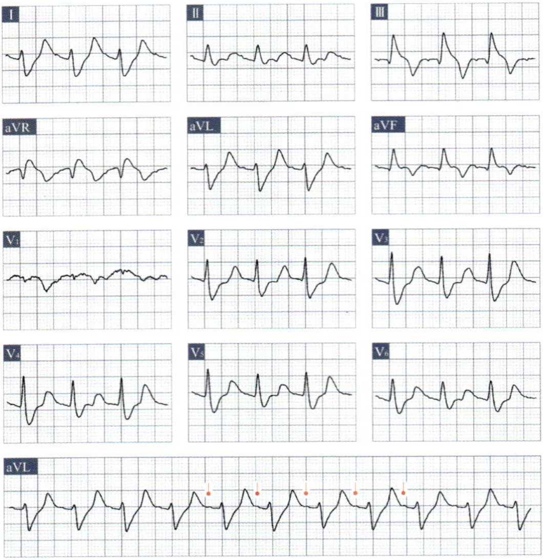

图 33-6 高钾血症

男，43岁，肝癌，化学酒精消融后突发心悸，呼吸困难，心电监护示宽QRS波节律。12导联心电图曾误诊为窦室传导，仔细观察肢体导联，Ⅱ导联T波下降支隐约可见窦性P波踪迹，aVL导联窦性P波更为明显（红色箭头），提示心房仍有电活动；此外，QRS时限200ms，形态不呈典型的束支阻滞图形，诊断为非特异性室内传导障碍。急查电解质提示血钾浓度为6.5mmol/L。患者高钾血症发生的原因是高浓度酒精引起肝癌细胞坏死，K^+释放入血，急性高钾血症导致心肌细胞膜电位骤降，心肌缺乏适应性调整，即使中度高钾血症也引起弥漫性室内传导障碍。心电图诊断：①窦性心律；②电轴右偏；③非特异性室内传导障碍

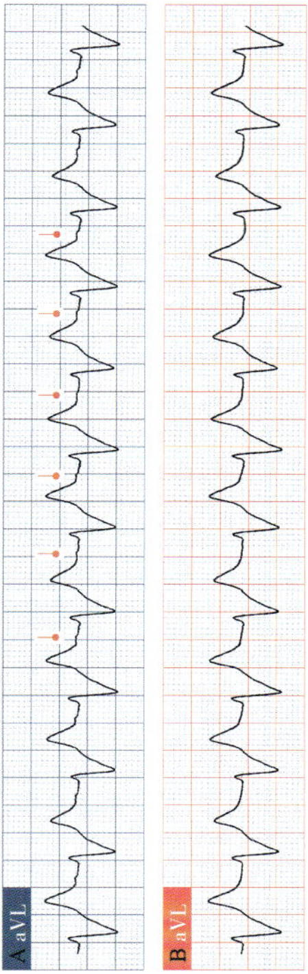

图 33-7 比较高钾血症的宽 QRS 波节律

两例均为高钾血症伴宽 QRS 波。A. 心电图应诊断为窦性心律伴非特异性室内传导障碍，T 波终末部隐约可见低振幅的窦性 P 波（红色箭头）。B. 心电图应诊断为窦室传导，节律为窦性心律，窦性 P 波消失，宽 QRS 波仍为非特异性室内传导障碍，但因窦性 P 波消失，强调窦性冲动直接引起心室激动

抑制，室内阻滞为弥漫性室内传导延迟，一旦 QRS 时限 ≥ 120ms 时，心电图即表现为宽 QRS 波，非特异性室内传导障碍，酷似 Na^+ 通道抑制剂中毒图形（图 33-6）。仔细观察心电图，若能识别窦性 P 波，心电图应诊断为窦性心律和非特异性室内传导障碍[536]。

血钾 8.0 ~ 9.0mmol/L 时，当心房肌完全被抑制时，心电图窦性 P 波丢失，窦性冲动继续下传并激动心室，若此时出现非特异性室内传导障碍，心电图表现为无窦性 P 波的宽 QRS 波节律，称为窦室传导（图 33-7）[538，539]。

建议利用 12 导联心电图精细识别窦性 P 波，区分真性窦室传导和窦性心律伴非特异性室内传导障碍，因为高钾血症背景下，窦性 P 波的踪迹出现的导联个体化差异较大。从电生理机制角度看，两者的心室激动均为非特异性室

内传导障碍，前者强调完全性心房麻痹，后者强调部分性心房麻痹。

值得注意的是，血钾浓度 > 7.0mmol/L 时，只有 31.6% 的患者出现宽 QRS 波，宽 QRS 波并非重度高钾血症敏感的心电图指标（图 33-8）[541]。合并的高钠血症和高钙血症能对抗高钾血症对心肌的抑制作用，而酸中毒、缺氧、低钠血症和低钙血症等促进高钾血症的心肌抑制效应；此外，现有高钾血症的心电图演变多数来自急性动物实验，并不能完全代表临床慢性高钾血症患者的病理生理[542]。

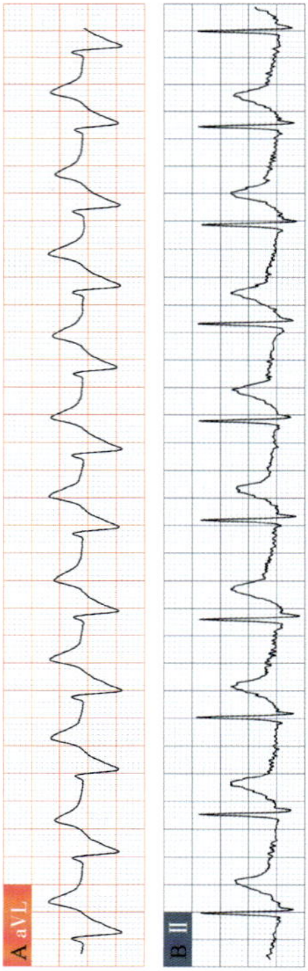

图 33-8 比较高钾血症的宽 QRS 波节律

A. 高钾血症伴宽 QRS 波节律，血钾浓度 7.8mmol/L，心电图窦性 P 波消失，诊断为窦室传导。B. 高钾血症伴窄 QRS 波，血钾浓度 8.4mmol/L，窦性 P 波消失但 QRS 波正常，心电图表现为加速的交界性自主节律，但从电生理机制推导仍有可能是窦室传导，只不过该患者并未合并室内传导障碍

临床指引

从临床实践角度出发，心电图精细鉴别宽 QRS 波窦室传导和窦性心律伴非特异性室内传导障碍意义不大，无论哪种情况，室内阻滞的出现均提示血钾浓度超过 7.0 ~ 8.0mmol/

L，属于重度高钾血症，需要紧急处理；但窄 QRS 波窦室传导和加速的交界性自主心律的精细鉴别具有重要的临床意义，后者正常 QRS 波导致高钾血症很容易被忽视，故对于心电图窦性 P 波振幅降低、窦性 P 波消失以及突发交界性节律的患者，应急查电解质，排除高钾血症。电生理研究证实当血钾浓度 > 10mmol/L 时，窦房交界部出现三度窦房阻滞，心室律由加速的交界性自主心律控制[541]。

血钾浓度 > 9.0mmol/L 时，室内阻滞进行性加重，QRS 波宽大畸形，T 波振幅降低，一旦 QRS 波和 T 波开始融合，心电图表现为正弦波，提示即将发生心室颤动和心脏停搏（图 33-9）。

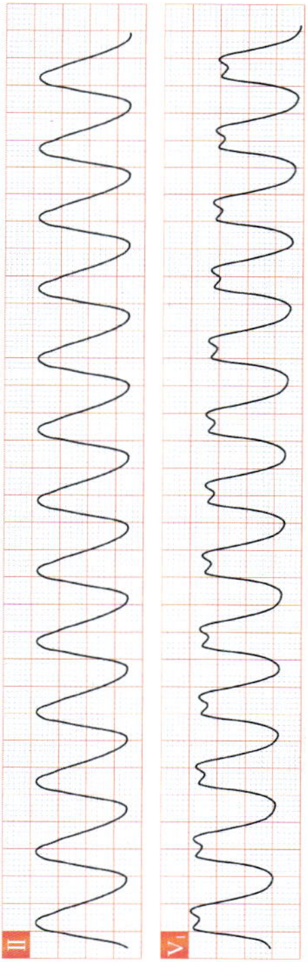

图 33-9 高钾血症

男，86 岁，临床诊断为慢性肾功能不全、尿毒症。患者无尿三天，意识不清，心电图示宽 QRS 波节律，II 导联 QRS 波和 T 波融合成正弦波，无法区分 QRS 波和 T 波组分。急查电解质示血钾 11.3mmol/L，患者降钾治疗中，突发心脏骤停，抢救无效死亡

■袁 欣

Chapter 34

危急度 ☆☆★★★

血钙紊乱

Blood calcium disorders

表 34-1 高钙血症常见病因
甲状旁腺相关疾病
□原发性甲状旁腺功能亢进
□家族性低钙尿症高钙血症
□继发性甲状旁腺功能亢进：晚期肾病
恶性肿瘤
□鳞状细胞癌
□肾细胞癌
□乳腺癌
□卵巢癌
□淋巴瘤
□溶骨性高钙血症：多发性骨髓瘤
肉芽肿性疾病
□肉样瘤病
□肺结核
□麻风病
□铍中毒
□组织胞浆病
营养性疾病
□维生素 D 中毒
□乳碱综合征
□特发性婴儿高钙血症

人体的正常总血清钙浓度为 2.2 ~ 2.6mmol/L[543]。血液中，45% 的钙与蛋白质结合，45% 以游离钙形式存在，10% 的钙与阴离子结合[544]。酸中毒能降低钙与蛋白质的结合，使血钙浓度升高，而碱中毒正好相反。机体内的钙受甲状旁腺、骨、肠道和肾脏的调节。高钙血症最常见的病因是甲状旁腺功能亢进症和恶性肿瘤（表 34–1）。

高钙血症

临床上，当血钙浓度 > 2.6mmol/L 时，称为高钙血症：

轻度高钙血症为 2.6 ~ 2.9mmol/L；中度高钙血症为 3.0 ~ 3.4mmol/L；高钙危象为 3.5 ~ 4.0mmol/L[543]。血钙浓度 > 3.5mmol/L 即可威胁生命[544]。

细胞外 Ca^{2+} 浓度增加时，动作电位时程缩短，缩短 2 相时间，3 相复极提前，心电图 ST 段缩短和 Q–T 缩短（图 34–1）[545]。细胞外 Ca^{2+} 浓度增加时，L 型 Ca^{2+} 通道的电导增强，Ca^{2+} 内流加快，达到阈值而关闭 L 型 Ca^{2+} 通道，2 相持续时间缩短[546]。同时，心外膜和心内膜动作电位改变不一致，跨室壁复极电压梯度增大，1 相期间心电图出现 J 波，2 相期间心电图

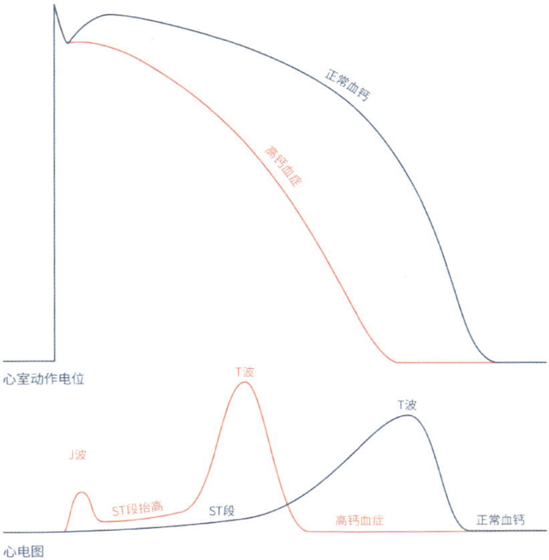

图 34–1 高钙血症的心脏电生理效应

高钙血症缩短动作电位时程，主要缩短 2 相平台期时间，心电图出现 J 波、ST 段抬高、Q–T 间期缩短和 T 波改变

ST 段抬高，有时形成继发性 Brugada 图形[181，547-549]。高钙血症不影响静息膜电位，降低 0 相除极速率（通常不会导致 QRS 波增宽），自律性细胞的 4 相舒张期除极加速。

高钙血症相关心电图改变主要有传导紊乱、J 点抬高、J 波显著、ST-T 改变、Q-T 间期缩短和 U 波增大。传导紊乱发生率为 25%，最多见的是一度房室阻滞和左前分支阻滞；30% 出现 J 点抬高，最常见于下壁导联，其次是右胸导联和侧壁导联；T 波改变的类型有 T 波振幅增高、T 波平坦、双相 T 波和 T 波倒置[550]。T 波平坦和 T 波双相见于中度至重度高钙血症，很容易误诊为缺血性 T 波改变[551]。

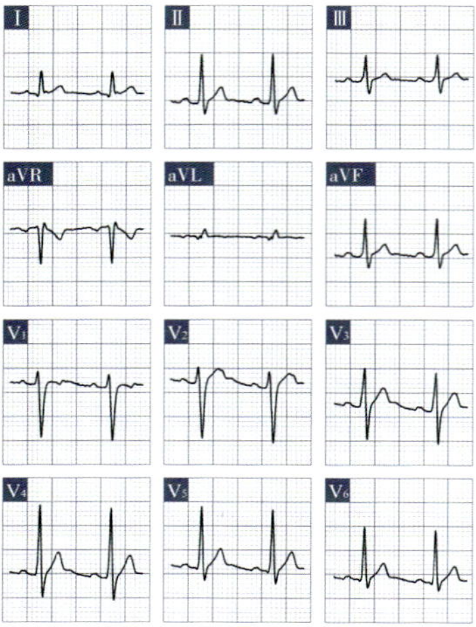

图 34-2 高钙血症

男，22 岁，临床诊断为骨肉瘤。入院时电解质示血钙 3.2mmol/L。心电图为窦性心动过速，Q-T 间期缩短。V_3 导联 Q-T 间期 240ms，多数导联几乎无 ST 段，QRS 波终末部后紧随 T 波升支

Q-T 间期缩短是高钙血症的特征性心电图改变，主要是 ST 段缩短，甚至引起 ST 段消失，QRS 波终末部紧随 T 波升支（图 34-2）。短 Q-T 间期是指心电图 Q-Tc

间期≤340ms[344]。高钙血症引起的Q-T间期缩短，需要和原发性短QT综合征和其他继发性短QT综合征鉴别，如洋地黄药物、电-机械分离等。

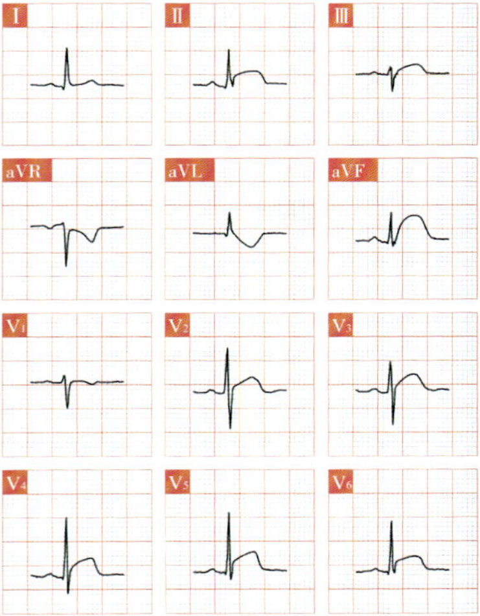

图 34-3 高钙血症

女，81 岁，因乏力、食欲下降 5 天入院。既往有高血压和慢性阻塞性肺病病史。3 个月前诊断为晚期肺癌。心电图示窦性心律，广泛性 ST 段抬高，Ⅱ、Ⅲ、aVF、V_3 ~ V_6 导联，Q-T 间期 320ms。肌钙蛋白阴性。血钙 4.9mmol/L。患者无缺血性胸痛症状，ST 段抬高考虑高钙血症所致，注意 aVL 导联 T 波倒置酷似急性心肌梗死的对应性改变，很容易误诊为广泛前壁心肌梗死合并下壁心肌梗死

高钙血症引起的ST段抬高可以呈Brudaga图形（继发性Brugada综合征）、早期复极和ST段抬高型心肌梗死（图34-3）[552，553]。患者临床有引起高血钙的病因，无缺血性胸痛症状，随访肌钙蛋白阴性，心电图Q-T间期缩短。血钙恢复正常后，心电图逐渐改善等可与急性心肌梗死心电图鉴别。

高钙血症的临床表现有便秘、厌食、恶心、呕吐、腹痛和肠梗阻。肾脏浓缩机制受损出现多尿、夜尿和烦渴。血钙＞3mmol/L可出现情绪改变、意识模糊、谵妄、木僵和昏迷[554]。血钙＞4.5 mmol/L可以引起休克、肾衰竭和死亡[554]。

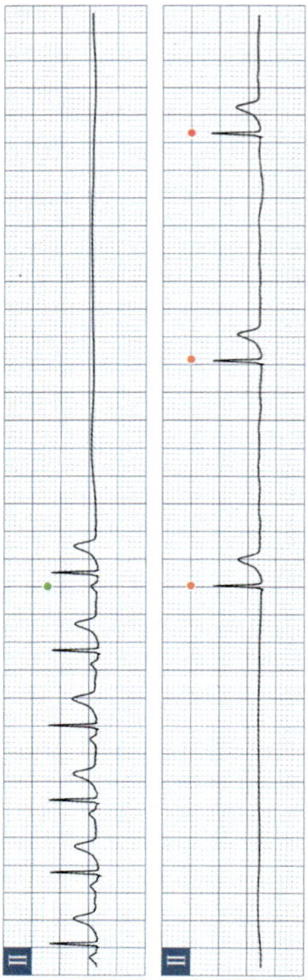

图 34-4 窦性停搏

女，31岁，临床诊断为慢性肾功能不全，尿毒症期。患者入院时血钾5.8mmol/L，突发荨麻疹。静脉推注10%葡萄糖酸钙时，出现窦性停搏（绿色圆圈），全心停搏时间6800ms，患者发作晕厥，随后出现缓慢的交界性逸搏心律（红色圆圈）

10%的葡萄糖酸钙是临床常用治疗低钙血症、高钾血症、高镁血症和过敏性疾病的药物，静脉注射有引起缓慢心律失常的副作用，包括严重的窦性心动过缓、窦性停搏、交界性逸搏、室性逸搏和心脏停搏，发生率＜1∶1000（图34-4）[555, 556]。成人静脉注射速度不应超过200mg/min，儿科患者不应超过100mg/min，静脉推注期间以及用药后最好进行心电监护[557]。

低钙血症

血钙浓度＜2.1mmol/L时，称为低钙血症。血钙浓度为1.9～2.1mmol/L时，为轻度低钙血症，患者通常无症状；而血钙浓度＜1.9mmol/L时，为重度低钙血症，患者将出现肌肉痉挛、抽搐、癫痫发作和心律失常等症状[558-561]。值得注意的是，低白蛋白血症会导致血钙测值偏低，引起假性低钙血症。当白蛋白 < 40g/L 时，白蛋白每降低 10g/L，血钙测值增加 0.2mmol/L[562]。

血钙浓度降低时，心肌动作电位时程延长，特别是延长 2 相时间，心电图 ST 段延长和 Q-T 间期延长（图 34-5）。细胞外 Ca^{2+} 浓度降低时，L 型 Ca^{2+} 通道电导率下降，内向 Ca^{2+} 流降低，心肌细胞需要延长 2 相时间才能保证足够数量的 Ca^{2+} 进入细胞，触发电-机械耦联[563]。计算机理论模型研究发现，低钙血症可以减慢窦房结冲动的形成速率，引起缓慢心律失常和心脏骤停，这可以部分解释透析患者的高猝死发病率[564]。血钙浓度降低 25% 时，心室动作电位时程延长 13.5%[565]。

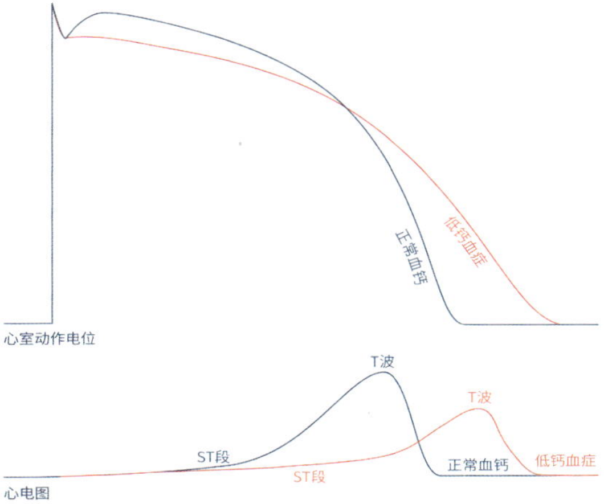

图 34-5 低钙血症的心脏电生理效应

低钙血症延长动作电位时程，主要延长 2 相平台期时间，心电图出现 ST 段延长和 Q-T 间期延长

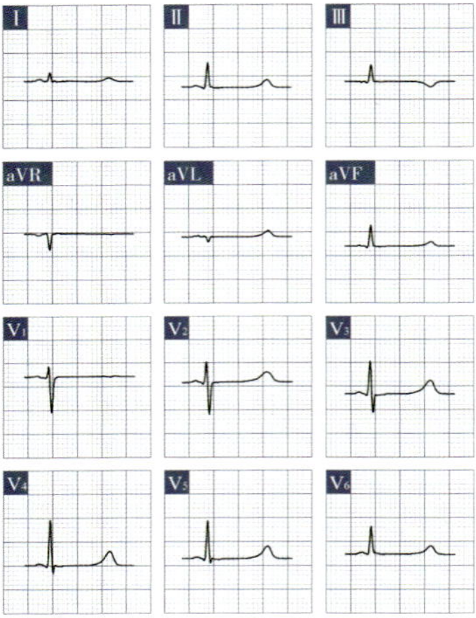

图 34-6 低钙血症

女，41 岁，因甲状腺癌行甲状腺切除术，术后出现低钙血症，血钙 1.4mmol/L。心电图示窦性心律，P-R 间期和 QRS 波时限正常，ST 段显著延长，T 波升支和降支对称性增加

Q-T 间期延长，ST 段延长是低钙血症的标志性心电图（图 34-6）。T 波改变包括 T 波振幅降低或增高、T 波对称性增加、T 波倒置和 T 波深倒置，但超过半数以上的患者 T 波正常[565]。不过，低钙血症并不影响心室动作电位 3 相，显著的 T 波改变要警惕合并其他影响 ST-T 改变的因素。U 波振幅降低[566]。P-R 间期和 QRS 时限无改变。

严重低钙血症时，心电图也可以出现 ST 段抬高，包括局限性和广泛性 ST 段抬高，容易误诊为急性冠脉综合征。目前个案报道有限，心电图发生机制尚不明确，可能与严重电解质紊乱影响细胞代谢，心外膜动作电位显著改变有关（图 34-7）[566-569]。

ST 段时限的正常值为 80 ~ 120ms[570]。低钙血症引起的 ST 段延长重要的鉴别诊断是 3 型先天性长 QT 综合征，一种 Na^+ 通道基因（*SCN5A*）突变引起的先天性长 QT 综合征[571]。

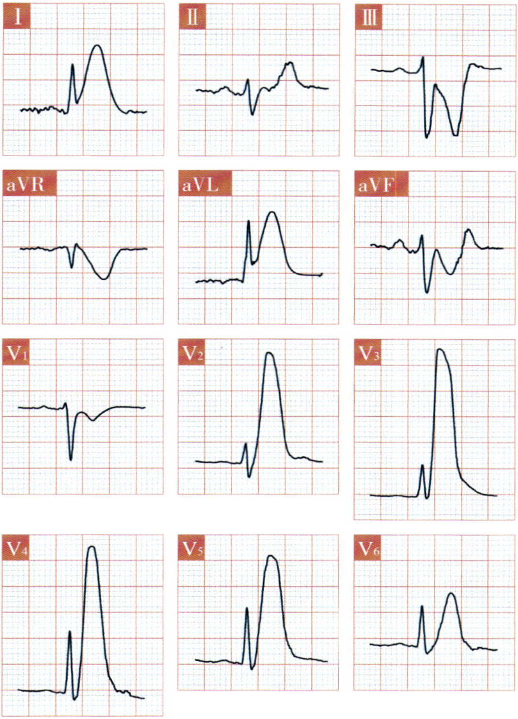

图 34-7 低钙血症

男，50 岁，误服氢氰酸 50mL 后出现呼吸困难和胸痛，急诊送往医院。心电图示窦性心动过速，Ⅰ、aVL、V_2 ~ V_6 导联广泛性 J 点抬高，Ⅲ 和 aVF 导联 ST 段对应性压低和 T 波倒置或负正双相，T 波高耸直立和 Q-T 间期缩短。电解质血钙 0.8mmol/L，血钾 3.5mmol/L，血钠 142mmol/L。本例严重低钙血症患者心电图表现为高钙血症模式

血钙浓度越低，心电图的 ST 段延长程度越重。尽管一些个案报道低钙血症患者发作尖端扭转型室性心动过速，但低钙血症相关继发性长 QT 综合征的心律失

表 34-2 低钙血症常见病因

甲状旁腺功能减退症
□甲状旁腺切除术
□特发性甲状旁腺功能减退症
假性甲状旁腺功能减退症
□ Ia 型假性甲状旁腺功能减退症
□ Ib 型假性甲状旁腺功能减退症
□ II 型假性甲状旁腺功能减退症
维生素 D 缺乏和依赖
肾脏疾病
□肾小管疾病
□肾功能衰竭
其他原因
□急性胰腺炎
□低镁血症
□低蛋白血症
□饥饿骨综合征
□高磷血症
□大量输血
□药物：利福平、苯妥英和利尿剂
□输注钆
□碱中毒

常相对少见[572，573]。研究发现，低钙血症的 Q–T 间期延长很少能超过正常值的 140%[574，575]。低钙血症时，心肌应激性增加，一些临床常用药物容易触发恶性室性心律失常，如多巴胺、10% 葡萄糖酸钙等[556]。低钙血症合并低镁血症时容易发作尖端扭转型室性心动过速。此外，新生儿低钙血症引起的抽搐、肢体抖动，心电图极易误诊为心室颤动而给予不必要的电复律。

临床上，低钙血症主要见于甲状旁腺功能减退、维生素 D 缺乏、营养不良和慢性肾病患者（表 34–2）。

高钾血症合并低钙血症

早期肾功能不全的患者，因血钙排泄减少和继发性甲状旁腺功能亢进，会出现高钙血症；而晚期肾功能不全的患者（最常见于第 5 期），由于透析、经肠道吸收的维生素 D 减少、高磷血症等原因，会出现低钙血症[576]。

慢性肾功能衰竭患者出现联合电解质紊乱时，如高钾血症和低钙血症，低钙血症影响心室动作电位2相，高钾血症影响心室动作电位3相，两种电解质紊乱联合出现时，同时影响动作电位2相和3相，心电图表现为ST段延长和高钾性T波（图34-8）。值得注意的是，血液标本经乙二胺四乙酸处理不恰当，可以出现假性高钾血症合并低钙血症，给临床治疗策略的制订带来错误信息[577]。

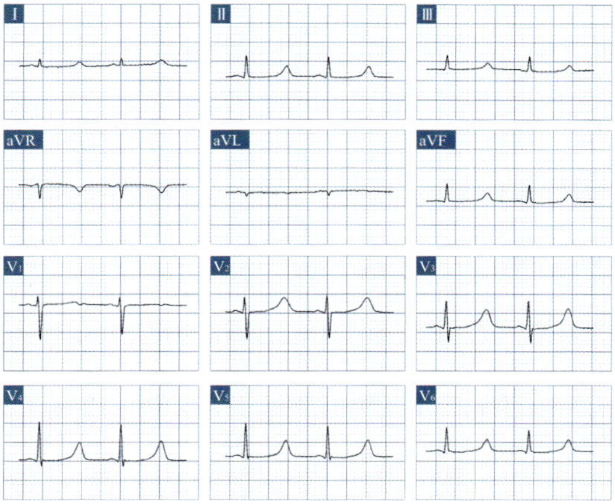

图34-8 高钾血症合并低钙血症

女，41岁，临床诊断为慢性肾功能衰竭尿毒症期。心电图为窦性心律，P-R间期正常，QRS波形态和时限均正常，ST段显著延长，T波振幅虽然不高但对称性增加，提示高钾血症合并低钙血症。患者血钾浓度5.8mmol/L，血钙浓度1.6mmol/L

需要指出的是，对混合性电解质紊乱心电图的解释，必须紧密结合临床，因为急危重患者患者通常存在多种病理生理，对心电图的影响存在多重效应，有时很难判断孰轻孰重。

■ 张雪瑶

Chapter 35

危急度 ☆☆★★★

镁磷钠氯紊乱

Magnesium phosphorus sodium chloride disorder

■ 高镁血症

在人体中，Mg^{2+} 是含量位居第四位的阳离子，也是含量位居第二位的二价阳离子（最多的是 Ca^{2+}），一位体重 70kg 的成人，体内存储约 1000mmol 镁，相当于 21 ~ 28g 镁[578, 579]。Mg^{2+} 浓度正常值范围为 0.74 ~ 1.05mmol/L[578]。血镁浓度 1.05 ~ 2.30mmol/L 为轻度高镁血症，2.30 ~ 4.85mmol/L 为中度高镁血症，> 4.85mmol/L 为重度高镁血症，高镁血症的临床症状和心电图特征见表 35–1[580, 581]。值得注意的是，当血镁浓度 > 6.05mmol/L 时有发生心脏骤停的风险[581]。

表 35–1 高镁血症的临床和心电图特征

血镁升高程度	临床特征	心电图特征
□轻度高镁血症	无症状，或出现虚弱、恶心、头晕和意识模糊等症状	无明显改变
□中度高镁血症	反射减弱、意识模糊、嗜睡、膀胱麻痹、潮红、头痛、便秘、血压下降、心动过缓和视力模糊	□ P–R 间期延长 □ QRS 波增宽 □ T 波振幅增高
□重度高镁血症	肌肉弛缓性麻痹、呼吸频率降低、低血压、心动过缓和心脏骤停	□缓慢心律失常 □心脏骤停

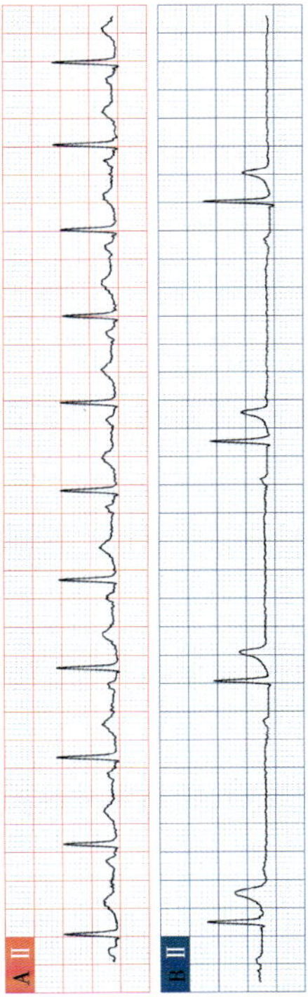

图 35-1 高镁血症

女，94 岁，便秘 3 天。口服硫酸镁导泻后，患者出现心悸和胸闷。A. 入院时心电图示窦性心律，正常心电图。B. 服用镁盐后，心率减慢至 35 次 / 分，心电图表现为重度窦性心动过缓（不除外 2：1 窦房阻滞），一度房室阻滞和 T 波改变。注意 T 波对称性增加，酷似高钾血症，血镁 4.6mmol/L

Mg^{2+} 是天然的 Ca^{2+} 通道拮抗剂，抑制窦房结和房室结细胞的动作电位 0 相，减慢窦性心律、延长房内传导时间和房室传导时间，P–R 间期延长是常见的高镁血症心电图改变（图 35–1）[582-585]。

Mg^{2+} 抑制心室肌动作电位 2 相的 L 型 Ca^{2+} 流，高浓度的 Mg^{2+} 缩短动作电位 2 相时程，心电图 Q–T 间期缩短[584，586]。因此，高镁血症能掩盖低钙血症的心电图特征。

临床上，高镁血症的心脏毒性酷似高钾血症，可以引起 QRS 波增宽，但不如高钾血症常见。血镁浓度需要增高 8 倍才能导致 QRS 波增宽，增加 16 倍才能导致 S 波的出现，这些浓度几乎都是致死性剂量，故临床实践中，高镁血症患者罕见 QRS 波增宽。通常在临床电生理研究中，人体注射的镁盐水平对希氏束–浦肯野纤维和心室肌的电生理无影响（图35-2）[585, 586]。

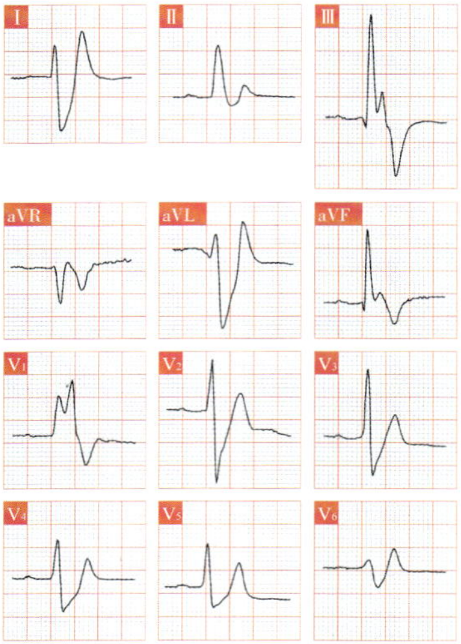

图 35-2 高镁血症合并高钾血症

男，11 岁，临床诊断为慢性肾功能衰竭，尿毒症期。因便秘服用氧化镁 2 周，逐渐出现昏睡。入院血镁 3.66mmol/L，血钾 6.3mmol/L，血钠 132mmol/L。心电图示窦性心律，QRS 时限 > 120ms，形态怪异畸形，为非特异性室内传导障碍，Ⅰ、V_5、V_6 导联 S 波增宽、增深。尽管患者的高钾血症和高镁血症均为中度增高，但两者对心电图有协同作用，故导致 P-R 间期延长、QRS 波显著增宽、T 波高尖等高镁血症和高钾血症心电图改变

Mg^{2+} 对窦房结的抑制存在个体差异性，窦房结功能不全的患者即使轻度高镁血症也会出现窦性停搏[587]。

临床上，高镁血症主要见于排泄减少（肾功能不全）、摄入增加（灌肠液、泻盐）和细胞内 Mg^{2+} 转移到细胞外。静脉推注硫酸镁抢救先兆子痫患者时，有导致高镁血症的可能，特别是患者合并肾功能不全时。在神经肌肉接头处，Mg^{2+} 通过拮抗 Ca^{2+} 的生理作用，阻断 Ca^{2+} 通道和突触前膜释放乙酰胆碱，从而导致神经肌肉传递受阻，深肌腱反射消失是高镁血症最早的临床症状[588]。

高镁血症急救的首选药物是静脉推注 10% 葡萄糖

酸钙。对肾功能正常者给予利尿剂促进镁的排泄，对肾功能不全患者给予透析治疗。

■ 低镁血症

临床上，血镁浓度 < 0.7mmol/L 时，为低镁血症；< 0.5mmol/L 时，为严重低镁血症[589]。临床上，低镁血症的症状呈现低钙血症表现，如束臂征和击面征（图 35-3），而心电图呈现一些低钾血症改变，如 P-R 间期延长、QRS 波增宽、R 波振幅降低、ST 段压低、T 波改变、U 波改变、Q-T 或 QT-U 间期延长（图 35-4）[590-592]。

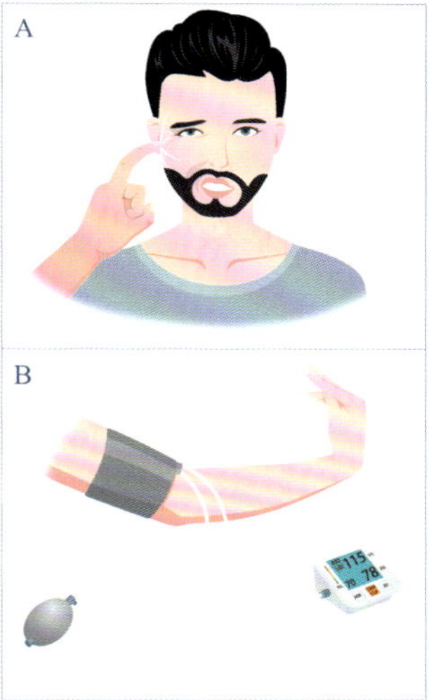

图 35-3 低钙血症和低镁血症的体征

A. 击面征。检查者刺激面神经，引起同侧面部肌肉抽搐。B. 束臂征。血压计袖带加压到收缩压以上 20mmHg，持续 3 分钟，诱发腕部痉挛，手腕、拇指和掌指关节屈曲，手指过度伸展。以上两种体征可见于低钙血症、低镁血症和高磷血症

Mg^{2+} 参与钠-钾泵活性的调节。当 Mg^{2+} 缺乏时，钠-钾泵活性下降，心肌细胞内 Na^+ 蓄积，钠-钙泵活性增加，细胞内 Ca^{2+} 增多将通过后除极产生心律失常；同时，K^+ 不能及时转运至细胞内，造成细胞内低钾，类似于洋地黄中毒；Mg^{2+} 减少后，延长动作电位平台期，延长 Q-T 间期，这些电生理改变与继发性低钾性长 QT 综合征相似，心电图 Q-T 间期延长、室性期前收缩和尖端扭转型室性心动过速（图 35-5）[591-593]。

Mg^{2+}对动作电位时程的影响受Ca^{2+}牵制，正常血Ca^{2+}浓度下，Mg^{2+}对动作电位平台期影响较小；而当Ca^{2+}浓度降低至正常浓度的1/10时，低镁血症显著延长动作电位平台期，可从正常时的100～150ms延长至≥1000ms[594]。

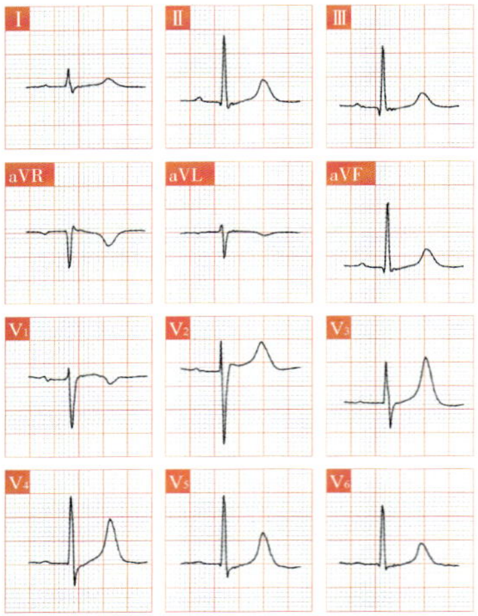

图35-4 孤立的低镁血症

男，26岁，大量饮酒后出现心悸。心电图示窦性心律，P-R间期延长，T波高尖伴Q-T间期延长。电解质示血钾4.3mmol/L，血钠138mmol/L，血钙2.3mmol/L，血镁0.55mmol/L，诊断为低镁血症。12导联心电图上，胸导联T波振幅增高，酷似高钾性T波改变，但患者血钾正常，心电图Q-T间期延长，实际为孤立的低镁血症对心电图的影响

生理条件下，Mg^{2+}是K^+通道的天然阻滞剂，轻度低血镁时，Mg^{2+}的阻滞能力降低，心室复极加速，动作电位3相缩短，心电图T波高尖；重度低镁血症时，T波振幅降低或倒置[595, 596]。临床实践中，孤立的低镁血症少见，常常合并低钾血症和低钙血症，很多低镁血症患者的心电图改变实际是混合电解质紊乱的心电图异常。顽固性低钾血症患者，即使血镁监测正常，也需要适当补充镁盐。对血流动力学不稳定的患者，可于15分钟内给予1～2g镁盐[597]。

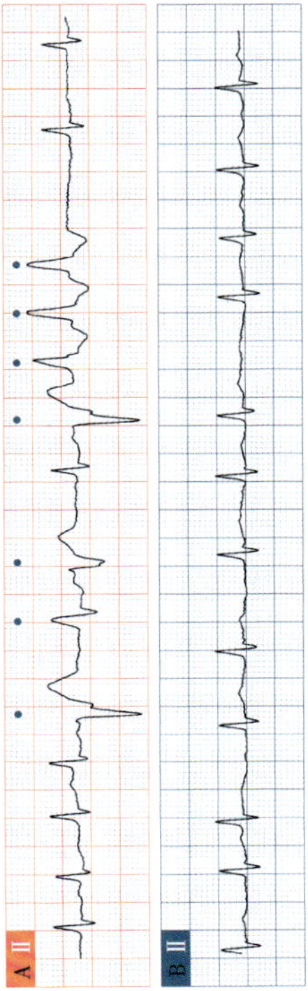

图 35-5 短阵室性心动过速
男，68 岁，临床诊断为二尖瓣反流。患者因双下肢水肿自服速尿片 1 周后，出现心悸。A. 心房颤动伴快速心室率反应，短阵室性心动过速。入院时血镁浓度 0.45mmol/L，血钾 3.6mmol/L，血钙 2.15mmol/L。B. 患者补充镁盐后，室性心律失常消失

■ 高磷血症

人体中大约有 1000g 磷，80% ~ 90% 存储于骨骼中，10% ~ 14% 位于细胞内，1% 位于细胞外[598]。

磷是骨矿化、细胞结构、遗传编码和能量代谢至关重要的无机元素，也是人体内含量第六丰富的元素。成人血磷正常范围是 0.81 ~ 1.45mmol/L，当血磷浓度 > 1.56mmol/L 时即为高磷血症[598，599]。

高磷血症最常见的原因是肾功能衰竭，误服含磷药物和化学品可引起急性高磷血症。患者通常无症状，或出现低钙血症（束臂征和击面征）和肾功能不全相关症状。

高磷血症的主要心电图改变为 T 波高尖（酷似高钾性 T 波）和 Q–T 间期延长（合并低钙血症所致），严重高磷血症有导致心脏停搏风险（图 35–6）[600–603]。

一些灌肠液中含有磷

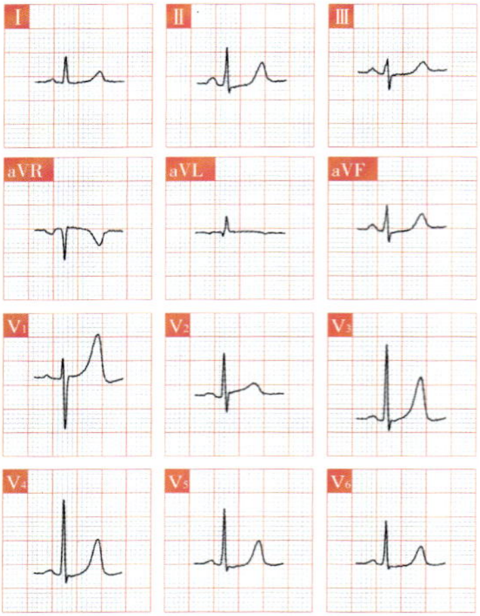

图 35-6 高磷血症

男，76 岁，误服灌肠液后出现急性高磷血症，入院血磷 20.2mmol/L，血钙 1.07mmol/L，血钾 4.0mmol/L，血钠 140mmol/L。心电图为窦性心律，ST 段延长和 T 波高尖，表现为低钙血症合并高钾血症心电图模式

酸二氢钠，灌肠可以诱发急性高磷血症，危险因素有：①肾功能衰竭；②年龄≥65岁；③肠梗阻；④肠道蠕动的能力减弱；⑤肠道通透性增加；⑥合并充血性心力衰竭、肝硬化等疾病[601]。对先天性巨结肠和肠梗阻患者应禁用含磷灌肠液，选用聚乙二醇灌肠液。

急性高磷血症的主要临床表现为低血压、神经-肌肉亢进和肌肉抽搐。治疗重点是推注葡萄糖酸钙和血液透析清除体内过多的磷。

低磷血症

血磷浓度 < 0.81mmol/L 时，称为低磷血症。轻度低磷血症为 0.65 ~ 0.81mmol/L，中度低磷血症为 0.32 ~ 0.65mmol/L，重度低磷血症为 < 0.32mmol/L[604, 605]。低磷血症的发生原因有摄入减少、排泄增多和磷从细胞外向细胞内转移。严重的低磷血症可以出现进行性

加重的脑病、癫痫、昏迷和死亡；如果伴肌无力，需警惕横纹肌溶解。临床上，低磷血症常见于脓毒血症、糖尿病酮症酸中毒和酒精中毒患者。

严重低磷血症的心电图改变有ST段改变（包括Brugada表型）、T波改变、U波改变、室上性心律失常（包括新发心房颤动）、室性期前收缩和室性心动过速，不过临床需要仔细鉴别是单独的低磷血症还是联合电解质紊乱所致心电图改变[607-609]。孤立的低磷血症酷似高钙血症心电图（图35-7）[610]。

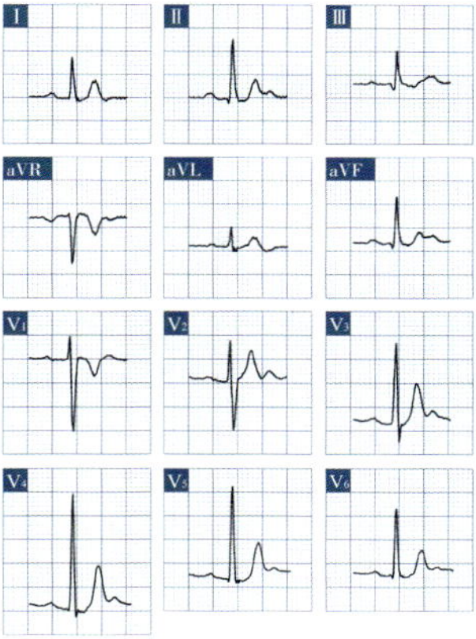

图35-7 孤立的低磷血症

男，52岁，因糖尿病酮症酸中毒入院。入院血磷0.33mmol/L，血钙2.4mmol/L，血钾3.5mmol/L，血钠138mmol/L。心电图示窦性心律，T波高尖，U波增大，T-U波融合和短Q-T间期。患者入院后出现多形性室性心动过速，静脉推注磷酸钾后心律失常消失

轻度低磷血症给予口服磷酸盐溶液治疗，重度低磷血症特别是合并心律失常的患者，可以静脉滴注磷酸钾，每次给药后监测血磷水平至少6小时[611]。

高钠血症

Na^+是细胞外最丰富的阳离子，正常浓度为

135 ~ 145mmol/L[612]。血钠浓度 145 ~ 149mmol/L 时，为轻度高钠血症；150 ~ 169mmol/L 时，为中度高钠血症；≥ 170mmol/L 时为重度高钠血症[613]。需要指出的是，对于重度高钠血症的定义尚无共识，有些定义为≥ 155mmol/L 或≥ 160mmol/L[614]。

Na^+ 电流是快反应细胞动作电位 0 相去极化速率和振幅的重要决定因素。细胞外 Na^+ 浓度增加时，心电图 P 波振幅和 QRS 波振幅降低，Q–T 间期延长，前者是血液电导增强，心肌电流短路的结果，后者与细胞外 Na^+ 浓度增加、动作电位持续时间延长有关（图 35–8）[615, 616]。此外，重度高钠血症患者还可以出现

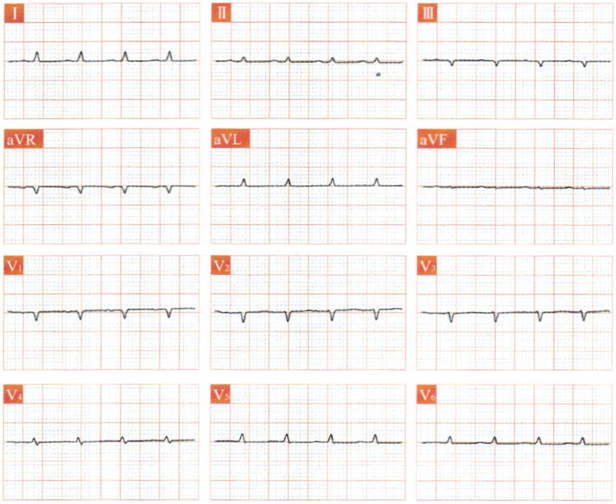

图 35–8 高钠血症

患者，女，11 岁，临床诊断为脑膜炎。入院时血钠 226mmol/L，血钾 3.8mmol/L，血钙 1.12mmol/L，血镁 0.8mmol/L。心电图为窦性心动过速，低电压。患者心电波振幅极低，但 V_2 导联仍可判读 Q–T 间期延长，窦性 P 波位于 T 波降支。患者随后发生单形性室性心动过速，抢救无效死亡

窦性心动过速、非特异性 ST-T 改变、广泛性 ST 段压低、室性心动过速等异常心电图[617]。

高钠血症的治疗重点是纠正高渗状态，应在 48 小时内逐渐纠正，过快纠正将会导致脑水肿和癫痫发作[618]。

低钠血症

临床上，当实验室血钠浓度 < 135mmol/L 时，称为低钠血症：血钠浓度 130 ~ 135mmol/L 为轻度低钠血症；血钠浓度 125 ~ 129mmol/L 为中度低钠血症；血钠浓度 < 125mmol/L 为重度低钠血症[619]。低钠血症是常见的电解质紊乱之一，重症监护室患者的发生率为 30%[620, 621]。

房室阻滞是低钠血症常见的心律失常，可能与低钠血症引起的传导系统水肿、传导功能暂时性受损等有关（图 35-9）。目

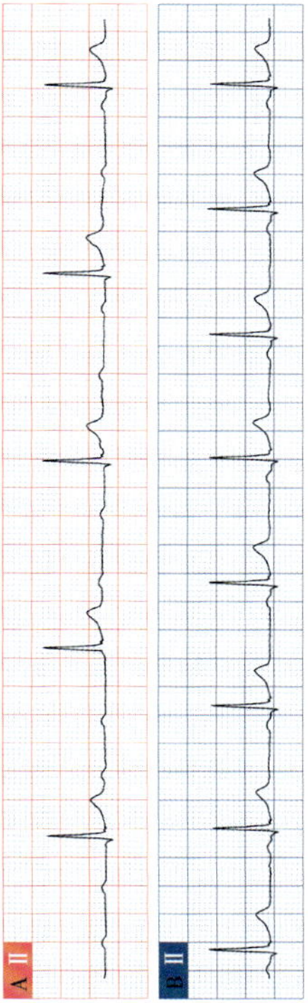

图 35-9 三度房室阻滞

男，79 岁，因头晕 10 天入院。A. 入院时血钠 104mmol/L，血钾、血钙和血镁正常。心电图为窦性心动过速，三度房室阻滞，交界性逸搏心律。B. 患者补充钠盐，血钠恢复正常后，三度房室阻滞消失

前尚不清楚此类患者是已存传导缺陷还是低钠血症单独的效应[622-624]。

当低钠血症联合其他电解质紊乱时，会放大或加重其他电解质紊乱的异常心电图改变，如低钾血症时可出现双峰T波、T-U融合波；若合并窦性心动过速，进一步形成T-U-P三联波，共同形成宽大畸形的T波降支，持续至QRS波起始部，心电波不位于等电位线；强调的是，T-U-P三联波真正融合的是T波和U波，窦性P波只是心电图描记时重叠于U波降支，文献上把这种T-U-P三联波，形似北美原住民用动物皮或桦树皮制成的圆锥形住宅，称为Tee-Pee征（图35-10）[625]。

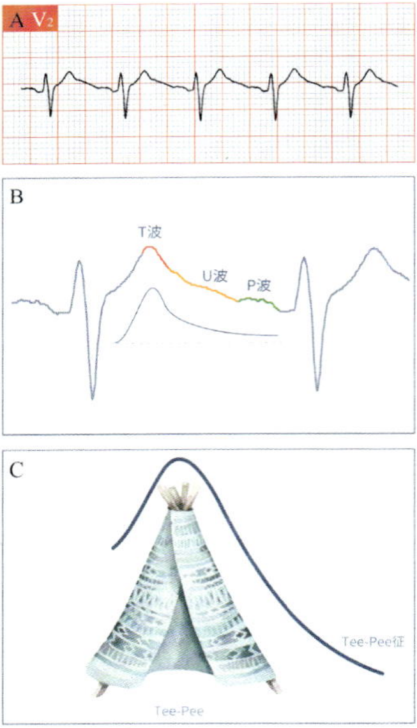

图35-10 Tee-Pee征

A. 一例低钾血症合并低钠血症患者的V_2导联，T波降支-U波融合，重叠窦性P波，导致T波顶峰至窦性P波终点之间的心电波迟迟不能回到等电位线，形成T-U-P三联波。B.T-U-P三联征的构成，强调T波顶峰至P波终点之间的心电波迟迟不能回到等电位线，表现T波升支和降支的形态极不对称。C. 北美原住民的Tee-Pee住宅模型

理论上，细胞外Na^+浓度降低，

将会影响心房肌、浦肯野纤维和心室肌等动作电位的0相。动物模型研究显示，只有当细胞外 Na^+ 浓度降低到正常的50%时，才会影响动作电位0相的振幅和去极化速率，这种程度的严重低钠血症罕见于临床，因为人体血钠浓度 < 115mmol/L 时，即可出现木僵、神经肌肉过度兴奋、反射亢进、癫痫、昏迷和死亡[626]。

低钠血症可以诱发 Brugada 心电图表型，机制不明，可能原因有：①低钠血症引起心外膜动作电位缩短，而对心内膜动作电位影响不明显；②1相跨室壁复极梯度增大；③ Na^+ 内流减少，相对增强 K^+ 外流效应（图35-11）[627-629]。这种情况下，必须谨慎区分原发性与继发性Brugada综合征。

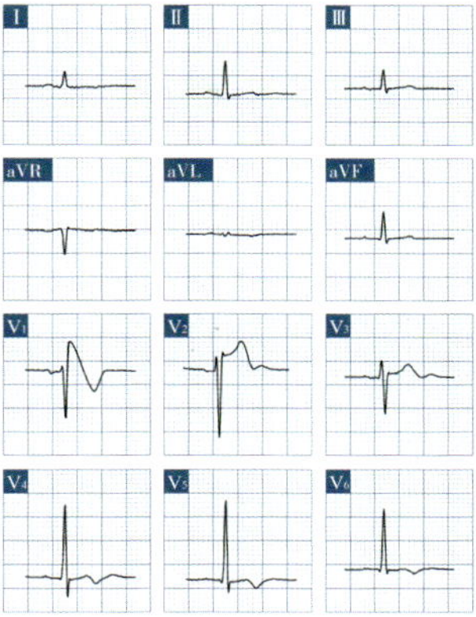

图35-11 Brudaga心电图表型

男，56岁，临床诊断为2型糖尿病和慢性肾功能不全。入院心电图发现 V_1 导联ST段抬高伴T波倒置，为1型Brugada图形。入院时血钠120mmol/L，血钾3.2mmol/L，血钙2.3mmol/L，血镁0.85mmol/L。血钠和血钾恢复正常后，右胸导联ST段抬高消失。追问病史，患者无家族猝死史。患者未进行基因诊断

■ 韩月篪

Chapter 36

危急度 ☆☆★★★

房性心动过速

Atrial tachycardia

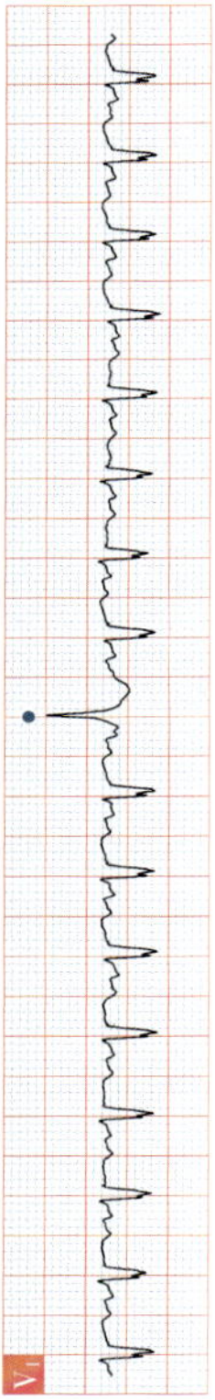

图 36–1 折返性房性心动过速

折返性房性心动过速，心房率 150 次 / 分。灰蓝色圆圈标注的是 1 个室性期前收缩

房性心动过速是指起源并局限于心房内的心律失常。根据发生机制分为折返性、触发性和自律性；而根据心动过速起源和依赖的心肌范围，分为局灶性房性心动过速和大折返性房性心动过速。前者是经典心电图学教科书所指的典型房性心动过速，后者则为心房扑动（图 36–1）。

心电图诊断

心电图不仅可以诊断房性心动过速，还可以根据异位 P 波的形态，初步定位心动过速的起源部位。房性心动过速的心电图诊断依据如下：

1. 心房率为 100 ~ 250 次 / 分，节律规整或不规整。

2. 房室传导：规整或不规整。心室率规整见于 1∶1房室传导或 2∶1 ~ 4∶1固定比例的房室传导，

图 36-2 房性心动过速

A. 房性心动过速伴不典型文氏传导，心房率规整，心室率因房室传导时间不等而不规整。B. 房性心动过速伴 1：1 房室传导，心室律规整。注意两例 QRS 波前均有 P 波且 P-R 间期符合房室传导规律，应考虑 P 波与 QRS 波有关，诊断为房性心动过速

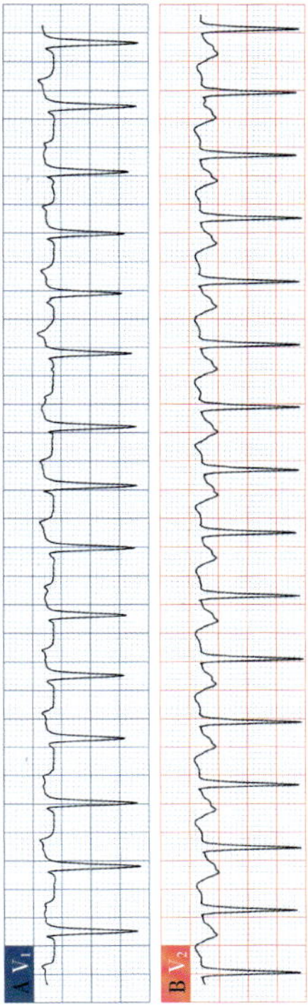

心室率不规整见于合并文氏传导、P-R 间期进行性延长或房室传导比例不固定（图 36-2）。

3.P 波形态：不同于窦性 P 波，形态单一（单源性房性心动过速）或多变（多源性房性心动过速）。靠近窦房结附近起源的房性心动过速，P 波形态近似窦性 P 波，很难和窦性心动过速鉴别。

4. 房性心动过速既可以表现为长 RP 心动过速（R-P 间期 /P-R 间期 > 1），也可为短 RP 心动过速[630]。

5.QRS 波可以正常，表现为窄 QRS 波；也可以增宽，表现为宽 QRS 波（图 36-3）。

6. 可以根据心动过速发作起始和终止时的一些心电现象来推导心动过速的机制，如复温现象提示自律性房性心动过速、突发突止且节律规整提示折返性房性心动过速（表 36-1）。

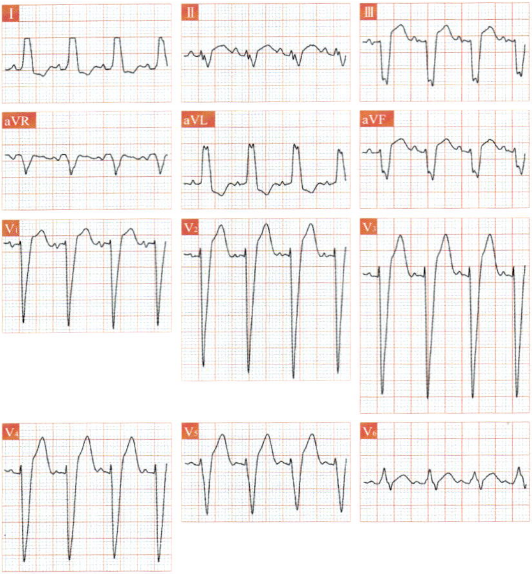

图 36-3 房性心动过速伴完全性左束支阻滞

女，68 岁，胸痛 2 小时入院。心电图诊断：①阵发性房性心动过速；②完全性左束支阻滞；③ST 段抬高型广泛前壁合并下壁心肌梗死。本例房性心动过速，V_1 导联 P 波正负双相，aVL 导联 P 波直立，提示起源于右心房；下壁导联 P 波直立，aVR 导联 P 波倒置，进一步提示起源于高位右心房。QRS 波时限 160ms，V_1 导联呈 rS 形，r 波时限 20ms，Ⅰ和 aVL 导联呈切迹 R 波且切迹位于 R 波顶峰，典型的完全性左束支阻滞；V_6 导联呈 rs 波，推测胸导联切迹 R 波应出现于 V_7 ~ V_9 导联

临床指引

心电图判读心动过速，不外乎以下三种可能。

1. 心房率和心室率均 > 100 次 / 分，心房和心室同时存在心动过速，如房性心动过速伴 1:1房室传导、心房颤动伴快速心室率反应等。心房和心室既可以遵

表 36-1 局灶性房性心动过速的电生理特征

		异常自律性	触发活动	折返性
程序性电刺激		不能诱发发作	可以诱发发作	诱发发作
发作特征	□房性期前刺激	不能诱发发作	诱发发作。诱发时，偶联间期和心动过速周期呈正比	诱发发作。诱发时，偶联间期和心动过速周期呈反比
	□儿茶酚胺	促进发作	促进发作	无关
	□复温现象	常见，心率逐渐增快直至频率稳定	可见	心率骤然增快且恒定
	□发作时和心动过速时 P 波形态	一致	不同	不同
终止特征	□程序性电刺激	不能终止发作	可以终止发作	终止发作
	□降温现象	常见，心率逐渐减慢直至终止	可见	骤然终止
心房起搏		不能拖带	不能拖带	拖带
超速抑制		心动过速一过性受抑或频率减慢，然后逐渐恢复到基础频率	起搏频率增快时，心动过速频率有增快趋势	无论起搏个数，心动过速频率逐渐恢复到基础频率
迷走刺激		频率减慢，但心动过速不终止	可以终止	无影响
腺苷反应		心动过速一过性减慢或抑制，然后频率加速到基础心率或重新发作	心动过速终止，不能重新发作	无影响

循同一种心律失常，如房性心动过速伴1:1房室传导，也可以是各自的心动过速，如房性心动过速合并室性心动过速，属于复杂心律失常。

2. 心房率 > 100次/分，心室率 < 100次/分时，心动过速仅表现于心房层面，如心房扑动伴4:1房室传导、心房颤动伴三度房室阻滞等（图36-4）。

3. 心房率 < 100次/分，心室率 > 100次/分时，心动过速仅表现于心室层面，如窦性心律发生的阵发性室性心动过速。

心电图不仅要明确房性心动过速的诊断，还要充分理解心动过速涉及的房室层面，才能制订正确的急救策略：当患者因心动过速所致心室率快速、症状加重、循环不稳时，重点是控制心室率和(或)转复心动过速；而心室率缓慢时，如合并高度或三度房室阻滞、抗心律失常

图36-4 房性心动过速合并三度房室阻滞

女，70岁，因脑供血不足入院。心电图示房性心动过速，心房率250次/分，红色箭头标示出部分房性P波；心室率69次/分，注意P-R间期不固定而多变，提示房性P波和QRS波无关。心电图诊断：①房性心动过速；②三度房室阻滞；③交界性逸搏节律。由于心室律不快，控制心室率并非治疗核心

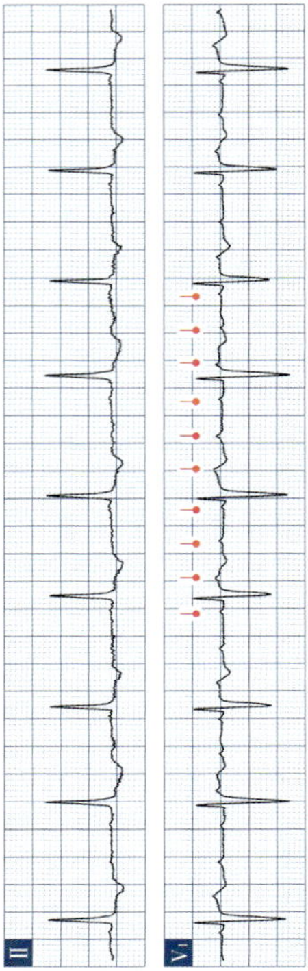

药物过量、地高辛中毒等，此时盲目使用大剂量抗心律失常药物转复房性心动过速，有可能产生严重后果。因此，房性心动过速的急诊治疗策略重在控制过快的心室率，患者主诉症状的严重程度和血流动力学是否稳定。

对于房性心动过速患者，若血流动力学稳定，可给予抗心律失常药物治疗；若血流动力学不稳定，给予同步电复律治疗[632]。

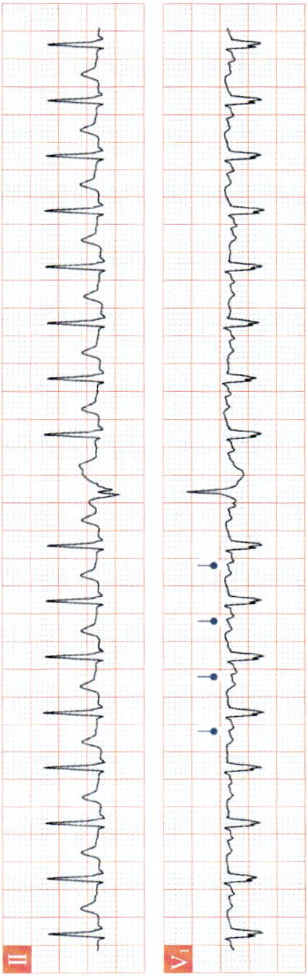

图 36-5 房性心动过速

窄 QRS 波心动过速，QRS 波形态和时限正常，II 导联 QRS 波群无可识别的 P 波，但肯定存在等电位线，借此排除心房扑动和心房颤动；同步 V_1 导联的每个 QRS 波群前可见固定 P-R 间期的 P 波（灰蓝色箭头），诊断为房性心动过速，排除典型房室结折返性心动过速和房室折返性心动过速

鉴别诊断

房性心动过速最重要的鉴别诊断是窦性心动过速（图 36-5）和心房扑动。12 导联心电图上，有时房性心动过速的房性 P 波在某些导联难以分辨，原因有心房率快速、房性 P 波和之前心搏的 T 波完全重叠且重叠切迹不明显；合并宽 QRS 波心动过速，T 波宽大掩盖房性 P 波；房性心动过速起源于心房中

部或房间隔等特殊的解剖位置，房性P波自身振幅低、形态窄小，不容易判读；患者呼吸急促、急救时心电图导联安放不正确，心电图干扰较多或基线漂移等。

对于室上性心动过速心电图，仔细分析12导联波形，只要有≥1个导联的QRS波群前有明确相关的P波，P–R间期≥120ms，就要考虑房性心动过速可能。此外，如果发现某个导联的P–R段、ST段或T–P段无等电位线，呈波浪状起伏且规律出现，要警惕心房扑动，因为心房扑动波有时在某些导联酷似房性P波，但在某个或多个导联呈心房扑动波的特征（图36–6）。

房性心动过速、P波频率＞100次/分、形态多变且存在≥3种形态的P波、P–P间期不规则、P–R间期和R–R间期变化不定、心室律绝对不齐，称为紊

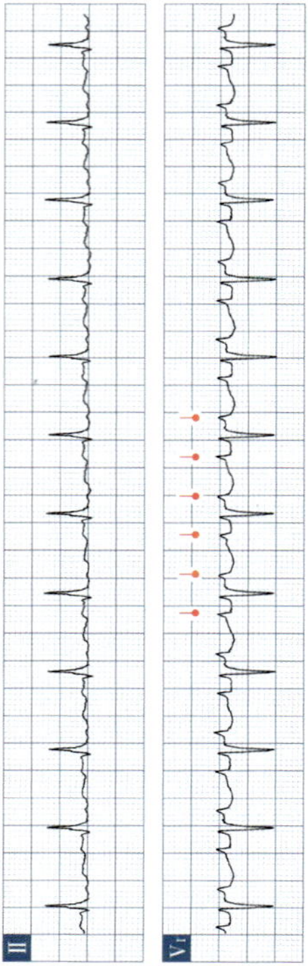

图36–6 心房扑动

窄QRS波，心室率105次/分，律齐，V_1导联可见清晰的房性P波，频率214次/分。如果单看V_1导联很容易诊断为房性心动过速，但同步II导联仔细观察心电图等电位线，在心室率105次/分的情况下，未发现位于等电位线的P–R段、ST段和T–P段，心心电图基线波浪状起伏，实为心房扑动

乱性房性心动过速[632,633]。紊乱性房性心动过速最重要的鉴别诊断是心房颤动，仔细观察 12 导联心电图，在 P–R 段、ST 段和 T–P 段等部位能观察到心电图等电位线，即可排除心房颤动（图 36–7）。紊乱性房性心动过速的心电图诊断重点是尽管存在多种形态的房性 P 波，但无法明确哪种形态的房性 P 波为主导心房节律（图 36–8）。

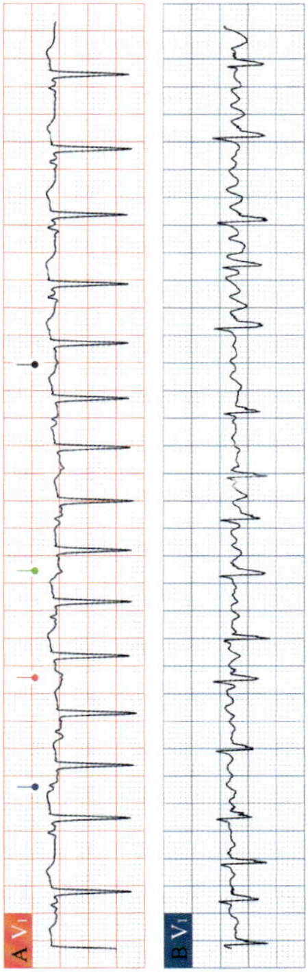

图 36–7 紊乱性房性心动过速

两例心电图共同点均为窄 QRS 波心动过速，心室节律不规整。A. 仔细分辨 P 波形态，可见心动过速期间至少有 4 种形态的 P 波，P–R 段和 T–P 段存在等电位线，诊断为紊乱性房性心动过速。B. 心室节律绝对不规整，心电图等电位线消失，表现为形态、振幅和频率“三不等”的心房颤动波

心脏电生理上，紊乱性房性心动过速又称为多源性房性心动过速，是一种少见的心律失常，多见于慢性阻塞性肺疾病和晚期心力衰竭、严重缺氧的老年患者，少数见于儿童，住院患者发病率为 0.05% ~ 0.32%[631]。

紊乱性房性心动过速也是房性心动过速和心房颤动之间的过渡节律，55% 的紊乱性房性心动过速蜕变为心房扑动或心房颤动[632]。治疗原发疾病

和纠正异常的内环境，如电解质紊乱、低氧血症等，必要时给予 Ca^{2+} 通道拮抗剂和 β 受体阻滞剂控制心室率。

此外，紊乱性房性心动过速的临床预后不佳，住院患者1年内死亡率高达60%，是提示心肺功能严重损害的一种心律失常[632]。

指南建议

初学者往往很畏惧分析心动过速心动图，其实只要具有了一定的知识储备和分析思维，大部分心动过速可以通过心电图进行诊断。窄 QRS 波心动过速发生时，首先要区分是室上性心动过速还是室性心动过速。如果肯定是前者，观察 QRS 波群前有无可识别的 P 波：有明确可识别的 P 波时，优先考虑房性心动过速和心房扑动；无明确可识别的 P 波时，需要考虑房室结或房室旁道参与的各种折返性室上

图 36-8 紊乱性房性心动过速

男，75岁，临床诊断慢性阻塞性肺疾病急性发作，呼吸衰竭。心电图诊断为紊乱性房性心动过速。V_1 导联用彩色箭头标识出三种形态的房性 P 波，房性 P 波形态几乎逐搏变异，无法确定主导节律；此外，尽管心室节律绝对不规整，仍可以见到等电位的 P-R 段、ST 段和 T-P 段，借此排除心房颤动

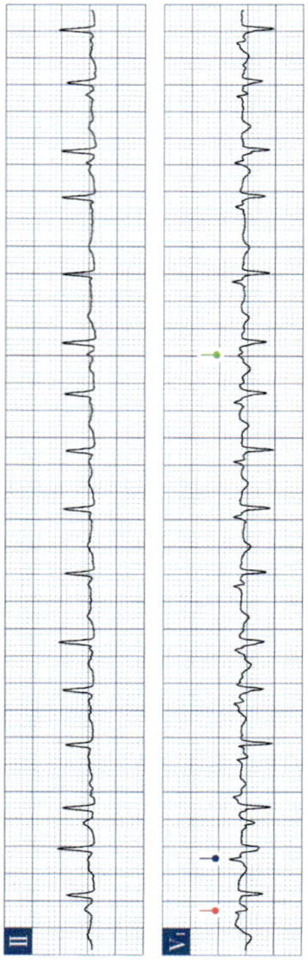

性心动过速（图 36–9）[631]。此外，房性心动过速伴宽 QRS 波主要的鉴别诊断有合并 3 相差异性传导、基础束支阻滞、心室起搏跟踪快速的心房率、非特异性室内阻滞、旁道下传以及合并室性心动过速等。

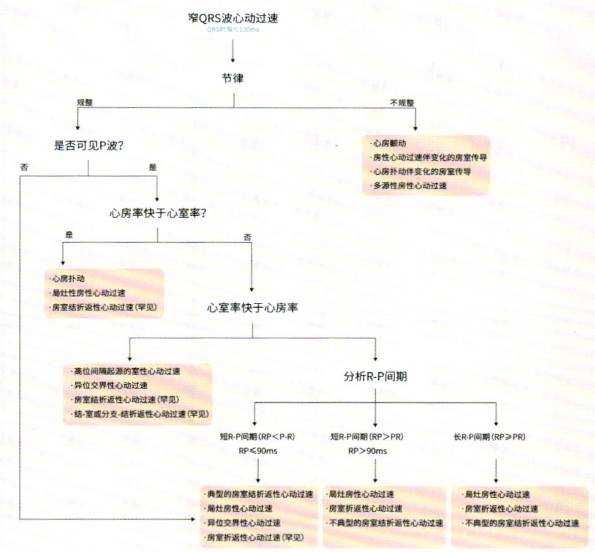

图 36–9 窄 QRS 波心动过速的心电图鉴别流程

首先判读窄 QRS 波心动过速节律是否规整，分为规整的窄 QRS 波心动过速和不规整的窄 QRS 波心动过速；其次，判读每个 QRS 波群前是否可见 P 波。如 P 波不可见或不容易识别，需要鉴别房性心动过速、房室结折返性心动过速和房室折返性心动过速等；P 波可见时，分析 P 波频率和 QRS 波频率，根据两者快慢关系，进入第三步和第四步的鉴别流程

■ 李　晨

Chapter 37

危急度 ☆★★★★

Brugada 图形

Brugada pattern

Brugada 综合征是一种先天性离子通道疾病，心电图表现为右胸导联 ST 段抬高和 T 波倒置，患者有发生多形性室性心动过速和心室颤动的风险，30% ~ 35% 的病例归因于 Na^+ 通道基因突变[634]。

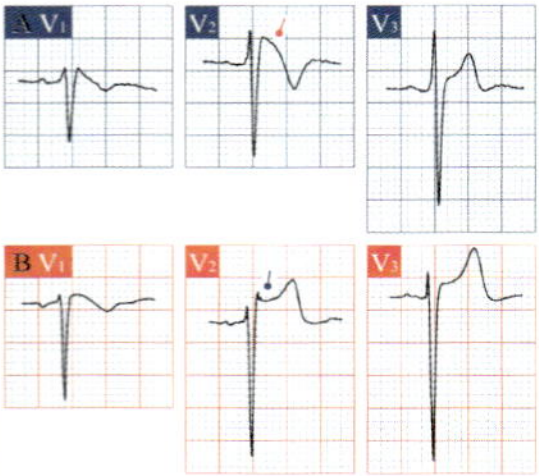

图 37–1 Brugada 图形

A.V_2 导联 1 型 Brugada 图形，ST 段穹隆形抬高 4mm（红色箭头）伴 T 波倒置。患者是一位 39 岁男性，因突发晕厥被送往急诊科，心电图示心室颤动。经心肺复苏后，12 导联心电图上，右胸导联提示 1 型 Brugada 图形。结合典型的 1 型 Brugada 图形和心室颤动病史，诊断为 Brugada 综合征。患者接受了 ICD 治疗。B.V_1 导联 ST 段穹窿形抬高 1.2mm 伴 T 波倒置，V_2 导联 ST 段水平形抬高 3.2mm 伴 T 波直立，抬高的 ST 段和直立 T 波形成马鞍形（灰蓝色箭头）。患者是一位 51 岁的男性，因高血压门诊随访心电图发现 2 型 Brugada 图形，患者未接受药物激发试验进一步确诊

■ 心电图特点

目前，Brugada 综合征分为两种类型。

1 型是 V_1 ~ V_3 导联中，至少 1 个导联的 ST 段抬高 ≥ 2mm，ST 段呈穹隆形或斜直形，伴 T 波倒置，倒置的 T 波对称性增加，1 型图形具有诊断价值（图 37–1A 和图 37–2）[635]。

2 型是 $V_1 \sim V_3$ 导联中至少 1 个导联的 ST 段抬高 ≥ 0.5mm，通常 ST 段在 V_2 导联抬高 ≥ 2mm，ST 段呈穹隆形或水平形抬高，V_2 导联 T 波直立，V_1 导联 T 波可以直立或倒置。2 型图形不具有诊断价值（图 37-1B）。药物激发试验（推注阿义吗啉、普罗帕酮、氟卡尼等 I 类抗心律失常药物）转为 1 型图形才能诊断为 Brugada 综合征[635]。

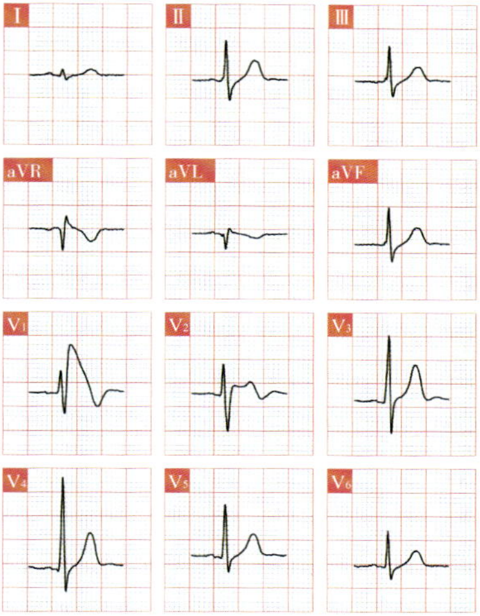

图 37-2 1 型 Brugada 图形

男，20 岁，因腹股沟疝外科手术行术前心电图发现 V_1 导联 ST 段穹隆形抬高伴 T 波倒置，典型的 1 型 Brugada 图形。追问病史其兄在 24 岁时猝死，死因不明。本例患者临床诊断为 Brugada 综合征，接受 ICD 治疗

既往诊断 Brugada 综合征需要心电图证实存在 1 型心电图模式和临床表现，例如，有复苏经历的心脏骤停病史、心电记录到多形性室性心动过速、非血管迷走性晕厥史、年龄 <45 岁的非冠状动脉 SCD 家族史。然而，由于许多 1 型心电图患者无症状，2013 年《遗传性原发性心律失常综合征患者的诊断和治疗专家共

识》声明提出以下诊断标准：至少≥1个右胸导联（V_1和V_2），放置在标准位置或高位肋间（直至第2肋间），记录到1型Brugada图形，而无须任何进一步的恶性心律失常证据，可以直接诊断为Brugada综合征[636]。

诊断技能

正确诊断Brugada图形首先需要排除干扰，特别是在基线漂移、心电波变形失真、胸导联电极吸附欠佳的情况下，右胸导联记录出的Brugada图形可能是假性图形，重新采集合格的心电图可以排除（图37-3）。

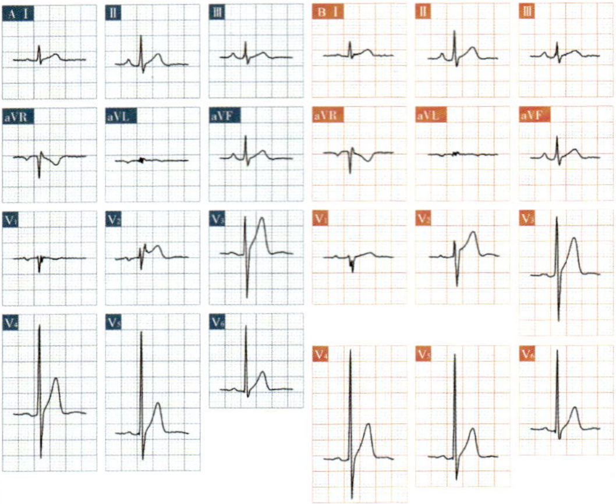

图37-3 假性Brugada图形

男，47岁，临床诊断为原发性高血压3级（很高危）。A.门诊12导联心电图示窦性心律，V_2导联ST段抬高1.8mm伴T波直立，表现为2型Brugada图形，注意到V_1导联QRS-T波群失真，怀疑是伪差心电图。B.该患者同一时间段，右胸导联电极安放位置相同，重新采集心电图后，V_1导联QRS-T波形态恢复正常，V_2导联ST段上斜形抬高3.4mm伴T波直立，表现为左心室高电压对应的右胸导联ST-T改变，排除Brugada图形

典型的 1 型 Brugada 图形容易诊断，2 型 Brugada 图形需要和不完全性右束支阻滞、室上嵴图形、致心律失常右室心肌病、左心室肥厚和漏斗胸等心电图鉴别，右心室终末部延迟除极形成的 r' -S 波升支和 Brugada 抬高的 ST 段 -S 波升支均形成三角形形态，为此提出了一些新的心电图鉴别指标，包括 β 角和 r' 波振幅，β 角 ≥ 58° 和 r' 振幅 ≥ 4mm 倾向于判读 Brugada 图形，患者的 2 型 Brugada 图形转变为 1 型 Brugada 图形的风险较大（图 37-4）[635, 637, 638]。

既往所谓的 3 型 Brugada 图形，即右胸导联 J 点抬

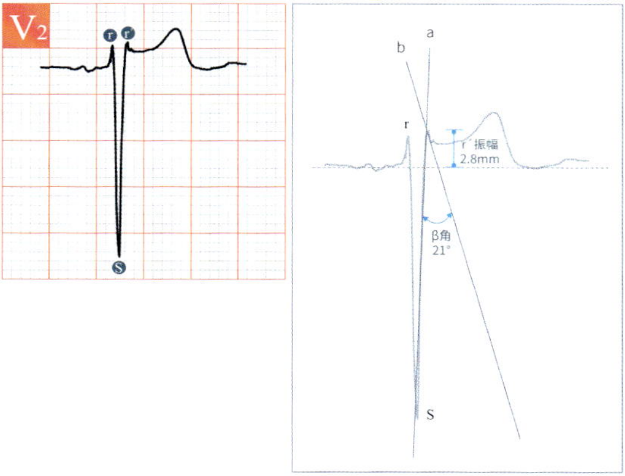

图 37-4 Brugada 图形的鉴别

V_2 导联心电图取自图 37-3A。放大 V_2 导联的心电波，沿 S 波升支和 r' 波下降支分别做延长线 a 和 b，两者形成的夹角称为 β 角，β 角度数 ≥ 58° 倾向于诊断真性 Brugada 图形。r' 波振幅定义为 r' 波最高点至心电图基线的振幅，≥ 4mm 倾向于诊断真性 Brugada 图形。测量图 37-3A 的 V_2 导联的 β 角为 21°，r' 波振幅 2.8mm，两个指标均不满足真性 Brugada 图形的判读标准

高≥2mm、ST段马鞍形抬高<1mm伴T波直立，已经从Brugada综合征新共识中剔除[639-641]。换言之，V_1～V_3导联ST段马鞍形抬高<1mm的心电图改变，无须考虑Brugada图形及其相关鉴别。

■ 发生机制

Brugada综合征是一种常染色体显性遗传疾病，当前已发现突变基因涉及Na^+通道、K^+通道、Ca^{2+}通道以及通道功能调节蛋白[642]。心室复极时，心外膜1相外向电流过大（外向钾流增强、内向钠流和钙流减弱或两者兼而有之），导致1相切迹增大，膜电位负值下降过多，引起2相平台期丢失，因为较高的复极膜电位才能维持2相平台期和Ca^{2+}进入，而这种病理生理变化在心内膜不突出，心内膜和心外膜的动作电位1相和2相复极期的跨室壁复极梯度增大，电势方向心内膜指向心外膜，心电图出现ST段抬高（图37-5和图37-6）[643-646]。

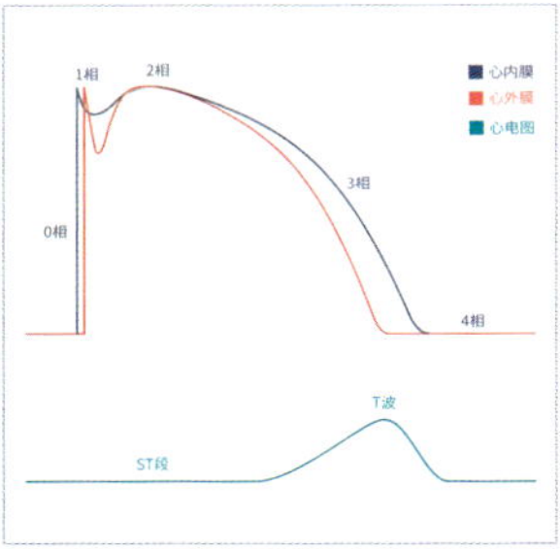

图37-5 正常心室动作电位曲线

正常情况下，心室的心外膜和心内膜的动作电位曲线并非完全一致，而是有差异的，如心外膜动作电位复极1相切迹很大，这是因为负责心室复极1相的瞬时外向钾通道在心外膜的数量大于心内膜，而心内膜1相切迹不突出；心外膜动作电位时程短于心内膜。生理条件下，心内膜和心外膜的动作电位1相就存在电势差，只是这种电势差很微弱，尚不足以引起心电图的ST段偏移

由于右心室心

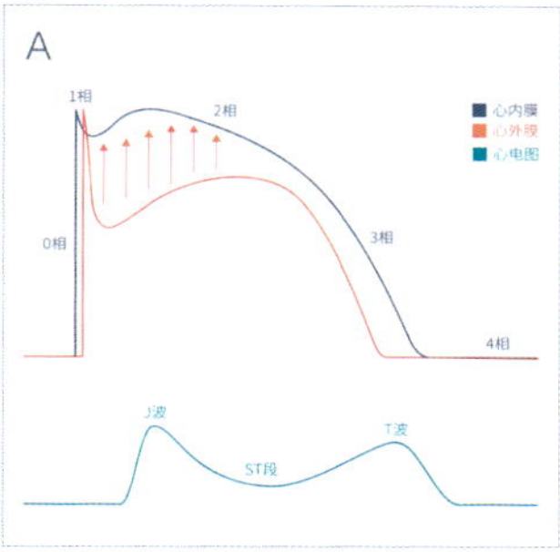

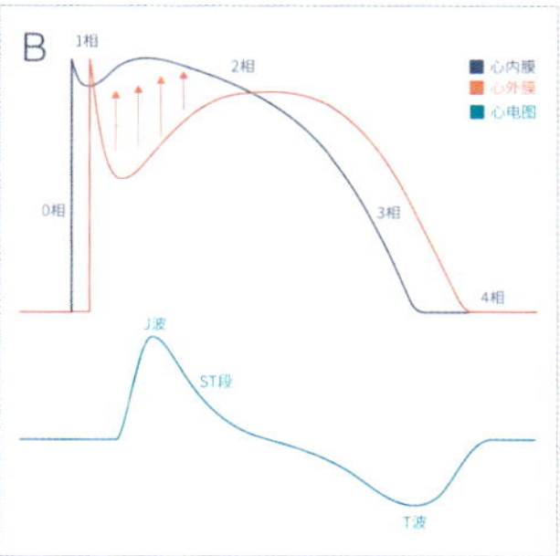

图 37-6 Brugada 图形的发生机制

A. 心室复极 1 相的外向电流增大或内向电流减弱时，心外膜动作电位的 1 相切迹增大，膜电位猛然降低，影响 2 相平台期，导致 2 相平台期缩短或消失，而心内膜动作电位改变不显著，心内膜和心外膜动作电位的复极 1 相和 2 相的电势差增大，将引起心电图改变：前者导致心电图 J 点抬高或出现 J 波，后者导致 ST 段抬高，但只要心外膜动作电位时程仍短于心内膜，T 波仍直立，心电图表现为 2 型 Brugada 图形。B. 同样的机制，心外膜 1 相切迹增大，2 相平台期缩短或丢失时，引起 J 点抬高、J 波形成和 ST 段抬高，但心外膜动作电位复极时程延长超过心内膜，T 波倒置，形成 1 型 Brugada 图形

外膜 1 相切迹比左心室显著，故 Brugada 图形出现于右胸导联，这是因为参与 1 相复极的 I_{to} 通道（瞬时外向钾流）的密度分布是右心室高于左心室[647]。

当 Brugada 综合征患者的心内膜和心外膜动作电位的 1 相和 2 相复极电势差异过大后，将在心肌内形成异常电流，自发性出现短联律间期的室性期前收缩，并通过折返机制诱发多形性室性心动过速和心室颤动，由于折返发生在动作电位的 2 相，故心脏电生理学上称为 2 相折返[643，645]。

以上论述为 Brugada 综合征图形和心律失常发

表 37-1	诱发 Brugada 图形的药物
抗心律失常药物	
□ Ⅰa类药物：阿义吗啉、普鲁卡因胺、双异丙吡胺、西苯唑啉	
□ Ⅰc 类药物：氟卡尼、匹西卡尼、普罗帕酮	
□钙通道阻滞剂：维拉帕米	
抗心绞痛药物	
□钙通道阻滞剂：硝苯地平	
□硝酸盐：硝酸异山梨酯、硝酸甘油	
□ K^+ 通道开放剂：尼可地尔	
抗精神药物	
□三环类抗抑郁药：阿米替林、诺替林、地昔帕明、氯丙咪嗪	
□四环素类抗抑郁药：马普替林	
□吩噻嗪类药物：奋乃静、氰美马嗪、三氟哌嗪	
□其他抗精神病药物：洛沙平	
□选择性 5- 羟色胺再摄取抑制剂：氟西汀	
□抗惊厥药：奥卡西平	
麻醉剂和镇痛药	
□布比可因	
□普鲁卡因	
□异丙酚	
其他药物	
□ H_1 组胺受体拮抗剂：二苯海因	
□可可碱中毒	
□酒精中毒	
□大麻	
□麦角新碱	
□乙酰胆碱	

生的复极假说，而除极假说认为延迟除极的右心室流出道和正常除极的右心室心尖部形成电穴-电源关系，电势差朝向电源即体表心电图的右胸导联，V_1 ~ V_3 导联 ST 段抬高[648，649]。

■ 临床指引

临床上，一些药物能够诱发出 Brugada 样心电图（表 37-1）。

Brugada 心电图的诊断，根据病因是否涉及离子通道基因突变（原发性或遗传性）、是否合并器质性疾病（继发性或后天性）以及心电图表型，主要有三个方面的临床思路：

1. 心电图阳性

的原发性 Brugada 综合征，即典型的 1 型 Brugada 图形，可以根据心电图直接诊断；

2. 心电图阴性的 1 型 Brugada 综合征和 2 型 Brugada 综合征等，可以根据药物激发试验阳性、随访心电图出现或动态心电图记录到 1 型 Brugada 图形、特殊病理生理条件诱发出 1 型 Brugada 图形等得到诊断，如发热、夜间睡眠、高迷走神经张力和一些药物等可以让心电图阴性的原发性 Brugada 综合征患者的心电图转变为具有诊断价值的 1 型 Brugada 图形（表 37-1）；

3. 一些波及右心室的心脏病或非心源性疾病，心电图也会出现酷似 Brugada 图形的右胸导联 ST 段抬高，称为继发性 Brugada 综合征（图 37-7）。继发性 Brugada 综合征有时也称为 Bruagda 表型心电图，多数

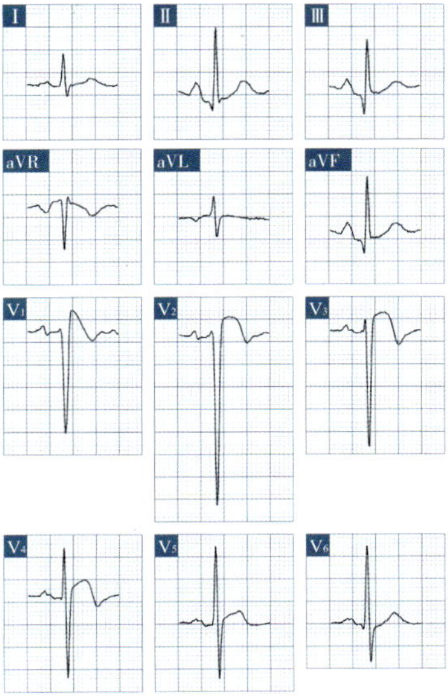

图 37-7 继发性 Brugada 综合征

男，61 岁，因胸痛 4 小时入院。心电图诊断：①窦性心律；② ST 段抬高型广泛前壁心肌梗死；③双心房异常；④陈旧性下壁心肌梗死。注意：V_1 导联 ST 段抬高模型呈 1 型 Brugada 图形

表 37-2 鉴别诊断右胸导联 ST 段抬高
缺血性心脏病
□急性心肌梗死，特别是右心室心肌梗死
□变异型心绞痛
□室壁瘤
非缺血性心脏病
□左心室肥厚
□心包积血
□主动脉夹层
□急性肺栓塞
□左束支阻滞
□不典型的右束支阻滞
□急性心包炎
□致心律失常性右室发育不良
□心脏电复律后
□早期复极
非心源性疾病
□中枢神经疾病
□自主神经疾病
□抗抑郁药物过量
□杜兴氏肌肉营养不良症
□弗里德赖希共济失调
□硫胺素缺乏症
□高钾血症
□高钙血症
□转移性肿瘤压迫右心室流出道
□低体温
□漏斗胸

在疾病缓解后，Brugada 图形自行消失，无长期致心律失常风险；部分也有恶性倾向，容易发生自发性室性期前收缩和恶性室性心律失常，如右心室梗死、严重电解质紊乱、药物过量或中毒等（表 37-2）[65]。

心电图记录 Brugada 图形，特别是 1 型图形，可以先拟诊“Brugada 图形”，然后结合临床诊断是原发性 Brugada 综合征还是继发性 Brugada 综合征，前者面临终生心律失常或猝死风险，而后者往往临床有明确的导致右胸导联 ST 段抬高的病因存在（图 37-8）。有时，继发性 Brugada 综

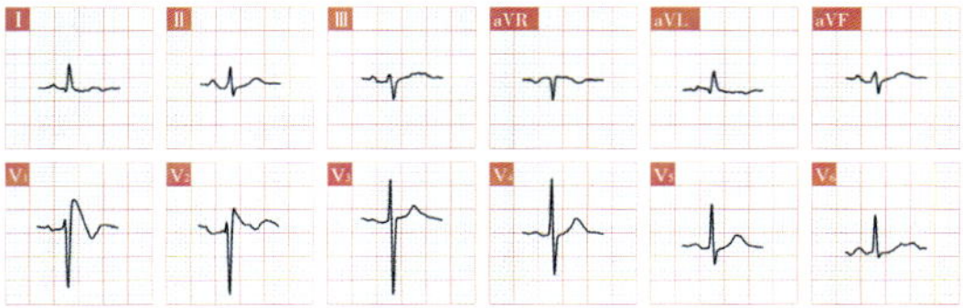

图 37-8 继发性 Brugada 图形

男，58 岁，临床诊断肝癌。入院后心电图发现 V_1 和 V_2 导联 ST 段抬高，V_1 导联出现 1 型 Brugada 图形，无家族性猝死史，患者既往也无黑蒙、晕厥等症状发现，考虑继发性 Brugada 综合征，患者需要接受详细的心脏影像学检查，了解右心室，特别是右心室流出道有无转移性肿瘤。心电图诊断：①窦性心律；②继发性 Brudaga 综合征：V_1 导联可见 1 型 Brugada 图形，建议完善心脏影像学检查，了解右心系统和肺部有无转移性肿瘤；③ T 波改变

合征也称为 Brugada 表型，积极治疗原发疾病或纠正异常的病理生理后，Brugada 表型消失，患者无长期心律失常风险或猝死威胁（表 37-3）。因此，鉴别原发性和继发性 Brugada 综合征能指导长期治疗决策的制订。

表 37-3 原发性 Brugada 综合征和 Brugada 表型心电图的鉴别

	Brugada 综合征	Brugada 表型
□心电图模型	1 型和 2 型 Brugada	1 型和 2 型 Brugada
□基础疾病	无	有
□可以激发 Brugada 图形的病理生理	可有，如发热；部分患者异常病理生理改善后，Brugada 图形持续	多数有，异常病理生理改善后，Brugada 图形消失
□是否疑诊 Brugada 综合征	高度疑诊：有症状、医学史和家族史	低度疑诊：无症状、医学史和家族史
□ Na^+ 通道阻滞剂激发试验	阳性	阴性
□基因测试	阳性或阴性	阴性

■ 如何才能正确诊断 Brugada 综合征？

心电图记录到 1 型 Brugada 综合征图形，必须排除各种继发性因素，方能诊断原发性 Brugada 综合征。此外，原发性 Brugada 综合征要进一步识别高风险心脏事件个体，制订临床决策（表 37-4 和图 37-9）。

Brugada 综合征专家共识建议可以依据 1 型 Brugada 图形心电图直接诊断 Brugada 综合征，无论有无心律失常证据，但受检者若有以上临床情况，诊断的可靠性将大大提高。

表 37-4 Brugada 综合征的危险分层

普遍接受的危险因素
□自发性 1 型 Brugada 图形
□有心脏事件或晕厥史，可能归因于多形性室性心动过速和心室颤动
□流产型猝死
□心电记录到多型性室性心动过速和心室颤动
□夜间濒死感
□心外膜双极电图或晚电位阳性
□ T 波振幅变异
□心室不应期 < 200ms
□碎裂 QRS 波
□ QRS 时限延长
□下壁和侧壁导联有早期复极模式
有争议的危险因素
□家族史
□心脏电生理检查诱发出多形性室性心动过速或心室颤动
正在研究的危险因素
□复极离散指标 $T_{peak}-T_{end}$ 增加
□ Q-T/R-R 变异性降低
□运动恢复期间 ST 段抬高程度加重
□运动后心率较早恢复
□心电图和信号平均心电图参数的每日波动较大

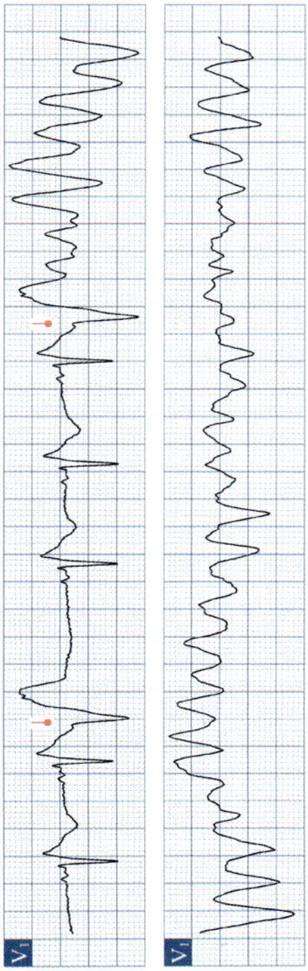

图 37-9 多形性室性心动过速

男，78 岁，临床诊断为原发性 Brugada 综合征。近 1 周晕厥 3 次，入院后动态心电图监测发现频发室性期前收缩（红色箭头）。室性期前收缩的偶联间期短，在倒置 T 波顶峰出现，起源于右心室，形成 R-on-T 型室性期前收缩，第 2 个室性期前收缩后发生多形性室性心动过速

此外，必须要考虑到我国尚有众多的基层医疗单位，他们接诊的一些患者，可能并无机会到上级医疗机构进一步诊断。

既往患者的心电图描记到 1 型 Brugada 图形，若有 1 条及以上临床表现即可以诊断为 Brugada 综合征，包括：①家族史，家族成员有早发（年龄 < 45 岁）猝死史或家族成员心电图有 1 型 Brugada 图形；②心律失常相关症状，晕厥、抽搐或夜间濒死呼吸；③心电记录到心律失常，多形性室性心动过速或心室颤动[651]。

原发性 Brugada 综合征患者避免使用加重右胸导联 ST 段抬高的药物，避免过量饮酒，发热时要立即使用退热药，反复发生恶性室性心律失常和心脏骤停的患者，需要置入 ICD 治疗[636]。室性心律失常的急诊处理同多形性室性心动过速和心室颤动。

杨 刚

Chapter 38

危急度 ☆☆★★★

心房扑动

Atrial flutter

心房扑动是一种快速型房性心律失常，电生理机制上是一种大折返性房性心动过速，折返环涉及一个心房的全部或大部分，心房率通常超过 250 次/分，心室率规整或不规整，患者可有疲劳、心悸和晕厥等症状（图 38–1）[652]。

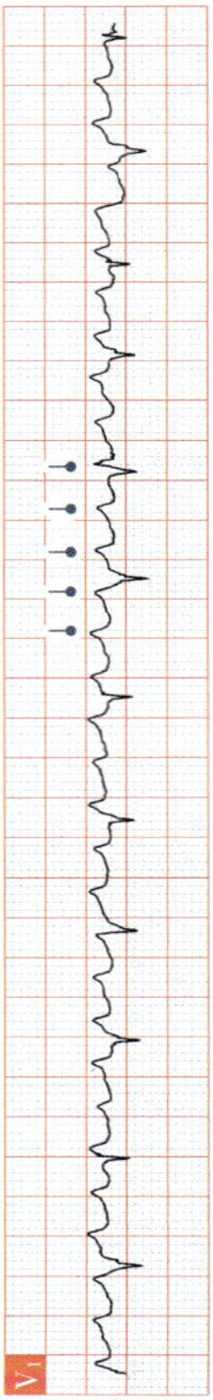

图 38–1 心房扑动

1 例典型的心房扑动，V_1 导联扑动波呈正负双相形态，心房率 295 次/分，心室率不齐，波动于 96 ~ 125 次/分，提示房室传导比例波动于 2 ~ 3：1

Ⅰ型心房扑动

Ⅰ型心房扑动的心电图特征是心电图 P 波和等电位线消失，代之振幅、形态和频率较为一致的锯齿样心房扑动波，频率 300 次/分（240 ~ 340 次/分），根据心房扑动波在下壁和 V_1 导联的形态，心电图分为两种类型[653，654]。

1. 心房扑动折返环沿房间隔上行激动，沿右心房游离壁下行激动，产生的心房扑动波在下壁Ⅱ、Ⅲ和aVF导联的主波负向，V_1导联正向，称为逆钟向运行的心房扑动；

2. 心房扑动折返环沿房间隔下行激动，沿右心房游离壁上行激动，产生的心房扑动波在下壁Ⅱ、Ⅲ和aVF导联的主波正向，V_1导联负向，称为顺钟向运行的心房扑动（图 38–2）。

心房肌的0相除极依赖于Na^+通道，属于快反应

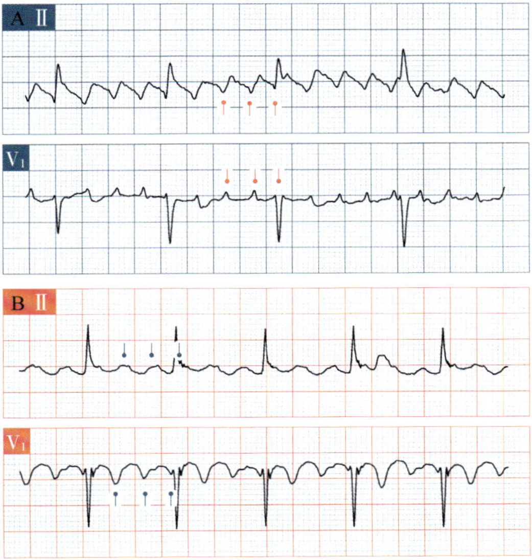

图 38–2 典型的心房扑动

A. 逆钟向运行的心房扑动，下壁导联心房扑动主波向下，V_1导联直立；红色箭头所示部分心房扑动波。B. 顺钟向运行的心房扑动，下壁导联心房扑动主波向上，V_1导联倒置，灰蓝色箭头所示部分心房扑动波。注意两份心电图的共同点：等电位线消失，代之以锯齿样的心房扑动波

细胞，不仅动作电位能够快速产生，还能把冲动快速传导给邻近的心房肌[655]。

然而，心房内结构众多，有各种静脉口的插入部位、胚胎发育退化的瓣膜组织结构、隔膜和房室口等，组织结构并非均质，心房内不同部位的电传导速度不同，相比于快速传导的心房肌，一些部位的心房肌具有缓慢传导特性（图38-3）。

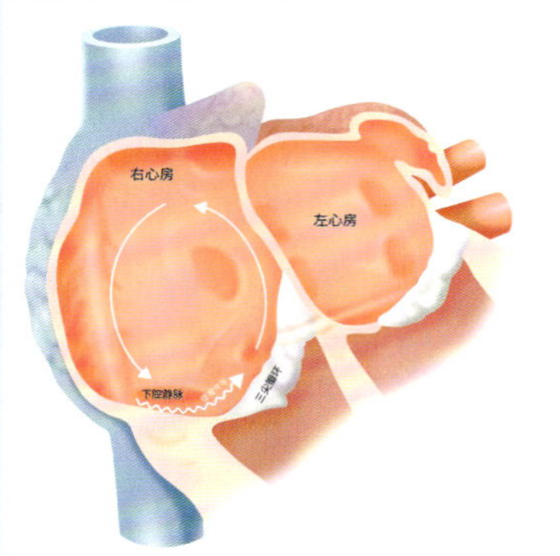

图 38-3 右心房峡部依赖的心房扑动

图示右心房峡部依赖的心房扑动。右心房峡部是指下腔静脉和三尖瓣环之间的右心房下部心肌，具有缓慢传导特性，折返环沿房间隔上行激动右心房顶部，然后沿右心房游离壁下行激动，形成逆钟向运行的典型心房扑动

在右心房内，缓慢传导区位于下腔静脉和三尖瓣环之间的心房肌，称为下腔-三尖瓣峡部，随后“峡部”一词泛指心房内缓慢传导部位，它们是形成折返环的关键部位[656，657]。心房峡部既包括自发性峡部，也包括继发性峡部，后者是指手术医源性瘢痕和牵拉相关的自发性瘢痕[658]。依赖于右心房下腔-三尖瓣环峡部的缓慢传导区形成的右心房内大折返，即为Ⅰ型或典型的心房扑动，心电图上根据典型的锯齿样心房扑动波，不难与房性心动过速和其他类型的室上性心动过速鉴别。

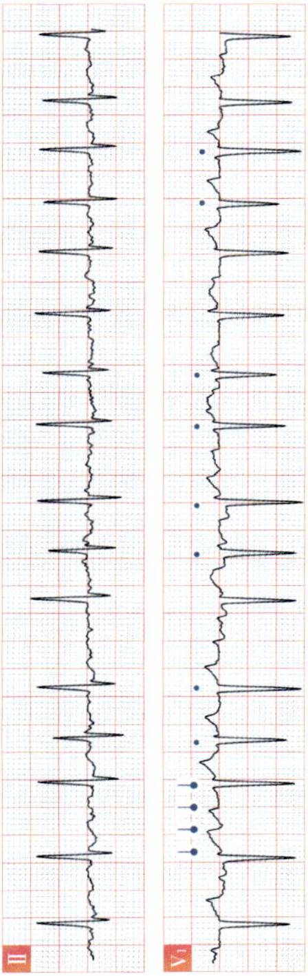

图 38-4 不典型的心房扑动

V_1 导联可见规律房性 P 波，频率 375bpm（灰蓝色箭头所示），心室率不规整，但仍有一些 R-R 间期相同，系心房率快速，房室传导呈变化的文氏传导关系，故整体心室率不规整，酷似心房颤动，V_1 导联 P-P 间期测量规整且 P 波形态、振幅一致，诊断为不典型的心房扑动。II 导联锯齿样心房扑动波不明显

Ⅱ型心房扑动

Ⅱ型心房扑动即不典型心房扑动，是指不依赖于下腔–三尖瓣峡部的心房内大折返，包括右心房非下腔–三尖瓣峡部依赖的心房扑动、左心房房扑、心房手术瘢痕相关心房扑动等类型，心电图特征为等电位线消失，代之以锯齿样心房扑动波（酷似Ⅰ型心房扑动）或房性 P 波样心房扑动波（酷似房性心动过速），频率比Ⅰ型心房扑动快，通常 > 320 次 / 分（图 38–4）[659, 660]。

Ⅱ型心房扑动过快的心房率常常伴随不同比例和不同程度的文氏传导，导致心室率不规整，仔细测量 R–R 间期发现部分相同 R–R 间期反复出现，可与心房颤动鉴别。

诊断难点

无论是Ⅰ型心房扑动，还是Ⅱ型心房扑动，心电图诊断的重点是观察等电位线的消失，重点观察等电位线P-R段、ST段和T-P段等心电图基线是否保持水平，值得注意的是，I型心房扑动的锯齿样扑动波有时只在某些导联明显，而另一些导联不明显，P-R段、ST段和T-P段等部位仍能见等电位线，但只要有一个导联存在明确的锯齿样扑动波，即可诊断为心房扑动（图38-5）。

由于心房扑动波投影在不同导联的振幅高低不同，任何一个导联的P-R段、ST段或T-P段的等电位线丢失都要疑诊心房扑动，需要进行鉴别诊断。

典型心房扑动某些导联等电位线存在的原因有：扑动环运行方向垂直于该导联轴，扑动波振幅较低或近乎等电位线；扑动环经过缓慢传导区的传导速度过于缓慢，心电波产生平缓，振幅极低，貌似等电位线存在。

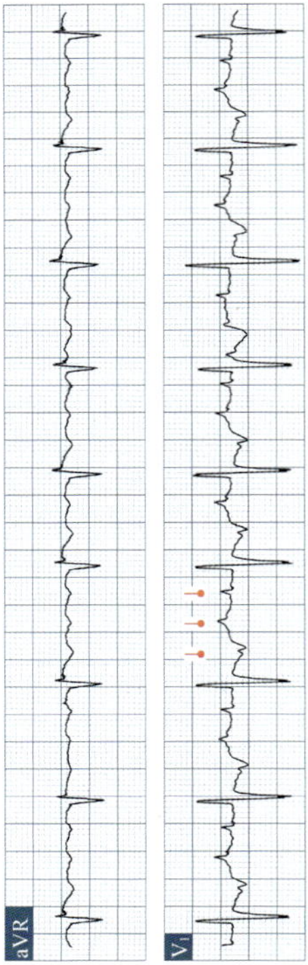

图 38-5 心房扑动

V_1导联心房扑动波主波正向（红色箭头），频率272次/分，由于心房扑动波缓慢除极部分振幅极低，貌似P-R段和ST段存在，容易误诊为房性心动过速。同步aVR导联可见心房扑动波呈波浪状起伏，仔细观察这些波浪状起伏的心电波，未见明确恒定水平的P-R段、ST段和T-P段，判读为心房扑动

Ⅱ型心房扑动的扑动波，在某些导联表现为房性P波，具有等电位线，不过仔细分析12导联心电图，在另一些导联（≥1个导联）只要发现规律的波浪状起伏，无论振幅如何，都要考虑等电位线消失，支持心房扑动的诊断，因为波浪状起伏的心房扑动波提示这些导联缺乏等电位线。

病态窦房结综合征、使用抗心律失常药物等情况有时可见慢频率心房扑动，若扑动波表现为房性P波，更易误诊为房性心动过速，此时仔细分析心电图等电位线是否存在是诊断的关键（图38-6）。

心脏外科术后的患者，由于心房麻痹、手术切口等影响，心房扑动波的振幅甚至近乎等电位线，容易误诊为交界性逸搏节律。

当不典型的心房扑动心电图酷似阵发性房性心动过速且极难鉴别时，笼统地诊断为房性心动过速，因为电

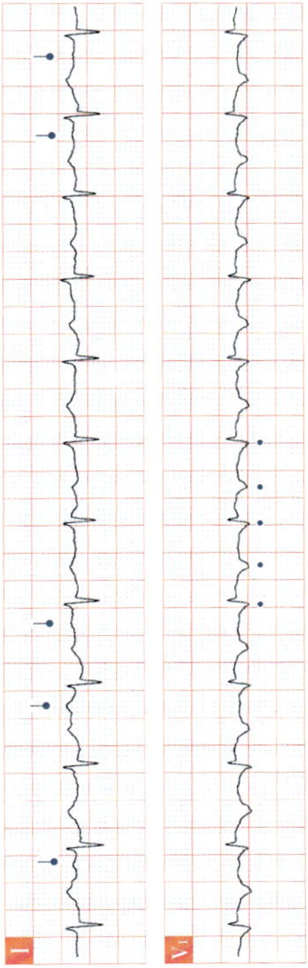

图 38-6 心房扑动

Ⅰ导联心房扑动波不典型，貌似一些P波若隐若现（灰蓝色箭头所示）和存在等电位线，但仔细观察，每个QRS波群前并无固定P-R间期的P波，需要警惕心房扑动可能。同步V_1导联可见心电图基线呈波浪状起伏，等电位线消失，心房扑动频率较慢（灰蓝色圆圈），为142次/分

生理学上，不典型的心房扑动现今分类为大折返性房性心动过速[631]。

室上性心动过速的心室率

房室结的有效不应期约为280ms，换言之，房室结能1:1下传心房率为214次/分的房性心动过速，超过该频率以上的心房激动，将会通过文氏传导和2:1传导等机制，被房室结生理性“过滤”掉，避免心室率过快（图38-7）[660，661]。

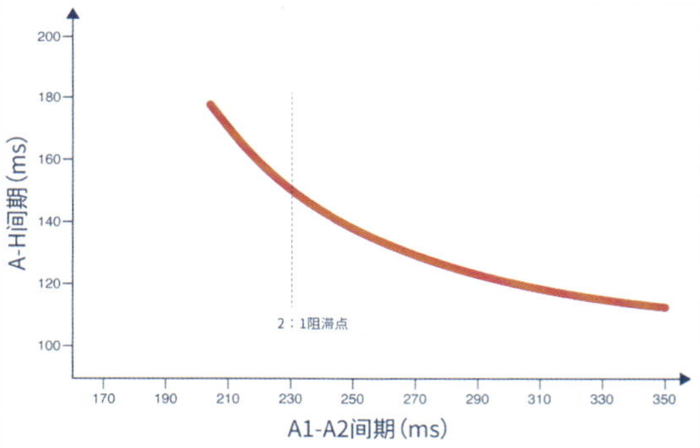

图38-7 房室传导曲线

犬的房室传导曲线。随着刺激间期的缩短（A1–A2间期），相当于心房率不断增快，房室传导时间（A–H间期）不断延长，出现文氏传导和2∶1房室传导。房室结的传导功能随着心率增快进行性衰减，心脏电生理学上称为递减传导，当心房层面发生心动过速时，部分心房冲动不会传导至心室，避免心室率过快，对心室功能具有生理性保护作用

室上性心动过速根据心室率的快慢、对心功能的影响和急诊治疗目的，大致分为四类。

1. 缓慢心室率反应。室上性心动过速的心室率

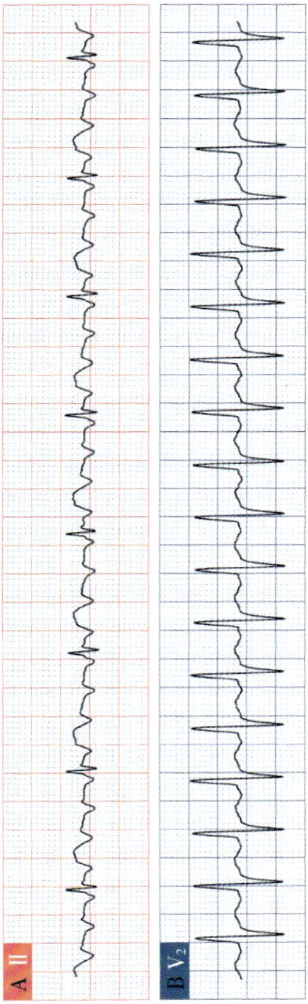

图 38-8 心房扑动的心室率

两例均为心房扑动。A. 心房率为 300 次 / 分，心室率 71 次 / 分，房室传导呈 4 : 1 关系，治疗重点是择期转复心房扑动，控制心室率并非治疗重点。B. 心房扑动伴 2 : 1 房室传导，心室率为 162 次 / 分，需要急诊控制心室率以及启动心房扑动的转复治疗

< 100 次 / 分，房室传导比例多数在 3 : 1以上，4 : 1、5 : 1等，心室率过于缓慢且无固定 P–R 间期或传导间期时，要警惕室上性心动过速合并三度房室阻滞（图 38–8A）。控制心室率并非心律失常的治疗目标。

2. 普通心室率反应。心室率轻度增快为 100 ~ 110 次 / 分，通常患者血流动力学稳定，主诉症状少，治疗重点是原发疾病，控制心室率并非急诊干预重点（除非基础疾病迫切需要控制心室率，如急性主动脉夹层），根据临床需要择期转复心律失常。

3. 快速心室率反应。室上性心动过速的心室率 110 ~ 180 次 / 分。若患者心室率长期≥ 110 次 / 分，有发生心动过速性心肌病的风险[662，663]。患者突发心动过速时，有心悸、呼吸困难和胸闷等症状，冠心病患者甚至诱发急性心肌缺血，通常需要急诊终止

心动过速（图 38-8B）。

4. 极速心室率反应。心室率 ≥ 180 次 / 分，过快的心率缩短心室舒张期，影响泵血量，治疗重点是紧急控制心室率，血流动力学不稳定时，直接选择直流电转律[499]。

极速心室率的心房扑动

新生儿、房室结增强传导、房室旁道等个体，心房扑动能够1:1下传心室，产生极速的心室率，称为心房扑动1:1房室传导，若不及时经直流电转律或控制心室率，由于心室泵血量骤减，患者很快会出现休克或蜕变为心室颤动。

心房扑动伴1:1房室传导时，QRS 波可以为窄 QRS 波，表现为极速型窄 QRS 波心动过速，心室率为 300 次 / 分的窄 QRS 波心动过速要首先考虑心房扑动伴1:1房室传导（图 38-9）。

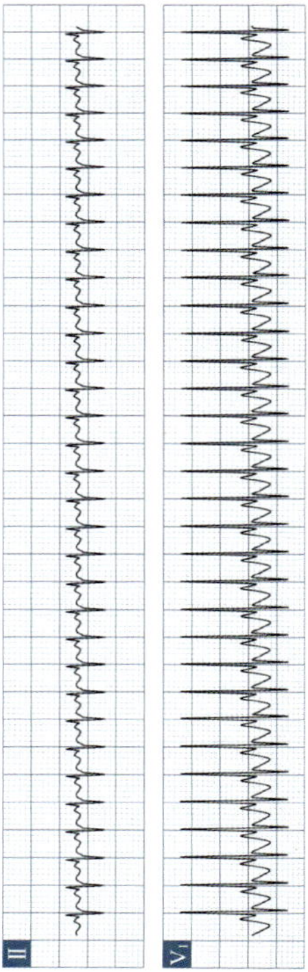

图 38-9 心房扑动伴 1∶1 房室传导

新生儿，男，出生 2 天，心电监护发现心室率极速，完善床旁 12 导联心电图提示心房扑动伴 1∶1 房室传导，心室率 300 次 / 分，Ⅱ导联 QRS 波群前貌似 P 波的波形只是心房扑动波的一部分，Ⅱ导联心房扑动波为负正双相形态，心电图亦无等电位线

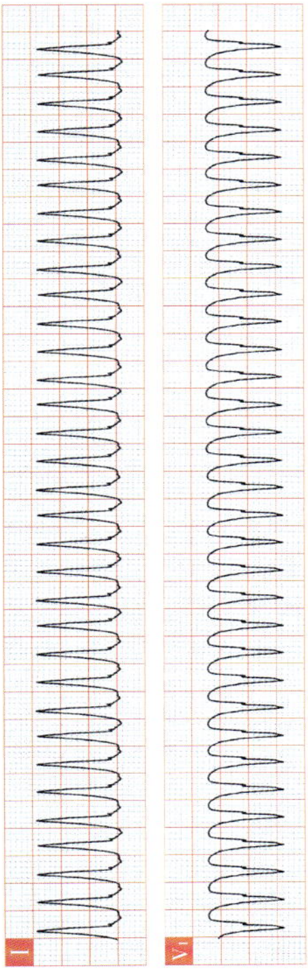

图 38-10 心房扑动伴 1：1 旁道传导

男，38 岁，因突发心悸伴晕厥 20 分钟入院。血压 70/40mmHg。12 导联心电图为宽 QRS 波心动过速，心室率 300 次 / 分，高度疑诊心房扑动伴 1：1 旁道传导。紧急直流电转复律为窦性心律，B 型预激。旁道相关的宽 QRS 波心动过速很难和室性心动过速鉴别，因为两者的初始心室激动均源于心室肌

此外，极速心室率时，心室除极开始于复极不全的基础之上，室内传导缓慢（非特异性室内传导障碍）、合并功能性束支阻滞、合并基础束支阻滞、心室起搏跟踪心房率和经旁道下传等情况时，心房扑动伴 1:1房室传导表现为宽 QRS 波心动过速，故心室率 300 次 / 分的宽 QRS 波心动过速要警惕心房扑动伴 1:1房室旁道传导可能（图 38–10）。

接诊心室率 300 次 / 分的心动过速，即使患者的血压尚波动于正常下限，也应给予紧急直流电复律，因为过快的心室率迟早会出现循环崩溃或蜕变为心室颤动，此时，救治患者的生命为第一原则，心电图诊断放在次要位置，切勿因追求“完美”的心电图而贻误患者救治。危及生命的心律失常必须要在循环崩溃前，事先给予干预或心肺复苏准备。

心室率 150 次 / 分的心房扑动

当心房扑动频率为 300 次 / 分伴 2∶1房室传导时，心室率 150 次 / 分，酷似阵发性室上性心动过速，包括局灶性房性心动过速、阵发性房室结折返性心动过速和阵发性房室折返性心动过速。心室律规整且频率 150 次 / 分的室上性心动过速，以下要点有助于诊断心房扑动。

1. 同步 12 导联心电图上，观察是否有某个或某些导联 P–R 段、ST 段和 T–P 段的等电位线丢失，心电图基线呈波浪状起伏（图 38–11）。

2.Bix 法则：室上性心动过速时，当在两个 QRS 波间期的正中观察到 P 波时，则其他 P 波隐藏于 QRS 波之中，换言之，真实 P 波个数是心电图表观 P 波个数的 2 倍（图 38–12）[664]。这种分析 P 波

图 38–11 心房扑动伴 2∶1 房室传导

首先判读这是一份心动过速，因为心室率波动于 150 ~ 162 次 / 分。其次，QRS 波时限正常，< 120ms，进一步判读为窄 QRS 波心动过速。第三，观察 II 导联的心电图基线，某些部位的 P–R 段、ST 段和 T–P 段未见等电位线，判读为心房扑动。V_1 导联 T–P 段存在等电位线，系心房扑动波缓慢除极的振幅较低之故

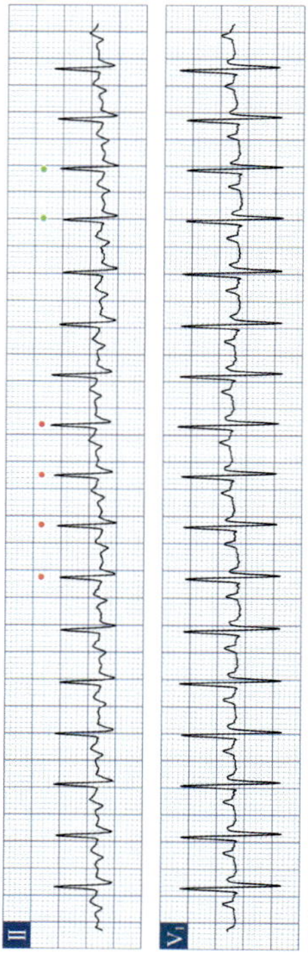

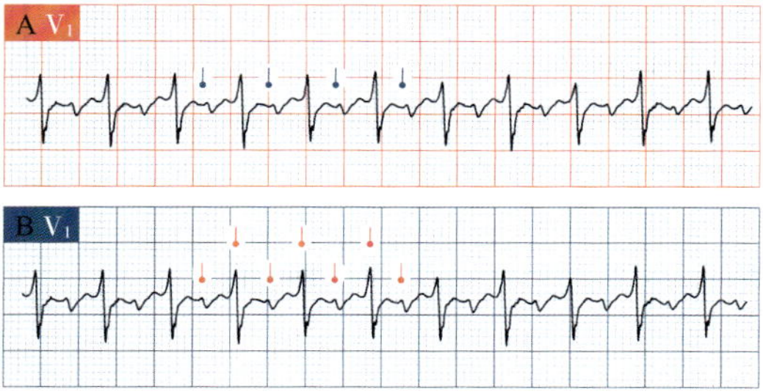

图 38-12 Bix 法则

A. 窄 QRS 波心动过速，每两个 QRS 波时限中可见心房除极波，表观心房除极波（灰蓝色箭头）频率 167 次 / 分。仔细观察，发现表观心房除极波出现的时机正好是 R-R 间期的 1/2 处，高度提示其他心房除极波隐藏于 QRS 波群中。B. 红色箭头标示出真实心房除极波，频率为 334 次 / 分，满足心房扑动的诊断标准

的方法是由奥利地心脏病学家哈罗德·比克斯提出的，心电图学上称为 Bix 法则。

血流动力学不稳定的心房扑动，应给予直流电转律治疗。心房扑动频率过快时，如 300 次 / 分，心房扑动周期短于房室结有效不应期，房室结产生 2∶1房室传导，心室率 150 次 / 分；在使用抗心律失常药物过程中，药物抑制心房扑动折返环，心房扑动的频率减慢至 200 次 / 分，心房扑动周期超过房室结有效不应期，将产生 1∶1房室传导，心室率骤然增加至 200 次 / 分，需要强化控制心室率，因而，急诊处置心房扑动应在心电监护完备的情况下进行，以便及时处理抗心律失常治疗中出现的临床情况[631]。

■ 耿旭红

Chapter

39

危急度 ☆★★★★

酸碱失衡和心电图

Acid base imbalance and ECG

在人体中，各种细胞、组织和器官为了维持正常的生理机能，需要保持内环境的稳定，包括重要的酸碱平衡。生理条件下，人体体液偏弱碱性，并维持在一个很窄的范围内，pH 值 7.35 ~ 7.45，血液的 pH 值通常维持在 7.40[665]。

人体通过肾脏、肺脏和缓冲系统调节人体酸碱平衡。酸碱紊乱是指血浆中的氢离子浓度稳态的紊乱，根据发生机制主要分为代谢性酸碱紊乱和呼吸性酸碱紊乱（表 39-1）[666]。

表 39-1 常见酸碱失衡的病因

	代谢性	呼吸性
酸中毒	□组织缺氧（如脓毒血症） □肾小管性酸中毒 □严重腹泻 □糖尿病酮症酸中毒 □水杨酸盐中毒 □二甲双胍中毒 □乳酸性酸中毒 □尿毒症	□肺换气不足，如哮喘急性加重期 □Ⅱ型呼吸衰竭 □呼吸抑制，如阿片类药物和苯二氮䓬类药物 □慢性阻塞性肺疾病
碱中毒	□严重呕吐 □库欣综合征 □利尿剂过量 □制酸剂过量 □鼻胃管吸引术	□焦虑 □肝衰竭 □中枢神经系统疾病 □过度换气 □高原病

■ 酸中毒临床概要

酸中毒的定义是 pH 值< 7.35[667]。代谢性酸中毒的发生原因是酸产生过多、排泄减少、摄入增加和碱（HCO_3^-）丢失过多；呼吸性酸中毒的发生原因是二氧化碳潴留[668，669]。轻度酸中毒时，患者主要症状为疲劳、恶心、呕吐、呼吸深快，随着酸中毒的加重，患者极度虚弱、嗜睡、意识模糊直至昏迷、心功能受损、血压下降、休克和死亡[670]。

酸中毒死亡率与酸中毒病因有关。乳酸性酸中毒的死亡率随着酸中毒严重程度而增加：pH 值< 7.2 的死亡率接近 50%，pH 值< 7.0 则接近 70%；而二甲双胍引起的酸中毒，死亡率仅为 20% ~ 25%[670-673]。尽管人体能够承受的酸中毒极限 pH 值是 6.8，但是仍有救治成功的报道（图 39-1 和表 39-2）[674，675]。

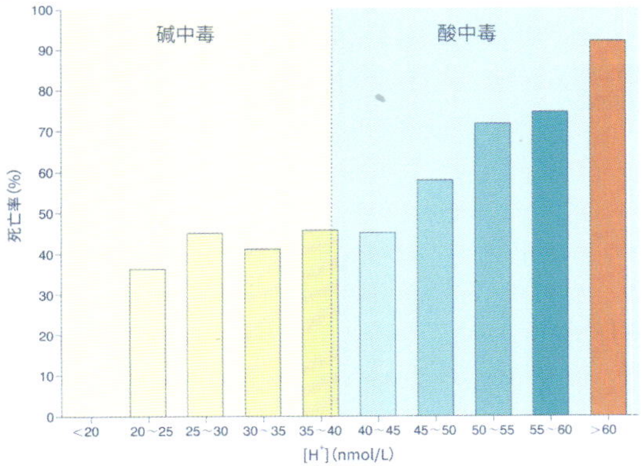

图 39-1 酸碱失衡与死亡率

严重酸中毒的死亡率高于严重碱中毒

表 39-2	pH 值与氢离子浓度换算表
pH 值	氢离子浓度 [H^+] nEq/L
7.00	100
7.05	89
7.10	79
7.15	71
7.20	63
7.25	56
7.30	50
7.35	45
7.40	40
7.45	35
7.50	32
7.55	28
7.60	25
7.65	22

表 39-3	动脉血气分析正常值
项目	正常值
pH 值	7.35 ~ 7.45
PaO_2 氧分压	75 ~ 100mmHg
$PaCO_2$ 二氧化碳分压	35 ~ 45mmHg
HCO_3^- 碳酸氢根	22 ~ 26mmol/L
碱剩余	-4 ~ +2
SaO_2 氧饱和度	95% ~ 100%

动脉血气分析是诊断酸碱紊乱最重要的实验室检查（表 39-3）[676]。pH 值 < 7.35 时，诊断代谢性酸中毒，血浆 HCO_3^- 浓度应 < 22mmol/L，严重代谢性酸中毒时，HCO_3^- 浓度 < 12mmol/L；而诊断呼吸性酸中毒的指标是 $PaCO_2$ > 45mmHg，HCO_3^- 浓度应 > 30mmol/L，分析应紧密结合原发疾病[668, 669, 677]。

酸中毒的治疗重点是解决潜在的引起酸碱失衡的原因，包括积极治疗原发疾病和消除诱发因素，纠正异常的内环境紊乱，脓毒血症和糖尿病酮症酸中毒需要充分的液体复苏[668，678]。

■ 酸中毒的心脏电生理效应

酸中毒能够降低心肌收缩力，影响心脏电生理，通过触发活动（早后除极和晚后除极）产生心律失常（表 39–4）[679–685]。临床上，酸中毒患者往往合并低氧血症、电解质紊乱和使用抗心律失常药物，对心脏电生理的影响更为复杂，如细胞外轻度高钾状态能促进传导，对抗酸中毒的传导抑制效应，呼吸性酸中毒（高 HCO_3^- 浓度）和代谢性酸中毒（低 HCO_3^- 浓度）对心脏电生理的影响不尽相同[686]。

表 39–4 酸中毒的心脏电生理效应

部位	效应	机制
窦房结	减慢窦性心律	□抑制起搏电流
心房肌	动作电位缩短 静息膜轻度去极化	□促进 K^+ 外流（I_{SS}） □内向电流增加（氯电流）
房室结	减慢传导 不应期延长	□抑制 L 型 Ca^{2+} 流和外向 K^+ 流（I_{Kr}） □细胞间电阻增加
浦肯野纤维	抑制传导 延长动作电位时程 自律性增高	□抑制 0 相钠流 □抑制复极电流 □最大舒张电位减少 2 ~ 8mV
心室肌	抑制传导 延长动作电位时程 心肌收缩力降低	□抑制 0 相钠流 □抑制复极电流 □抑制 L 型 Ca^{2+} 流和电 – 机械耦联

此外，H^+ 也是强大的心脏功能调节剂，心肌细胞在诸如缺血等情况下，产生的局部酸中毒能够快速关闭缝隙连接蛋白，虽然减慢心肌之间的电学传导，但能保护病变周围心肌免受酸中毒的毒害[688]。

■ 酸中毒的心电图改变

酸中毒对心电图的影响主要是减慢心率和房室阻滞，P–R 间期延长，甚至出现三度房室阻滞（图 39–2）[687，688]。

临床酸中毒尚不足以引起心电图的 QRS 波发生变化，但可引起 T 波振幅轻度降低（平均降低 0.5mm）、Q–T 间期延长和 Q–T 离散度增加[689–691]。

酸中毒时，肌肉细胞中的 K^+ 逸出，与血浆中的 H^+ 交换，导致继发性高钾血症，也能影响心电图波形，即 K^+–H^+ 交换（图 39–3）[692–694]。因此，分析酸碱紊乱患者的心电图，需要注意电解质水平和其他临床情况，才能合理的解释心电图，换言之，1 例酸中毒患者的心电图突然出现宽 QRS 波，需要查找原因，避免不良心脏事件。

糖尿病酮症酸中毒是一种威胁生命安全的糖尿

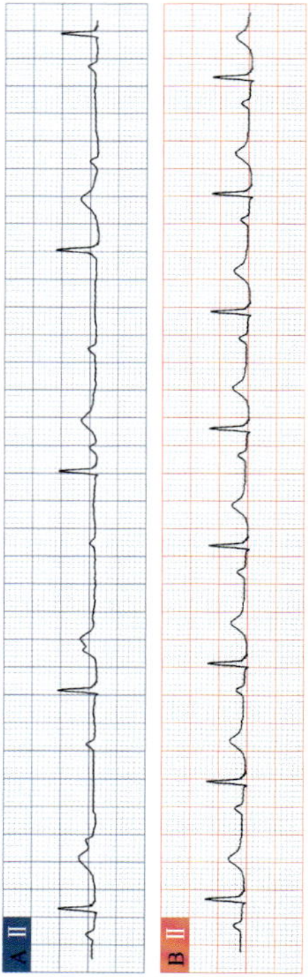

图 39–2 三度房室阻滞

女，41 岁，临床诊断为 1 型糖尿病。A. 因糖尿病酮症酸中毒入院，pH 值 6.90，血钾正常，心电图为窦性心律，三度房室阻滞，缓慢的交界性逸搏心律，提示交界性次级起搏点功能欠佳，可能与酸中毒抑制有关。B. 患者经急救后第三天，pH 值恢复为 7.40，心电图恢复为窦性心律，正常房室传导，Q–T 间期缩短

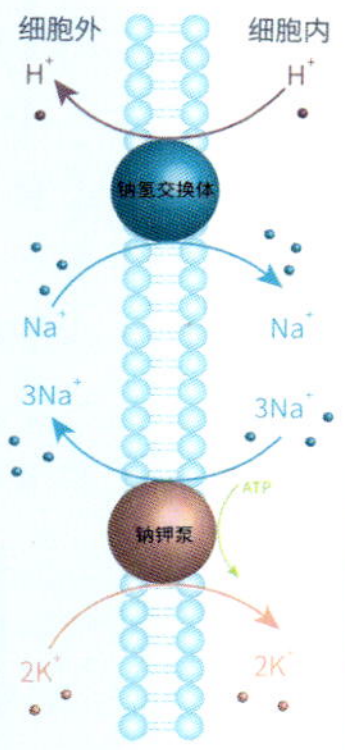

图 39-3 酸中毒和细胞钾转移

生理条件下，细胞内的 H^+ 通过 Na^+-H^+ 交换体排出细胞外，一个 H^+ 从细胞内转移到细胞外，同时一个 Na^+ 从细胞外转移到细胞内，细胞内 Na^+ 浓度不断增高。Na+ 浓度增高后，进一步激活 Na^+-K^+ 泵，从细胞内每转移出 3 个 Na^+ 到细胞外，同时转移 2 个 K^+ 到细胞内，维持细胞内高钾状态。Na^+-K^+ 泵的转运功能是耗能的（分解 ATP）和生电性的（细胞内的正电荷净减少 1 个）。酸中毒时，Na^+–H^+ 交换体功能受到抑制，一方面这是细胞的保护机制，以维持细胞内的内环境稳定；另一方面，这会降低细胞内 Na^+ 的浓度，进一步引起 Na^+-K^+ 泵的功能受到抑制。细胞不能主动的蓄积 K^+，细胞外 K^+ 浓度增高。这只是酸中毒引起高钾血症的细胞机制之一

病急诊，病理性血清和尿液高酮体代谢状态，包括丙酮、乙酰乙酸和 β－羟基丁酸[695]。尽管死亡率已经 < 1%，但继发性电解质紊乱和儿茶酚胺释放，损害心肌，诱发心肌梗死和急性肺水肿（表 39–5）[698]。糖尿病酮症酸中毒患者液体复苏，纠正酸中毒时，应谨慎地使血钾浓度稳定在 4.0 ～ 5.5mmol/L[699]。

值得注意的，若血钾浓度正常，糖尿病酮症酸中毒患者的心电图出现宽 QRS 波，需警惕严重的心肌损

表 39–5 糖尿病酮症酸中毒电解质紊乱的心血管效应

电解质紊乱	危害
低钠血症	脑水肿、低血压
低钾血症	心律失常、心脏骤停
高钾血症	心电图改变、室性心动过速、心室颤动
低镁血症	呼吸抑制、氧饱和度降低、K^+ 丢失
低磷血症	精神改变、低通气、呼吸骤停、心脏骤停

伤和（或）心肌缺血（图 39-4）[698]。此外，糖尿病酮症酸中毒患者的心电图也能出现 ST 段抬高或 ST 段压低，部分与急性冠脉综合征无关，部分合并急性冠脉综合征，临床鉴别困难，确诊需要冠脉造影；对于没有条件进行冠脉造影的基层医疗单位，若患者无禁忌证，可按照急性冠脉综合征处理，因为糖尿病酮症酸中毒患者近 1/3 死于心力衰竭和心肌梗死[699-702]。对于糖尿病酮症酸中毒患者，建议住院第一天每 6 小时复查一次心电图[703]。

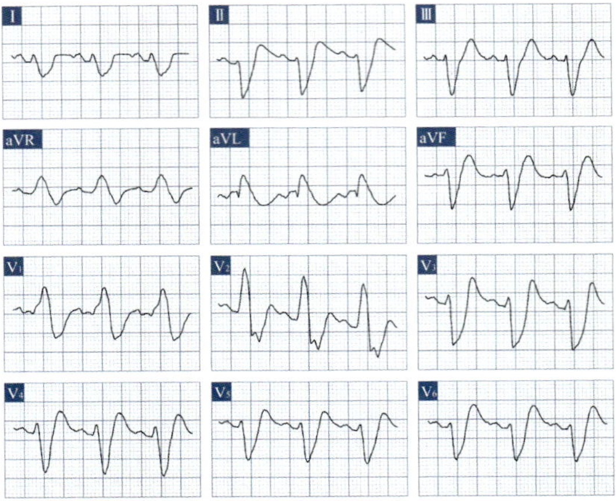

图 39-4 糖尿病酮症酸中毒合并急性冠脉综合征

男，77 岁，临床诊断为 2 型糖尿病，老年性痴呆。入院前 3 天，患者频发恶心和呕吐。入院心电图发现宽 QRS 波，心率 100 次 / 分。入院时血压 113/65mmHg，呼吸 37 次 / 分；血气分析 pH 值为 6.9，PO_2 80 mmHg，$PaCO_2$ 19mmHg，HCO_3^- 17mmol/L，乳酸水平 12mmol/L，空腹血糖 27mmol/L，血钾 3.9mmol/L，高敏肌钙蛋白 642ng/L，proBNP 2500pg/ml。患者血钾正常，宽 QRS 波与高血钾无关；结合有胸痛症状，肌钙蛋白阳性，临床考虑糖尿病酮症酸中毒合并非 ST 段抬高型心肌梗死。冠脉造影证实左主干严重狭窄，右冠状动脉近段和第 2 钝缘支严重狭窄

■ 脓毒性休克

脓毒性休克即感染性休克，是宿主和病原体之间的相互作用，诱导局部或全身性宿主反应，出现一系列病理生理状态，从全身炎症反应综合征开始，直至死亡前的多器官功能衰竭综合征（图 39-5）[704]。迄今，脓毒性休克的死亡率仍高达 20% ~ 50%，67% 归因于革兰阴性菌感染，47% 归因于革兰阳性菌感染，19% 归因于真菌感染[705，706]。

临床上判断全身炎性综合征的指标有：①体温 > 38 ℃或 < 36 ℃；②心率 > 90 次 / 分；③呼吸频率 > 20 次 / 分或 $PaCO_2$ < 32mmHg；④白细胞计数 >

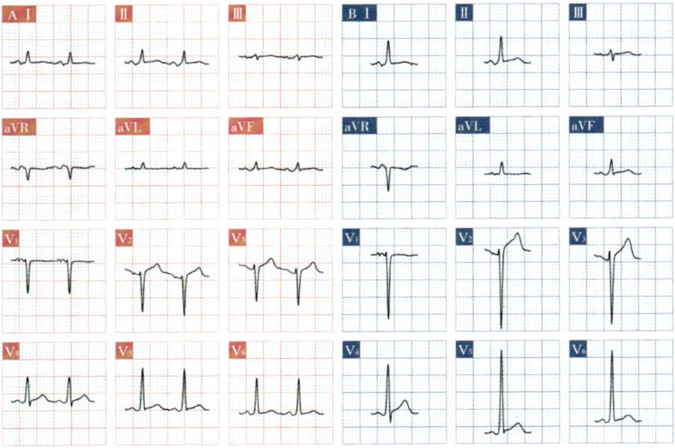

图 39-5 脓毒性休克心电图

A. 男，58 岁，临床诊断为肺脓肿，脓毒性休克，多器官功能衰竭。入院时心电图为窦性心动过速，肢体导联低电压。患者无心包积液、胸腔积液和气胸。B. 患者经积极救治，病情好转出院，1 年后门诊随访心电图为窦性心律，R 波振幅相比 1 年前入院时显著增加。对比心电图 A 和 B，考虑图 A 的 QRS 波振幅降低与脓毒性休克引起的心肌抑制有关

12×10^9/L 或 < 4000×10^9/L 或幼稚型白细胞 > 10%[706]。当患者需要升压药物才能维持收缩压 > 65mmHg 或血乳酸水平已经 > 2.0mmol/L 时，即进入脓毒性休克病程[705，707]。脓毒性休克时，心脏最重要的病理生理改变是心肌抑制，临床出现收缩功能不全、舒张功能不全或两者兼而有之，主要机制包括炎性细胞、炎性因子、毒素、儿茶酚胺引起的心肌能量利用障碍、微梗死、微损伤、凋亡等[708-710]。

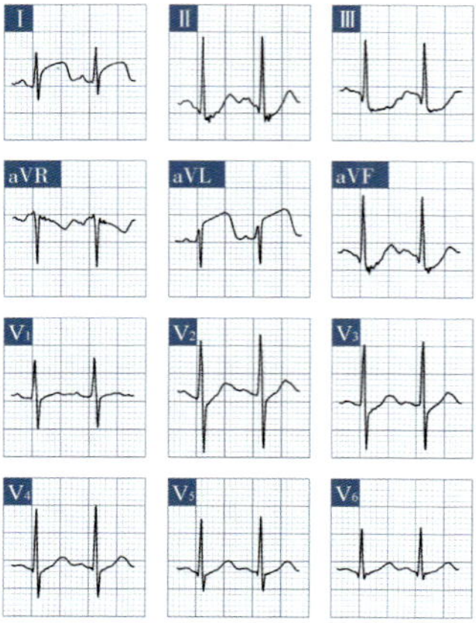

图 39-6 脓毒血症

女，54 岁，罹患 1 型糖尿病，近 3 个月来未按医嘱严格注射胰岛素。入院前 3 天，患者诉右下腹疼痛，精神变差，昏昏欲睡。入院时血压 80/50mmHg，心率 143 次 / 分，体温 39℃，呼吸频率 30 次 / 分。入院时心电图示窦性心动过速，Ⅰ、aVL 导联 ST 段弓背向上型抬高伴下壁导联 ST 段对应性压低，肌钙蛋白阳性，拟诊断 ST 段抬高型高侧壁心肌梗死，急诊冠脉造影三支冠状动脉未见明显狭窄。心脏超声未发现心包积液和胸腔积液。腹部 CT 扫描提示右侧输尿管扩张和右肾盂积水。血培养和尿培养大肠杆菌阳性。临床诊断脓毒性休克，心电图 ST 段抬高考虑局部心肌损伤

脓毒性休克时，常见心肌损伤（图 39-6）。脓毒性休克特征性心电图改变有：① QRS 改变，QRS 波振幅平均降低 41%，QRS 时限增宽伴或不伴束支阻滞；②缺血样 ST-T 改变模式，包括 ST 段压低、T 波倒置和 ST 段抬高；③心律失常，窦性心动过速是最常见的心律失常，其次为心房颤动（包括

新发心房颤动），发生率为19%，室性心动过速的发生率为2%，心脏骤停发生率为2%[711-715]。

接近18%的脓血性休克患者有ST-T改变，其中50%为非特异性ST段压低和T波倒置，39%酷似非ST段抬高型心肌梗死（ST段压低伴或不伴T波倒置），11%酷似ST段抬高型心肌梗死（ST段抬高），当患者肌钙蛋白阳性时（60%的脓毒性休克患者高敏肌钙蛋白阳性），临床极易误诊为急性冠脉综合征，确诊依赖于冠脉影像学检查[716, 717]。脓毒性休克时，心电图ST段抬高型心肌损伤患者预后比ST段压低型心肌损伤患者差[716]。脓毒性休克患者的肌钙蛋白阳性与住院早期死亡率相关（图39-7）。

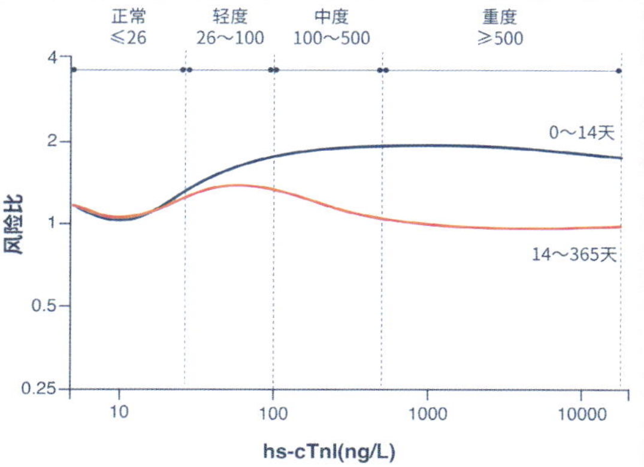

图39-7 高敏肌钙蛋白阳性和脓毒性休克患者死亡率的关系

脓毒性休克患者，高敏肌钙蛋白阳性与早期死亡率相关，肌钙蛋白测值越高，死亡率越高，而与长期预后无关

■ 碱中毒与心电图

血液 pH 值 > 7.45 即为碱中毒，通常表现为 H^+ 丢失过多（代谢性碱中毒）和（或）HCO_3^- 过量[718]。碱中毒对生命的威胁小于酸中毒，由于跨细胞膜离子转运，碱中毒时 K^+ 进入细胞内而 H^+ 转移至血浆，可以引起严重的低钾血症，威胁患者生命（表 39-5）。

表 39-5 临床常见碱中毒

代谢性	病因
H^+ 丢失过多	□频繁呕吐
HCO_3^- 蓄积增多	□严重的低钾血症 □原发性醛固酮增多症 □库欣综合征 □甘草中毒 □ Bartter 综合征（低血钾性碱中毒） □ Gitelman 综合征（家族性低钾低镁血症） □利尿剂过量
呼吸性	**病因**
CO_2 生成减少	□昏迷 □机械通气
CO_2 排除增加	□过度换气 □机械通气或体外膜肺氧合医源性过度换气 □水杨酸中毒早期呼吸中枢过度刺激

碱中毒主要影响心电图的复极，包括 ST 段压低、T 波振幅降低、T 波倒置和 Q-T 间期延长[719, 720]。急性酸碱失衡的心电图改变可能与 K^+ 的细胞转运有关，而非 H^+ 的直接效应[721]。过度通气者的 $PaCO_2$ 下降至 20mmHg 时，冠状动脉血管阻力增加 17%，冠状动脉血流量减少 30%，血红蛋白与氧气的亲和力增加

25%，心内膜下心肌血流量减少或缺血可能是其心电图出现ST段压低和T波倒置的原因[722，723]。此外，过度通气引起的肺膨胀会改变心脏在胸腔中的空间解剖位置，也是心电图T波低平、平坦或倒置的原因[720]。因为即使在正常呼吸时，同样能观察到肺充气期间，心电图R波振幅和T波振幅降低的现象。

过度通气个体的心电图以非特异性ST-T改变多见，ST段上斜形压低伴T波负正双相、低平、T平坦或倒置等，严格测量ST段偏移振幅，多数仍 < 0.5mm，但有时可以出现显著的ST-T改变，酷似心肌缺血（图39-8）[724]。

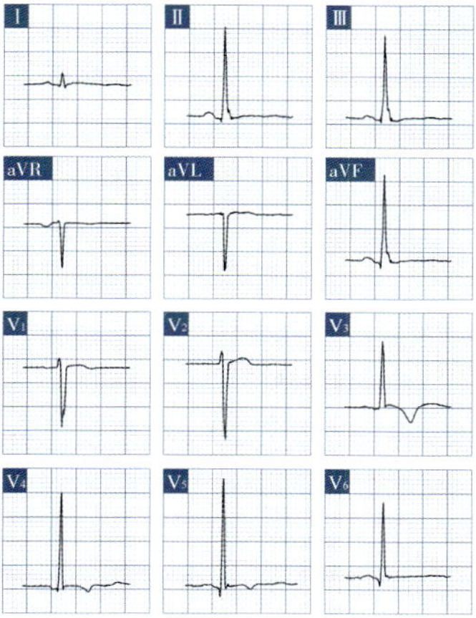

图 39-8 呼吸性碱中毒

男，19岁，诉胸痛1天入院，呼吸和移动手臂时胸痛加重。有吸烟史3年，每天吸食10支烟。其父亲50岁时因心肌梗死去世。患者无下肢深静脉血栓形成危险因素，也未服用任何违禁药物，胸片正常。入院时呼吸急促，频率28次/分，血压120/70mmHg、体温36.7℃，心率87次/分。血常规、肝功和肾功正常。肌钙蛋白阴性。炎性标志物阴性。D-二聚体正常。心脏超声无异常发现。触诊左胸前壁压痛。电解质提示低磷血症，血磷0.3 mmol/L（0.8-1.5）。血气提示呼吸性碱中毒，pH值7.641，二氧化碳分压20mmHg，氧分压121mmHg。心电图示窦性心律，T波平坦伴倒置。临床诊断为肋软骨炎，给予强力抗炎和镇痛治疗。第二天，患者胸痛缓解，呼吸频率正常，血气分析正常，复查心电图T波倒置亦恢复正常。患者因胸痛所致过度换气，诱发呼吸性碱中毒和低磷血症，心电图出现一过性T波倒置。注意入院时心电图 V_3 ~ V_5 导联T波倒置容易误诊为2型Wellens综合征

■ 王永权

Chapter

40 心房颤动急诊

危急度 ☆☆★★★

Atrial fibrillation emergency

临床上，心房颤动是最常见的持续性心律失常，心电图诊断标准如下：心电图等电位线消失和窦性 P 波消失，代之以形态、振幅和频率不一的心房颤动波，频率快速为 350 ~ 600 次 / 分（图 40-1）；心室节律绝对不规整，QRS 波可以正常或伴宽 QRS 波（室内阻滞、旁道、心室起搏节律等）[725-727]。

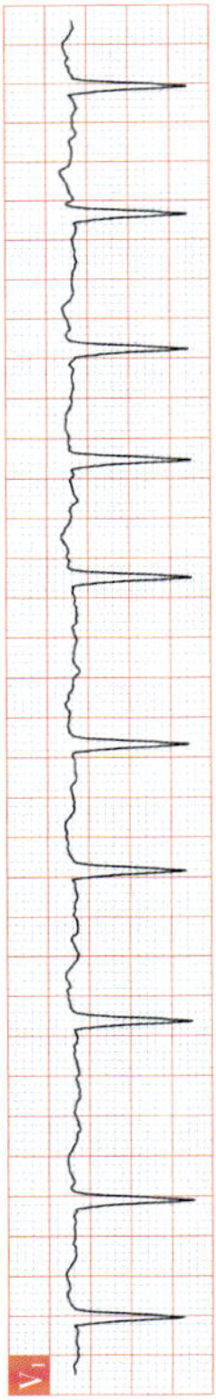

图 40-1 心房颤动

1 例心房颤动，心电图等电位线和 P 波丢失，代之以形态、振幅和频率"三不一"的心房颤动波，心室节律绝对不规整，R-R 间期逐搏变化且无规律可循

正确诊断心房颤动

心电图等电位线丢失，同时出现绝对不规整的心房节律和心室节律是心房颤动的心电图诊断核心。心电图上，多数心房颤动很容易识别和诊断，但一些特殊类型的心房颤动也容易和其他心律失常

混淆。V_1 导联心房颤动波振幅 < 0.5mm 称为纤细型心房颤动波（细颤），而振幅 ≥ 0.5mm 称为粗大型心房颤动波（粗颤）[728]。通常，在Ⅱ导联和 V_1 导联分析心房颤动波的特征。

12 导联心电图上，有时纤细型心房颤动的振幅近乎等电位线，无法识别具体的心房颤动波，常见于心脏疾病终末期、病态窦房结综合征、心脏外科手术等患者，高钾血症也能让心房颤动波隐晦而难以识别，此时只能依靠病史、入院时心电图和绝对不齐的心室节律诊断心房颤动（图 40-2A）。

相反，粗大型心房颤动波有时酷似心房扑动波，形态、振幅和频率貌似一致，仔细观察整体心房除极波性质仍可发现形态和频率存在变异，当频率显著超过心房扑动的诊断频率，其他导联呈现心房颤动波特征时，仍能诊断为

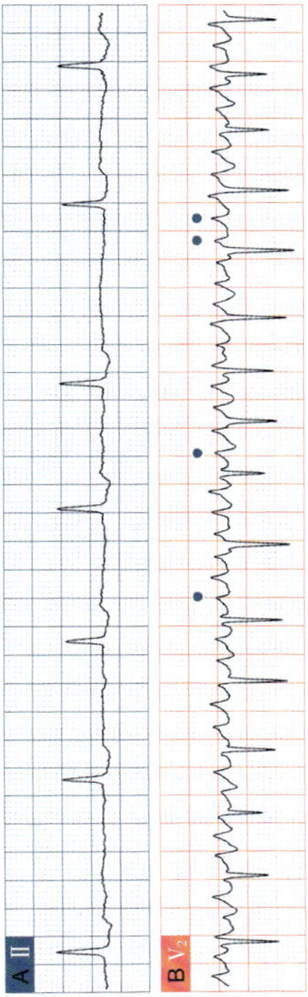

图 40-2 正确诊断心房颤动

A.1 例纤细型心房颤动，Ⅱ导联心房颤动难以识别，只能根据绝对不齐的心室节律诊断心房颤动。B.1 例粗大型心房颤动，心房颤动波酷似心房扑动，频率 375～428 次/分，仔细观察心房除极波，每个尽管都能很好的识别，但形态和振幅仍有显著变异（灰蓝色圆圈），心室节律绝对不规整，诊断为心房颤动

心房颤动（图 40–2B）。

电生理机制

心房颤动的电生理机制包括触发机制和维持机制。来自心房异位局灶的电冲动（好发于静脉口与心房的交界区，特别是肺静脉），通过异常自律性、触发活动和折返等机制产生自发性房性期前收缩，作为心房颤动的触发因素[729]。由于心房肌病变、纤维化、间质改变等，心房内和心房间的传导损害，心房肌有效不应期缩短和不应期离散，形成折返的基质，房性期前收缩在组织学改变（组织重构）和电学改变（电学重构）的心房肌中传导时，有利于多个折返环（多子波学说）的出现，这是心房颤动的维持因素。心房内至少需要 4 ~ 6 个子波（折返环）才能维持心房颤动（图 40–3）[730–732]。

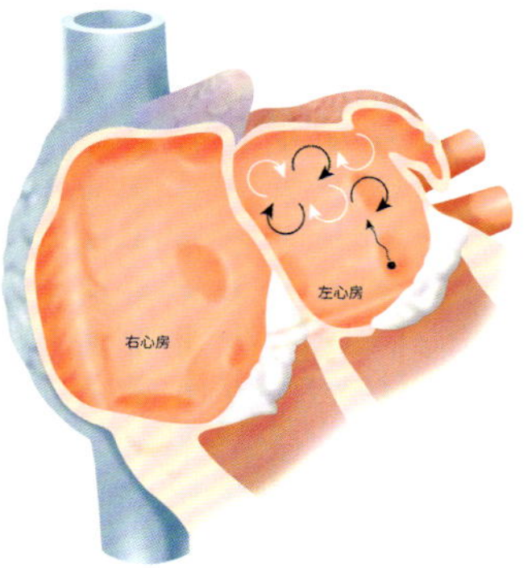

图 40–3 心房颤动的发生机制

左心房的左下肺静脉口有一个异位灶点，产生的房性期前收缩向左心房内传导时，遭遇组织学和电学改变的心房肌，形成多个折返环（子波），这些折返环彼此相互干扰，导致心房肌不能形成有序的电传导，维持心房颤动的发生

当心房的主导节律实际为心房扑动，但向另一个心房呈现无序的纤颤样传导，另一个心房表

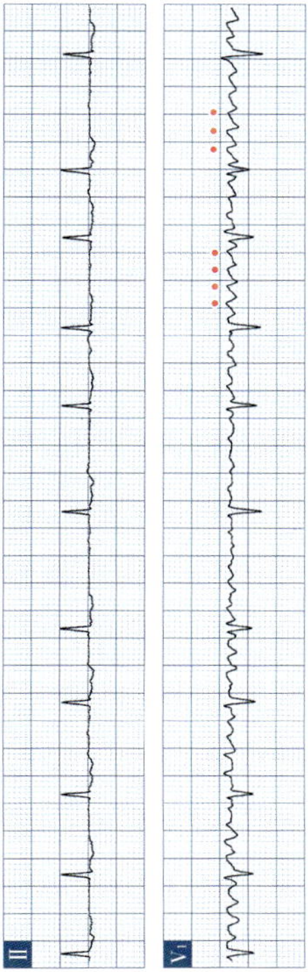

图 40-4 不纯性心房颤动

V_1 导联心电图等电位线消失，代之以振幅、形态和频率不一的心房颤动波；仔细分析，发现某些不同时间出现的心房颤动形态和频率较为一致（蓝色圆圈），酷似心房扑动波，提示心房某部位被一个相对较大的转子控制。II 导联未见形态固定的心房扑动波且心室节律绝对不齐支持诊断心房颤动

现为心房颤动；或一个子波控制较大面积的心房肌时，心电图的心房除极波的表现介于心房扑动和心房颤动之间，称为不纯性心房扑动（心房扑动特征居多）或不纯性心房颤动（心房颤动特征居多），对于急诊科或重症监护室而言，细分这些特征通常不影响临床治疗决策的制订，因为心房扑动患者同样面临脑栓塞风险（图 40-4）[733-735]。为了正确诊断心房颤动，2020 年欧洲《心房颤动诊断和管理指南》建议单导联心电图采集时间≥ 30 秒[736]。

急诊治疗概要

临床上，心房颤动急诊见于以下情况。

1. 阵发性心房颤动：患者突发呼吸困难、胸闷和心悸，症状明显，需要急诊控制心室率和转复为窦性心律。心房颤动发作后，在 7 天内自行转复或医学干预下转复为窦性心律，称为阵发性心房颤动（表40-1）[736]。

表 40-1 EHRA 心房颤动症状评分		
评分	症状严重程度	描述
1	无	患者无任何心房颤动相关症状。
2a	轻度	患者有心房颤动相关症状，正常日常活动不受影响。
2b	中度	患者有心房颤动相关症状，正常日常活动不受影响，但症状让患者感觉不适。
3	重度	患者有心房颤动相关症状，正常日常活动受到影响。
4	致残	正常日常活动不能继续。

EHRA：European Heart Rhythm Association，欧洲心律学会

2. 循环受损：心室率长期≥ 110 次 / 分，有发生心动过速性心肌病的风险；心功能受损的患者，心室率 > 140 次 / 分，心功能会进一步下降；此外，过快的心室率会导致患者出现严重症状或加重病情，如二尖瓣狭窄、急性心肌梗死和急性主动脉夹层等[498，661，662]。

3. 心室率极速的心房颤动：即使患者心功能正常，心室率 > 180 次 / 分时，心室舒张期显著缩短，每分心输出量降低，因此需要积极控制极速的心室率。这种情况下，心房颤动在房室传导系统的有效不应期边缘下传，传导能力接近极限，R-R 间期貌似规整，容易误诊为阵发性室上性心动过速，仔细测量 R-R 间期，发现逐搏变化特征，高度提示心房颤动伴极速心室率反应（图 40-5）。

老年急诊人群中，窦性心动过速是最常见的心动

图 40-5 心房颤动伴极速的心室率

1 例心室率极速的心房颤动，心室率波动于 176 ~ 214 次 / 分。肉眼判读很容易误诊为阵发性室上性心动过速，但仔细测量 R-R 间期，发现 R-R 间期逐搏变化；同时，V_1 导联 QRS 波之前并无固定形态的 P 波和心房扑动波，可以排除房性心动过速和心房扑动

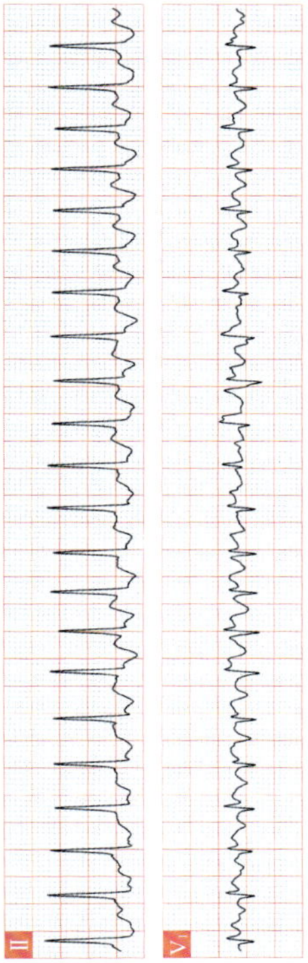

过速，占 70%，非窦性心动过速占 30%，后者最常见于心房颤动，占 69%[737]。心房颤动的急诊治疗目标为：控制心室率、尝试恢复窦性心律和抗凝治疗。

根据患者的临床情况和药物禁忌证选择合适的心室率控制药物，例如 β 受体阻滞剂、地尔硫䓬和维拉帕米适合左心室射血分数 ≥ 40% 的心房颤动患者（表 40-2）[736]。阵发性心房颤动选择药物或直流电转复，电转复前需准备阿托品和异丙肾上腺素，防止心房颤动终止后出现缓慢型心律失常（表 40-3）[736]。

抗凝治疗

阵发性心房颤动持续时间 > 48 小时，缺血性卒中的风险增加[738]。正确诊断心房颤动，尚需启动卒中风险评估，当前的评估已经从医生个人经验进展到有循证研究支持的临

表 40-2 控制心房颤动快速的心室率反应

药物	静脉用法
β 受体阻滞剂	
□美托洛尔	弹丸式静脉注射 2.5 ~ 5mg，累计共 4 剂
□美托洛尔缓解剂型	无
□比索洛尔	无
□阿替洛尔	无
□艾司洛尔	静脉注射 500μg/kg，注射时间超过 1 分钟； 之后 50 ~ 300μg/（kg·min）
□兰地洛尔	静脉注射 100μg/kg，注射时间超过 1 分钟； 之后 10 ~ 40μg/（kg·min）； 心功能不全的患者，1 ~ 10μg/（kg·min）
□奈比洛尔	无
□卡维地洛	无
非二氢吡啶类钙离子拮抗剂	
□维拉帕米	静脉注射 2.5 ~ 10mg，注射时间超过 5 分钟； 之后 10 ~ 40μg/（kg·min）； 心功能不全的患者，1 ~ 10μg/（kg·min）
□硫氮卓酮	静脉注射 0.25mg/kg，注射时间超过 5 分钟。 之后 5 ~ 10mg/h
洋地黄类制剂	
□地高辛	0.5mg 弹丸式注射； 24h 累计给药剂量 0.75 ~ 1.5mg
□洋地黄毒甙	0.4 ~ 0.6mg
其他药物	
□胺碘酮	300mg 溶于 5% 葡萄糖液中稀释后静滴，滴注时间超过 30 ~ 60 分钟（最好通过中央静脉插管）；之后 24h 内使用剂量为 900 ~ 1200mg 溶于 5% 葡萄糖液 500 ~ 1000mL 中静滴，最好通过中心静脉插管进行

口服用法	禁忌证
25 ~ 100mg，bid	
50 ~ 400mg，qd	
1.25 ~ 20mg，qd	
25 ~ 100mg，qd	
无	急性心力衰竭和严重支气管痉挛所致哮喘
无	
2.5 ~ 10mg，qd	
3.125 ~ 50mg，bid	
40mg，bid 直至缓解剂型 480mg qd	左心室射血分数降低的患者禁忌。适合肝功能和肾功能不全的患者
60mg，bid 直至缓解剂型 360mg qd	
0.0625 ~ 0.25 mg qd	地高辛血药浓度增高会增加死亡率。 用药前，完善肾功检查，根据肾功选择合适的剂量
0.05 ~ 0.1 mg qd	
负荷剂量 4 周，200mg tid；后续 200mg qd，根据心率调节药物剂量。	甲状腺疾病患者慎用，仅在无其他可替代药物选择时使用

表 40-3 药物转复心房颤动

药物	用法	初始转复剂量	后继转复剂量
□氟卡尼	口服 静脉	200 ~ 300 mg 2mg/kg，注射时间超过 10 分钟	——
□普罗帕酮	口服 静脉	450 ~ 600 mg 1.5 ~ 2mg/kg，注射时间超过 10 分钟	——
□维纳卡兰	静脉	3mg/kg，注射时间超过 10 分钟	初始剂量 10 ~ 15 分钟后，后续 2mg/kg，注射时间超过 10 分钟
□胺碘酮	静脉	5 ~ 7mg/kg，注射时间 1 ~ 2h	后续每小时给药 50mg，24h 总量 1.2g。
□伊布利特	静脉	1mg，给药时间超过 10 分钟 体重 < 60kg 的患者，给药剂量是 0.01mg/kg	初始给药 10 ~ 20 分钟后，可再次静脉注射 1mg，给药时间超过 10 分钟

床量化评估，即 CHA_2DS_2-VASc 评分系统（表 40-4）[739]。CHA_2DS_2-VASc 评分 0 分的男性和 1 分的女性，属于心房颤动低卒中风险人群，无须口服抗凝治疗；而评分 ≥ 1 分的男性和评分 ≥ 2 分的女性，属于心房颤动高卒中风险人群，需要口服抗凝治疗预防卒中[736，740]。

成功率和恢复窦性节律所需时间	禁忌证和注意事项
59% ~ 78%：3h 内转复成功率 51%，8h 内为 72%	· 禁用于缺血性心脏病和严重器质性心脏病患者 · 室内阻滞所致宽 QRS 波
口服 3h 内转复成功率 45% ~ 55%，8h 内为 69% ~ 78%。静脉 6h 内转复成功率 43% ~ 89%	· 低血压 · 心房扑动伴 1：1 房室传导，发生率 3.5% ~ 5% · 室内阻滞所致宽 QRS 波 · 禁用于心房扑动的药物转复
< 1h 50% 的患者在 10 分钟内转复	· 禁用于低血压患者，收缩压 < 100mmHg，1 个月内发生过急性冠脉综合征，NYHA Ⅲ级和Ⅳ级心力衰竭，长 Q-T 间期，严重主动脉瓣狭窄 · 可引起低血压、Q-T 间期延长、宽 QRS 波和非持续性室性心动过速
8 ~ 12h 至数天内，转复成功率为 44%	· 静脉炎（使用外周大静脉，避免静脉给药时间 >24h，最好使用容量泵 · 低血压、心动过缓 / 房室阻滞和 Q-T 间期延长 · 因甲状腺毒性风险，甲亢患者只能在无其他可替代药物时选用
1h 左右，心房扑动的转复成功率为 63% ~ 73%，心房颤动的转复成功率为 31% ~ 51%	· 有效转复心房扑动 · 禁用于长 Q-T 间期、左心室肥厚和左心室射血分数降低的患者 · 因能导致 Q-T 间期延长和尖端扭转型室性心动过速，最好在能进行心脏监护的病房使用 · 给药后至少给予 4h 心电监护，以防治致心律失常效应

CHA_2DS_2-VASc 评分最高为 9 分，各级评分的卒中发生风险见表 40-5[741，742]。

国际标准化比值（INR）是患者凝血酶原时间和对照凝血酶原时间的比值[743]。治疗范围内的时间百分比（TTR）是指临床口服华法林期间达到目标 INR 的

表 40-4 心房颤动卒中风险 CHA_2DS_2-VASc 评分

项目	内容	评分
C	Congestive heart failure，即充血性心力衰竭。包括临床心力衰竭，存在中度至重度左心室功能不全的客观证据，肥厚型心肌病	1
H	Hypertension，即高血压，包括接受降压药物治疗的高血压患者	1
A	age，即年龄，特指年龄≥75 岁患者	2
D	Diabetes mellitus，即糖尿病。包括口服降糖药物和（或）接受胰岛素治疗的患者，空腹血糖 7.0mmol/L 的患者	1
S	stroke，即卒中。包括既往卒中、短暂性脑缺血发作和血栓栓塞患者	2
V	Vascular disease，即血管疾病。包括造影证实的有临床意义的冠状动脉疾病，既往心肌梗死，外周动脉疾病和主动脉斑块	1
Sc	Sex category，即性别。女性心房颤动的卒中风险高于男性	1

表 40-5 CHA_2DS_2-VASc 评分和年缺血性卒中风险

CHA_2DS_2-VASc 评分	年卒中风险（%）
0	0.3
1	0.9
2	2.9
3	4.6
4	6.7
5	10.0
6	13.6
7	15.7
8	15.2
9	17.4

百分比[744]。华法林抗凝治疗的目标是 INR 2.0 ~ 3.0，TTR ≥ 7.0[736，745]。

接受口服抗凝治疗的患者，出血并发症风险可采用 HAS-BLED 评分系统（表 40-6）[736，746]。HAS-BLED 评分 ≥ 3 分的患者，口服抗凝治疗中出血风险增加，需要加强门诊随访频次[736]。

表 40-6 HAS-BLED 评分

项目	内容	评分
H	Uncontrolled hypertension，即未控制的高血压，收缩压 > 160mmHg	1
A	Abnormal renal and/or hepatic function，即异常的肝功能和肾功能，包括透析、移植、血清肌酐 >200 mmol/L、肝硬化、胆红素 >2 倍正常上限，AST/ALT/ALP>3 倍正常值上限	每项 1 分
S	Stroke，即卒中，既往有缺血性或出血性卒中	1
B	Bleeding history or predisposition，即出血史或出血易感性，既往大出血或贫血或严重血小板减少	1
L	Labile INR，即不稳定的 INR，华法林 TTR < 50%	1
E	Elderly，即老龄，年龄 >65 岁或极度衰老	1
D	Drugs or excessive alcohol drinking，即吸毒或酗酒。同时使用抗血小板或非甾体抗炎药和（或）每周过量饮酒	每项 1 分

张月兰

Chapter

41

危急度 ★★★★★

左主干病变

Left main coronary artery disease

左冠状动脉主干发自主动脉根部的左冠窦，走行1～25mm后分为左前降支和左回旋支[747]。左冠窦开口至左冠状动脉分叉部以前的节段，称为左主干动脉，简称左主干（图41-1）。

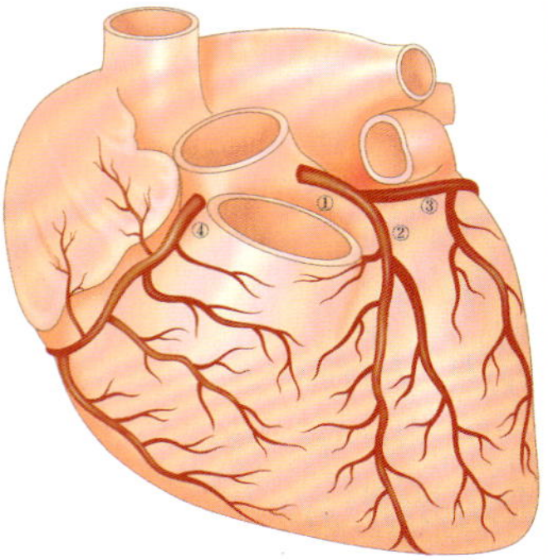

图 41-1 冠状动脉

图示冠状动脉的大体解剖。①为左主干，②左前降支，③左回旋支，④右冠状动脉

左主干内一旦有急性血栓形成，管腔次全闭塞或完全闭塞，造成的大面积左心室心肌缺血和梗死，患者很快因心源性休克、急性左心衰竭和心脏骤停等并发症死亡，是最危重的急性心肌缺血，因为左主干为心脏提供接近64%的血供[748]。

■ 慢性左主干闭塞

因怀疑心肌缺血而接受冠脉造影的患者中，4%～6%为左主干病变[749]。慢性左主干闭塞最常见的病因是动脉粥样硬化，其他有放射性治疗、感染、免疫系统疾病和医源性操作等，患者在此病理生理过程中，可以有心绞痛发作、心力衰竭和运动后心脏骤停等临床表现，少数无任何症状，仅在偶然检查冠状动脉时发现[750]。

慢性左主干闭塞患者的生存依赖于右冠状动脉为左前降支、左回旋支提供的侧支循环（图 41-2）[751]。尽管侧支循环只能提供 10% 的补偿血供，但仍能避免缺血心肌发生心肌梗死，保护心肌收缩力[752]。慢性左主干闭塞患者的心电图可以完全正常、非特异性

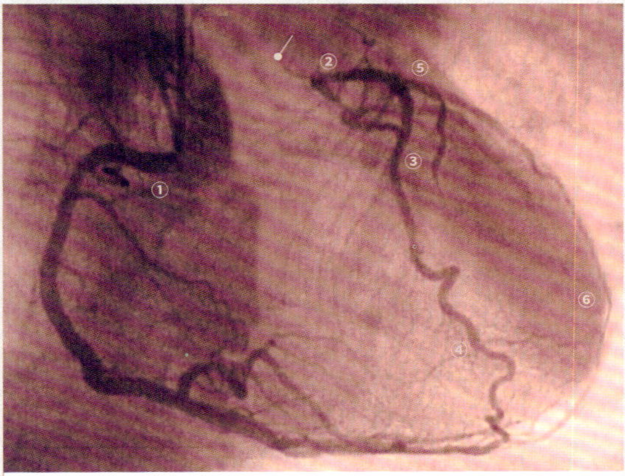

图 41-2 慢性左主干闭塞

男，75 岁，因劳力型心绞痛入院。有高血压和高脂血症等冠心病危险因素。冠脉造影发现左冠状动脉近段完全闭塞，左前降支和左回旋支依靠右冠状动脉提供的侧支循环，维持左心室的血供，右冠状动脉代偿性增粗增大。白色箭头所示左冠状动脉近段完全闭塞，无造影剂显影；①右冠状动脉；②左主干；③左前降支；④右冠状动脉 - 左前降支侧支循环；⑤左回旋支；⑥右冠状动脉 - 左回旋支支侧支循环。患者最后接受了冠脉搭桥治疗。[Reprinted from BMJ Publishing Group Ltd [Zweiker R, Stoschitzky K, Klein W. Images in cardiology. Occlusion of the left main coronary artery without myocardial infarction. Heart,2000,83(6):672.] with permission from BMJ Publishing Group Ltd]

ST-T 改变和缺血性 ST-T 改变；当静息心电图正常或难以判读 ST-T 改变是否为心肌缺血时，运动心电图可以阳性，患者出现胸痛、血压下降、室性心律失常和心室颤动。

■ 环左心室缺血

生理条件下，心外膜心肌的血供大于心内膜下心肌，而心内膜下心肌的血管阻力和氧耗均大于心外膜心肌，当心外膜冠状动脉痉挛或管腔内血栓形成所致的透壁心肌缺血时，心内膜下心肌重于心外膜，透壁心肌梗死进程于是从心内膜向心外膜推进[753, 754]。

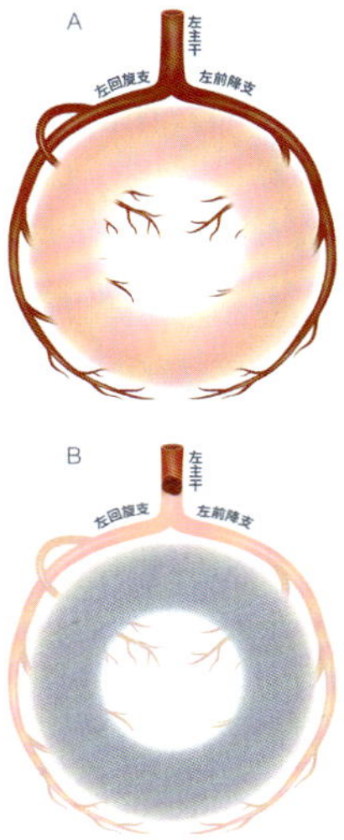

图 41-3 环左心室缺血——ST 段抬高模式

A 为正常左心室供血模式图，左主干分为左前降支和左回旋支，分别为左心室前壁、前间隔和后壁、后间隔供血。B. 急性左主干闭塞且无缺血保护时，整个左心室透壁缺血，心电图出现广泛性 ST 段抬高或多部位 ST 段抬高心肌梗死心电图

解剖上，左冠状动脉最后分为左前降支和左回旋支，左前降支供血前室间隔和左心室前壁心肌，左回旋支供血左心室前侧壁和后壁，一旦左主干发生急性血栓形成，左冠状动脉血供中断，会引起整个左心室心肌缺血，即所谓的环左心室心肌缺血[755]。

环左心室心肌缺血有两种结局（图 41-3）。第一种情况是急性左主干闭塞伴缺血保护不足时，见于完

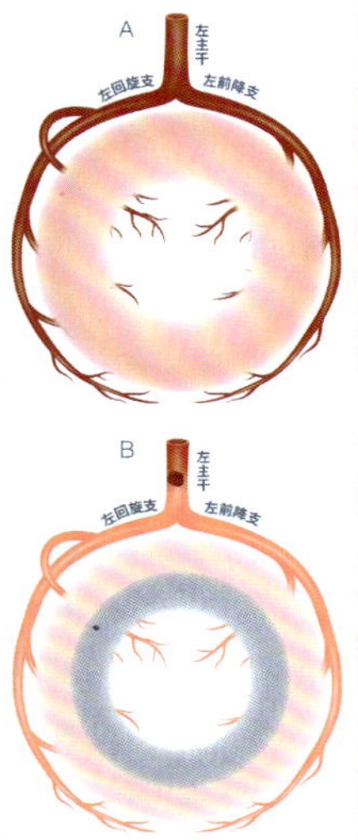

图 41-4 环左心室缺血——ST 段压低模式

A 为正常左心室供血模式图，左主干分为左前降支和左回旋支，分别为左心室前壁、前间隔和后壁、后间隔供血。B. 急性左主干闭塞且伴强大的缺血保护时，左心室缺血集中于心内膜下层心肌，心电图出现广泛性 ST 段压低伴 T 波倒置

全闭塞性血栓形成、无缺血预适应、无来自右冠状动脉的侧支循环等情况，心肌缺血持续从心内膜向心外膜推进，缺血波及整个心室壁，称为透壁心肌缺血，产生 ST 段抬高型急性冠脉综合征，临床上见于急性左主干痉挛和急性左主干内血栓形成。

第二种情况是急性左主干闭塞伴强大缺血保护时，见于右冠状动脉为左前降支和左回旋支提供丰富的侧支循环、左主干内形成的血栓并未完全堵塞管腔（次全闭塞）或左主干内初期形成完全闭塞性血栓，部分血栓很快自溶，开通一些管腔，为心外膜心肌恢复部分供血，此时，心肌缺血重在心内膜下层心肌，心外膜心肌得以暂时存活，形成独特的环左心室心内膜下心肌缺血（图 41-4）。临床上，环左心室心内膜下心肌缺血引起 ST 段压低型急性冠脉综合征，包括不稳定型心绞痛和非 ST 段抬高型心肌梗死。急性左主干闭塞引起的广泛性 ST 段压低需要与单支血管病变引起的广泛性 ST 段压低进行鉴别，前者临床风险高于后者。

■ aVR 导联 ST 段抬高

额面导联系统上，aVR 导联轴位于右上象限，探查右心室、心室流出道和室间隔基底部心肌。急性左主干闭塞且缺乏缺血保护，左心室透壁心肌缺血时，波及室间隔基底部心肌，直接导致 aVR 导联 ST 段抬高；而急性左主干闭塞伴强化缺血保护时，左心室环心内膜下心肌缺血，缺血向量背离左心室，朝向右上方，aVR 导联 ST 段对应性抬高，因此，aVR 导联 ST 段抬高是急性左主干病变的心电图指标之一（图 41–5）[756]。

aVR 导联 ST 段抬高 ≥ 0.5mm 即可判读为 ST 段抬高，判读急性左主干闭塞的敏感度为 88%，特异度为

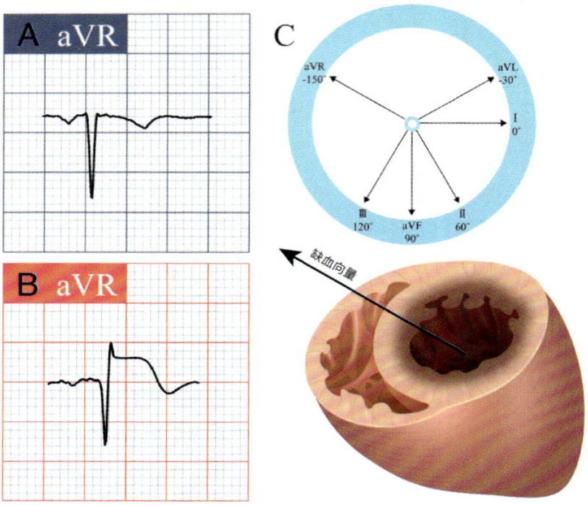

图 41–5 环心内膜下心肌缺血 aVR 导联 ST 段抬高的机制

A. 正常情况下，aVR 导联 ST 段位于等电位线上。B. 1 例急性左主干闭塞，aVR 导联 ST 段抬高。C. 左心室环心内膜下心肌缺血时，缺血向量朝向 aVR 导联，aVR 导联 ST 段抬高

92%，准确度为 90%[757]。aVR 导联 ST 段抬高≥ 1mm 时，患者的死亡率显著增加（19.4%，相比于 ST 段抬高 0.5 ~ 1mm 时的 8.6%），因此，aVR 导联 ST 段抬高振幅具有预后判读价值[758，759]。

表 41–1	急性冠脉综合征 aVR 导联 ST 段抬高的原因
□三支冠脉病变或急性主动脉病变所致左心室环心内膜下心肌缺血	
□右冠状动脉近段闭塞且伴较大的右圆锥支时，引起右心室流出道透壁性心肌缺血	
□左前降支近段（特别见于较短的左前降支）闭塞引起的室间隔基底部透壁性心肌缺血	
□胸导联和下壁导联出现缺血性或非缺血性 ST 段压低，aVR 导联出现对应性 ST 段抬高	

急性冠脉综合征时，aVR 导联 ST 段抬高振幅≥ V_1 导联是另一个支持 aVR 导联 ST 段抬高判读罪犯血管为左主干的证据，敏感度为 81%，特异度为 80%，准确度为 81%[757]。需要指出的是，临床上其他可以引起左心室环心内膜下心肌缺血的疾病（左心室舒张末压增高），如左心室肥厚、限制性心肌病等，单支冠脉病变也能引起急性左主干闭塞的心电图模式（表 41–1）[759]。

■ ST 段抬高型急性冠脉综合征

无缺血保护的急性左主干闭塞引起环左心室透壁性心肌缺血，临床出现 ST 段抬高型急性冠脉综合征，包括变异型心绞痛和 ST 段抬高型心肌梗死。无缺血保护的急性左主干闭塞势必引起大面积前壁心肌梗死，波及前间隔心肌、左心室前壁、侧壁和后壁，当左前降支绕过心尖供血部分下壁心肌时，左前降支血流中断还会引起下壁心肌梗死（图 41–6）。

ST段抬高型急性前壁心肌梗死时，需要进一步筛查左主干闭塞患者，因为这代表急性心肌梗死预后最差亚组患者（表41-2）。12导联心电图推导前壁心肌梗死的罪犯血管为左主干的核心要点是在判读已有左前降支闭塞的基础上，推导出同时存在左回旋支闭塞[760]。

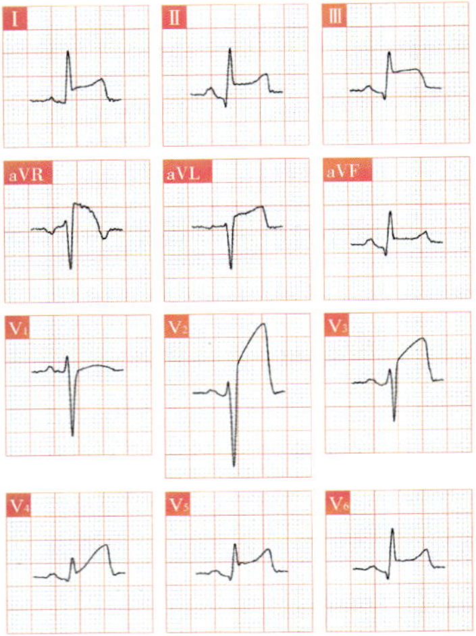

图41-6 急性左主干闭塞-ST段抬高型急性心肌梗死

男，64岁，胸痛20分钟入院。入院时血压80/40mmHg，全身皮肤湿冷，呼吸36次/分，体温36.6℃。肌钙蛋白阳性。心电图示窦性心律，广泛前壁、高侧壁心和下壁心肌梗死。12导联心电图提示多部位心肌梗死，V_2导联ST段显著抬高，提示罪犯血管波及左前降支；前侧壁、下壁和高侧壁导联的ST段均抬高，提示罪犯血管同时波及左回旋支。注意到V_2导联ST段显著抬高，但V_1导联ST段不抬高，aVR导联ST段显著抬高，提示罪犯血管有以下两种可能：①急性左主干闭塞；②左前降支和左回旋支同时闭塞。心电图很难区分单纯的急性左主干闭塞和急性左前降支-左回旋支同时闭塞两种情况，确诊需要依赖冠状动脉影像学检查。无论哪种情况，患者临床都面临急性左心衰竭、心源性休克和心脏骤停等风险，患者都属于高风险急性冠脉综合征患者，心电图进一步鉴别意义不大。该患者冠脉造影确诊为急性左主干完全性血栓形成，4小时后死于心源性休克

40%的个体右束支近段由左前降支单独供血，急性左主干闭塞引起左前降支血供中断时，心电图合并急

表 41-2	急性前壁心肌梗死疑诊左主干闭塞的心电图线索
条件	理由
□ aVR 导联 ST 段抬高且抬高振幅≥ V_1 导联	室间隔前基底部透壁性缺血
□合并高侧壁心肌梗死	合并左回旋支闭塞
□合并前侧壁心肌梗死	合并左回旋支闭塞
□合并左心房梗死	合并左回旋支闭塞
□ V_6 导联 ST 段抬高振幅 > V_1 导联 ST 段抬高振幅	合并左回旋支闭塞
□ II 导联 ST 段压低振幅 > V_2 导联 ST 段抬高振幅	右冠状动脉提供强大的侧支循环

性完全性右束支阻滞，QRS 波增宽，电轴左偏（伴或不伴左前分支阻滞）[761]。完全性右束支阻滞时，右胸导联（V_1 ~ V_3）的继发性 ST 段压低和 T 波倒置会对抗前间隔心肌梗死引起的 ST 段抬高和 T 波直立，心电图出现以下三种情况（图 41-7 和图 41-8）。

1. 继发性 ST-T 改变占据优势，右胸导联出现 ST 段压低和 T 波倒置，完全掩盖急性前间隔心肌梗死；

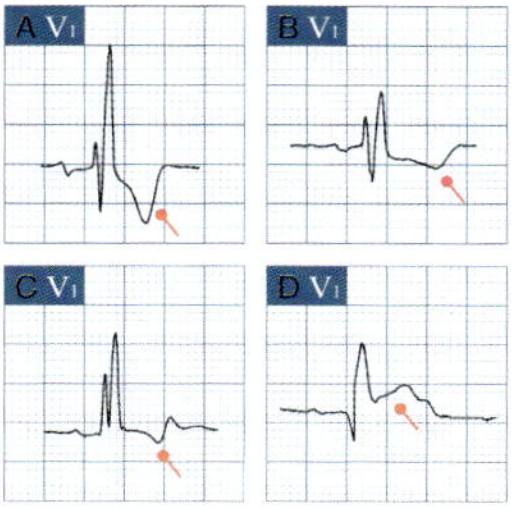

图 41-7 完全性右束支阻滞的原发性和继发性 ST-T 改变

A. 完全性右束支阻滞伴继发性 ST-T 改变，ST 段压低和 T 波倒置。B. 完全性右束支阻滞，继发性和原发性 ST-T 改变同时存在，前者占据优势，仍表现为 ST 段压低和 T 波倒置，但程度较单纯继发性 ST-T 改变为轻。C. 完全性右束支阻滞，继发性和原发性 ST-T 改变近乎完全对抗，ST 段位于等电位线，T 波负正双相。D. 完全性右束支阻滞，继发性和原发性 ST-T 改变同时存在，后者占据优势，表现为 ST 段抬高和 T 波直立

2. 继发性和原发性 ST-T 改变完全对抗，ST 段位于等电位线，T 波低平或平坦，此时需要高度疑诊前间隔心肌缺血，思考这样一个问题：为何完全性右束支阻滞的继发性 ST-T 改变丢失？

3. 原发性 ST-T 改变占据优势，右胸导联出现 ST 段抬高和 T 波直立，能够直接判读急性前间隔心肌梗死。

实际上，无缺血保护的急性左主干完全闭塞性血栓形成引起的透壁性心肌梗死患者，短时间里即可死于机械（心源性休克）和电学（心脏骤停）并发症。能够抵达医院急诊科的多数系强化缺血保护的患者，右冠状动脉提供强大的侧支循环，使左心室梗死局限于前间隔和前

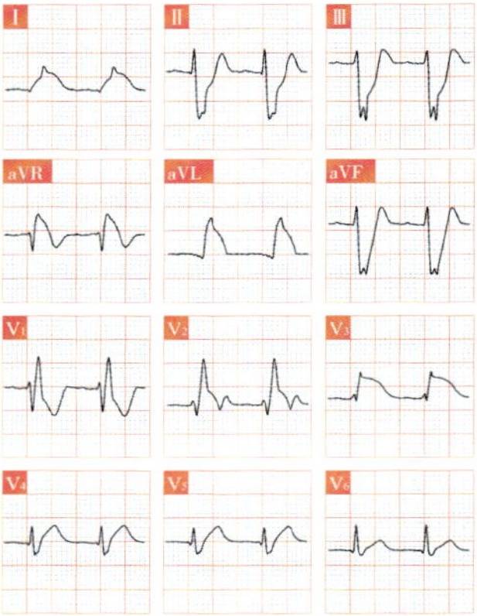

图 41-8 急性左主干闭塞 -ST 段抬高型急性心肌梗死

女，54 岁，胸痛 20 分钟入院。血压 50/30mmHg，心率 107 次 / 分，呼吸 32 次 / 分，体温 36.8℃。肌钙蛋白阳性。心电图示窦性心动过速，电轴左偏，完全性右束支阻滞合并左前分支阻滞，ST 段抬高型高侧壁和前壁心肌梗死。V_1 导联急性心肌透壁缺血引起的原发性 ST 段抬高被完全性右束支阻滞的继发性 ST 段压低掩盖，胸导联 ST 段抬高迟至 V_2 导联才表现出来。Ⅰ和 aVL 导联 ST 段抬高，提示罪犯血管波及对角支；V_2 导联 ST 段抬高，提示罪犯血管波及第 1 间隔支；综合以上分析，罪犯血管应位于对角支和第 1 间隔支开口以上的左冠状动脉节段，只有两种可能：①急性左主干闭塞；②高位左前降支闭塞。利用 aVR 导联 ST 段显著抬高，推导急性左主干闭塞可能性大。患者冠脉造影证实急性左主干闭塞性血栓形成。患者入院后 2 小时死于心源性休克

壁，此时下壁导联出现显著的 ST 段压低，电轴左偏伴或不伴左前分支阻滞（图 41-9）。

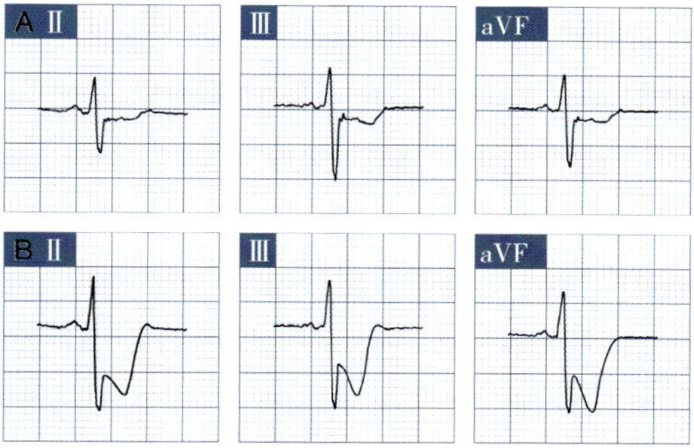

图 41-9 比较左前降支闭塞和左主干闭塞引起的下壁导联 ST 段压低

A.1 例左前降支闭塞引起的广泛前壁心肌梗死，下壁导联 ST 段压低伴 T 波负正双相（Ⅱ导联）和 ST 段压低伴 T 波倒置（Ⅲ和 aVF 导联）。B.1 例急性左主干闭塞引起的广泛前壁心肌梗死，下壁导联 ST 段压低伴 T 波倒置，注意 ST 段压低的程度远远超过左前降支闭塞。前壁心肌梗死时，若下壁导联 ST 段显著压低需要警惕急性左主干闭塞的可能

■ 非 ST 段抬高型急性冠脉综合征

临床上，急性左主干病变更多见的患者群体是非 ST 段抬高型心肌梗死，这些患者重要的病理生理是急性心肌缺血局限于心内膜下层心肌，尚未进展为透壁性心肌梗死，解剖因素联系是右冠状动脉丰富的侧支循环、次全闭塞性血栓形式（90% ~ 99%）、闭塞性血栓部分再通等[762]。

急性左主干闭塞所致环左心室心内膜下心肌缺血时，心电图特征性的表现是广泛性 ST 段压低伴 T 波倒置，诊断要点是：①广泛性 ST 段压低，在 I、II 和

V_4 ~ V_6 导联中最为突出；②aVR导联ST段抬高≥1mm；③aVR导联的ST段抬高振幅≥V_1导联（图41-10）[754]。

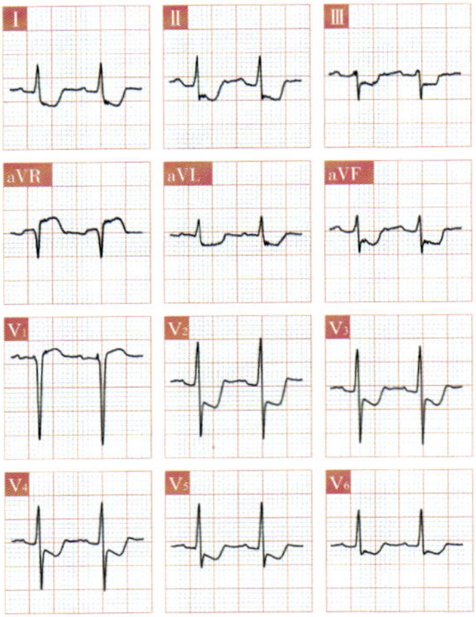

图 41-10 急性左主干闭塞所致非 ST 段抬高型心肌梗死

男，36岁，胸痛30分钟入院。血压80/50mmHg，肌钙蛋白阳性。查体双肺满布湿啰音。心电图示窦性心动过速，广泛性ST段压低伴T波倒置，最大ST段压低接近4mm（V_2导联），ST段压低波及10个导联，aVR导联ST段抬高且抬高振幅超过V_1导联，考虑非ST段抬高型心肌梗死，急性左主干血栓形成。冠脉造影证实左主干次全闭塞性血栓形成

急性左主干闭塞所致非ST段抬高型心肌梗死与单支冠脉病变所致非ST段抬高型心肌梗死的鉴别重点有：①aVR导联ST段抬高，伴或不伴V_1导联ST段抬高，若V1导联ST段抬高，则aVR导联ST段抬高振幅＞V_1导联；②广泛性ST段压低，ST段压低导联至少≥6个导联；③最大ST段压低通常出现于V_4 ~ V_5导联；④ST段压低振幅≥2mm，提示高危非ST段抬高型急性冠脉综合征[756，763-765]。

非透壁性环左心室心内膜下心肌缺血除了见于左主干病变以外，还见于三支冠脉严重病变和左主干等危症（左前降支和左回旋支均狭窄＞50%），这些患

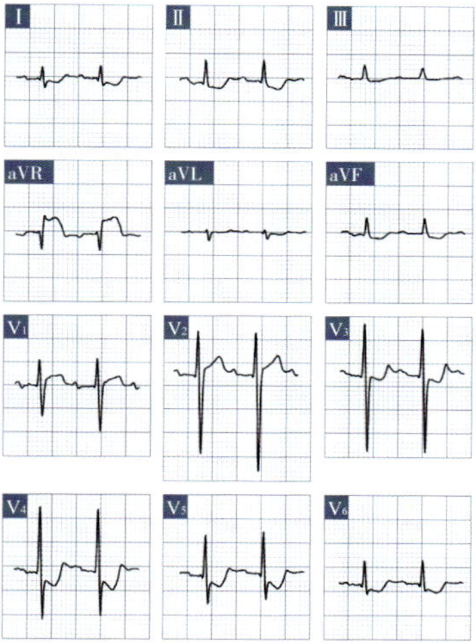

图 41-11 三支冠脉病变所致非 ST 段抬高型心肌梗死

男，42 岁，胸痛 1 小时入院。肌钙蛋白阳性。血压 95/70mmHg。心电图示窦性心动过速，广泛性 ST 段压低伴 T 波倒置或负正双相。ST 段压低波及 I 、II 、aVF、V_3 ~ V_6 导联，最大 ST 段压低振幅 3mm（V_4 导联），aVR 导联和 V_1 导联 ST 段抬高，aVR 导联 ST 段抬高振幅 > V_1 导联，判读为高危非 ST 段抬高型心肌梗死，推测急性左主干病变、左主干等危症或三支冠脉病变可能性大。冠脉造影证实三支冠脉病变，左前降支狭窄 99%，左回旋支狭窄 95%，右冠状动脉狭窄 90%

者都属于高危非 ST 段抬高型急性冠脉综合征群体，心电图无法细分冠状动脉病变的类型，冠状动脉影像学检查能够明确病因（图 41-11）。缺血性心电图的合理解释一定要紧密结合临床。

高危急性冠脉综合征患者一方面包括短期风险，即住院期间发生心脏事件的风险高，另一方面包括长期风险，即出院后发生心脏事件的风险高。利用心电图早期筛查高危急性冠脉综合征患者，不仅有利于临床制订正确的治疗策略，还有利于临床医生充分认识患者的风险性，促进医患沟通，切勿以“患者血压和心率稳定，无生命危险”的主观经验代替科学的客观评判。

临床指引

实际上，环心内膜下心肌缺血不仅见于缺血性心脏病（如急性左主干病变、三支冠脉病变和左主干病变等危症），还见于其他影响心内膜下心肌血供，特别是左心室舒张末压增高的疾病，如左心室肥厚、肥厚型心肌病、二尖瓣关闭不全、限制性心肌病、重症心肌炎、限制性心包炎等，根据临床症状、心脏超声和肌钙蛋白，通常不难鉴别（图 41-12）。

当前，欧美制订的急性冠脉综合征、心电图和心肌梗死等指南，对 ST 段压低究竟达到多少个导联，才考虑

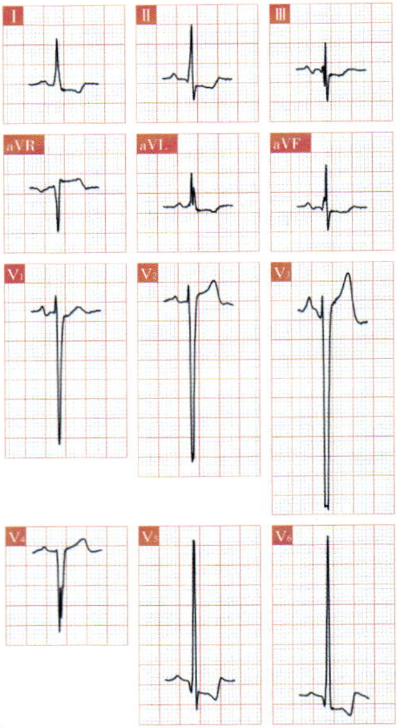

图 41-12 左心室肥厚伴广泛性 ST-T 改变

男，53 岁，临床诊断为主动脉瓣狭窄，近期因劳力性呼吸困难加重入院。BNP 1300ng/mL；肌钙蛋白阴性。心电图诊断：①窦性心律；②双心房异常；③左心室肥厚；④广泛性 ST-T 改变。ST 段压低波及 Ⅰ、Ⅱ、Ⅲ、aVL、aVF、V_5 和 V_6 等 7 个导联，尽管 aVR 导联 ST 段抬高且抬高振幅 > V_1 导联，最大 ST 段压低振幅 2mm，但患者并无缺血性胸痛症状，左胸导联最大 ST 段压低出现于 V_5 和 V_6 导联，即 R 波振幅最高的导联，符合左心室肥厚伴 ST-T 改变心电图模式。患者因外科换瓣手术的需要，术前冠脉造影提示左主干无病变，左前降支中段狭窄 25%，右冠状动脉和左回旋支动脉无病变

急性左主干病变，尚存争议（表 41-3）[764，766-768]。我们推荐胸痛患者，心电图 ST 段压低≥ 6 个导联伴 aVR 导联 ST 段抬高，即“6+1”模式需要警惕左主干病变，理由如下。

1. 急性左主干病变时，V_1 导联 ST 段抬高发生率不及 aVR 导联，如果是两个导联同时抬高才考虑急性左主干病变时，会降低心电图诊断的敏感度，故“6+2”模式的诊断价值不及“6+1”。

2. 急性左主干闭塞是高危心脏病患者，需要放宽诊断标准进入临床筛查，提高诊断标准会显著降低敏感度，特异度提高不明显，实际的诊断价值次于“6+1”标准，“6”是心电图至少 6 个导联 ST 段压低，“1”是指 aVR 导联抬高，即可考虑急性左主干病变；

3. 最早提出“8+1”诊断标准的引用文献错误，原始研究文献仅提及 6.4 个导联[769-772]。

表 41-3 国际指南诊断急性左主干病变的心电图建议

年份	指南	建议
2009	AHA/ACCF/HRS《心电图标准和解析建议》	≥ 8 个导联 ST 段压低，aVR 导联和（或）V_1 导联 ST 段抬高
2010	国际无创心电学会	≥ 6 个导联 ST 段压低，aVR 导联 ST 段抬高
2017	ECS《ST 段抬高型心肌梗死管理指南》	≥ 8 个导联 ST 段压低，aVR 导联（或）V_1 导联 ST 段抬高
2018	《第四版心肌梗死通用定义》	≥ 6 个导联 ST 段压低，aVR 导联（或）V_1 导联 ST 段抬高

徐 峰

Chapter 42

危急度 ☆☆☆★★

交界性心动过速

Junctional tachycardia

室上性心动过速是指起源于希氏束分叉部及其以上的心动过速，频率 > 100 次/分，机制包括异常自律性、触发活动和折返（表 42–1）[630]。

室上性心动过速起源部位有窦房结、心房、房室结和希氏束分叉部以上节段，若室内传导正常，产生窄 QRS 波心动过速（QRS 时限 ≤ 120ms）；若合并室内阻滞，产生宽 QRS 波心动过速（QRS

表 42–1 传统分类的室上性心动过速

□窦性心动过速
生理性窦性心动过速
不恰当的窦性心动过速
窦房结折返性窦性心动过速
□局灶性房性心动过速
□多源性房性心动过速
□大折返性房性心动过速
下腔 - 三尖瓣峡部依赖型：①典型心房扑动，顺钟向或逆钟向运行；② 其他腔 - 三尖瓣峡部依赖型大折返性房性心动过速
非下腔 - 三尖瓣峡部依赖型：右心房大折返性房性心动过速，左心房大折返性房性心动过速
□心房颤动
□房室交界性心动过速
房室结折返性心动过速：①典型；②非典型
非折返性交界性心动过速：交界性异位性心动过速，其他类型
□房室折返性心动过速
顺向型
逆向型

时限 > 120ms）[630]。

非折返和折返性心动过速

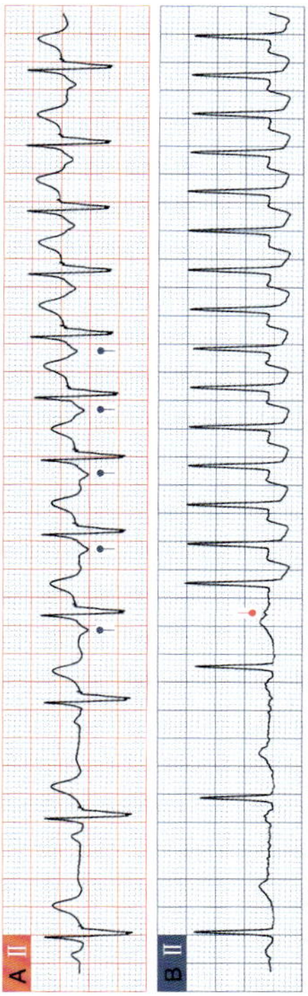

图 42–1 心动过速发作的模式

A. 前 3 个心搏为窦性心律，从第 4 个心搏开始，P 波倒置，P–R 间期 100ms，为交界性心搏。心动过速发作初期，P–P 间期逐渐缩短，典型的复温现象，提示机制为异常自律性。B. 前 3 个心搏为窦性心律，第 4 个心搏为房性期前收缩，诱发其后的房室折返性心动过速，心动过速发作初期频率恒定

心电图上，如何判读一份心动过速是折返性还是非折返性的呢？

异常自律性产生的心动过速，发作初期心率有逐渐增快趋势，即复温现象，这是异位灶点要成为主导节律，一方面要摆脱窦性节律的超速抑制，另一方面要达到自身固有频率，需要 3 ~ 5 个冲动的恢复过程；发作中期频率稳定或变化，有时甚至逐搏变化；终止前心率有逐渐减慢趋势，即降温现象（图 42–1A）[773, 774]。

折返机制产生的心动过速，心动过速表现为突发突止，心动过速发作直至终止期间，心率恒定，因此，若心电图能采集到心动过速发作时和终止前的节律模式，可以粗略判读心动过速发生机制（图

42-1B）。

加速性交界性自主节律

冠状窦、房室结的结细胞和希氏束的浦肯野细胞等房室交界区细胞具有自律性，能够自发性产生电冲动，固有频率为40～60次/分，是心脏的次级起搏点，生理情况下被窦性节律抑制[775]。

当交界性次级起搏点的自律性增高，等于或超过窦性心律时，交界性次级起搏点会反过来抑制窦房结，成为心脏的主导节律，心电图出现加速性交界性自主节律，最常见于急性风湿热、急性心肌梗死和洋地黄中毒（图42-2）[776-779]。加速性交界性自主节律的心电图诊断标准如下。

1. 交界性节律，频率为60～100次/分。

2. Ⅱ导联P波倒置，aVR导联P波直立，根据

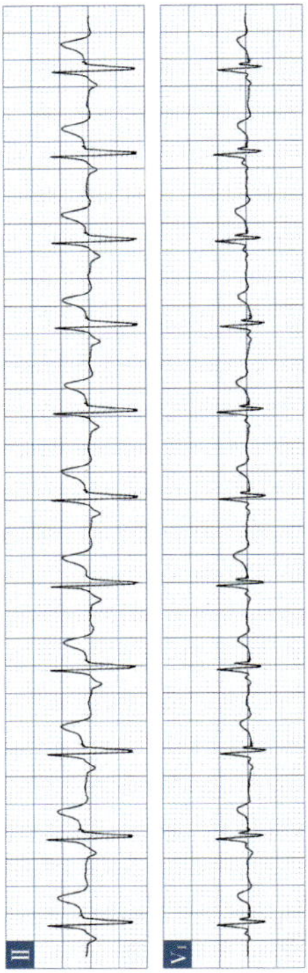

图42-2 加速性交界性自主节律 女，20岁，临床诊断为急性风湿热。门诊体检心电图示加速的交界性自主节律，频率97～100次/分，Ⅱ导联P波倒置，P-R间期100ms，判读为交界性节律。房室呈1∶1关系，推测该患者的交界性次级起搏点频率快于窦性心律，故主导节律为加速的交界性自主节律

交界性冲动逆传激动心房和顺传激动心室的时间差，逆行P波可以位于QRS波群之前（逆传快于顺传）、隐藏于QRS波群中不显（逆传和顺传等时）和位于QRS波群之后（逆传慢于顺传）（图42-3）。

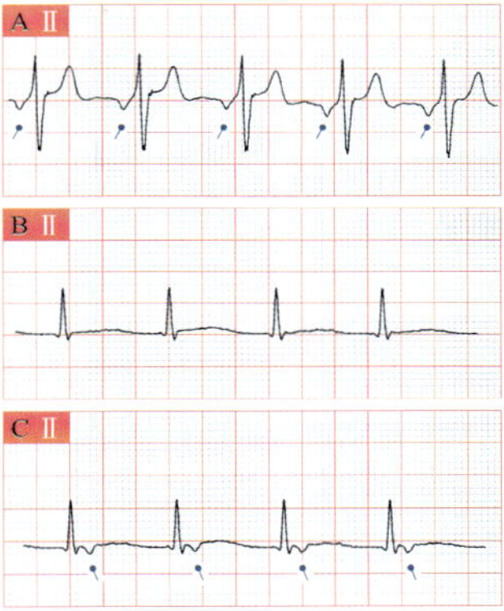

图42-3 交界性节律的逆行P波

3例均为加速的交界性自主心律。A. 逆行P波位于QRS波群之前（灰蓝色箭头）。B. 只有QRS波，未见逆行P波，可能原因有交界性冲动未能逆行进入心房，即逆传阻滞或逆行心房激动产生的逆行P波隐藏于QRS波群众。C. 逆行P波位于QRS波群之后（灰蓝色箭头）

3.QRS波群正常，或因合并束支阻滞、3相差异性传导、非特异性室内传导障碍等而出现宽QRS波。

4. 心室率快于心房率时，可见干扰性房室分离；当窦性频率和交界性频率接近时，形成竞争心律。加速性交界性自主节律本质是房室交界区组织的自律性增高或触发活动，当其起搏点频率降低或窦性心律增快后，能够再次被抑制，通常患者的窦房结功能正常；若低频率的加速性交界性自主节律和慢频率的窦性节律反复竞争时，要警惕此类患者的窦房结功能不全，因为美国AHA指南把这种竞争节律归纳入病态窦房结综合征范畴（图42-4）[9]。

加速性交界性自主节律本身是一种良性心律失常，治疗重点是原发疾病，无须使用抗心律失常药物。急性条件下，过度抑制次级起搏点，同时也会进一步抑制窦房结，恶化患者的心律失常。

临床上，慢性肺部疾病（缺氧）、肺部肿瘤、心脏结节病和先天性心脏病等患者，可以出现持续性加速性交界性自主心律，因此，对于表面健康的个体，反复出现加速性交界性自主心律，需要彻底排查器质性心肺疾病后，才能考虑生理性交界区的固有频率增加[780-783]。良性心律失常和患者罹患的疾病是否良性不能等同。

值得注意的是，接受经导管主动脉瓣置换手术的患者，术后出现的加速性交界性自主心律必须严密进行心电监护，因为可能是完全性房室阻滞发生的前兆心律失常[784，785]。

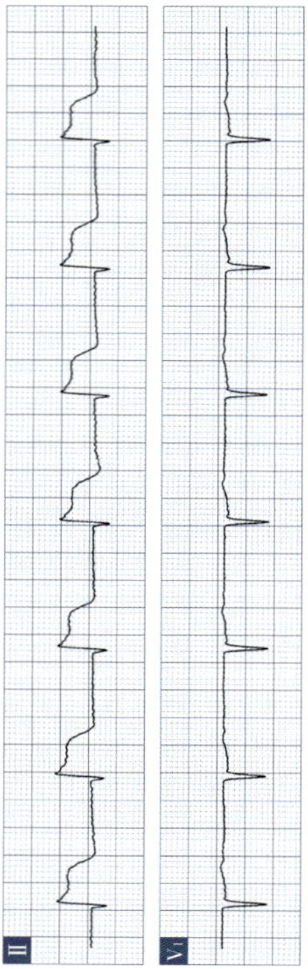

图 42-4 加速性交界性自主节律

男，58 岁，临床诊断为急性下壁心肌梗死。入院时心脏节律为加速性交界性自主心律，心室率 64 次 / 分，未见窦性 P 波。本例低频率的交界性节律既可抑制窦性心律，提示窦房结因急性心肌缺血所致起搏功能障碍，临床应考虑急性病态窦房结综合征，这也与患者右冠状动脉闭塞的临床情况吻合

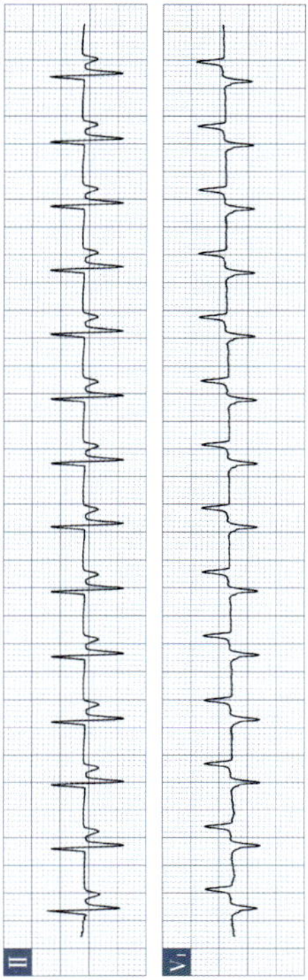

图 42-5 交界性心动过速

男，42岁，临床诊断为心律失常待查。既往无心血管病史。心电图示交界性心动过速，心室率125次/分，每个QRS波群后可见逆行P波，室房传导比例为1:1

局灶性交界性心动过速

当房室结和希氏束近段次级起搏点的自律性进一步增强时，冲动发放频率＞100次/分，称为交界性心动过速，通常频率为100～130次/分，本质是一种局灶性交界性心动过速（图42-5）[630，775]。

普通交界性心动过速的电生理机制是房室交界区组织自律性增强（4相舒张期除极加速）或异常自律性（触发活动），实际属于加速的交界性自主节律的心动过速范畴。2019年ESC《室上性心动过速管理指南》定义的加速性交界性自主节律的频率为70～130次/分，但国内仍习惯把频率＞100次/分诊断为交界性心动过速[630]。

交界性心动过速患者，部分能被快速心房起搏抑制，提示自律性增强为主要机制，快速心房起搏不能抑制甚至引起心动过速增速，提示触发活动为主要机制[780，781]。尽管一些患者长期存在加速性交界性自主节律和交界性心动过速，心房除极顺序改变和心房泵血功能受损，但患者能够很好的耐受，心室率长期 > 110 次 / 分，有发生心动过速性心肌病的风险。

交界性异位性心动过速

交界性异位性心动过速（JET）是一种恶性心律失常，常见于婴儿和儿童，心电图表现为频率极速的交界性心动过速，患儿可出现心脏扩大、心力衰竭和心脏骤停，药物治疗效果欠佳（图 42-6）[785]。临床上，交界性异位性心动过速包括两种类型，即先天性交界性异位心动过速和术后交界性异位性心动过速（表 42-2）[630，786-792]。

交界性异位性心动过速的心电图诊断要点是频

图 42-6 交界性异位性心动过速

男，3 岁，反复发作呼吸困难 2 年。心电图示交界性心动过速，心室率 214 次 / 分。心动过速对维拉帕米、胺碘酮、β 受体阻滞剂等抗心律失常药物反应欠佳。心脏超声提示全心扩大。心脏电生理检查证实交界性异位性心动过速，冷冻消融房室结下部后，心率恢复为窦性心律，术后无三度房室阻滞发生

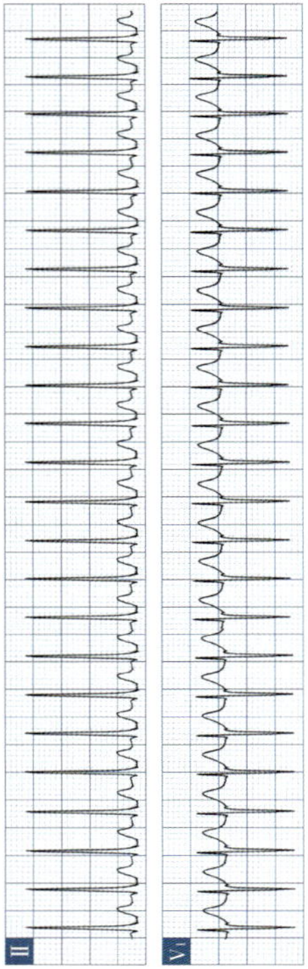

表 42-2 比较先天性和术后交界性异位性心动过速		
	先天性	术后
人群	胎儿或年龄 < 6 个月的婴儿	心外科手术后的婴儿或儿童
□心血管疾病	可无	先天性心脏病
□遗传	有阳性家族史	无
□自身免疫性病	母亲罹患红斑狼疮	无
□电生理机制	触发活动	触发活动或自律性增强
□发作时间	出生时或出生后 6 个月内	先天性心脏缺陷修复后 24 ~ 48 小时内
□发作诱因	无	手术类型（特别是波及房室交界区）、手术时间长、术后发热、电解质紊乱、术后使用多巴胺和米力农
□发病率	罕见	5% ~ 11%
□死亡率	35%	14%
□并发症	心动过速性心肌病，充血性心力衰竭，三度房室阻滞，心室颤动	心功能恶化和低血压
□射频消融	成功率 80%	72 小时后可自行消失
□胺碘酮	控制心室率 < 150 次 / 分的成功率为 50%~70%	
□预防	无	术前使用胺碘酮或 β 受体阻滞剂等抗心律失常药物

率极速的交界性心动过速，心室率可达 140 ~ 370 次 / 分（平均 230 次 / 分），心室节律规整（容易误诊为阵发性房室结折返性心动过速）或不规整（容易误诊为心房颤动），室房可以 1:1逆传、文氏型室房传导、2:1 室房传导、甚至完全无室房传导[787, 792, 793]。

鉴别诊断包括其他类型的室上性心动过速，如房性心动过速、心房扑动、心房颤动和阵发性折返性心动过速，一些重要的鉴别要点如下。

1. 观察到房室分离有助于从房性心动过速和阵发性房室结折返性心动过速中鉴别。

2. 观察到室房非 1:1 传导，有助于排除阵发性房室折返性心动过速（图 42-7）。

3. 观察到心动过速发作起始，有房性期前收缩和延长的 P-R 间期，有助于诊断阵发性房室结折返性心动过速，而缺乏房性期前收缩和 P-R 间期延长，短 R-P 间期等特征，倾向于诊断交界性异位性心动过速。

4. 观察到完全无室房传导倾向于诊断阵发性房室结折返性心动过速，因为阵发性房室结折返性心动过速伴上位共同通路完全被阻滞的可能性很低[792]。

5. 合并束支阻滞、3 相差异性传导或非特异性室

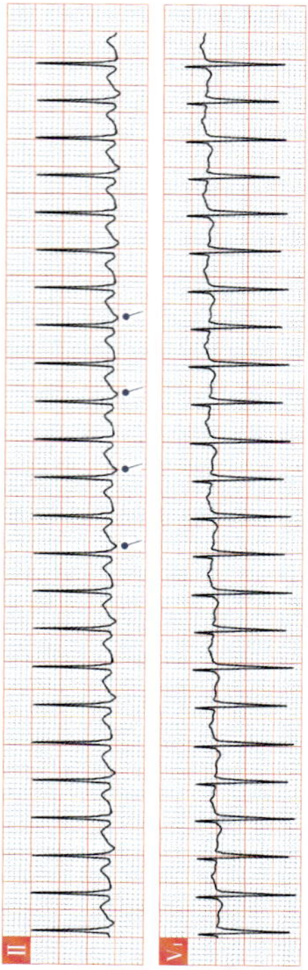

图 42-7 交界性异位性心动过速

女，2 岁，房室间隔缺损心外科修补术后次日，心率增快。心电图示窄 QES 波心动过速，心室率 214 次 / 分，Ⅱ导联可见 2 : 1 室房传导，排除阵发性房室折返性心动过速，但心电图很难和典型阵发性房室结折返性心动过速和心房扑动鉴别，结合患儿心外科手术出现该心动过速，首诊交界性异位性心动过速

内传导障碍时，形成宽 QRS 波心动过速，则需要和室性心动过速鉴别。交界性异位性心动过速伴不同比例的前向阻滞和（或）逆向阻滞，形成复杂心律失常，需要与交界性并行心律鉴别。

交界性异位性心动过速的药物治疗效果欠佳，可选药物有静脉注射普萘洛尔、维拉帕米、氟卡尼和胺碘酮等，治疗目标是心室率 < 150 次 / 分，根治选择射频消融[793]。对于心室率 < 150 次 / 分且无临床症状的患者，是否治疗存在争议。

双心室反应

房室结是心脏房室传导系统的重要结构，具有缓慢传导和递减传导特性，生理性房室延搁能确保房室顺序收缩，频率过筛能避免心室率过快，保护心功能（图 42-8）[794，795]。解剖上，为了便于理解，常常把房室结看作单一形态的机构，实际功能上，房室结具有丰富的扩

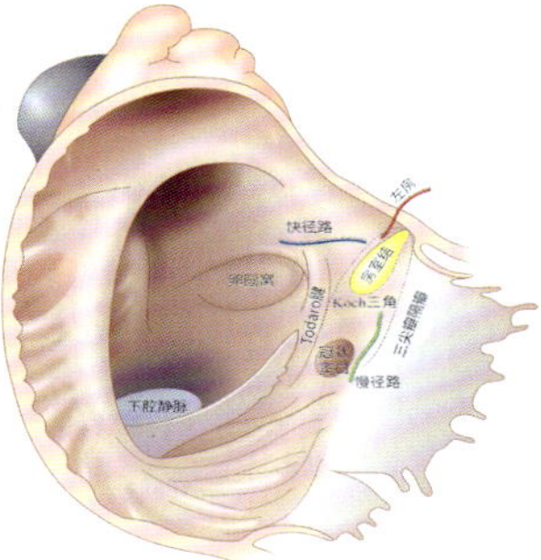

图 42-8 房室结的结构

房室结位于 Koch 三角顶端，是联系心房和心室电活动的通路。除了传统解剖意义上的房室结以外，房室结在功能上有三个重要的扩展部：一个走行于冠状窦口后下方，形成慢径路；一个位于致密房室结上部，形成快径路（相当于前结间通路）；另一个向左后走行，形成左心房扩展部

展部，是形成房室结双径路传导，甚至多径路传导的组织基础。

10% ~ 35% 的个体具有房室结双径路传导生理特性[796]。两条径路的电生理特性不同：快径路传导速度快而不应期长，慢径路传导速度慢而不应期短。具有房室双径路的个体，窦性心律时，多数优先通过快径路下传激动心室，随后慢径路下传的冲动遭遇下游心肌不应期而被湮灭。

罕见情况下，1 个窦性冲动通过房室结的快径路下传激动心室后，产生第 1 个 QRS 波；由于下游传导系统和心室肌的不应期短，很快从不应期中恢复应激，慢径路下传的冲动可以再次激动心室，紧跟产生第 2 个 QRS 波，形成 1 个窦性冲动产生两个 QRS 波的传导模式（1:2 传导现象），即双心室反应，医学文献上又称为 double fire，意为“双击”（图 42-9）[797]。

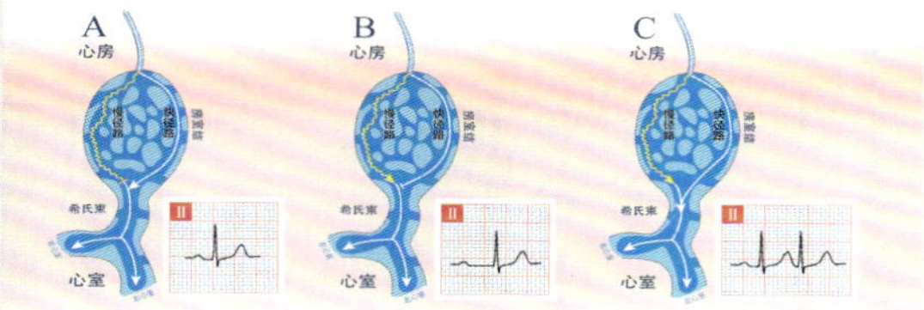

图 42-9 房室结双径路 1∶2 传导的电生理机制

房室结存在双径路时，心房冲动将通过快径路和慢径路同时下传。A. 通常情况下，心房冲动通过快径路下传心室，P-R 间期正常。慢径路传导缓慢，传导至房室结下端时，正好遭遇快径路通过时产生的有效不应期而湮灭。B. 特殊情况下，快径路下传受阻，心房冲动改为慢径路下传，传导缓慢，P-R 间期 >200ms。C. 心房冲动先后经快径路和慢径路下传，形成 1∶2 房室传导，即双心室反应

心电图上，双心室反应表现为 1 个窦性 P 波跟随两个 QRS 波，形成非折返性心动过速，心率长期 > 120 次 / 分时，有发生心动过速性心肌病的风险（图 42–10）[798]。

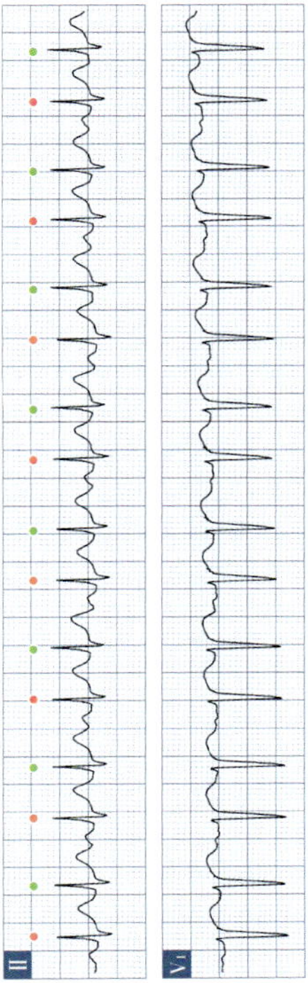

图 42–10 房室 1：2 传导现象

男，69 岁，因呼吸困难 2 天急诊入院。心电图示窦性心律，心房率 70 次 / 分，心室率不规整，呈短 - 长交替模式，平均心室率 140 次 / 分，入院诊断为窦性心律，交界性期前收缩二联律。心脏电生理检查证实房室结双径路传导现象伴 1：2 心室反应。红色圆圈为快径路传导，绿色圆圈为慢径路传导

双心室反应容易误诊为交界性期前收缩二联律或室性期前收缩二联律（伴束支阻滞时）。双心室反应的电生理机制是房室结的两条径路存在逆行阻滞，慢径路传导足够慢，下游希氏束–浦肯野系统能够从快径路激动的不应期中及时恢复[799]。根治需要射频消融改良慢通道，药物治疗欠佳。

于海杰

Chapter

43 左前降支近段闭塞

危急度 ☆★★★★

Left anterior descending branch proximal occlusion

左前降支近段闭塞是仅次于急性左主干闭塞的高危急性冠脉综合征，因为左前降支闭塞的部位越高，预示左心室前间隔和前游离壁遭受缺血和梗死风险的心肌范围越大。

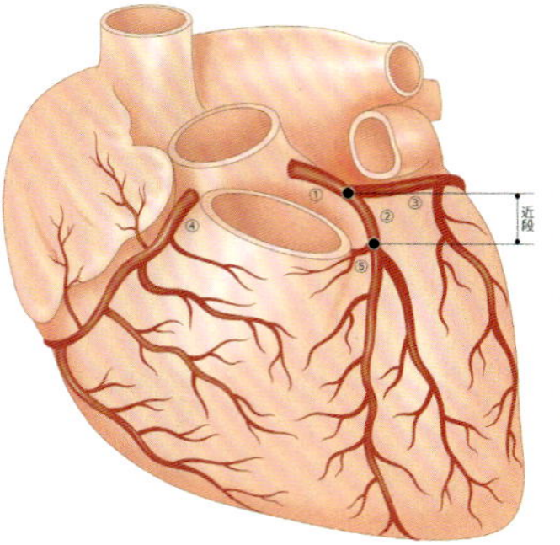

图 43-1 左前降支近段

图示冠状动脉的大体解剖。①为左主干，②左前降支，③左回旋支，④右冠状动脉，⑤第 1 间隔支。左前降支近段是指第 1 间隔支开口以上的左前降支节段，即左主干分出左回旋支处与第 1 间隔支之间的左前降支节段

左前降支可以看做是左主干向左心室前壁走行的延续，AHA 冠状动脉疾病评估系统定义的左前降支近段是指第 1 间隔支以上部位的左前降支节段（图 43-1）。一旦左前降支的第 1 间隔支开口以前的左前降支节段闭塞（急性完全性闭塞性血栓形成），属于左前降支近段闭塞或高位左前降支闭塞，将引起左心室的前间隔和前游离壁心肌梗死，患者临床死亡风险高，故尽早识别左前降支近段闭塞有助于早期冠

脉介入治疗决策的制订和医患沟通。

心电图定位左前降支闭塞

ST 段抬高型急性心肌梗死时，如何快速定位罪犯血管为左前降支呢？重要的心电图依据是 V_2 导联 ST 段抬高且最大 ST 段抬高振幅出现于 V_2 或 V_3 导联，这是因为前室间隔几乎单独由左前降支供血（图 43–2）[800]。

当前，心电图诊断 ST 段抬高型心肌梗死的目的有：

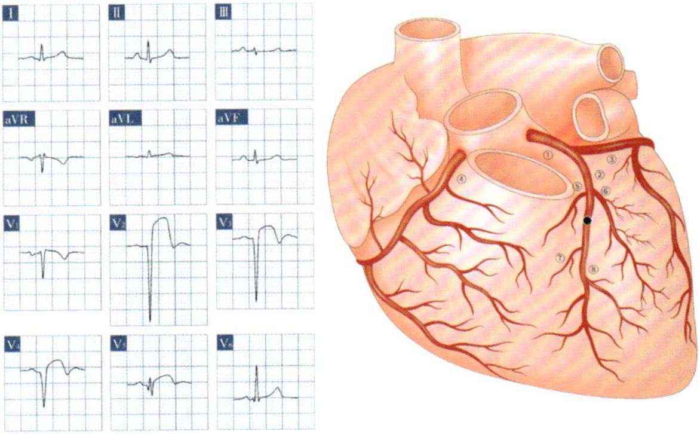

图 43–2 ST 段抬高型急性前壁心肌梗死

男，78 岁，因胸痛 4 小时入院。心电图示窦性心律，ST 段抬高型急性前壁心肌梗死。利用心电图定位罪犯血管的步骤如下：第一，V_2 ~ V_5 导联 ST 段抬高，诊断急性前壁心肌梗死，罪犯血管只可能是左前降支、单独对角支或左回旋支第 1 钝缘支；第二，观察 ST 段抬高振幅，发现 V_2 导联 ST 段抬高振幅最大，其次为 V_3 导联，故左心室间隔部和游离部心肌相比，间隔部心肌缺血性损伤更重，高度提示罪犯血管定位于左前降支；第三，进一步定位左前降支高位闭塞或低位闭塞。12 导联心电图上，Ⅰ、aVL 导联 ST 段无抬高，提示闭塞部位远离第 1 对角支；V_1 导联 ST 段无抬高，提示闭塞部位远离第 1 间隔支，综上所述，该患者左前降支的闭塞部位应该是在第 1 对角支和第 1 间隔支开口以后，属于低位闭塞。右图所示为罪犯血管定位模式图。①为左主干，②左前降支，③左回旋支，④右冠状动脉，⑤第 1 间隔支，⑥第 1 对角支，⑦第 2 间隔支，⑧第 2 对角支。黑色圆圈所示为左前降支闭塞部位，位于第 1 间隔支和第 1 对角支开口以后，属于低位左前降支闭塞

①正确诊断急性心肌梗死；②推导罪犯血管；③推导患者此次发病的心肌缺血-供血模式；④评估梗死心肌范围；⑤评估患者的临床风险。对于 ST 段抬高型心肌梗死，心电图不仅具有诊断价值，还能参与临床治疗决策的制订和预后评估。

心电图定位高位左前降支闭塞

第 1 间隔支和第 1 对角支是左前降支重要的一级分支，分别为左心室前间隔和左心室高侧壁供血。高位左前降支闭塞是指第 1 间隔支开口及开口以前的左前降支节段闭塞，根据第 1 间隔支和第 1 对角支开口的水平不同，高位左前降支闭塞有不同的心电图模式。

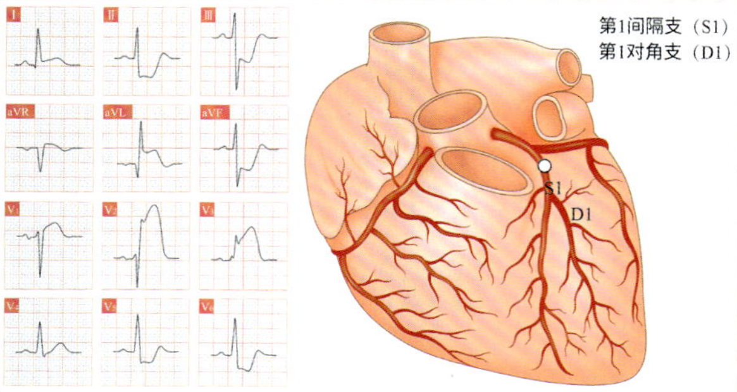

图 43-3 高位左前降支闭塞的模式之——第 1 间隔支和第 1 对角支共同开口以前节段闭塞

1 例 ST 段抬高型急性前壁心肌梗死，ST 段抬高波及 Ⅰ、aVL 和 V_1 ~ V_4 导联，心电图诊断为急性前间壁、前壁和高侧壁心肌梗死。注意到 V_2 导联 ST 段抬高且抬高振幅最大，罪犯血管首先定位于左前降支。接着判读是高位或低位左前降支闭塞：Ⅰ、aVL 导联 ST 段抬高，闭塞波及第 1 对角支开口或开口以上水平；V_1 导联 ST 段抬高，提示闭塞波及第 1 间隔支开口或开口以上水平，综上所述罪犯血管定位于高位左前降支，闭塞部位位于第 1 间隔支和第对角支开口以上的左前降支节段，患者临床风险高

心电图定位的基础是Ⅰ、aVL 导联 ST 段抬高提示第 1 对角支开口水平或开口以前的闭塞，梗死波及高侧壁；V_1 和 V_2 导联 ST 段抬高提示第 1 间隔支开口水平或开口以前的闭塞，梗死波及左心室前间隔[801-807]。

急性前壁心肌梗死时，心电图出现Ⅰ、aVL、V_1 导联 ST 段抬高。这种心电图模式的心肌梗死提示心肌缺血累及高侧壁（第 1 对角支，Ⅰ、aVL 导联 ST 段抬高）和前间隔（第 1 间隔支，V_1 导联 ST 段抬高），包括以下 3 种冠脉供血模式：①第 1 间隔支开口以前和第 1 对角支开口以前的左前降支节段闭塞；②第 1 间隔支和第 1 对角支在相同水平发出且同时闭塞；③不同水平开口的第 1 间隔支和第 1 对角支同时闭塞。无论哪种模式，都会引起大面积左心室梗死（图 43-3 和 图 43-4）。

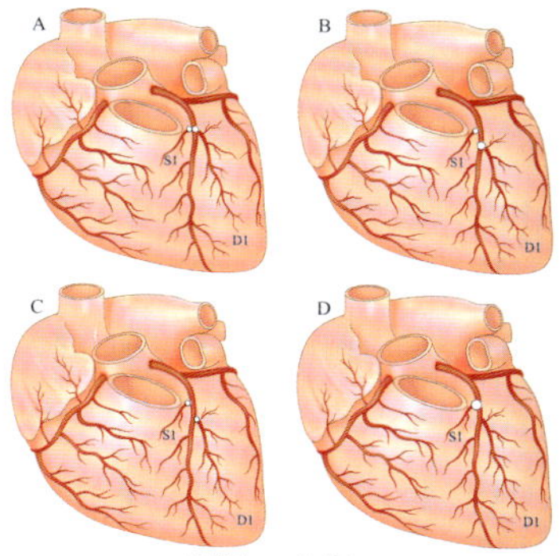

图 43-4 高位左前降支闭塞——Ⅰ、aVL 和 V_1 导联 ST 段抬高的冠状动脉供血模式

除外图 43-3 典型的冠脉供血模式外，前壁心肌梗死伴Ⅰ、aVL 和 V_1 导联 ST 段抬高，其他冠脉供血模式有：A. 第 1 间隔支和第 1 对角支在相同水平发出，同时闭塞，闭塞波及左前降支管腔；B. 第 1 间隔支和第 1 对角支位于不同开口水平，同时闭塞，闭塞波及第 1 对角支开口及以下左前降支管腔；C. 第 1 间隔支和第 1 对角支位于不同开口水平，同时闭塞但闭塞不波及左前降支管腔，下游心肌得到保存；D. 第 1 间隔支和第 1 对角支位于不同开口水平，第 1 间隔支开口及其以下管腔闭塞，可以想象 D 的心肌梗死范围会大于 C

急性前壁心肌梗死，心电图

V_1 导联 ST 段抬高，Ⅰ和 aVL 导联 ST 段不抬高。罪犯血管主要波及第 1 间隔支，第 1 对角支不受累，冠状动脉供血解剖主要包括两种模式：①第 1 对角支先于第 1 间隔支发出，闭塞仅累及第 1 间隔支开口及以后节段，第 1 对角支不受累（图 43–5）；②第 1 间隔支先于第 1 对角支发出，闭塞仅累及孤立的第 1 间隔支，左前降支管腔完好，临床只引起孤立的左心室前间隔心肌梗死（图 43–6）。

40% 的个体右束支由第 1 间隔支单独供血，一旦闭塞，右束支缺血坏死，形成急性前间隔心肌梗死合并完全性右束支阻滞的心电图模式[763]。继发性 ST–T 改变有时会完全掩盖原发性 ST–T 改变，V_1 导联 ST 段无抬高甚至出现压低，但根据患者缺血性胸痛、急性

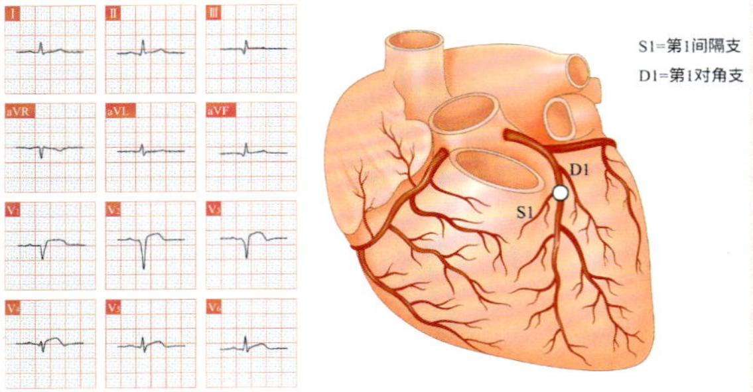

图 43–5 高位左前降支闭塞的模式之——第 1 间隔支开口以前 – 第 1 对角支开口以后节段闭塞

1 例 ST 段抬高型急性广泛前壁心肌梗死，ST 段抬高波及 V_1 ~ V_6 导联。注意到 V_2 和 V_3 导联 ST 段抬高且 V_2 导联抬高振幅最大，罪犯血管首先定位于左前降支。接着判读是高位或低位左前降支闭塞：Ⅰ、aVL 导联 ST 段无抬高，闭塞部位远离第 1 对角支；V_1 导联 ST 段抬高，闭塞波及第 1 间隔支开口或开口以上水平，综上所述罪犯血管定位于高位左前降支，闭塞部位位于第 1 间隔支开口以前和第 1 对角支开口以后水平

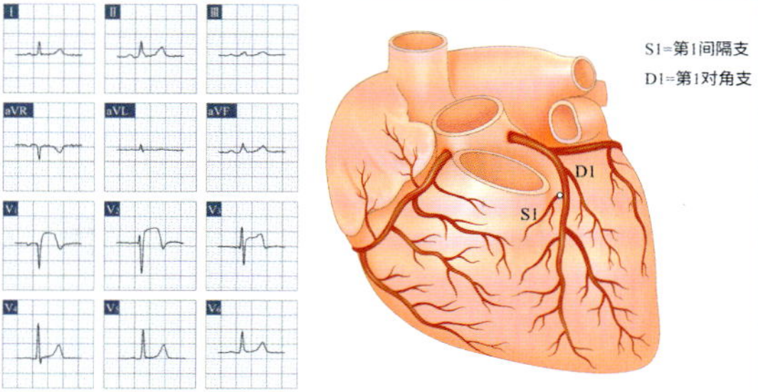

图 43-6 高位左前降支闭塞的模式之——孤立的第 1 间隔支闭塞

1 例 ST 段抬高型急性前间壁心肌梗死，ST 段抬高波及 V_1 ~ V_3 导联。注意到 V_2 和 V_3 导联 ST 段抬高且 V_2 导联抬高振幅最大，罪犯血管首先定位于左前降支。接着判读是高位或低位左前降支闭塞：Ⅰ、aVL 导联 ST 段无抬高，闭塞部位远离第 1 对角支；V_1 导联 ST 段抬高，闭塞波及第 1 间隔支开口或开口以上水平，综上所述罪犯血管定位于高位左前降支，闭塞部位位于第 1 间隔支开口水平

右束支阻滞、V_1 导联 QR 波（病理性 Q 波，急性前间隔心肌梗死不伴右束支阻滞时，V_1 导联 QRS 波形为 QS 波）、肌钙蛋白阳性等临床表现需警惕第 1 间隔支闭塞（图 43-7）。

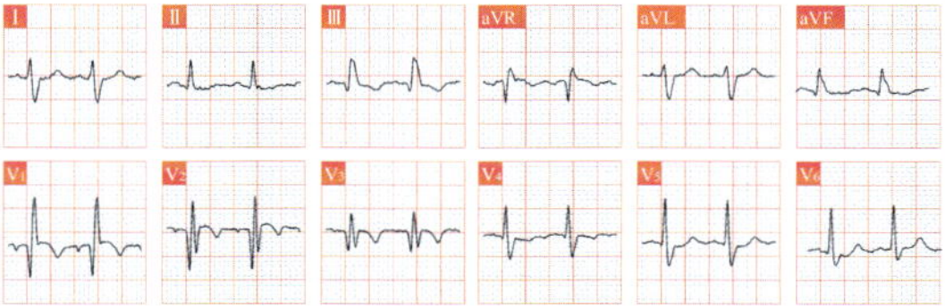

图 43-7 高位左前降支闭塞的模式之一孤立的第 1 间隔支闭塞

孤立的第 1 间隔支闭塞所致 ST 段抬高型急性前间壁心肌梗死。ST 段抬高仅波及 V_1 ~ V_3 导联，注意到 V_1 导联 QRS 波呈 QR 形态，提示初始 r 波丢失，病理性 Q 波导致原有 rSR' 波转变为 QR 波；换言之，急性前壁心肌梗死时，发现 V_1 导联 QRS 波为 QR 波形态，提示合并完全性右束支阻滞

■ 广泛前壁心肌梗死的心电图鉴别诊断

广泛前壁心肌梗死是指 V_1 ~ V_6 导联 ST 段抬高，ST 段抬高导联 ≥ 6 个，包括两种模式：① ST 段抬高仅限于胸导联，即 V_1 ~ V_6 导联 ST 段抬高；② ST 段抬高波及前壁和高侧壁（Ⅰ、aVL），因为高侧壁也属于左心室前壁心肌范围[810]。急性前壁心肌梗死时，考虑到个别导联存在 ST 段抬高和 ST 段压低的削弱现象，≥ 5 个导联也能诊断广泛前壁心肌梗死（必须严格分析心肌供血和缺血模式），如 V_1 导联 ST 段抬高振幅会被 V_5/V_6 导联 ST 段抬高削弱。

分析广泛前壁心肌梗死心电图时，重点是推导罪犯血管是否为急性左主干闭塞、左前降支近段闭塞或左前降支远段闭塞（图 43-8 至图 43-10）。利用心电

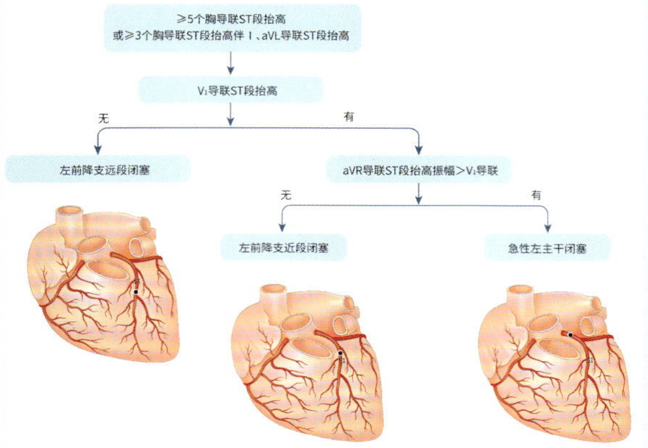

图 43-8 广泛前壁心肌梗死的罪犯血管判读流程

aVR 导联 ST 段抬高且抬高振幅 > V_1 导联有助于判读急性左主干闭塞，相反 V_1 导联 ST 段抬高，抬高振幅 > 2.5mm 且 > aVR 导联有助于判读左前降支近段，V_1 导联 ST 段无抬高推导闭塞部位位于第 1 间隔支开口以后

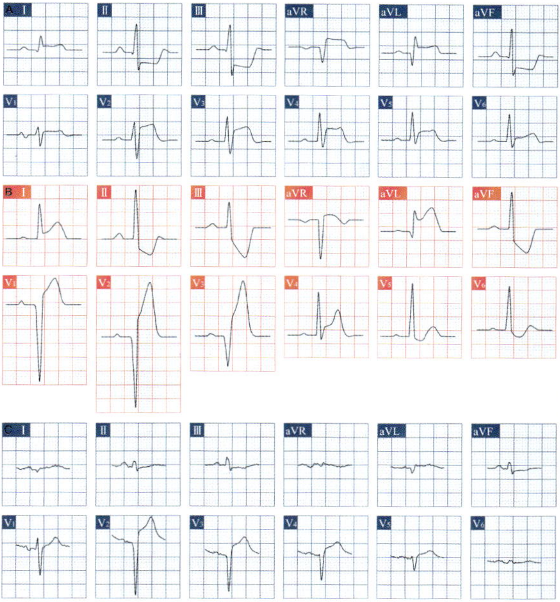

图 43-9 广泛前壁心肌梗死罪犯血管的判读

3 例 12 导联心电图均表现为广泛前壁心肌梗死。A.aVR 和 V_1 导联 ST 段抬高，aVR 导联 ST 段抬高振幅 > V_1 导联，提示罪犯血管为急性左主干闭塞，患者属于最高危急性冠脉综合征群体，预后不佳，院内短期内即可因心源性休克和心脏骤停死亡。B.aVR 和 V_1 导联 ST 段抬高，V_1 导联 ST 段抬高振幅 > aVR 导联，V_1 导联 ST 段抬高振幅 > 2.5mm，提示罪犯血管为左前降支近段闭塞，闭塞部位靠近第 1 间隔支开口；同时 Ⅰ、aVL 导联 ST 段抬高，提示罪犯血管波及第 1 对角支，综合以上意见，罪犯血管考虑左前降支近段第 1 间隔支 - 第 1 对角支开口以前节段闭塞。患者的临床风险仅次于急性左主干病变，住院期间容易发生心力衰竭、心律失常和心脏骤停等并发症。C.V_1 导联 ST 段无明显抬高，提示第 1 间隔支开口不受累；Ⅰ、aVL 导联 ST 段抬高，提示第 1 对角支开口及以前节段受累，综上所述，罪犯血管位于左前降支的第 1 间隔支开口以后 - 第 1 对角支开口以前节段，梗死主要波及前室间隔周围的左心室心肌和高侧壁心肌，相比于病例 A 和病例 B，病例 C 的院内短期风险和院外长期风险小，预后较好。急性广泛前壁心肌梗死时，快速推导罪犯血管有利于临床策略的制定和医患沟通

图罪犯血管筛选高危前壁心肌梗死患者的优点在于：心电图导联探查心肌缺血范围，决定患者预后的不仅是表观心肌面积，还有坏死心肌质量，室间隔质量（梗死只会引起有限的胸导联 ST 段抬高）相当于整个左心室游离壁质量（梗死引起广泛性前壁心肌梗死），一旦缺血坏死，将会影响左心室的收缩泵血；其次，左前降支中段闭塞（第 2 对角支开口）引起的左心室中段游离壁梗死，也可以出现广泛前壁心肌梗死心电图模式，但实际梗死心肌质量远远低于高位左前降支闭塞，患者预后相对较好，这可以解释为何一些急性前壁心肌梗死，心电图只出现 3 ~ 4 个导联 ST 段抬高，但患者住院期间并发症多，甚至会导致死亡；而一些

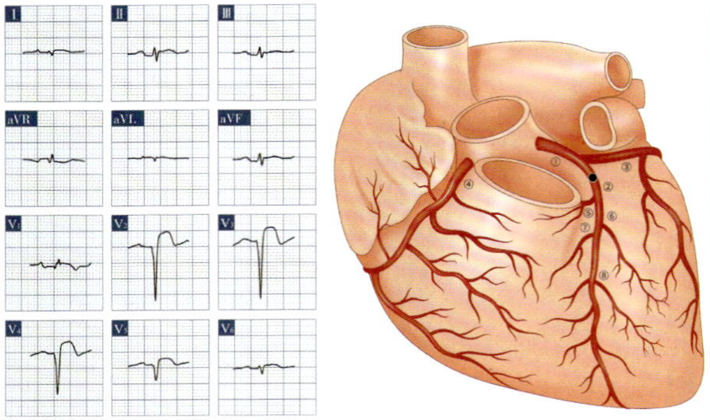

图 43-10 ST 段抬高型急性前壁心肌梗死

男，71 岁，胸痛 3 小时入院。心电图示窦性心律，广泛前壁、前侧壁和下壁心肌梗死。V_2 导联 ST 段抬高且抬高振幅最大，罪犯血管首先定位于左前降支；其次，V_1 导联 ST 段抬高，QRS 波呈 qr 波，提示第 1 间隔支受累，同时 I 、aVL 导联 ST 段轻度抬高（受到下壁导联 ST 段抬高的削弱），提示第 1 对角支受累，综合上述意见，判读左前降支近段闭塞，罪犯血管位于第间隔支和第 1 对角支开口以前的左前降支节段。注意到该患者合并下壁心肌梗死，提示左前降支绕过心尖供血部分下壁

广泛前壁心肌梗死，心电图≥5个导联ST段抬高，但患者住院期间康复快，长期生存质量佳。

需要指出的是，ST段抬高型心肌梗死的心电图罪犯血管定位，最好利用超急性期或再灌注期前（无T波倒置）的心电图，一旦发生再灌注（T波正负双相或完全性T波倒置），ST段抬高振幅得到修正，影响罪犯血管判读的精准定位。

de Winter T 波

临床上，左前降支近段严重狭窄或次全闭塞还能引起两种具有指示性的心电图改变，即de Winter T波和Wellens综合征（图43-11）。

de Winter T波是一种非ST段抬高型急性冠脉综合征，心电图特征性表现为V_2～V_4导联ST段上斜形压低伴T波高耸，T波振幅＞ST段压低振幅，最大ST段压低常见于V_3导联，患者有缺血性胸痛症状，肌钙蛋白阴性（及时再灌注）或阳性（向急性前壁心肌梗死进展），胸导联R波振幅正常或

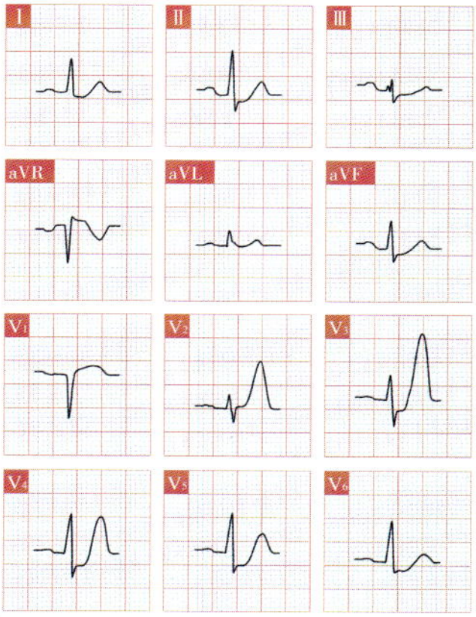

图43-11 de Winter T波

男，46岁，胸痛30分钟。心电图示窦性心律，广泛性ST段压低伴T波高耸，提示de WInter T波。冠脉造影证实左前降支近段狭窄99%

出现 R 波递增不良、病理性 Q 波[809-812]。

de Winter T 波是一种急性前壁心肌缺血，约占急性前壁心肌梗死患者的 2%，若不及时进行再灌注治疗，患者迟早会进展为 ST 段抬高型心肌梗死[809]。冠脉造影证实，de Winter T 波患者罪犯血管主要位于左前降支近段，66% 位于第 1 间隔支–第 1 对角支开口以前，34% 位于第 1 间隔支开口以后–第 1 对角支开口以前（图 43–12）[810]。

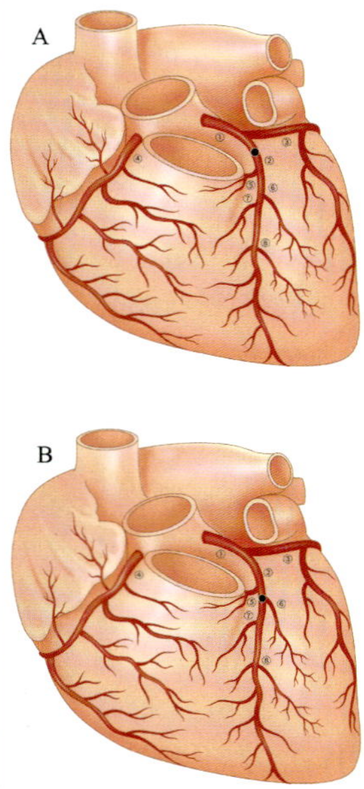

图 43–12 de Winter T 波的罪犯血管

①为左主干，②左前降支，③左回旋支，④右冠状动脉，⑤第 1 间隔支，⑥第 1 对角支，⑦第 2 间隔支，⑧第 2 对角支。A.2/3 的 de Winter T 波患者，罪犯血管位于左前降支的第 1 间隔支 – 第 1 对角支开口以前节段，一旦进展为前壁心肌梗死，梗死同时波及高位间隔部和游离壁。B.1/3 的 de Winter T 波患者，罪犯血管位于左前降支的第 1 间隔支开口以后 – 第 1 对角支开口以前节段，一旦进展为前壁心肌梗死，梗死主要波及游离壁伴或不伴间隔中下段

临床上，观察到 de Winter T 波患者进展为 ST 段抬高型前壁心肌梗死，相反，ST 段抬高型前壁心肌梗死经过及时再灌注治疗后，可以转化为 de Winter T 波，故 de Winter T 波文献上认为是 ST 段抬高型前壁心肌梗死的等危症[813，814]。

国外有人细分了 de Winter T 波的模式，认为有 3 种类型，同一例患者中可以具有 ≥ 1 种模式（图 43-13）。虽然都属于前壁心肌缺血，de Winter T 波并非超急性 T 波，心电图 T 波高耸直立，de Winter T 波强调 J 点或 ST 段压低，描记心电图时左心室局部缺血重在心内膜下层心肌，若不及时干预，迟早进展为 ST 段抬高型心肌梗死；而超急性 T 波 ST 段可以位于基线或抬高，描记心电图时左心室局部透壁性缺血，已是 ST 段抬高型心肌梗死的早期阶段。

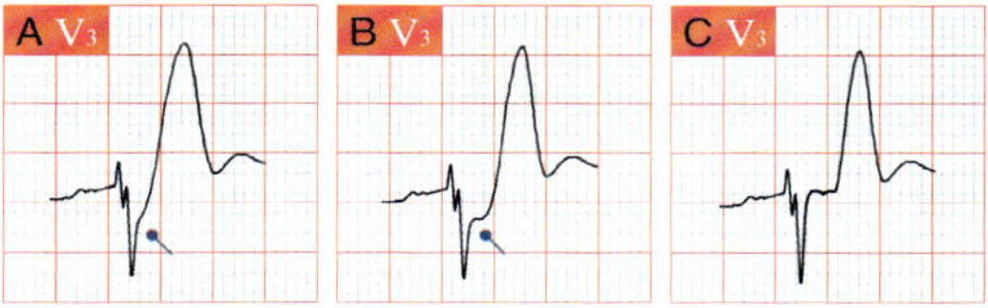

图 43-13 de Winter T 波的三种类型

根据 J 点和 ST 段的形态学，de Winter T 波分为三种类型。A.J 点压低，ST 段呈上斜形压低，T 波高耸。B.J 点压低，ST 段水平形压低后再上斜形压低，T 波高耸。C.J 点和 ST 段无压低，T 波高耸，C 形实际属于超急性 T 波

根据心电图和冠脉造影结果，de Winter T 波可以分为三种类型：①Ⅰ型，典型 de Winter T 波，罪犯血管系左前降支近段（累及第 1 间隔支或第 1 对角支），最大 ST 段压低分布于 $V_2 \sim V_4$ 导联；②Ⅱ型，不典型 de Winter T 波，罪犯血管系左前降支中-远段（累及第 2 间隔支、第 2 对角支等次级分支），最大 ST 段压低分布于 $V_2 \sim V_4$ 导联或 $V_4 \sim V_6$ 导联；③Ⅲ型，不典型的 de Winter T 波，罪犯血管系左回旋支或右冠状动脉，最大 ST 段压低分布于下壁导联或 $V_4 \sim V_6$ 导联（图

43-14）[815-817]。

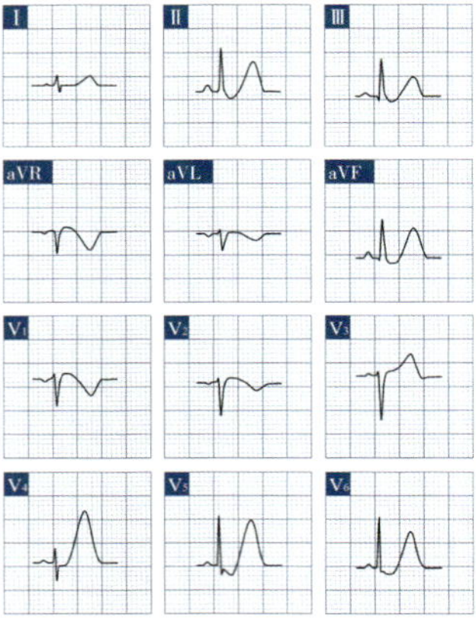

图 43-14 de Winter T 波

女，58 岁，胸痛 1 小时入院。心电图示窦性心律，II、III、aVF、V_4 ~ V_6 导联 ST 段压低伴 T 波直立，不典型的 de Winter T 波心电图，冠脉造影证实左前降支中段闭塞，最大 ST 段压低出现于 II 和 V_6 导联

de Winter T 波多见于单支冠脉病变所致的局部心内膜下心肌缺血，尽管一些急性左主干病变也能出现 de Winter T 波模式的心电图，但属于环心内膜下心肌缺血模式，代表最危险的急性冠脉综合征群体，故上述分类中未包括急性左主干病变[818]。

de Winter T 波虽然是 ST 段抬高型心肌梗死的早期心电图改变，是否溶栓尚有争议，因为按照目前急性冠脉综合征的心电图 ST 段二分类法，其属于非 ST 段抬高型心肌梗死，但病理生理是左前降支近段急性血栓形成，国外有个案报道成功溶栓再灌注的病例报道，各种急性冠脉综合征管理指南尚未建议，无论如何，尽早进行冠脉介入治疗有助于避免病程向急性前壁心肌梗死进展，挽救缺血心肌。

■ Wellens 综合征

左前降支近段严重病变的另一类非 ST 段抬高型急性冠脉综合征是 Wellens 综合征，心电图表现为再灌注

T 波，通常见于患者胸痛缓解期，早期识别此类患者，尽早进行再血管化治疗，能防止病程演变为急性前壁心肌梗死。

Wellens 综合征的 T 波改变分为两种类型：Ⅰ型是胸导联出现正负双相 T 波；Ⅱ型是胸导联出现完全性 T 波倒置，当同时出现Ⅰ型和Ⅱ型图形时，归属于Ⅱ型范畴（图 43–15 和图 43–16）[819，820]。

Wellens 综合征的心电图诊断标准尚无专家共识性建议，目前常用标准有：① $V_2 \sim V_3$ 导联出现对称性增加的深倒置 T 波，也可以见于 V_1、$V_4 \sim V_6$ 导联；② $V_2 \sim V_3$ 导联出现正负双相 T 波；③ ST 段位于等电位线上或轻微抬高 1mm；④无病理性 Q 波；⑤有心绞痛发作病史；⑥ T 波改变常见于胸痛缓解期（部分见于胸痛发作期）；⑦心肌酶谱正常或轻度升高[821]。

Wellens 综合征心电图诊断的核心是胸导联出现正负双相 T 波和倒置 T 波，QRS 波形态属于次要标准，在一些室间隔反复缺血、心肌坏死和纤维化的患者中，能观察到病理性 Q 波形成和 R 波递增不良，这种慢性心肌缺血不同于急性心肌梗死，临床勿混淆。

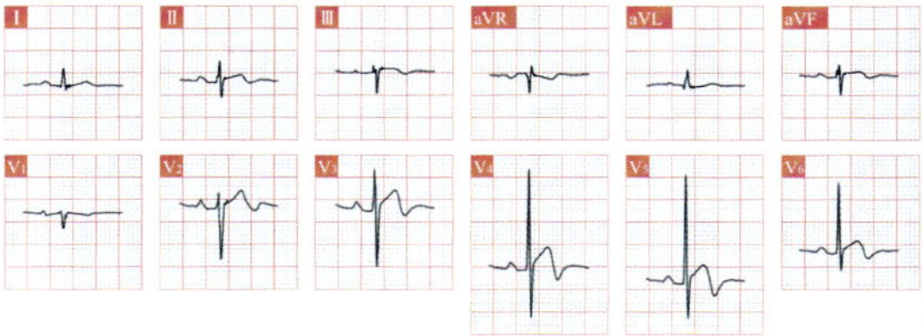

图 43–15 Ⅰ型 Wellens 综合征

1 例不稳定型心绞痛患者，胸痛发作后心电图示窦性心律失常，$V_2 \sim V_6$ 导联 T 波正负双相，冠状动脉造影证实左前降支严重病变

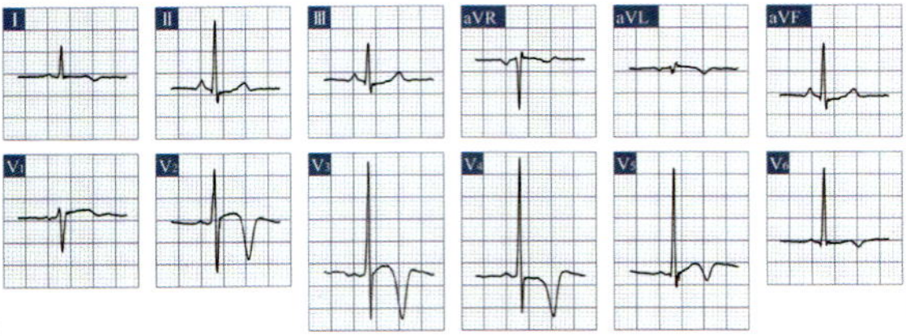

图 43-16 Ⅱ型 Wellens 综合征

1 例不稳定型心绞痛患者，胸痛发作后心电图示窦性心律，V_2 ~ V_6 导联 T 波倒置，冠状动脉造影证实左前降支严重病变。V_2 ~ V_4 导联 T 波倒置振幅 > 5mm，判读为深 T 波倒置，由于 Q-T 间期不延长，深 T 波倒置显得尖窄

临床上，Ⅰ型 Wellens 综合征的发生率为 25%，Ⅱ型发生率为 75%[822]。冠状动脉造影证实 Wellens 综合征提示左前降支近段严重狭窄（> 90%），T 波倒置的发生原因可能系一过性闭塞性血栓形成后，自溶后出现再灌注 T 波（心肌顿抑和水肿），患者的动脉粥样硬化斑块不稳定，常在数天至数周内进展为急性前壁心肌梗死，因此，识别此类缺血性 T 波具有重要的临床意义[819]。

Wellens 综合征重要的鉴别诊断有急性肺栓塞，倒置 T 波多发于右胸导联，大面积肺栓塞也可以引起广泛性 T 波倒置；应激性心肌病的倒置 T 波发生原因是心肌水肿，鉴别诊断依赖于冠状动脉造影和左心室造影；脑血管意外的巨大 T 波倒置，往往形态不对称，T 波升支可见倒置 U 波形成的融合切迹，结合病史，不难鉴别；其他鉴别诊断包括左心室肥厚和肥厚型心肌病，心脏超声结合冠状动脉影像学检查有助于明确 T 波倒置的病因。

de Winter T 波和 Wellens 综合征是左前降支严重病

变引起的非 ST 段抬高型急性冠脉综合征，两者的临床特征总结见表 43-1[823]。

表 43-1 比较 Wellens 综合征和 de Winter T 波

	Wellens 综合征	de Winter T 波
□ST 段抬高型前壁心肌梗死等危症比例	18%	2%
□胸痛	间歇性	持续性
□肌钙蛋白	轻度升高或正常	升高
□胸导联 ST 段抬高	轻度抬高	压低
□出现导联	$V_1 \sim V_6$	$V_2 \sim V_4$
□T 波特征	正负双相或完全倒置，对称性增加	直立高耸，对称性增加
□T 波形态	$V_2 \sim V_4$ 导联出现高起点倒置 T 波	T 波升支融于 J 点或等电位线
□R 波递增不良	++	+++
□病理性 Q 波	+	++
□aVR 导联 ST 段抬高	—	+++
□冠脉造影	左前降支近段严重狭窄	左前降支近段次全闭塞
□进展	数周内进展为急性前壁心肌梗死	很快进展为急性前壁心肌梗死

■ 詹中群

Chapter 44

危急度 ☆☆☆★★

折返性室上性心动过速

Reentrant supraventricular tachycardia

阵发性室上性心动过速的发作特点是突发突止，电生理机制是折返，这是临床很多科室都会遇到的急诊心律失常，常见的类型是阵发性房室结折返性心动过速和阵发性房室折返性心动过速。

房室结双径路折返

具有房室结双径路的个体，房室结的两条径路的

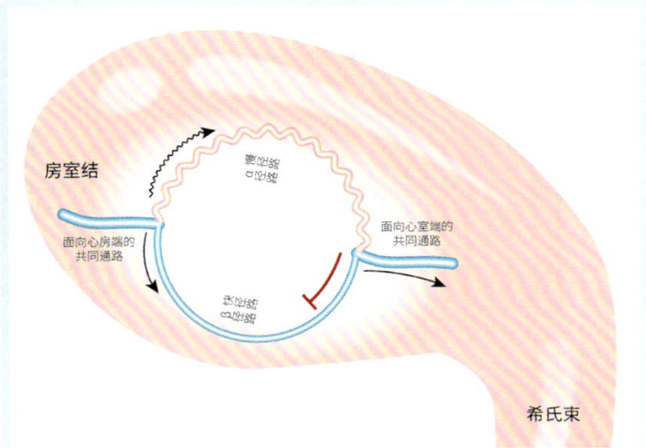

图 44-1 房室结双径路传导

快径路，又称为 β 径路，传导速度快，不应期长；慢径路，又称为 α 径路，传导速度慢，不应期短。正常情况下，窦性冲动优先通过快径路下传激动心室，慢径路下传冲动湮灭

电生理特性不同：快径路传导速度快，不应期长，而慢径路传导速度慢，不应期短。正常情况下，窦性冲动同时经过快径路和慢径路下传，快径路传导速度快，优先通过希浦系统激动心室，产生 QRS 波和正常 P-R 间期；而随后慢径路抵达的冲动，下游希浦系统尚未从快径路传导冲动产生的不应期中恢复，慢径路传导冲动因遭遇不应期而受阻，随即湮灭（图 44-1）。此时，快径路也尚未度过不应期，慢径路冲动不能经由快径路返回。

当 1 个提前的房性期前收缩到来时，快径路尚未度过窦性冲动传导的不应期，房性期前收缩受阻于快径路，而慢径路不应期短，房性期前收缩由慢径路下传激动心室（图 44-2）。由于慢径路传导速度慢，P-R

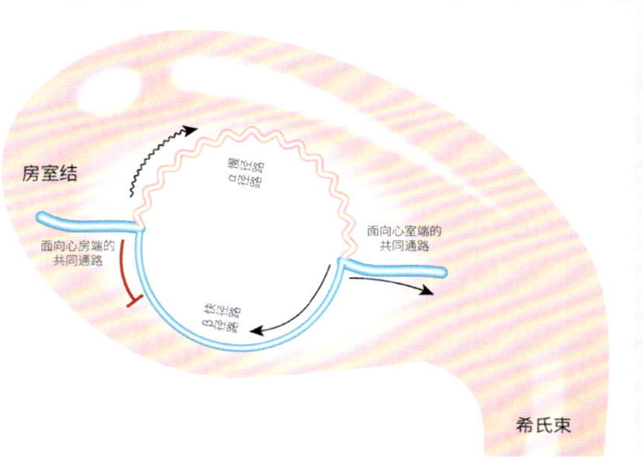

图 44-2 房室结双径路折返

房性期前收缩受阻于快径路，只能通过慢径路下传，一方面下传激动心室，P-R 间期延长；另一方面，由于慢径路传导时间长，给快径路不应期的恢复创造时机，冲动通过快径路逆行传导，到达共同入口时，再次经过慢径路下传，产生折返

间期较快径路传导的 P-R 间期长；慢径路传导慢，给快径路从不应期中恢复争取了时间，抵达共同出口时，慢径路冲动可以经过快径路逆传，由于慢径路不应期短，逆传冲动抵达共同入口时，慢径路已经度过不应期，冲动再次经由慢径路下传，周而复始，形成折返。

阵发性房室结折返性心动过速

阵发性房室结折返性心动过速是临床最常见的阵发性室上性心动过速，约占 56%，其次为阵发性房室折返性心动过速，约占 27%，最后是阵发性房性心动过速，约占 17%[796, 824]。

心电图上，阵发性房室结折返性心动过速的诊断标准如下[824, 825]。

1. 心动过速呈突发突止模式（图 44-3）。如果能记录到心动过速发作时心电图，可见诱发心动过

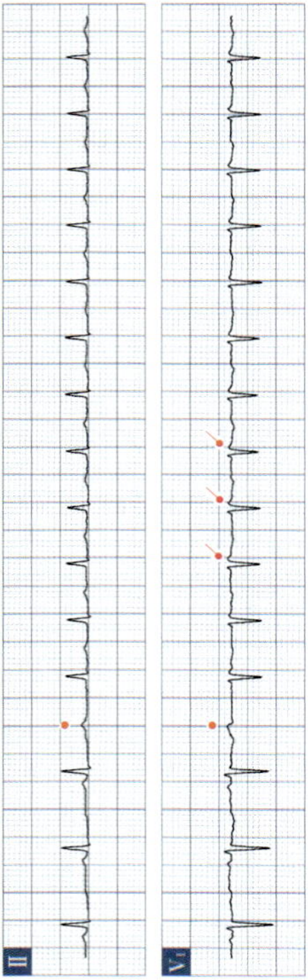

图 44-3 阵发性房室结折返性心动过速

前 3 个心搏为窦性心搏，第 4 个心搏为提前的房性期前收缩，诱发随后的阵发性房室结折返性心动过速。注意房性期前收缩的 P-R 间期延长，提示慢径路下传激动心室；仔细观察 V_1 导联，心动过速发作后，QRS 波终末部可见低矮 r' 波，系逆行 P 波重叠于 QRS 波终末部所致

速的房性期前收缩的 P–R 间期延长。

2. 窄 QRS 波心动过速，频率 150 ~ 250 次 / 分，通常节律规整。

3. 逆行 P 波可以隐藏于 QRS 波不显或出现于 QRS 波前形成假性 q 波，或出现于 QRS 波后形成假性 s 波（Ⅱ导联）和假性 r 波（V_1 导联）（图 44–4）。

4. 合并室内差异性传导时，多数为完全性右束支阻滞图形。

当阵发性房室结折返性心动过速的心室率为 150

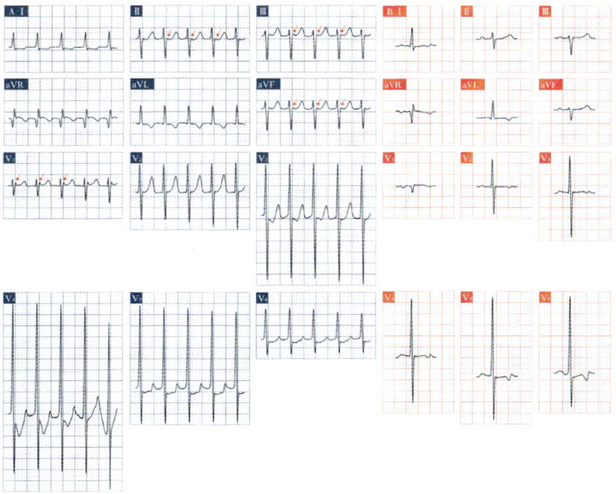

图 44–4 阵发性房室结折返性心动过速

男，39 岁，临床诊断慢性肾功能衰竭，尿毒症期。A. 入院后突发心动过速，频率 150 次 / 分，窄 QRS 波心动过速，V_1 导联 QRS 波终末部可见假性 r 波，系逆行 P 波重叠于 QRS 波终末部所致。同理，下壁导联 QRS 波终末部也可见逆行 P 波形成的假性 s 波（红色箭头所示）。B. 患者心动过速终止后，V_1 导联和下壁导联的假性 s 波组分消失

次/分时，容易误诊为心房扑动伴 2:1 房室传导，此时仔细观察心电图等电位线，如 T 波终末部 –QRS 波起始部和 ST 段，只要有 ≥1 个导联等电位线消失，心电图基线呈波浪状起伏，反复发生，即可判读为心房扑动，反之 12 导联心电图等电位线均存在，支持判读为阵发性室上性心动过速（图 44–5）。

通常，室上性心动过速根据 QRS 波与逆行 P 波的间期（R–P 间期，室房逆行传导时间）和 P 波与 QRS 波的间期（P–R 间期，房室顺行传导时间），分为短 RP 心动过速 (R–P 间期 < P–R 间期）和长 RP 心动过速（R–P 间期 > P–R 间期）[824]。这种分类法不能直接用于室上性心动过速的诊断，但有助于建立集中的鉴别诊断类型。

阵发性房室结折返性心动过速最常见的类型是慢径路下传激动心室，快

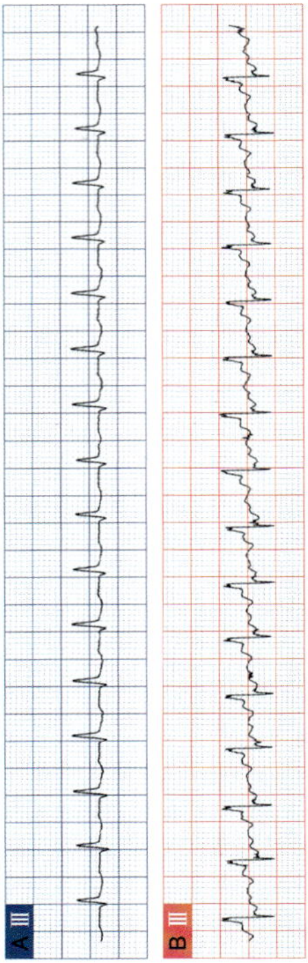

图 44–5 阵发性房室结折返性心动过速和心房扑动的鉴别诊断

两例均为窄 QRS 波心动过速，频率 150 次/分。A. 阵发性房室结折返性心动过速，注意 T 波终末部至 QRS 波起点，存在明显的等电位线。B. 心房扑动伴 2:1 房室传导，心电图等电位线消失，代之以锯齿状的心房扑动波

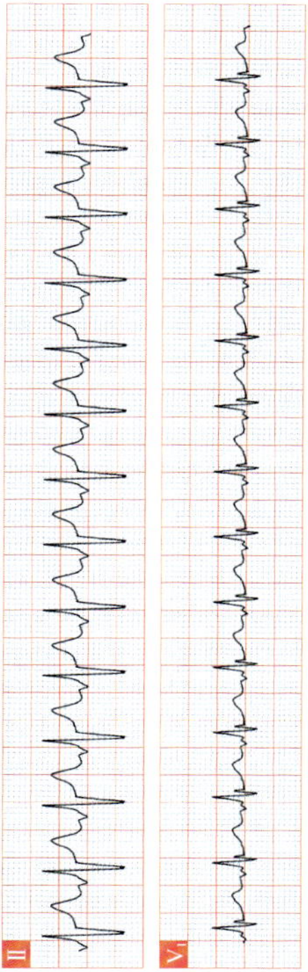

图 44-6 不典型房室结折返性心动过速

窄 QRS 波心动过速，心室率 130 次/分，节律规整。II 导联 QRS 波前可见逆行 P 波，R-P 间期 400ms，P-R 间期 80ms，属于长 RP 心动过速，可能的鉴别诊断有不典型的房室结折返性心动过速、折返性房室折返性心动过速、交界性异位性心动过速，电生理确诊为不典型的房室结折返性心动过速

径路逆行传导激动心房，快径路传导速度快，逆行 P 波紧随 QRS 波发作，R-P 间期 < P-R 间期，称为典型或慢－快型房室结折返性心动过速，占阵发性房室结折返性心动过速的 90%[825]。

不典型的房室结折返性心动过速占 10%，慢径路逆行传导激动心房，逆行 P 波远离 QRS 波，形成长 RP 心动过速（图 44-6）[825]。不典型的房室结折返性心动过速的前向传导可以是快径路，形成快慢型房室结折返性心动过速，R-P 间期远远大于 P-R 间期；少数个体的两条径路均为慢径路，R-P 间期和 P-R 间期关系决定两条径路的传导速度。

不典型的房室结折返性心动过速很容易和房性心动过速、阵发性房室折返性心动过速、交界性异位性心动过速等混淆，有时心电图鉴别很困难，心脏电生理检查有助于明确诊断。

阵发性房室折返性心动过速

阵发性房室折返性心动过速强调了三个临床特点（图 44-7）：①心律失常发作模式为阵发性，突发突止；

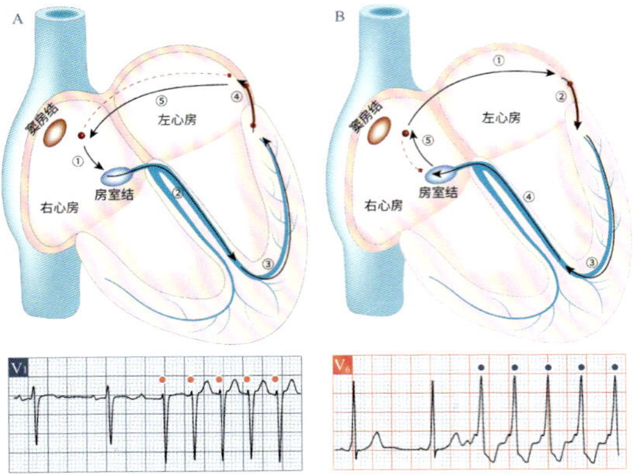

图 44-7 房室折返性心动过速的发生机制

房室折返性心动过速的电生理基础是：①两条传导通路，1 条是房室结－希浦系统传导轴，即正道，另 1 条是直接连接心房和心室的房室旁道，即旁道，正道和旁道组成折返性。②单向阻滞。提前到来的房性期前收缩如果在旁道发生单向阻滞，前向传导将通过正道激动心室，产生正常的 QRS 波，即窄 QRS 波，逆行传导通过旁道激动心房，产生逆行 P 波（A 图）；前向房室传导通过正道的房室折返性心动过速，称为顺向型房室折返性心动过速。若提前到来的房性期前收缩在正道发生单相阻滞，前向传导将通过旁道激动心室，产生完全性预激 QRS 波，即宽 QRS 波，逆行传导通过正道激动心房，产生逆行 P 波（B 图）；前向房室传导通过旁道的房室折返性心动过速，称为逆向型房室折返性心动过速。③缓慢传导：无论哪种类型的折返，都需要其中一条传导通路存在缓慢传导，为另一条通过从不应期中恢复创造时间窗，这样冲动才能不断在两条通路中循环运动，形成折返性心动过速。一旦其中 1 条通路的不应期足够长（自发性改变或抗心律失常药物），造成双向阻滞（顺传失败和逆传失败），心动过速即终止

②折返环包括心房和心室，即折返运动发生于房室结-希浦系统（正道）和房室旁道之间；③心律失常表现为心动过速，即心室率 > 100 次 / 分。

顺向型房室折返性心动过速的心电图特点有：窄 QRS 波心动过速，频率 150 ~ 250 次 / 分，节律规整，逆行 P 波位于 QRS 波之后，短 RP 心动过速（旁道室房逆传时间短于正道房室顺传时间）；若合并束支阻滞或室内差异性传导，心动过速表现为宽 QRS 波心动过速，逆行 P 波隐藏于宽 QRS-T 波中不易识别（图 44-8）[825]。

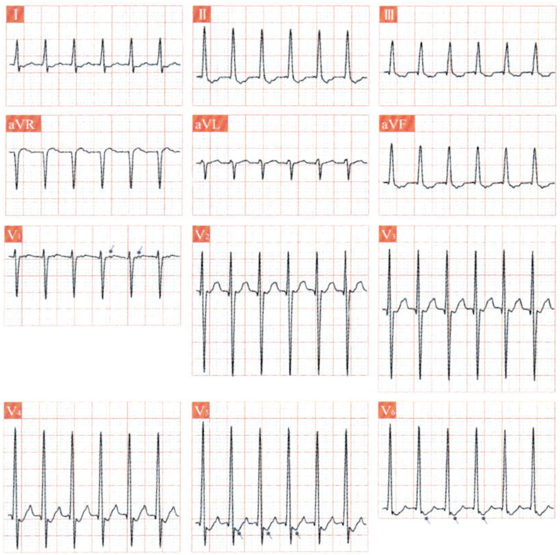

图 44-8 顺向型房室折返性心动过速

男，42 岁，阵发性心悸 20 年。本次发作后 2 分钟，急诊心电图示窄 QRS 波，频率 188 次 / 分，逆行 P 波位于 QRS 波群之后（灰蓝色箭头所示），心电图初步诊断为阵发性房室折返性心动过速，后经心内电生理检查确认

90% 的阵发性房室折返性心动过速为顺向型，重要的鉴别诊断是房室结折返性心动过速，尽管心电图的鉴别准确度远不及 100%，但有一些线索可供鉴别参考（表 44-1）[630，824，826-829]。

表 44-1 鉴别诊断房室结折和房室折返性心动过速

	房室结折返	房室折返
□ R-P 间期＜90ms	++++	+
□假性 q 波	+++++	—
□假性 r' 波	++++	+
□心动过速 P-R 间期＜窦性心搏 P-R 间期	+	++++
□ QRS 波振幅交替	+	++++
□右束支阻滞型差异性传导	++++	+
□左束支阻滞型差异性传导	+	++++
□ 1：1 房室关系	不一定	始终存在
□逆行 P 波无法识别	++++	+
□ ST 段压低	+	++++
□房性期前收缩诱发	+++	++
□室性期前收缩诱发	++	+++
□下壁导联逆行 P 波正向	+	++++
□ Coumel 现象	—	+++++
□ V_1 和 Ⅲ 导联 R-P 间期差值＞20ms	++++	+
□蜕变为心房扑动或心房颤动	+	++++

+ 表示心电图出现的概率大小

逆向型房室折返性心动过速占阵发性房室折返性心动过速的 10%，心电图表现为宽 QRS 波心动过速，发生机制是房室旁道前向传导激动心室引起的完全性预激 QRS 波，心电图特点有：宽 QRS 波心动过速，频率 150 ~ 250 次 / 分，节律规整，由于逆行 P 波隐藏于宽 QRS 波和 T 波中，通常很难识别；若逆行 P 波能够识别，通常位于 ST–T 部分且 R–P 间期 > P–R 间期，QRS 波起始部模糊粗钝，有心室预激特征且符合旁道心室定位特征（图 44–9）[630]。

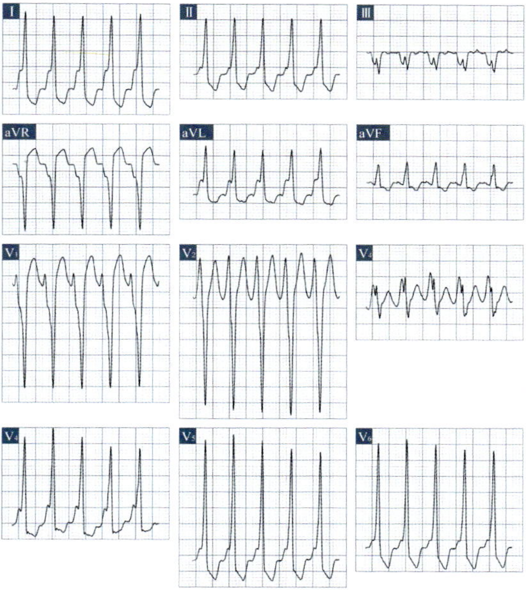

图 44–9 逆向型房室折返性心动过速

男，31 岁，反复发作宽 QRS 波心动过速，发作时无黑蒙、晕厥等症状，但感心悸和呼吸困难。心动过速发作时 QRS 时限 160ms，节律匀齐，未见逆行 P 波，心内电生理检查证实为逆向型房室折返性心动过速；心动过速发作时，QRS 波呈典型的 B 型预激模式，故本例逆向型房室折返性心动过速容易诊断逆向型房室折返性心动过速的重要鉴别诊断是室性心动过速，两种心动过速的心室初始除极都开始于心室肌，QRS初始激动模式相似（QRS波初始除极缓慢，波形模糊、粗钝和时限增宽），两类心动过速常常误诊。既往病史或心电图有显性预激者，宽QRS波心动过速倾向于诊断旁道相关（图44-10）。

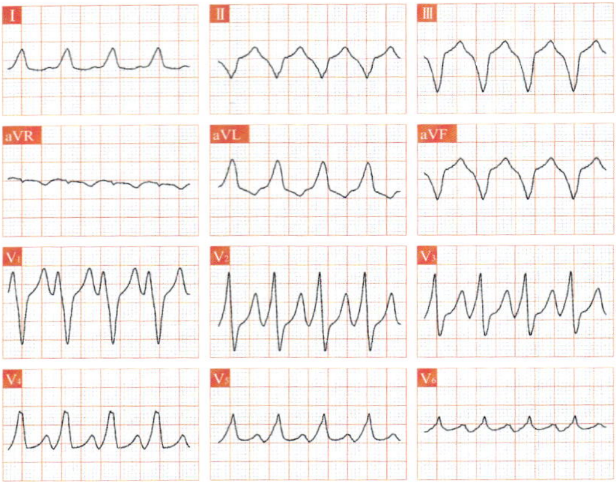

图44-10 逆向型房室折返性心动过速

男，77岁，临床诊断三尖瓣下移畸形，B型预激综合征。患者有阵发性心动过速病史，发作时呈宽QRS波心动过速，频率130次/分，QRS波呈完全性心室预激，QRS波均匀增宽，QRS时限210ms，很容易误诊为室性心动过速，结合患者病史特征，宽QRS波心动过速考虑逆向型房室折返性心动过速

值得注意的是，通常心室预激心电图为不完全性预激，而逆向型房室折返性心动过速为完全性心室预激，窦性心律和心动过速时的预激QRS波形态可能并非完全相同，甚至QRS主波极性发生逆转，勿因此

武断地诊断为室性心动过速（图44-11）。

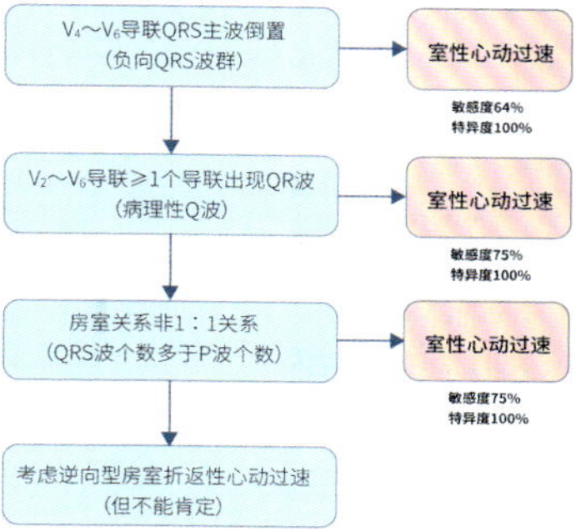

图44-11 鉴别诊断逆向型房室折返性心动过速和室性心动过速

逆向型房室折返性心动过速的胸导联QRS波形满足完全性心室预激波形，如通常不会出现QR波和左胸导联主波负向等

急诊治疗策略

从危重症急诊临床看，利用心电图对阵发性室上性心动过速进行电生理诊断，准确度有限且不影响临床治疗决策，患者血流动力学稳定或症状轻微，可以尝试药物治疗，血流动力学不稳定或症状严重，首选紧急电转律，窄QRS波心动过速首选腺苷，其他可选维拉帕米、地尔硫䓬和β受体阻滞剂；而旁道前向传导所致宽QRS波心动过速，首选Ⅰa（普鲁卡因胺）、Ⅰc（普罗帕酮）和Ⅲ类（伊布利特）抗心律失常药物，难治性患者可选择胺碘酮[630]。

宽QRS波心动过速鉴别逆向型房室折返性心动过速和室性心动过速有困难，优先按室性心动过速处理，因为室性心动过速是最常见的宽QRS波心动过速。

刘柏刚

Chapter

45

危急度 ☆☆★★★

优势型冠脉闭塞

Dominant coronary occlusion

冠状动脉后降支供血室间隔后1/3、左心室后壁和下壁，根据后降支的来源，冠状动脉分左优势型（后降支来源于左回旋支，占10%）、均衡型（后降支发自左回旋支和右冠状动脉，占20%）和右优势型（后降支来源于右冠状动脉，占70%）（图45-1）[830，831]。强调的是，所谓“优势型冠脉”只是冠状动脉的分布形式，并非供血量比例的多少。

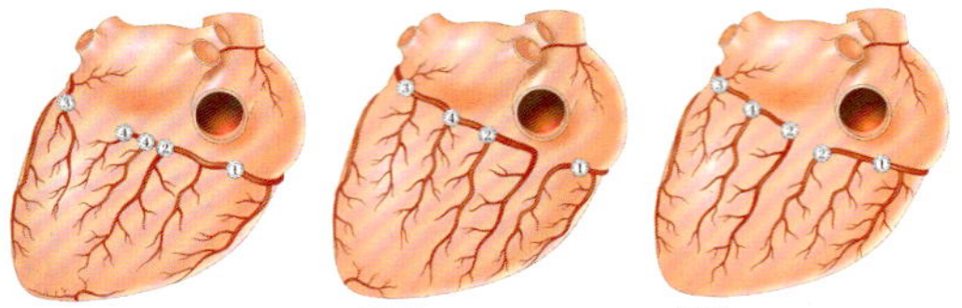

图45-1 冠脉动脉分布优势型

①右冠状动脉；②后降支；③左回旋支；④后侧支。从左至右分别为右优势型、左优势型和均衡型冠脉分布。右优势型冠脉分布除了发出后降支外，有时还会分布侧支供血左心室后壁；同理，左优势型冠脉分布除了发出后降支外，有时还要分布侧支供血部分右心室后壁。注意右优势型和左优势型模式图中，尚有左前降支绕过心尖供血部分下壁，故左前降支中-远段闭塞也可以引起下壁心肌梗死

■ 孤立的急性下壁心肌梗死

急性下壁心肌梗死的特征性心电图改变是Ⅱ、Ⅲ

和 aVF 导联 ST 段抬高，三支冠状动脉既可以引起单纯急性下壁心肌梗死，也可以合并前壁、左心室后壁和右室心肌梗死。

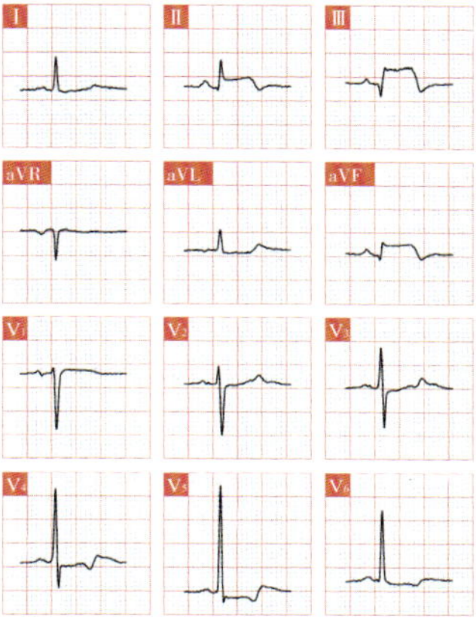

图 45-2 急性下壁心肌梗死

男，56 岁，胸痛 6 小时入院。心电图示窦性心律，Ⅱ、Ⅲ和 aVF 导联 ST 段抬高、T 波正负双相（提示再灌注期开始），Ⅲ导联 ST 段抬高振幅 > Ⅱ导联 ST 段抬高振幅，判读罪犯血管为右冠状动脉。此外，注意到该患者的 V_3 ~ V_6 导联 ST 段压低伴 T 波负正双相，需要警惕多支冠脉病变可能

额面导联系统上，Ⅲ导联朝向右下方，右冠状动脉闭塞引起的急性下壁心肌梗死，Ⅲ导联较Ⅱ导联更容易受累，Ⅲ导联 ST 段抬高振幅 > Ⅱ导联，判读罪犯血管为右冠状动脉；相反，Ⅱ导联朝向左下方，左回旋支闭塞引起的急性下壁心肌缺血，Ⅱ导联较Ⅲ导联更容易受累，Ⅱ导联 ST 段抬高振幅 > Ⅲ导联判读罪犯血管为左回旋支（图 45-2）[832, 833]。

孤立的急性下壁心肌梗死时，利用Ⅲ / Ⅱ导联 ST 段抬高比值判读罪犯血管为右冠状动脉或左回旋支的准确度为 70% ~ 98%，该指标的局限性有：①Ⅱ导联和Ⅲ导联 ST 段振幅相等或抬高不明显时，无法使用Ⅲ / Ⅱ导联 ST 段抬高比值判读罪犯血管；② ST 段抬高的形态学会影响 ST 段抬高振幅的判读，造成判读失误；③冠脉造影证实右冠状动脉闭塞部位从近段到远段，Ⅲ / Ⅱ导联 ST 段抬高振幅比值 > 1 的发生率下降，

敏感度下降；④始终有少数个体的冠脉供血存在变异，这类患者一旦发生心肌梗死，无法采用常规心电图标准判读罪犯血管；⑤接近 2% 的孤立下壁心肌梗死的罪犯血管系左前降支中–远段，即左前降支绕过心尖供血部分下壁（图 45–1）[834–838]。

接近 87% 的房室结动脉起源于右冠状动脉，11% 起源于左回旋支，2% 由右冠状动脉和左回旋支动脉双重供血，故右冠状动脉闭塞引起的下壁心肌梗死，常并发各种类型的房室阻滞，而左前降支中 - 远段闭塞引起的急性下壁心肌梗死，不会合并房室阻滞（图 45–3）[839–842]。房室结动脉分别起源于右冠状动脉（距离右冠状动脉开口 64.9 ～ 105.4mm）和左回旋支（距离左回旋支冠脉开口 59.1 ～ 121.1mm）的远段，故优势动脉的远段闭塞既能引起孤立的下

图 45–3 急性下壁心肌梗死与房室阻滞

1 例急性下壁心肌梗死合并的三度房室阻滞，冠脉造影证实罪犯血管为右冠状动脉。上图示窦性心律，三度房室阻滞，交界性逸搏心律，心室率 54 次 / 分，患者血流动力学稳定，未特殊处理。下图示 3 天后，三度房室阻滞逐渐缓解为二度 I 型房室阻滞直至恢复正常传导

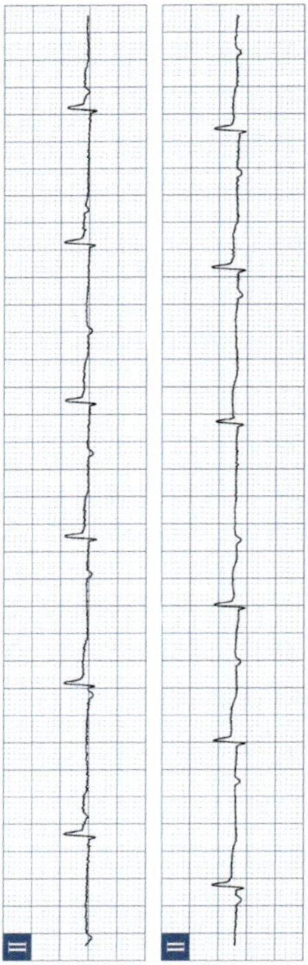

壁心肌梗死，又能引起房室阻滞[839]。

■ 急性前壁合并下壁心肌梗死

绕过心尖供血下壁的左前降支近段闭塞，前壁心肌梗死常常伴随下壁心肌梗死，根据 V_2 导联 ST 段抬高且最大 ST 段抬高位于 V_2 或 V_3 导联，罪犯血管定位于左前降支而不是右冠状动脉或左回旋支（图 45-4）[843-845]。

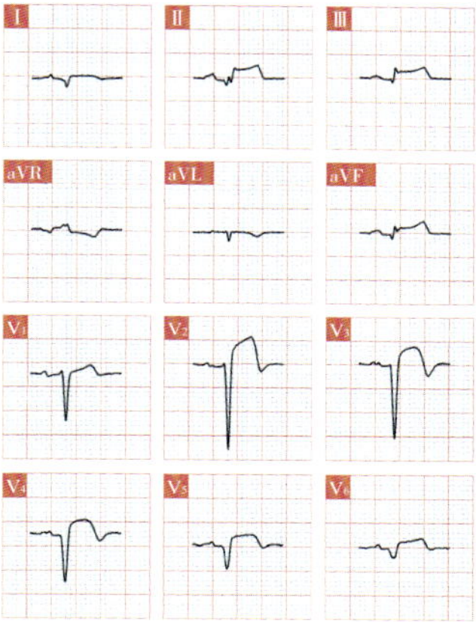

图 45-4 急性广泛前壁和下壁心肌梗死

窦性心律，Ⅰ、Ⅱ、Ⅲ、aVF、V_2 ~ V_6 导联 ST 段抬高；Ⅰ导联 ST 段抬高，aVL 导联为 QS 波，提示罪犯血管波及第 1 对角支；V_1 导联 ST 段无抬高，V_2 导联 ST 段抬高且抬高振幅最大，提示罪犯血管波及左前降支；Ⅱ、Ⅲ和 aVF 导联 ST 段抬高，提示该患者的左前降支绕过心尖供血部分下壁，因此从心电图推导罪犯血管系左前降支第 1 间隔支开口以后-第 1 对角支开口以前节段闭塞。值得注意的是，考虑到 V_5 和 V_6 导联 ST 段抬高对 V_1 导联 ST 段抬高的削弱现象，不排除 V_1 导联存在抬高，如是这种情况，罪犯血管还可能是左前降支第 1 间隔支开口以前 – 第 1 对角支开口以前的高位节段闭塞。急性心肌梗死的罪犯血管推导如果存在 2 种可能性时，优先考虑情况最危急的可能性，冠脉造影能进一步明确病变冠脉节段

三支冠状动脉都可以为下壁心肌供血，因此，单支冠状动脉近-中段闭塞出现的急性下壁心肌梗死通常合并多部位心肌梗死，此类急性下壁心肌梗死的心电图判读目标有：①正确诊断心肌梗死；②推导罪犯血管；③推导优势型冠脉分布；④推导是否为三支冠脉病变；⑤预后判读。

房室结动脉不起源于左前降支，故左前降支闭塞

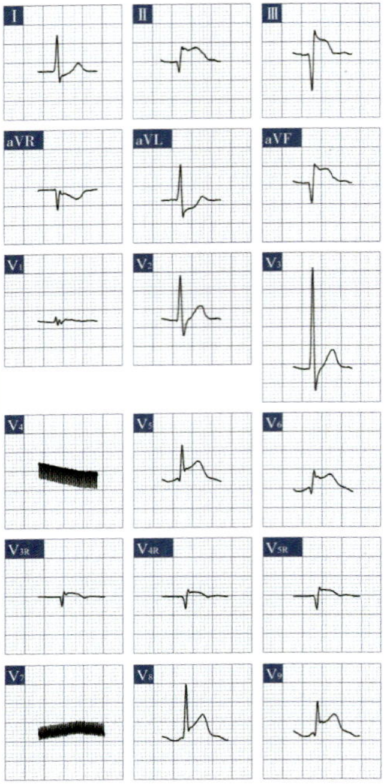

图 45-5 急性右室、后壁和下侧壁心肌梗死

1 例急性下壁心肌梗死，Ⅱ、Ⅲ和 aVF 导联 ST 段抬高，且Ⅲ导联 ST 段抬高振幅 > Ⅱ导联，提示罪犯血管系右冠状动脉；注意到 V_5 ~ V_6 导联 ST 段抬高，需要全面探查梗死心肌。完善 18 导联，发现右心室导联（V_{3R} ~ V_{5R}）、后壁导联（V_7 ~ V_9）和左心室前侧壁导联（V_5 ~ V_6）的 ST 段抬高，提示梗死波及右心室、左心室后壁、下壁和部分左心室侧壁，不仅属于右优势型分布，还是超优势型右冠，该右冠状动脉为左心室后壁和部分侧壁提供了丰富的血供，一旦近－中段发生闭塞，将引起多部位大面积心肌梗死

引起的急性下壁心肌梗死，不会合并房室结阻滞，而是常常合并束支阻滞，单侧束支阻滞一旦恶化进展为双束支阻滞，也会出现二度、高度和三度房室阻滞。

■ 急性右室合并下壁心肌梗死

当患者为右优势型冠脉分布时，右冠状动脉发出后降支供血下壁，一旦右冠状动脉近－中段闭塞，势必引起大面积右心室、下壁和部分左心室后壁梗死。ST 段抬高波及Ⅱ、Ⅲ和 aVF 导联组（下壁）、V_1 ~ V_{5R} 导联组（右心室）和 V_7 ~ V_8 导联组（后壁）（图 45-5）。梗死导联组分布越多，该右冠状动脉在心脏后壁的供血心肌越多，相应的梗死面积也越大。

由于急性下壁或下后壁梗死会在 V_1 导联产生对应性 ST 段压低，当右冠状动脉近 - 中段闭塞同时引起右心室梗死和左心室下壁或下后壁梗死时，V_1 导联的 ST 段偏移有 3 种可能：①对应性 ST 段压低振幅 > 指示性 ST 段抬高振幅，掩盖右心室梗死；②对应性 ST 段压低振幅 = 指示性 ST 段抬高振幅，掩盖右心室梗死；③对应性 ST 段压低振幅 < 指示性 ST 段抬高振幅，能够诊断右心室梗死（图 45-6）。

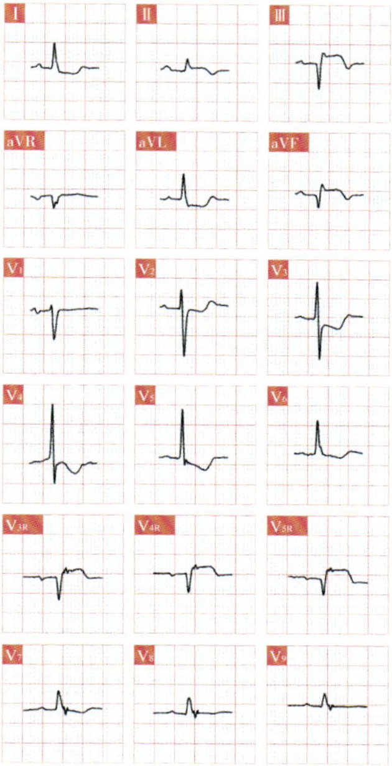

图 45-6 急性右心室和下壁心肌梗死

1 例急性右心室和下壁心肌梗死，注意 V_1 导联 ST 段无抬高，但 V_{3R} ~ V_{5R} 导联 ST 段抬高，前者是下壁心肌梗死的对应性 ST 段压低掩盖了 V_1 导联的 ST 段抬高，后者是右心室梗死的直接证据

右心室梗死最直接的心电图证据是右心室导联（V_{3R} ~ V_{5R}）ST 段抬高，任何年龄的女性和年龄 > 30 岁的男性，右心室导联的 ST 段抬高 > 0.5mm 考虑急

性心肌缺血，年龄 < 30 岁的男性，ST 段抬高判读阈值为 > 1mm[762]。急性右心室梗死时，由于 V_1 导联的 ST 段抬高会遭遇削弱现象，常选择 V_{4R} 导联 ST 段抬高诊断右心室梗死，敏感度为 82.7%~100%，特异度为 76.9% ~ 87%，判读准确度为 70% ~ 92%，而 V_1 导联 ST 段抬高的敏感度不足 30%（表 45-1）[846-850]。

表 45-1 右心室梗死的心电图导联诊断价值

ST 段抬高 > 1mm	敏感度	特异度	阳性预测值
□ V_1 导联	28%	92%	73%
□ V_{3R} 导联	69%	97%	95%
□ V_{4R} 导联	93%	95%	93%
□ V_{5R} 导联	90%	92%	90%
QS 波			
□ V_{3R} 导联	55%	87%	76%
□ V_{4R} 导联	55%	87%	76%

显然，下壁心肌梗死合并右室梗死时，罪犯血管应定位于右冠状动脉；优势型分布显著的患者，右冠状动脉近-中段闭塞还可以合并左心室后壁心肌梗死；超优势型分布的患者，右冠状动脉近-中段闭塞梗死导联还会波及左前侧壁导联（V_4 ~ V_6 导联），但不会波及到高侧壁和左心室前壁（除非左冠状动脉发育异常，左心室主要由右冠状动脉供血）。

尽管国际指南尚无建议，我们推荐接诊胸痛患者，采集 18 导联心电图，理由如下：①右心室和后壁心肌梗死不在常规 12 导联心电图探查范围里，与其通过间接心电图指标推导，不如直接采集 18 导联心电图全面评估心肌缺血范围；②有利于发现多部位心肌梗死，评估患者预后和医患沟通；③有利于正确推导罪犯血管。

■ 急性侧壁合并下壁心肌梗死

当患者为左优势型冠脉分布时，左回旋支发出后降支供血下壁，一旦左回旋支近－中段闭塞，势必引起左前侧壁、左室后壁和下壁心肌梗死，超优势型分布还会波及部分右心室后壁。ST段抬高波及Ⅱ、Ⅲ和aVF导联组（下壁）、V_4/V_5～V_6导联组（前侧壁）和V_7～V_8导联组（后壁）（图45-7）。

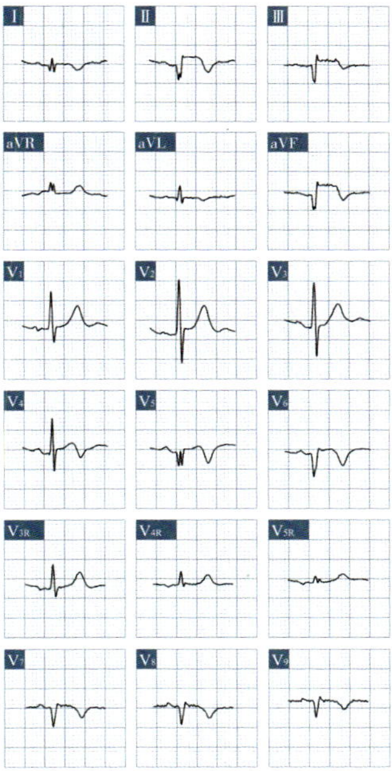

图45-7 急性侧壁、下壁和后壁心肌梗死

1例急性下壁心肌梗死，Ⅱ导联ST段抬高>Ⅲ导联，提示罪犯血管为左回旋支；梗死波及高侧壁、前侧壁和后壁，大面积多部位心肌梗死；Ⅰ导联病理性Q波形成，提示高侧壁受累，推导该患者的第1对角支发自左回旋支，系左回旋支近段闭塞

心电图的Ⅰ和aVL导联探查左心室高位前游离壁壁（左心室侧游离壁的基底部），该部位心肌供血存在交叉，包

括起源于左前降支的第1对角支、左主干单独发出的对角支、起源于左回旋支近段的左室前支和起源于左回旋支的钝缘支等[840，800，851，852]。左回旋支近－中段闭塞一方面引起左心室前壁心肌梗死，主要波及侧壁，包括高侧壁和前侧壁，另一方引起左心室后壁和下壁心肌梗死，故急性下壁心肌梗死合并侧壁心肌梗死时，提示罪犯血管为左回旋支。

■ 区分 ST 段抬高型心肌梗死和非 ST 段抬高型心肌梗死

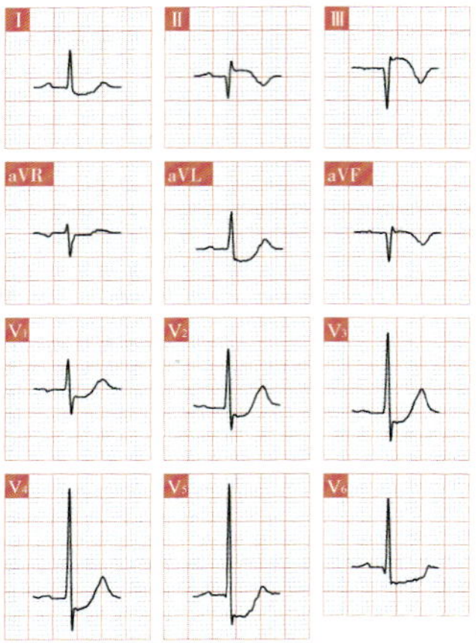

图 45-8 急性下壁心肌梗死

1 例急性下壁心肌梗死，Ⅱ、Ⅲ和 aVF 导联 ST 段抬高，Ⅲ导联 ST 段抬高振幅 > Ⅱ导联，判读罪犯血管为右冠状动脉。注意 V_1 导联 ST 段压低，提示梗死不波及右心室前壁，可以进一步推导右冠状动脉中－远段闭塞

无论是右冠状动脉还是左回旋支动脉闭塞所致的急性下壁心肌梗死，常常可以观察到一种心电现象，就是ST段压低导联数远远超过ST段抬高导联数，让人疑惑该患者究竟属于ST段抬高型心肌梗死，还是非ST段抬高型心肌梗死（图 45-8）。

判读ST段抬高型心肌梗死的心电图标准为：

≥ 2 个相邻导联的 ST 段抬高。如果只有 1 个导联 ST 段抬高，不能直接判读，疑诊患者需要随访心电图；如果数个不相邻导联的 ST 段抬高，也不能直接判读，如 aVR 和 V_1 导联[764, 853]。何为相邻？不单单是心电图导联矩阵的相邻，更重要的是导联探查范围满足冠状动脉分布节段，如Ⅱ和 aVF 导联的 ST 段抬高，需要排查急性下壁心肌梗死，而Ⅱ和 V_4 导联 ST 段抬高，需要排查非缺血性原因。

■ 区分生理性和病理性电重构

急性下壁心肌梗死合并广泛性 ST 段压低的心电图模式，主要见于右冠状动脉和左回旋支中 - 远段闭塞的患者，下后壁严重缺血引起胸导联生理性对应性 ST 段压低和（或）合并病理性 ST 段压低（三支冠脉病变），心电图判读方法如下（图 45-9）。

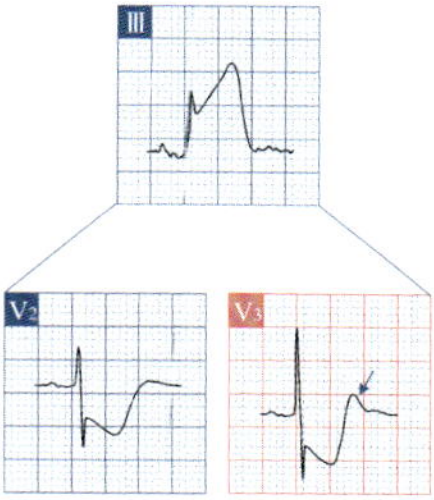

图 45-9 急性下壁心肌梗死对应性 ST-T 改变

透壁心肌缺血时，ST 段抬高导联对侧心肌出现 ST 段压低和 T 波倒置，称为电重构、对应性或镜像性改变。对应导联 ST 段压低伴 T 波完全倒置，属于生理性电重构；ST 段压低伴 T 波负正双相，属于病理性电重构，提示对应导联探查心肌供血欠佳

急性下壁心肌梗死，单纯生理性对应性 ST-T 改变的导联分布局限，最大 ST 段压低出现于 V_2 ~ V_4 导联，T 波完全倒置；合并病理性 ST-T 改变的分布导联广泛，波及 V_2 ~ V_5/V_6 导联，最大 ST 段压低出现于 V_4 ~ V_5 导联，T 波负正双相[854]。

■ 区分中—远段闭塞的右冠状动脉和左回旋支

右冠状动脉或左回旋支近–中段闭塞时，根据合并的右心室梗死或左心室高侧壁梗死，通常下壁心肌梗死不难判读罪犯血管；但如果右冠状动脉或左回旋支中–远段闭塞时，只引起后下壁心肌梗死，心电图缺乏右心室或左心室的定位特征，心电图推导罪犯血管需要采取诊断流程，通常推导的核心是Ⅱ和Ⅲ导联 ST 段抬高振幅比较、V_1 和 V_2 导联 ST 段偏移比较和Ⅰ、aVL 导联 ST 段偏移比较（图 45–10 和图 45–11）[855]。

需要强调的是，急性下壁心肌梗死伴 V_5 和 V_6 导联 ST 段抬高不能决然判读罪犯血管为左回旋支，因为右冠状动脉闭塞引起的前侧壁导联 ST 段抬高发生率为 24%，左回旋支闭塞发生率为 35%，两者相近[856]。此外，现已开发出数种急性下壁心肌梗死的罪犯血管推导流程，这些推导流程只是一种诊

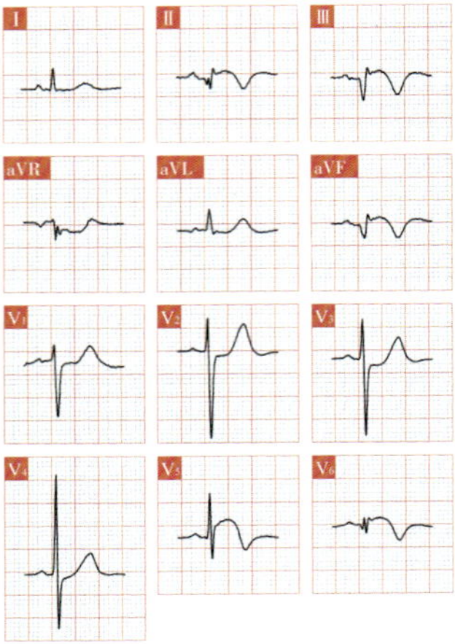

图 45–10 急性下壁心肌梗死

12 导联心电图提示为急性下侧壁心肌梗死，Ⅱ和Ⅲ导联 ST 段抬高振幅相同，难以判读罪犯血管；尽管有 V_5 和 V_6 导联 ST 段抬高、病理性 Q 波形成，但不能肯定为左回旋支

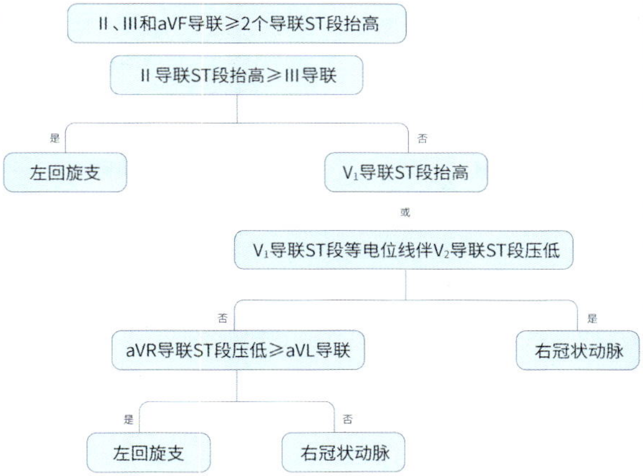

图 45-11 急性下壁心肌梗死的诊断流程

诊断流程的核心首先是比较Ⅱ和Ⅲ导联ST段抬高振幅；第一步失败则利用右胸导联的ST段偏移进行推导；第二步失败则利用aVR和aVL导联的ST段偏移进行推导。本流程推导罪犯血管为右冠状动脉的阳性预测值为92%，阴性预测值为75%；推导罪犯血管为左回旋支的阳性预测值为75%，阴性预测值为94%

断工具，敏感度和特异度不尽相同，不同流程推导的结果有时相互矛盾，因此，熟练掌握1～2种适合的推导流程即可（充分掌握推导流程的机制）。我们利用图45-11的流程，发现图45-10的aVR导联ST段压低振幅＞aVL导联，提示罪犯血管为左回旋支，最后经冠脉造影证实罪犯血管缺少为左回旋支。

■ 王若琦

Chapter 46

危急度 ☆☆★★★

节律规整的宽 QRS 波心动过速

Wide QRS tachycardia with regular rhythm

窄 QRS 波心动过速是指 QRS 时限≤120ms 的心动过速，而宽 QRS 波心动过速是指 QRS 时限>120ms 的心动过速（图 46-1）[630]。以 QRS 波时限对心动过速进行二分类，主要是为了建立鉴别诊断，窄 QRS 波心动过速多数是室上性心动过速，少数是室性心动过速，而宽 QRS 波心动过速多数是室性心动过速，少数是室上性心动过速，因此，根据 QRS 波时限判读室上性或室性心动过速容易误诊，鉴别诊断必须建立在一定的原则、规则和流程之上。

此外，当前宽 QRS 波心动过速的鉴别除了经典的形态学鉴别法和流程鉴别法之外，尚有积分鉴别法，我们建议初学者和基层医生应先掌握好经典的形态学鉴别法，因为其为宽 QRS 波鉴别诊断的基石。

图 46-1 依据 QRS 时限的心动过速二分类

A.QRS 时限 80ms，为窄 QRS 波心动过速，房室结折返性心动过速。B.QRS 时限 200ms，为宽 QRS 波心动过速，为室性心动过速

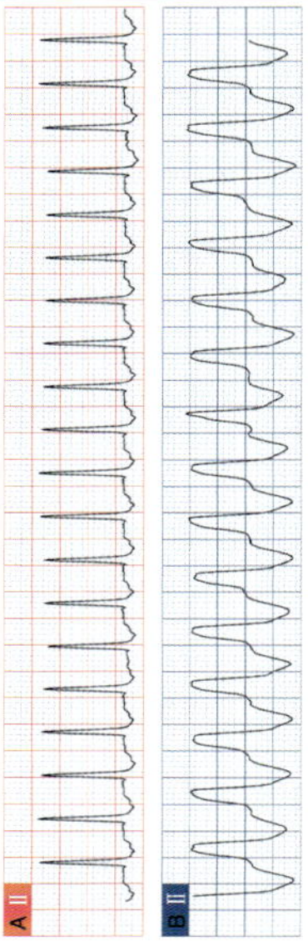

宽 QRS 波

临床常见宽 QRS 波的原因见表 46-1。心电图鉴别宽 QRS 波，常见于室上性期前收缩和室性期前收缩的鉴别、心房颤动伴差异性传导与室性心搏的鉴别、室上性心动过速与室性心动过速的鉴别。

表 46-1 宽 QRS 波发生的常见原因
□差异性传导：频率依赖性和非频率依赖性
□基础束支阻滞
□基础非特异性室内传导障碍
□心室肥厚
□心室起搏
□室性心动过速
□房室旁道
□影响室内传导的继发性因素：抗心律失常药物、高钾血症、三环类抗抑郁药物、急性心肌缺血、急性心肌损伤（心肌炎、电转复）等
□心脏外科手术
□心电图伪差

宽 QRS 波心动过速最常见的原因是室性心动过速，占 80%，15% ~ 20% 是室上性心动过速伴束支阻滞，1% ~ 6% 是房室旁道[1]。无论采用何种方法和流程，始终有一部分宽 QRS 波难以通过心电图确诊，此时，宽 QRS 波心动过速优先按照室性心动过速处理[632]。此外，难以鉴别的宽 QRS 波心动过速，可以通过观察治疗时的心电图变化和伴随的电生理现象，心动过速终止期间或终止后心电图，食管心电图等方法辅助诊断，初诊可以直接诊断宽 QRS 波心动过速，描述可能的诊断。

2019 年，欧洲心脏学会把宽 QRS 波心动过速根据节律是否规整，分为节律规整和不规整的宽 QRS 波心

表 46-2	宽 QRS 波心动过速的节律分类
节律规整的宽 QRS 波心动过速	
□室性心动过速	
□心室扑动	
□心室起搏节律	
□逆向型房室折返性心动过速	
□室上性心动过速伴既存束支阻滞	
□室上性心动过速伴频率依赖性差异性传导	
□房性心动过速伴心室预激	
□交界性心动过速伴心室预激	
□室上性心动过速伴电解质紊乱所致宽 QRS 波	
□室上性心动过速伴抗心律失常药物所致宽 QRS 波	
节律不规整的宽 QRS 波心动过速	
□房性心动过速伴差异性传导合并变化的房室传导	
□心房扑动伴差异性传导合并变化的房室传导	
□心房颤动伴差异性传导	
□逆向型房室折返性心动过速伴变化的室房逆转	
□心房颤动合并心室预激	
□多形性室性心动过速	
□尖端扭转型室性心动过速	
□心室颤动	

动过速，为初步鉴别诊断提供线索(表 46-2）。显然，宽 QRS 波节律规整，就无须考虑心房颤动伴心室预激或多形性室性心动过速，缩小鉴别诊断的范围，有利于集中思考，重点突破。虽然采用各种鉴别方法和诊断流程，但至少 10% 的宽 QRS 波心动过速仍然被误诊[857]。

病史

病史有助于明确一部分患者的宽 QRS 波心动过速，如一位扩张型心肌病患者，既往有心房扑动发作史，此次发作宽 QRS 波心动过速除了考虑室性心动过速外，还要考虑心房扑动伴室内阻滞的可能性，特别是宽 QRS 波心动过速对药物治疗反应欠佳时；既往有显性心室预激的患者，首先需要考虑逆向型房室折返性心动过速；陈旧性心肌梗死患者的宽 QRS 波心动过速首先考虑室性心动过速等（图 46–2）。

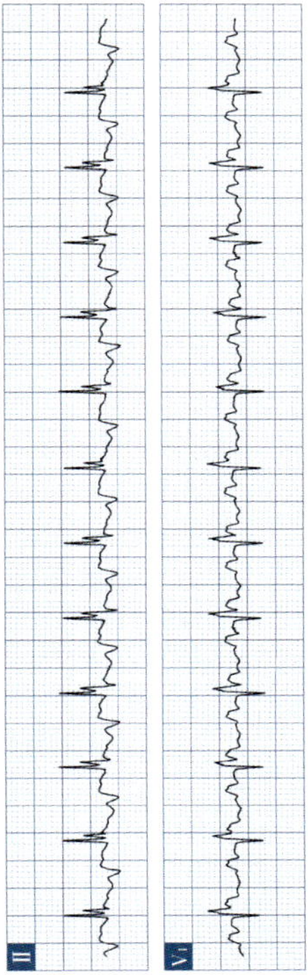

图 46–2 心房扑动伴完全性右束支阻滞

1 例陈旧性前间壁心肌梗死患者，发作心房扑动时，合并完全性右束支阻滞，房室传导为 2∶1 传导关系。这个例子说明即使器质性心脏病患者，发作宽 QRS 波心动过速也可能是室上性心动过速

症状和体征

宽 QRS 波心动过速发作时，患者的心悸、呼吸困难、晕厥和心绞痛症状和体征，对于评估患者的血流动力学状态很重要，但对确定心动过速的机制帮助不大，即室性心动过速的血流动力学也可以很稳定，如特发性室性心动过速[858]。

大多数情况下，室性心动过速对按压颈动脉窦没有反应。折返性室上性心动过速由于影响了房室传导，传导速度减慢并可能因颈动脉压力而停止。

房室分离

房室分离是指心房和心室各自激动，彼此无关。室性心动过速时，心室激动逆行激动希浦系统，造成室上性冲动无法下传心室。宽 QRS 波心动过速时，观察到房室分离，有助于诊断室性心动过速，但这个心电图指标的敏感度只有 20% ~ 50%，因此，未观察到房室分离不能决然排除室性心动过速（图 46-3）[1]。

宽 QRS 波心动过速时，应仔细观察 12 导联心电图，只要有 1 个导联发现明确的房室分离，即可诊断为室性心动过速，由于窦性 P 波振幅低于室性心动过速的 QRS 波振幅，建议在 QRS-T 波振幅较低的导联观察房室分离（草堆

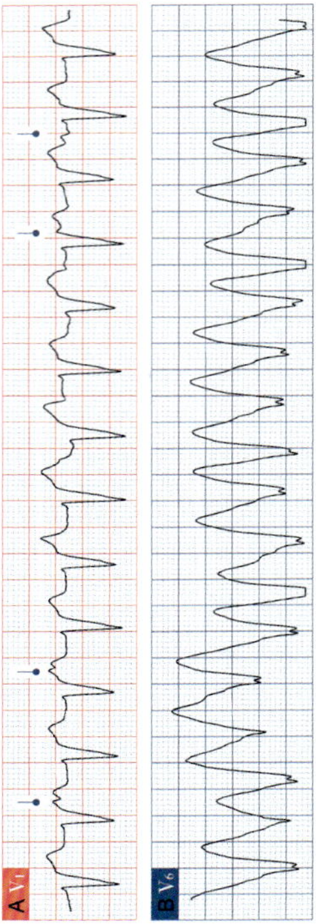

图 46-3 房室分离 两侧宽 QRS 波均为室性心动过速。A. V_1 导联可见房室分离，窦性 P 波（灰蓝色箭头）散在分布于 QRS 波终末部、T 波和 QRS 之前。B. 室性心动过速的 QRS 波宽大畸形，T 波宽大，未发现房室分离证据

原理）或在窦性 P 波振幅较高的导联寻找，如Ⅱ导联和 V_1 导联，有时Ⅰ导联和 aVR 导联也有助于观察房室分离（图 46-4）。

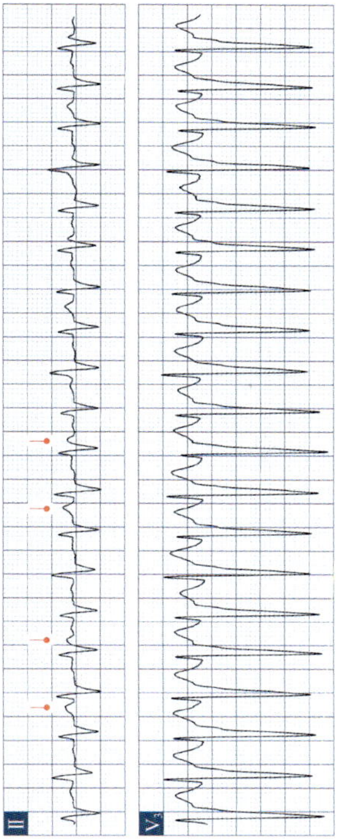

图 46-4 房室分离

1 例宽 QRS 波心动过速，心室率 176 次/分，QRS 时限 140ms，Ⅱ导联可见散在的窦性 P 波（红色箭头），窦性 P 波频率慢于心室率且和 QRS 波无关（无恒定的 P-R 关系），判读为房室分离，诊断为室性心动过速；同步 V_3 导联，由于 QRS 波振幅高大，T 波振幅也比Ⅱ导联高，难以识别房室分离

值得注意的，接近 50% 的室性心动过速伴室房逆传，1:1 室房逆转很容易和逆向型房室折返性心动过速混淆；有些室性心动过速伴 2:1、文氏型室房逆转阻滞，只要发现房室非 1:1 关系，可以排除逆向型房室折返性心动过速，因为心房激动是阵发性房室折返性心动过速的折返环的必备组成部分，一旦终止心动过速不会持续[858, 859]。大多数室性心动过速的心室激动/心房激动比值 > 1，换言之，

QRS 波个数多于心房激动波个数[362]。

心室夺获和心室融合波

室性心动过速时，偶尔窦性心搏或其他室上性心搏抢先室性心搏激动心室，产生心室夺获，心室夺获的心电图特征是：QRS 波提前发生；QRS 波形态接近或完全与基础室上性心搏相同；数次心室夺获，可以证实窦性心搏（或其他室上性心搏）与 QRS 波存在相关性（图 46–5）。

室性心动过速时，偶尔窦性心搏或其他室上性心搏和室性心搏各自激动一部分心室，形成室性融合波，融合波的 QRS 形态多变，室上性冲动激动心室比例越大，QRS 波形态越倾向于完全

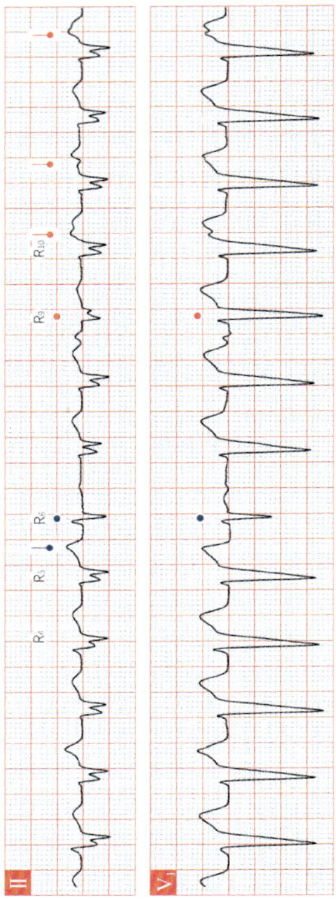

图 46–5 心室夺获

宽 QRS 波心动过速，频率 115 次 / 分，QRS 时限 160ms，红色箭头所示为房室分离，第⑥个 QRS 波群突然变窄，比较室性心动过速基础周期 R_4–R_5，R_5–R_6 周期提前，可以肯定发生了一次窦性夺获。夺获 QRS 波前的窦性 P 波（灰蓝色箭头所示）重叠于 R_5 的 T 波顶峰，使之振幅变高。需要强调的是，夺获 QRS 前的窦性 P 波不能称为房室分离，因为 QRS 波和窦性 P 波是相关的

性夺获波形态，室性心搏激动心室比例越大，QRS波形态越倾向于室性心搏形态，由于室上性心搏和室性心搏要同时激动心室，融合波周期和室性心动过速周期相同，R–R间期不会骤然缩短。

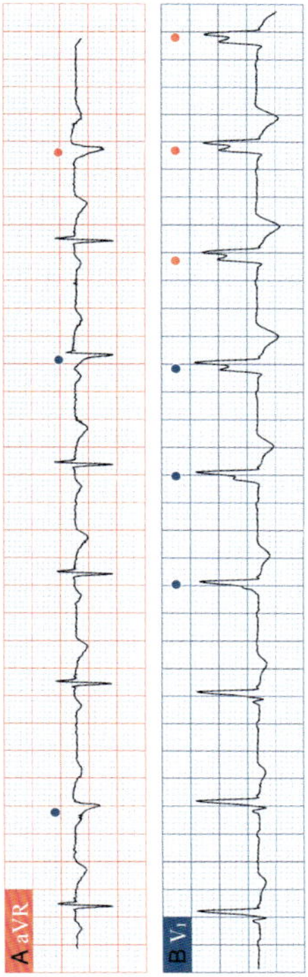

图 46-6 心室融合波哦

灰蓝色圆圈标识的均为心室融合波，红色圆圈标识的均为室性心搏。A. 窦性心律，频发舒张晚期的室性期前收缩，融合波形态介于正常QRS波和室性QRS波之间，形态多变。B. 窦性心律和加速性室性自主心律，融合波逐渐过渡到室性心搏，常在此类心律失常发作和终止时观察到

观察图46–5的Ⅱ导联，第⑨个QRS波时限小于其他室性心搏，但较窦性夺获QRS波宽且形态更倾向于室性心搏，R_8–R_9周期与室性心动过速周期相比，并无提前，考虑为1个室性融合波。室性心动过速时，心室夺获和心室融合波的发生率比房室分离更低，仅为5%～10%，平时可以通过学习舒张晚期的室性期前收缩和加速性室性自主心律体会和练习心室融合波的心电图判读（图46–6）[860]。

心室夺获和心室融合波不仅有助于宽QRS波心动过速鉴别出室性心动

过速，还能从窄 QRS 波心动过速中鉴别出室性心动过速，特别是起源于室间隔、心室流出道等部位起源的高位室性心动过速，此类室性心动过速的 QRS 波常常 < 120ms（图 46–7）。

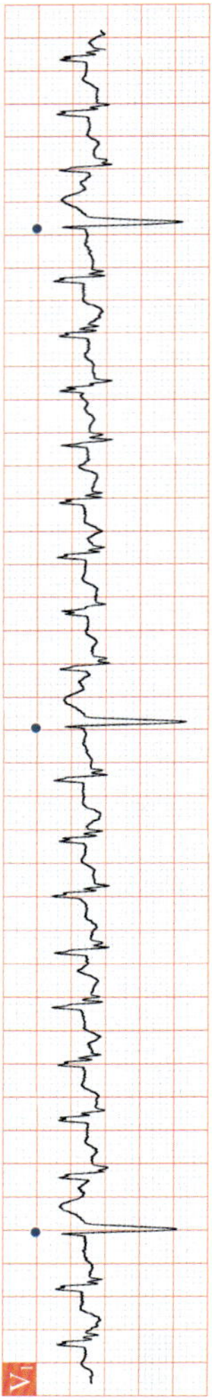

图 46–7 窄 QRS 波心动过速的心室夺获

窄 QRS 波心动过速，QRS 时限 80ms，QRS 波呈 rS 波，s 波切迹，患者多次被误诊为阵发性室上性心动过速。仔细观察心电图，散在分布第 2 种 rS 波形，为心室夺获。心内电生理检查证实为起源于左侧室间隔的特发性室性心动过速

QRS 时限

观察宽 QRS 波心动过速的 V_1 导联，右束支阻滞型 QRS 时限 > 140ms，左束支阻滞型 QRS 时限 > 160ms，倾向判读为室性心动过速。需要强调的是，QRS 时限指标很难鉴别室性心动过速和特殊情况下的室上性心动过速，如旁道、抗心律失常药物、三环类抗抑郁药物、非特异性室内传导障碍等室内传导紊乱的患者[630, 861]。

QRS 电轴

室上性心动过速伴束支阻滞，心室激动遵

从高位至低位的除极顺序，额面电轴多数满足左心室优势，朝向左下方，QRS电轴分布-60°～+120°范围；而室性心动过速可以来自任何部位，甚至从心尖部向心底部除极，额面电轴朝向右上方，QRS电轴分布-90°～±180°，即无人区电轴，高度提示室性心动过速[630，862]。

基础存在室内传导障碍的患者，如心室肥厚、扩张型心肌病、陈旧性心肌梗死和药物等，影响心动过速电激动在心室内的扩布顺序，从而影响QRS波形态，故无人区电轴判读室性心动过速存在部分盲区，无人区电轴诊断室性心动过速的敏感度为20%，特异度为96%（图46-8）[1]。

类右束支阻滞的室性心动过速，电轴很少

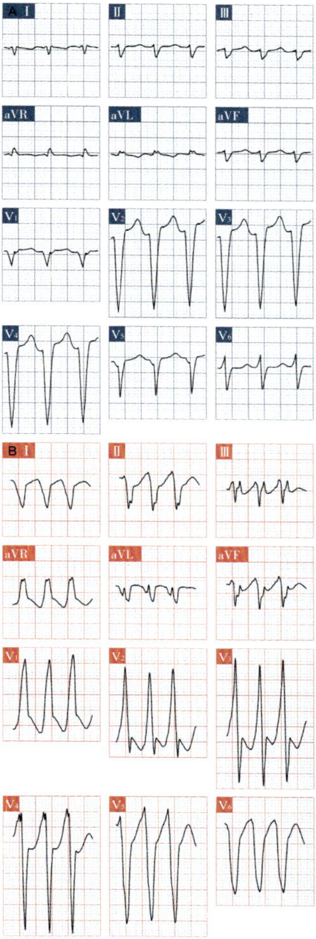

图46-8 宽QRS波心动过速伴无人区电轴

2例宽QRS波心动过速伴无人区电轴。A.室上性心动过速伴非特异性室内传导障碍；B.室性心动过速

正常（< 3%），如果宽QRS波心动过速伴右束支阻滞且电轴正常，多数为室上性心动过速[1]。

■ 胸导联QRS波同向性

胸导联QRS波同向性是指从V_1～V_6导联，QRS主波极性完全正向（R波）或完全负向（QS波），称为胸导联QRS波同向性。

宽QRS波心动过速伴负向同向性高度提示室性心动过速，而正向同向性多数是室性心动过速，少数是旁道和左心室肥厚。尽管胸导联QRS波同向性是诊断室性心动过速较好的指标，但发生率很低（接近20%）（图46-9）[1]。需要强调的

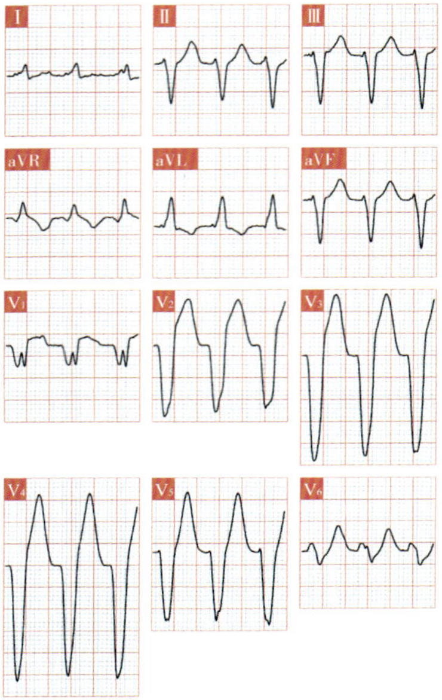

图46-9 室性心动过速

1例急性心肌炎患者发生的宽QRS波心动过速，注意胸导联QRS波主波极性均以负向为主，即负向同向性，诊断为室性心动过速

是，广泛前壁心肌梗死、重度顺钟向转为的患者，窦性心律时 $V_1 \sim V_6$ 导联可以均呈 QS 波，一旦发生室上性心动过速，容易误诊为室性心动过速。

右束支阻滞型 QRS 波

宽 QRS 波心动过时，观察 V_1 导联 QRS 波形态，粗略分为右束支阻滞型（QRS 主波向上）和左束支阻滞型（QRS 主波向下）。

室上性心动过速伴完全性右束支阻滞时，V_1 导联 QRS 波呈典型的完全性右束支阻滞形态，三相波或切迹 R 波，即 rsR' 波、rSR' 波、rR' 波等，通常第 2 个 R' 波振幅 > 第 1 个 r 波振幅；而室性心搏产生的 R 波，多为单相波形或双相波形，并非真正的右束支阻滞，称为类右束支阻滞图形，包括 qR 波、QR 波、R 波、RS 波等，如果是三相 R 波或切迹 R 波，通常第 1 个 R 波振幅 > 第 2 个 R' 波振幅（图 46-10）。

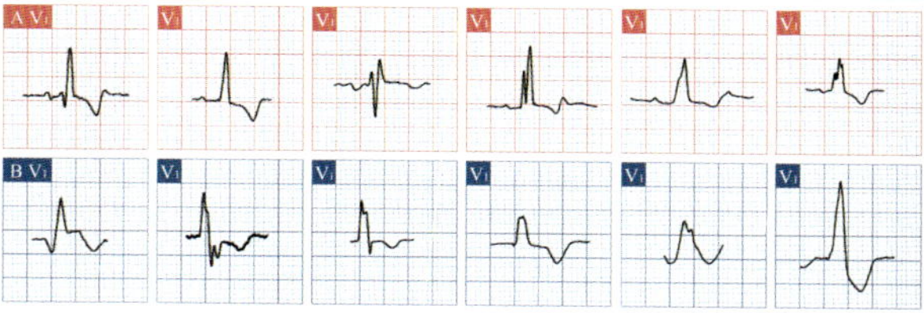

图 46-10 比较完全性右束支阻滞和类右束支图形的 V_1 导联 QRS 波形态

A. 窦性心律时，各种典型的右束支阻滞图形，呈典型的三相波形态和切迹 R 波，通常 R 波的第二峰振幅高于第一峰振幅。B. 室性心搏时，各种类右束支阻滞图形，双相波多为 QR 波、RS 波、Rs 波等，单向波通常 R 波的第一峰振幅高于第二峰振幅。常见的例外有前间隔心肌梗死合并完全性右束支阻滞时，V_1 导联 QRS 波为 QR 形态；右心室肥厚合并完全性右束支阻滞时，重度肥厚的右心室可以产生 qR 波形；左室间隔部或流出道产生的高位室性心搏，有时也呈典型的右束支阻滞图形室上性心动过速伴完全性右束支阻滞时，V_6 导联多数为 qRs 或 Rs 波，S 波时限 > 40ms，但振幅不高（合并右心室肥厚和顺钟向转位例外），R/s 振幅比值 > 1；而室性心搏的 V_6 导联可以出现深大 S 波，为 rS、RS 或 QS 波，r/S 振幅比值 < 1。

左束支阻滞型 QRS 波

室上性心动过速伴完全性左束支阻滞时，V_1 导联 QRS 波呈典型的完全性左束支阻滞形态，双相波（rS 波）或单相波（QS 波），初始 r 波时限 < 30ms（初始除极经由右束支，除极快），S 波宽钝，r 波起点至 S 波谷底时限 < 45ms；反之，初始 r 波或 R 波时限 > 30ms，宽钝、切迹或钝挫，r 波起点至 S 波谷底时限 > 60ms（一些文献推荐 70ms），支持判读为室性心搏，当室性心搏起源于右心室时，初始激动开始于右心室肌，初始除极时间长，称为类左束支阻滞图形（图 46–11）[1，863]。

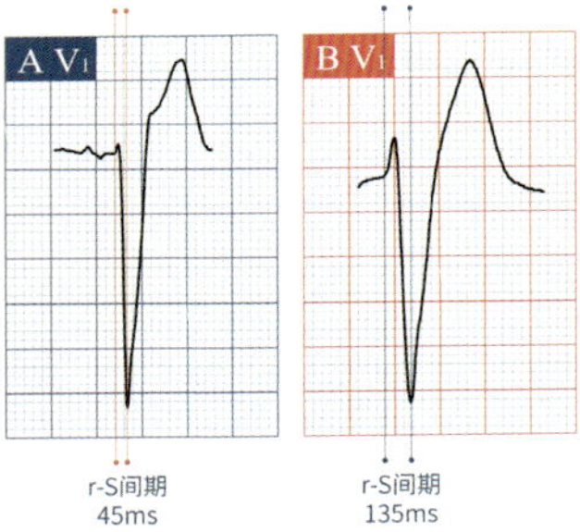

图 46–11 比较完全性左束支阻滞和类左束支图形的 V_1 导联 QRS 波形态

A. 1 例窦性心律下的完全性左束支阻滞，初始 r 波时限 20ms，r 波起始点至 S 波谷底的间期 45ms，为典型完全性左束支阻滞图形。B. 1 例室性心搏，初始 r 波时限 60ms，r 波起始点至 S 波谷底的间期 135ms，显著增宽，判读为类左束支阻滞图形

典型完全性左束支阻滞的 V_6 导联常为切迹 R 波，切迹位于 R 波顶峰，无 q 波，

而室性心搏的类左束阻滞图形可为 QS 波或 qR 波。

分析 QRS 波的形态有助于区分室上性心搏和室性心搏，但有 4% 的室上性心动过速和 6% 的室性心动过速不完全满足这些标准，造成接近 1/3 的宽 QRS 波心动过速利用波形分析所致诊断模棱两可，即部分条件符合室上性心搏伴差异性传导，部分条件符合室性心搏，这是因为合并存在的其他影响心室除极模式的因素，可以修正典型束支阻滞的除极模式[630]。

一些有利于诊断室性心动过速的心电图指标总结见表 46-3[325，864]。

表 46-3 宽 QRS 波心动过速有利于诊断室速的心电图指标

房室分离	心室率 > 心房率
夺获波和融合波	心动过速出现不同形态的 QRS 波
胸导联负向同向性	V_1 ~ V_6 导联的 QRS 主波极性均为负向
胸导联 RS 波	无 RS 波形或 RS 时限（R 波起始点至 S 波谷底的时间间期）> 100ms
aVR 导联 QRS 波	初始 R 波；初始 R 波或 Q 波时限 > 40ms；QRS 主波负向且伴切迹
额面电轴 -90° ~ ±180°	心动过速呈右束支阻滞形态时
II 导联 R 峰时间	≥ 50ms
右束支阻滞图形	V_1 导联：单相 R 波，双相 qR 波，三相 Rsr' 波，R 波时限 > 40ms，第一峰 R 波振幅 > 第二峰。V_6 导联：R/S 振幅比值 < 1，多为 rS 波或 QS 波
左束支阻滞图形	V_1 导联初始 r 波增宽（> 30ms），r 波起始点至 S 波谷底时限 > 60ms。V_6 导联：QS 波或 qR 波

■ 吴红光

Chapter

47 节律不规整的宽 QRS 波心动过速

危急度 ☆★★★★

Wide QRS tachycardia with Irregular rhythm

节律不规整的宽 QRS 波心动过速通常伴随血流动力学不稳定，需要紧急处理。

■ 多形性室性心动过速

多形性室性心动过速是指室性心动过速的 QRS 波有多种形态。“多种形态”的定义并非随意，需要满足以下条件：连续 QRS 波形态改变；不会有连续 5 个以上心搏 QRS 波形态相同，QRS 波之间无等电位线，或同步多导联记录的 QRS 波具有多种形态（图 47-1）[865]。

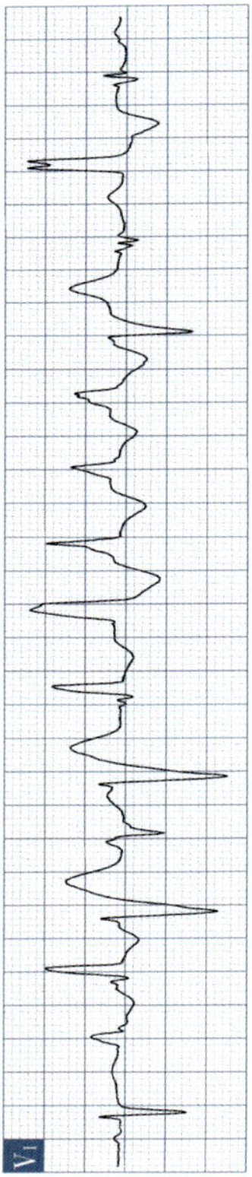

图 47-1 多形性室性心动过速

1 例扩张型心肌病，地高辛过量并发的多形性室性心动过速，第 1 个心搏为窦性心搏，其后跟随 QRS 波形态多变的室性心动过速，注意 QRS 波形态几乎逐搏变化，未见 > 5 个 QRS 波形态一致的室性心搏连续出现

多形性室性心动过速的其他心电图特点如下：① R-R 间期不规则亦无规律可循，甚至

逐搏变化；②心室率通常 > 200 次 / 分；③多数患者不能耐受多形性室性心动过速的长时间发作，出现血流动力学受损症状；④可以持续发作，也可短阵发作（数个或数十个心搏）或蜕变为心室颤动。

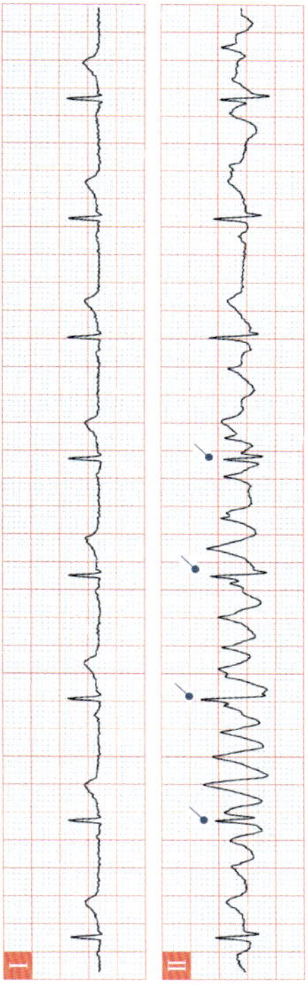

图 47-2 伪差性多形性室性心动过速

II 导联前半段心电图等电位线消失，酷似多形性室性心动过速，但仔细观察可见隐藏的规律出现的 QRS 波峰，同步 I 导联 QRS 波形态正常，考虑伪差性心律失常

多形性室性心动过速重要的鉴别诊断是心电图伪差（特别是烦躁不安、帕金森病、遗传性肌病等患者）、心房颤动伴心室预激和粗大型心室颤动。伪差性心律失常患者无黑蒙、晕厥和抽搐等症状，血流动力学稳定，12 导联心电图上，某些导联无多形性室性心动过速特征，QRS 波和 T 波形态正常，伪差导联仔细判读仍可识别隐藏的正常 QRS 波组分；多形性室性心动过速尚可区分 QRS 波和 T 波，而心室颤动无法区分 QRS 波和 T 波（图 47-2）。

多形性室性心动过速是一种恶性快速性室性心

律失常，可以自行终止或蜕变为心室颤动，引起心脏骤停。正确识别多形性室性心动过速的病因至关重要，此类心律失常的心电图相似，但不同病因的治疗存在特殊性，对一种病因所致多形性室性心动过速能够挽救生命的药物，对另一种病因所致多形性室性心动过速可能是致命的（图 47–3）。

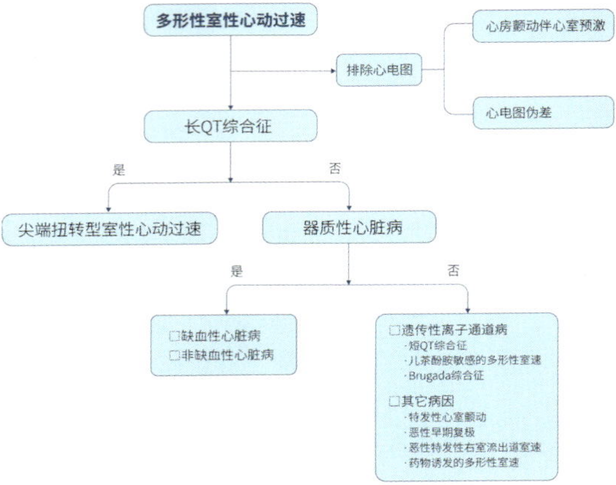

图 47–3 多形性室性心动过速的诊断流程

诊断多形性室性心动过速，首先要排除心电图伪差和心房颤动伴心室预激；其次分析 Q–T 间期是否延长，Q–T 间期不延长时为多形性心动过速，Q–T 间期延长时为尖端扭转型室性心动过速；最后，分析患者是否存在器质性心脏病，很多非缺血性心脏病终末期常常可以观察到短阵多形性室性心动过速发作

心电图和心脏电生理严格定义的多形性室性心动过速，特指基础心电图无 Q–T 间期延长背景下发生的多形性室性心动过速（表 47–1）[865，866]。运动平板试验有助于诊断运动相关的多形性室性心动过速，如

表 47-1	根据 Bazett 公式校正的 Q-Tc 值判读长 Q-T 间期		
	1 ~ 15 岁	成年男性	成年女性
正常	< 440ms	< 430ms	< 450ms
临界	440 ~ 460ms	430 ~ 450ms	450 ~ 470ms
延长	> 460ms	> 450ms	> 470ms

左主干或左前降支近段严重狭窄的缺血性心脏病、儿茶酚胺敏感的多形性室性心动过速等，而 Brugada 综合征所致的多形性室性心动过速常在夜间、发热、大量饮酒、服用抑制 Na^+ 通道的药物等情况下发作。

血流动力学稳定的多形性室性心动过速一般具有自限性，发作持续数秒，反复发作，观察发作前、发作中或发作后短暂恢复为窦性心律或其他室上性心律时，Q-T 间期有无延长，区分多形性室性心动过速和尖端扭转型室性心动过速（图 47-4）。

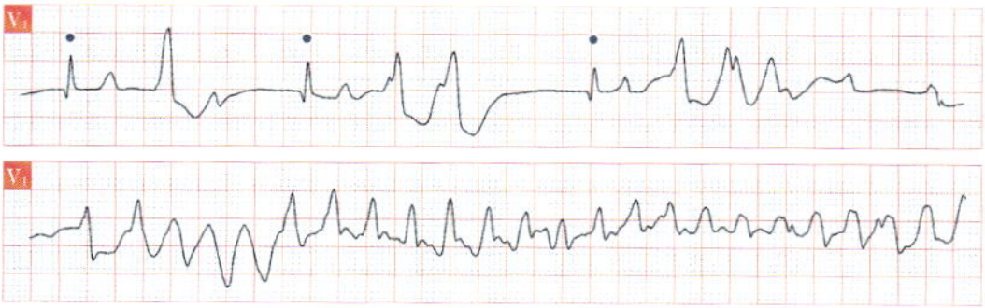

图 47-4 多形性室性心动过速

连续心电图记录。上条心电图频发室性期前收缩和短阵室性心动过速，下条室性期前收缩诱发多形性室性心动过速，QRS 波形态多变，主波极性多变。观察上条心电图散在出现的窄 QRS 波（室上性心搏，灰蓝色圆圈所示），Q-T 间期无延长

运动平板试验是一项筛查冠心病的无创检查方法，总体安全，运动时心肌梗死和猝死的发生比率为 1:2500[867，868]。为防止意外发生，检查室必须配置心

肺复苏设备和急救车，运动时严密监视患者的症状和生命体征，一旦出现恶性室性心律失常，给予电转复治疗（图 47-5）。

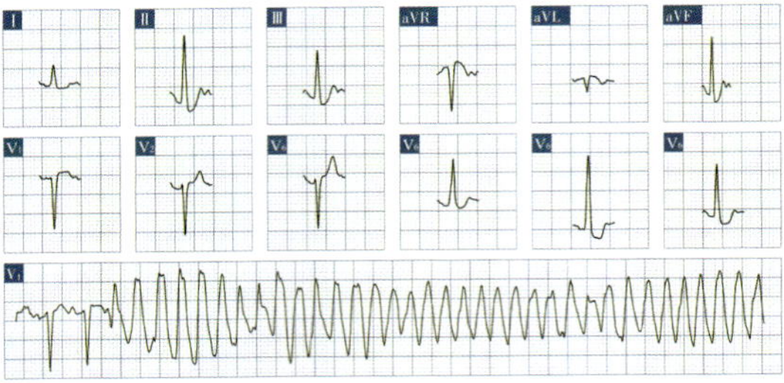

图 47-5 急性心肌缺血诱发的多形性室性心动过速

男，39 岁，因不典型胸痛进行运动平板试验。心率 177 次 / 分时，患者诉胸痛发作，心电图提示广泛性 ST 段压低，aVR、aVL 和 V_1 导联 ST 段抬高，拟终止试验时患者突发晕厥，心电监护示多形性室性心动过速，发作前窦性心搏的 Q-T 间期无延长，立即给予非同步直流电复律，抢救成功，意识恢复，心电监护示窦性心律恢复。急诊冠脉造影提示左前降支近段次全闭塞

儿茶酚胺敏感的多形性室性心动过速是一种遗传性恶性心律失常，最常见的类型是调控内质网上的 Ca^{2+} 通道（兰诺丁受体）的 RyR2 基因突变，细胞内 Ca^{2+} 超载，通过后除极诱发的恶性室性心律失常，是一种 Ca^{2+} 依赖性心律失常[869，870]。儿茶酚胺敏感的多形性室性心动过速好发于 7 ~ 12 岁的儿童，个别在成年后发病，常在情绪激动、运动等交感神经兴奋的情况下发作晕厥，心电图可见频发室性期前收缩和多形性室性心动过速，运动平板试验有助于明确诊断，通常在窦性心律的心率增快至 100 ~ 120 次 / 分时出现室性心律失常，初期是孤立的室性期前收缩，很快室性

期前收缩的复杂性增加，出现频发、成对室性期前收缩，短阵室性心动过速和双向型室性心动过速（见第26章，双向型室性心动过速也属于多形性室性心动过速的特例）[871]。β受体阻滞剂是儿茶酚胺敏感的多形性室性心动过速治疗的基石，药物治疗仍反复发作晕厥者需要考虑ICD治疗[630]。

■ 尖端扭转型室性心动过速

尖端扭转型室性心动过速特指Q–T间期延长背景下发生的多形性室性心动过速，由于Q–T间期延长背景下发生的此类室性心动过速，治疗有其特殊性，因此，强调医生应有能力利用心电图在多形性心动过速中筛选出尖端扭转型室性心动过速（图47–6）。

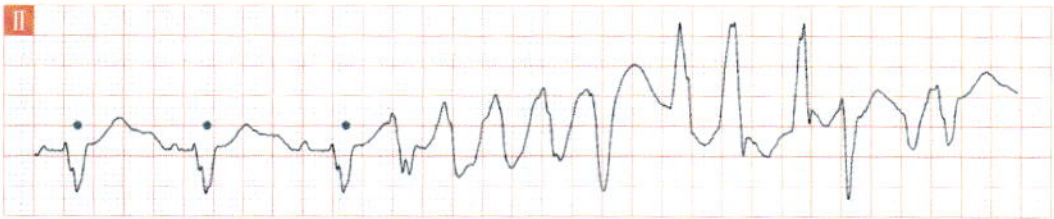

图47–6 尖端扭转型室性心动过速

1例窦性心律，三度房室阻滞，室性逸搏心律，QRS波宽大畸形，Q–T间期显著延长，第三个室性逸搏后出现R–on–T型室性期前收缩，诱发多形性室性心动过速。注意室性心动过速的QRS主波极性围绕基线上下扭转，Q–T间期延长，诊断为尖端扭转型室性心动过速

长Q–T间期合并尖端扭转型室性心动过速需要仔细鉴别原发性长QT综合征和继发性长QT综合征，前者涉及专科长期治疗，预防猝死，后者纠正诱发因素后，心动过速消失，无须长期治疗（表47–2）。

尖端扭转型室性心动过速的心电图特点如下：

表 47-2	Q-T 间期延长的原因
先天遗传性	
□ Romano-Ward 综合征（不伴耳聋）	
□ Jervell 和 Lange-Nielsen 综合征（伴耳聋）	
后天获得性：药物	
□抗心律失常药物：胺碘酮、索他洛尔、普鲁卡因胺、奎尼丁、伊布利特和多菲利特	
□抗生素：左氧氟沙星、环丙沙星、加替沙星、莫西沙星、克拉霉素、红霉素、酮康唑、伊曲康唑	
□抗抑郁药：阿米替林、地昔帕明、丙咪嗪、多虑平、氟西汀、舍曲林、文拉法辛	
□抗精神病药：氟哌啶醇、哌啶醇、喹硫平、硫利达嗪、齐拉西酮	
□其他药物：西沙必利、舒马曲坦、佐米曲坦、砷、多拉司琼、美沙酮	
后天获得性：临床诱因	
□严重的器质性心脏病终末期	
□急性心肌缺血 / 梗死	
□急性心肌炎，特别是暴发性心肌炎	
□电解质紊乱：低钾血症、低镁血症和低钙血症	
□肝功能不全	
□蛛网膜下腔出血	
□厌食症：缺乏胆固醇的饮食	
□缓慢心律失常：窦性停搏、三度房室阻滞	

1. 多形性室性心动过速，心室率 > 220 次 / 分，QRS 主波极性围绕心电图基线旋转，伴随 QRS 波振幅周期性变化（图 47-7）。

2. 基础心搏的 Q-T 间期或 QT-U 间期延长。

3. 心动过速常由 R-on-T 型室性期前收缩触发。

4. 心动过速常常在短 - 长 - 短周期序列后发作，第 1 个短周期常由各种期前收缩引起，长周期可由期前收缩的代偿间期、窦性停搏、二度房室阻滞、心室停搏、心室起搏障碍等组成，第 2 个短周期常由室性期前收缩组成。

5. 心动过速具有自限性，发作数个

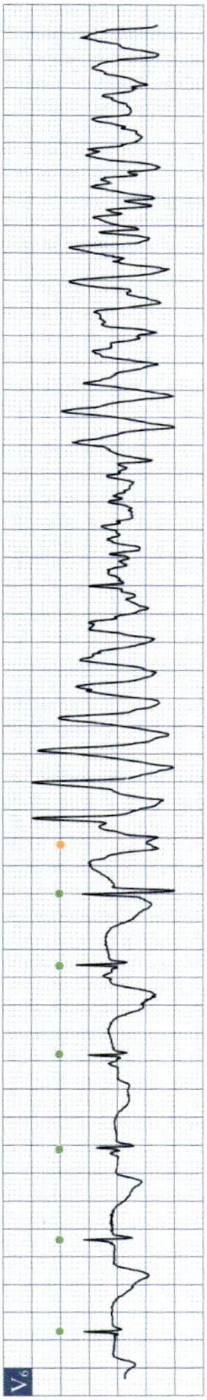

图 47-7 尖端扭转型室性心动过速

1 例 Jervell 和 Lange-Nielesen 综合征。患儿，男，3 岁，先天性长 QT 综合征伴耳聋。动态心电图发现阵发性三度房室阻滞，交界性逸搏心律，长 QT 综合征，T-U 融合倒置伴 T-U 波振幅震荡（绿色圆圈）；1 个 R-on-T 型室性期前收缩诱发尖端扭转型室性心动过速，心室率 250 次/分，QRS 波形态多变，极性围绕心电图基线旋转，两者 QRS 波极性交替发生，可见 QRS 波振幅逐渐从高至低，然后再从低至高，呈手风琴样波动。本例尖端扭转型室性心动过速发作初始并无长-短周期序列，发作持续 1 分钟后，自行恢复为窦性心律，发作中患者出现抽搐

或数十个心搏后自行终止，也可以蜕变为心室颤动[324, 872]。

并非每例长 Q-T 心电图均会出现尖端扭转性室性心动过速，复极储备下降，膜电位不稳定和膜电位震荡是心律失常发生的高危人群，致心律失常高危心电图指标有：① Q-T 间期或 QT-U 间期极度延长，Q-Tc 间期 ≥ 500ms；② T 波改变，T 波形态怪异、双相或三相 T 波、T 波切迹、$T_{peak}-T_{end}$ 间期 > 85ms；③ U 波改变，巨大 U 波、巨大 U 波倒置；④ T-U 融合，巨大 T-U 融合、巨大 T-U 融合倒置；⑤复极电交替，ST 段、T 波和 U 波的形态、振幅和时限交替；⑥频发、多源性、成对的室性期前收缩；

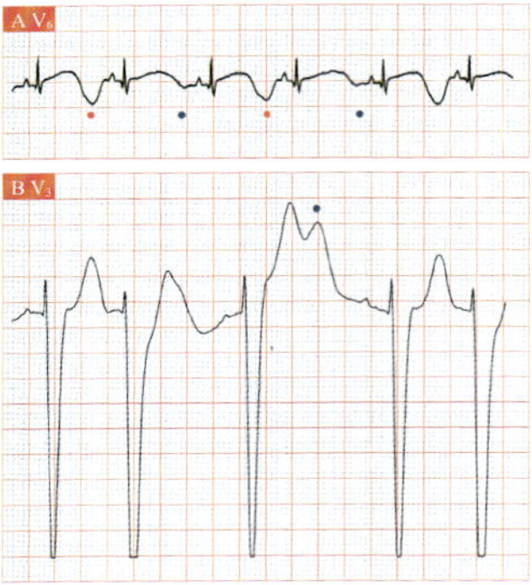

图 47-8 长 QT 综合征的室性心律失常风险心电图指标

2 例长 QT 综合征，均有尖端扭转型室性心动过速发作。A. 先天性长 QT 综合征，巨大 T-U 波融合，U 波巨大倒置伴振幅交替。B. 除了 T 波形态改变外，灰蓝色圆圈所示 T 波突然出现高大的第 2 峰，实际为 U 波振幅增大，心室肌膜电位不稳定，后除极达到一定程度，出现巨大 U 波伴 T-U 波融合，在巨大 U 波附近极易出现自发性室性期前收缩

⑦间歇性长 R-R 间期，如窦性停搏、二度房室阻滞、逸搏伴传导阻滞、心室起搏障碍等；⑧心室率缓慢，三度房室阻滞（图 47-8）[151，873-877]。

无论多形性室性心动过速或尖端扭转型室性心动过速，长期治疗策略是区分先天性或后天性，后者纠正临床危险因素后，心律失常通常会消失，无须长期治疗，而先天性病因患者需要考虑长期预防猝死，根据心律失常类型和致病基因选择适当的口服抗心律失常药物、心脏介入治疗或置入 ICD，如年龄 < 18 岁的先天性长 QT 综合征患者，累积心脏事件≥ 10 次 / 分，是极度高危患者[873，878-880]。多形性室性心动过速和尖端扭转型室性心动过速的急诊治疗存在不同，错误的治疗不仅不能控制心律失常，甚至促进心室颤动的发生（表 47-3）[872]。

■ 恶性流出道室性心动过速

起源于流出道的室性心动过速，多数是良性特发

表 47-3 比较急诊治疗多形性和尖端扭转型室性心动过速

	多形性室性心动过速	尖端扭转型室性心动过速
一线紧急治疗	非同步直流电复律	静脉推注镁盐 成人负荷剂量：首剂 2 ~ 4g，推注时间 10 ~ 15 分钟；后续 0.5 ~ 1g/h 滴注 儿童负荷剂量：首剂 25 ~ 50mg/kg，推注时间 10 ~ 15 分钟
预防复发	抗心律失常药物 Ⅰa类：普鲁卡因胺 Ⅰb类：利多卡因 Ⅰc类：普罗帕酮 Ⅱ类：儿茶酚胺敏感的多形性室性心动过速首选 β 受体阻滞剂 Ⅲ类：胺碘酮、索他洛尔、多菲利特、伊布利特	异丙肾上腺素：成人 0.5 ~ 5μg/min；儿童 0.1 ~ 1μg/min，维持心室率 100 次/分。不适合先天性长 QT 综合征 超速起搏：建议 90 ~ 110 次/分，有时需要 140 次/分才能控制心律失常。对于化学和药物引起的尖端扭转型室性心动过速，推荐超速起搏治疗 利多卡因：负荷剂量 1 ~ 1.5mg/kg，后续 1mg/min 滴注
难治性	抗心律失常药物：静脉推注维拉帕米和地尔硫䓬可以控制部分缺血性多形性室性心动过速 紧急导管消融	非同步直流电复律 补钾：提高血钾浓度 透析：适合药物、化学品和食物中毒 紧急介入或外科治疗：左侧颈交感神经切除术

性室性心动过速，室性心动过速表现为单形性室性心动过速，节律规整，发作前可见形态相同的室性期前收缩，发作期间患者血流动力学稳定。12 导联心电图上，流出道起源的室性心动过速，Ⅱ、Ⅲ、aVF 导联呈振幅高大的 R 波；横面导联系统上（胸导联），除极电势从心底部朝向心尖部，V_5 ~ V_6 导联也为 R 波（图 47-9）[881]。70% ~ 80% 的流出道室性心动过速来源于右心室[882]。

值得注意的是，少数起源于流出道的室性心动过速为恶性，发作前出现短配对间期的室性期前收缩（R-on-T 型），发作初期频率显著不规整的单形性室性心动过速，能够蜕变为多形性室性心动过速和心室

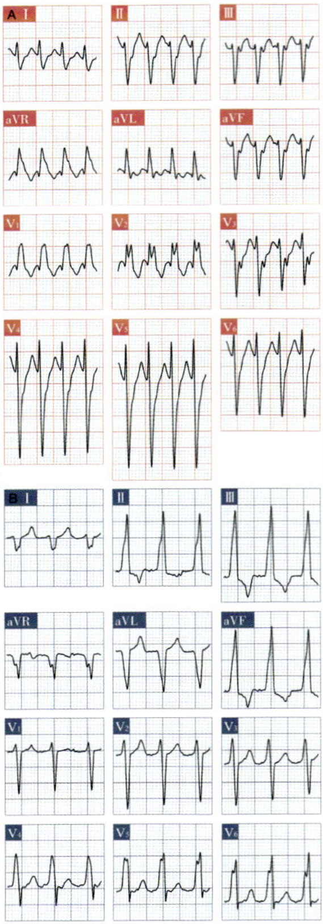

图 47-9 心电图粗略判读室性心动过速的起源部位

首先，判读 V_1 导联 QRS 波形态和主波极性。V_1 导联 QRS 波呈类右束支阻滞图形或主波极性向上，提示室性心动过速起源于左心室；而 V_1 导联 QRS 波呈类左束支阻滞图形或主波向下，提示室性心动过速起源于右心室。其次，根据 Ⅱ、Ⅲ 和 aVF 导联 QRS 主波极性，判读室性心动过速起源于高位或低位心室。起源于高位心室部位的室性心动过速，如流出道室性心动过速，在上下方位，整体心室除极从上方至下方除极，朝向下壁导联，QRS 主波向上；而起源于低位心室部位的室性心动过速，如心尖部、乳头肌等部位，心室除极背离下壁导联，在上下方位，整体心室从下方至上方除极，背离下壁导联，QRS 主波向下。根据以上规律，图 A 粗略判读室性心动过速起源于低位左心室部位，图 B 粗略判读室性心动过速起源于高位右心室部位

颤动（图 47-10）。

Q-T 间期正常时，短配对间期的室性期前收缩（220 ~ 270ms）也是形成 R-on-T 型室性期前收缩的原因之一，诱发恶性快速型室性心动过速[883]。心电图表现为流出道室性期前收缩或流出道室性心动过速的患者，若有黑蒙、晕厥和猝死经历者，要警惕恶性流出道室性心动过速，可能机制是心室流出道局灶通过触发或折返产生快速电活动，外出存在功能性阻滞或传导延迟，诱发纤颤样传导，产生节律不规整的室性心动过速以及更为恶性的多形性室性心动过速、心室扑动和心室颤动[884]。此类患者需要尽早进行医学干预。

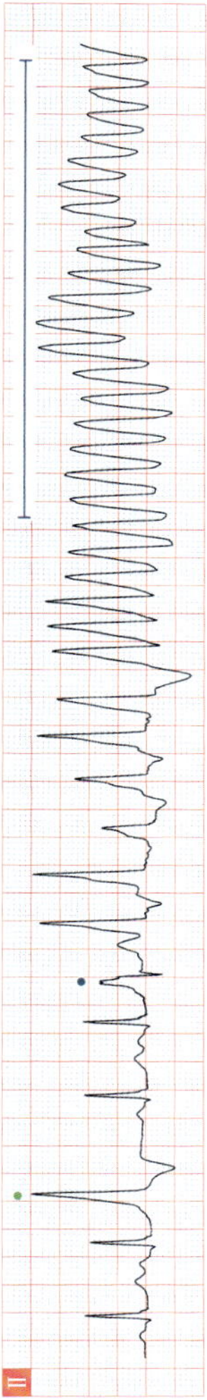

图 47-10 起源于右心室流出道的恶性室性心动过速

男，27 岁，反复晕厥 3 年，晕厥多在运动时、体力活动用力时发作。心电图示窦性心律，R-on-T 型室性期前收缩（绿色圆圈和灰蓝色圆圈），灰蓝色圆圈所示 R-on-T 型室性期前收缩后诱发短阵流出道室性心动过速，节律不规整，频率 150 ~ 240 次 / 分，QRS 波形态和振幅变化不定；随后心室率更为快速，频率达到 300 次 / 分，难以分辨 QRS 波组分和 T 波组分，诊断为心室扑动。观察基础窦性心律的 Q-T 间期无延长，不考虑长 Q-T 间期相关室性心律失常

■心房颤动伴心室预激

房室旁道的个体，一旦心房发生心房颤动，过快的心房颤动波蜂拥而至房室交界区和房室旁道，由于房室旁道传导速度快，心房颤动波抢先通过房室旁道下传激动心室，出现心房颤动背景下的心室预激；此外，房室旁道的有效不应期短于房室结，能够把更多的心房颤动波下传至心室，产生节律不规整的宽QRS波心动过速（图47-11）。

心室节律绝对不规整的宽QRS波心动过速，首先考虑心房颤动合并预激，依据QRS波形很难区分心室预激和室性心搏，两者的初始心室除极都开始于心室；若间插正常QRS波，QRS

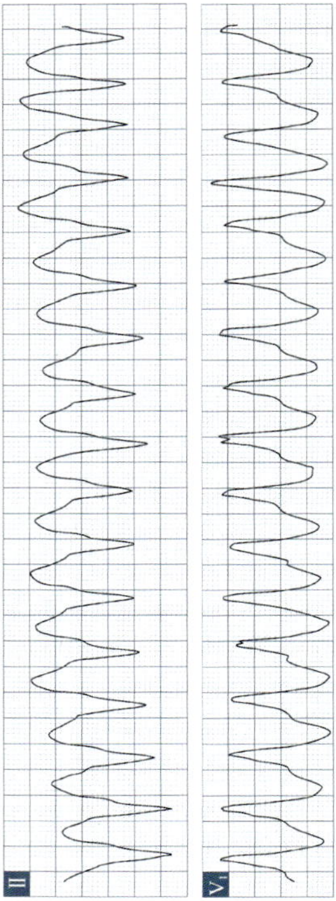

图 47-11 心房颤动伴预激

宽QRS波心动过速，心室节律不规整，心室率波动于150～188次/分，各导联上，QRS波极性相同但形态变化较大，测量并逐搏比较R-R间期，发现大部分R-R间期均不相同，诊断为心房颤动伴预激

波提前说明是心室夺获，QRS 波延后说明是心房颤动经由房室结－希浦系统激动心室（图 47–12）。

完全性心室预激 QRS 波表现为“均匀增宽”除极模式（QRS 波完全经由心室肌－心室肌缓慢除极形成），这与窦性心律下通常所见的不完全性预激 QRS 波不同，后者除极表现为“前宽后窄”模式（QRS 波前半部的初始预激波由旁道心室肌－心室肌缓慢除极形成，后半部高大锐利 R 波由房室结－希浦系统正道快速除极形成）。

心内电生理研究证实房室结的有效不应期范围为 270 ～ 290ms（不同文献提供的数据不同），室上性心动过速经由房室结–希浦

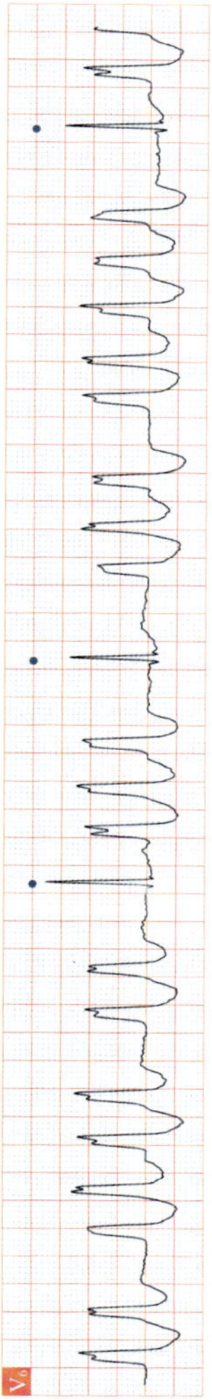

图 47–12 心房颤动伴心室预激

1 例心房颤动合并心室预激，主导节律为宽 QRS 波心动过速，间插正常 QRS 波，注意图中 3 次正常 QRS 波均较基础宽 QRS 波周期延迟出现，排除室性心动过速的心室夺获；其次，宽 QRS 波心动过速的 R–R 间期变异较大，呈逐搏变异模式，考虑心室节律绝对不规整；综上所述，考虑宽 QRS 波心动过速为心房颤动伴心室预激。注意本例心室预激 QRS 波呈均匀增宽，时限 100 ~ 140ms，为完全性心室预激，这与通常窦性节律下所见不完全性心室预激波不同，QRS 波初始部粗钝模糊为旁道除极，后半部 R 波锐利高大，为正道除极，呈前宽后窄特征

系统下传，产生的极限心室率范围206～222次/分，而房室旁道的不应期可短于200ms，产生的极限心室率可＞300次/分[885，886]。心内电生理研究发现心房颤动伴预激的最短R-R间期＜240ms（相当于心室率＞250次/分）；滴注异丙肾上腺素时最短R-R间期＜200ms（相当于心室率＞300次/分）；旁道有效不应期＜200ms时，心房颤动伴预激产生的极速心室率，有蜕变为心室颤动的风险（图47-13）[887-890]。

心房颤动伴心室预激的患者，若血流动力学不稳定，应给予同步直流电转律；若血流动力学尚能耐受，可尝试给予药物控制心室率和转复心房颤动（图47-14）。

10%～38%的心室预激患者临床会发生心房颤动，药物控制心房颤动伴预激性快速心室率反应首选双通道阻断药（同时作

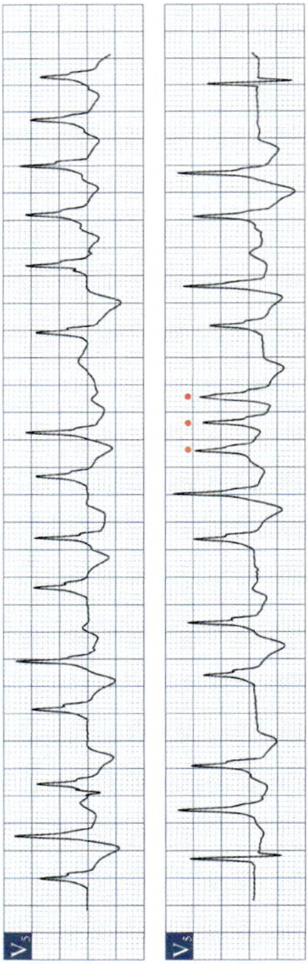

图47-13 心房颤动伴预激

宽QRS波心动过速，心室率绝对不规整，间插数个正常形态的窄QRS波，窄QRS波均延迟出现，出现于较长的R-R间期后，心律失常判读为心房颤动伴心室预激。注意红色圆圈标注的心搏异常快速，最短R-R间期180ms，有发生心室颤动的风险，该患者需要严密进行心电监护

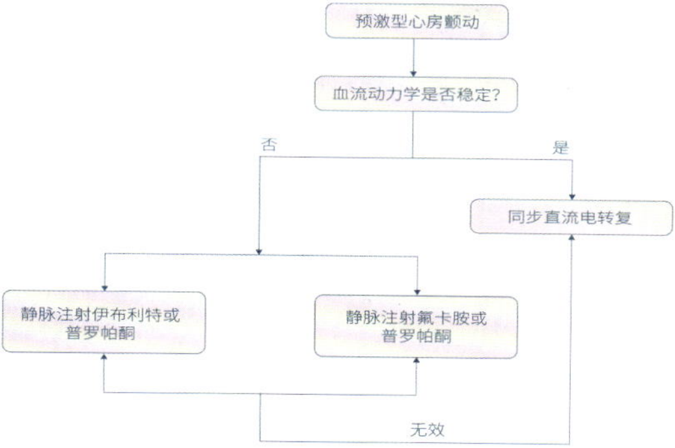

图 47-14 心房颤动伴预激的急诊治疗策略

血流动力学不稳定的患者，首选电复律；血流动力学尚稳定的患者，可以尝试药物治疗

用延长房室结和旁道的不应期），不能选用只延长房室结不应期的药物，否则会导致更多的心房颤动经由旁道下传心室；胺碘酮对房室旁道的不应期是多重的，可以延长、缩短或不影响房室旁道不应期，缩短的患者有加速心室率，诱发心室颤动的风险，因此，心房颤动伴预激的患者不推荐选用胺碘酮、β 受体阻滞剂、地尔硫䓬、维拉帕米和洋地黄类制剂等药物[630，891，892]。

■ 张 浩

Chapter 48

危急度 ★★★★★

非缺血性 ST 段抬高

Non ischemic ST segment elevation

当心外膜心肌受损时，包括透壁性心肌损伤、局灶性心外膜心肌损伤和心包损伤等，会引起非缺血性 ST 段抬高，有些疾病甚至威胁患者的生命安全。

急性肺栓塞

呼吸困难、心动过速和胸痛见于 90% 的急性肺栓塞患者[893]。肺脏由支气管循环和肺循环提供双重供血，单独的支气管动脉闭塞尚不足以引起急性肺梗死，但肺动脉闭塞伴支气管动脉代偿不足可以引起肺梗死（图 48–1）。

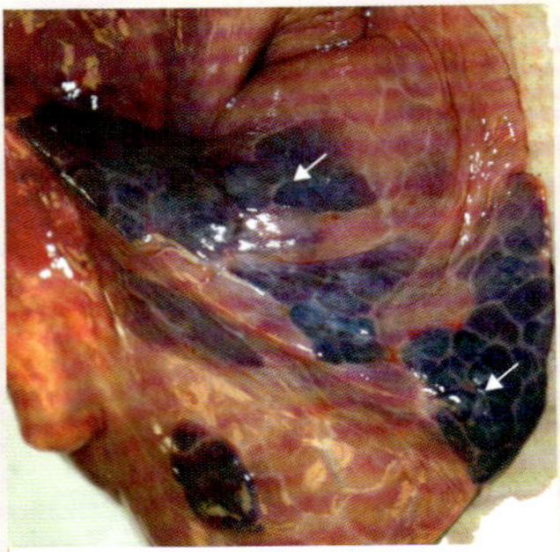

图 48–1 肺梗死

1 例急性肺栓塞患者死亡后，尸检发生肺梗死（白色箭头所示）

9% ~ 30% 的急性肺栓塞心电图完全正常，其余心电图改变缺乏确诊价值，一些早年报道的“可靠指标”现今认为只能疑诊肺栓塞，只是异常心电图指标越多，越倾向于诊断急性肺栓塞（表 48–1）[894–896]。

$S_{I}Q_{III}T_{III}$ 图形是指Ⅰ导联S波振幅增深（S波振幅≥1.5mm）、Ⅲ导联出现Q波（≥1.5mm）和T波倒置，阳性率低，也见于其他右心室病变的疾病，并非确诊性心电图指标[897，898]。

表 48-1 急性肺栓塞的异常心电图发生率

心电图改变	发生率
□ ST 段改变	42%
□ T 波倒置	34.3%
□ T 波平坦	29.5%
□窦性心动过速	27.3%
□正常心电图	24.1%
□窦性心动过速	27.3%
□肢体导联低电压	16%
□电轴右偏	11.1%
□电轴左偏	7%
□顺钟向转位	7%
□右心房异常	6%
□右束支阻滞	5.7%
□ $S_{I}Q_{III}T_{III}$ 图形	3.7%
□室性期前收缩	3%
□房性期前收缩	2%

急性肺栓塞的T波倒置最多见于右胸导联，V_1 ~ V_3/V_4 多见，大面积肺栓塞波及 V_1 ~ V_6 导联，容易误诊为Ⅱ型Wellens综合征。由于急性肺栓塞影响右心室的血流动力学，下壁导联常常出现ST-T改变，特别是Ⅲ和aVF导联，通常Ⅱ导联的ST-T改变程度不及Ⅲ导联[896]。

5.4%的急性肺栓塞心电图表现为 V_1 ~ V_3/V_4 导联ST段抬高，有时伴病理性Q波，肌钙蛋白升高，容易误诊为ST段抬高型急性前间壁/前壁心肌梗死（图48-2）[899，900]。个案报道中，急性肺栓塞的ST段抬高波及的导联组有下壁导联（Ⅱ、Ⅲ和aVF）、前间隔/前壁（V_1 ~ V_3/V_4）、广泛前壁（V_1 ~ V_5/V_6）和前间壁/前壁合并下壁导联等，机制不明，可能与大面积肺栓塞所致急性右心室负荷过重，右心室压力激增，右心室扩张等诱发急性透壁心肌缺血 / 梗死或低氧血症诱发冠状动脉痉挛等有关，是预后不佳的心电图指标之一[901-903]。

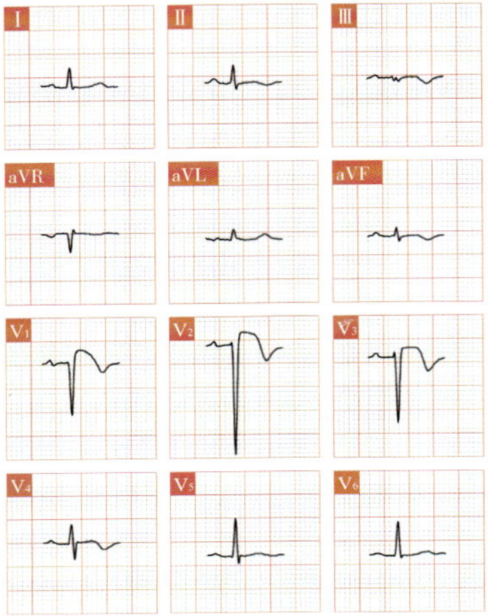

图 48-2 急性肺栓塞

男，64 岁，罹患肺癌。突发胸痛 3 小时。心电图示窦性心律，V_1 ~ V_3 导联 ST 段抬高伴 T 波正负双相，R 波递增不良，Ⅱ、Ⅲ、aVF 和 V_4 导联 T 波倒置，Ⅲ导联 T 波倒置振幅 > Ⅱ导联。入院肌钙蛋白阳性，初诊为急性前间壁心肌梗死。体检发现患者右下肢肿胀，下肢血管超声证实右下肢深静脉血栓形成，疑诊右胸导联 ST 段抬高系急性肺栓塞所致。血管 CT 成像显示左肺动脉栓塞，冠状动脉正常，主动脉正常

急性肺栓塞引起的 ST-T 改变，既可以酷似 ST 段抬高型急性冠脉综合征，也可以酷似非 ST 段抬高型急性冠脉综合征，心电图有其他右心室或右心房负荷过重改变（Ⅰ导联 S 波、电轴右偏、$S_{Ⅰ}Q_{Ⅲ}T_{Ⅲ}$图形、右心室肥厚、右心房异常和新发右束支阻滞等），心脏超声发现右心室急性扩张，患者有下肢深静脉血栓形成的危险因素，既往有肺栓塞发作病史等有助于初诊时怀疑急性肺栓塞。

临床上，胸痛伴 ST-T 改变需要紧急排查急性心肌梗死、急性肺栓塞和主动脉夹层。

暴发性心肌炎

暴发性心肌炎是急性心肌炎的重型，患者短期内（2天至2周）可因室性心律失常、急性心力衰竭、心源性休克、多器官功能衰竭和心脏骤停等死亡[904，905]。

临床上，2.5%的心肌炎表现为暴发性心肌炎，早年死亡率高达80%～100%，当前尽管采用机械循环支持（体外膜肺氧合，ECMO）和心脏移植等治疗，院内死亡率仍高达25.5%～56%[906-911]。柯萨奇病毒（A组和B组）和腺病毒感染是暴发性心肌炎最常见病因，当前COVID-19心肌炎损伤的发生率为36%～51%，死亡率为22.7%[912-915]。暴发性心肌炎的主要病理改变是病毒直接性或免疫反应间接性引起的弥漫性心肌损伤、炎性细胞浸润、坏死水肿等。

COVID-19感染最常见的心电图改变是ST-T改变（40%），其次为心律失常（37.8%）和左心房异常（14.8%）[916]。90%的重症监护病房COVID-19患者至少有1次心电图异常[917]。Meta分析51例COVID-19心肌炎的心电图异常发生率见表

表 48-2 COVID-19心肌炎心电图发生率

心电图改变	发生率
□完全正常	3.9%
□心肌炎改变	13.7%
□室性心动过速	3.9%
□频发室性期前收缩	2.0%
□非特异性室内传导障碍	2.0%
□加速性心房自主心律	2.0%
□ST段改变	5.9%
□T波倒置	3.9%
□弥漫性U波倒置	2.0%
□肢体导联低电压	2.0%

48-2[918]。

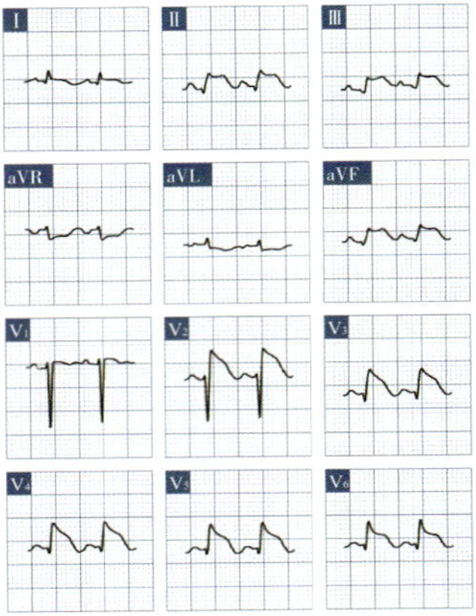

图 48-3 暴发性心肌炎

女，36 岁，因发热、乏力 2 天入院，临床诊断为暴发性心肌炎。心电图示窦性心动过速，广泛性 ST 段抬高，ST 段抬高波及Ⅰ、Ⅱ、Ⅲ、aVF、V_2 ~ V_6 导联。冠脉造影正常。注意该患者心电图的 ST 段抬高模式酷似罪犯血管为左主干或左前降支近段闭塞所致 ST 段抬高型心肌梗死

QRS 时限 > 120ms、ST 段压低导联数和快速型室性心律失常（室性心动过速 / 心室颤动）是区分暴发性心肌炎和非暴发性心肌炎的心电图指标，而病理性 Q 波、ST 段抬高和房室阻滞无助于区分两种临床表型[919]。尽管如此，暴发性心肌炎患者心电图 ST 段抬高的发生率高于非暴发性心肌炎（分别为 35% 和 26%），ST 段抬高导联分布更多，ST 段抬高振幅越大，这与暴发性心肌炎更严重和更为广泛的心肌损害吻合（图 48-3）[920]。

ST 段抬高型心肌炎和心肌梗死的主要鉴别点有：①前者年龄较轻，无冠心病危险因素；② ST-T 演变不典型，无病理性 Q 波，ST 段回降缓慢；③心肌生化标志物释放不典型，如胸痛发作 1 小时的测值最高；④ r-TPA 溶栓后，无 D- 二聚体升高，说明不存在冠脉内血栓；⑤冠脉造影正常；⑥心肌磁共振证实心肌水肿、瘢痕形成和活动性炎症（节段性或弥漫性分

布于心外膜下）以及充血[907，921]。

血流动力学不稳定的缓慢型心律失常（双束支阻滞、高度房室阻滞和三度房室阻滞）和快速型心律失常（顽固性单形性室性心动过速、多形性室性心动过速、心室扑动和心室颤动）的暴发性心肌炎患者，需要接受严密的心电监护，预防性置入临时心脏起搏器，床旁准备心肺复苏设备以备急需（图 48-4 和图 48-5）。

暴发性心肌炎的正确诊断，不仅有助于早期挽救患者生命，还有助于患者出院后长期随访计划的制订，因为 50% 的急性心肌炎患者在 1 个月内完全康复，25% 存在持续性的心功能受损，25% 进展为扩张型心

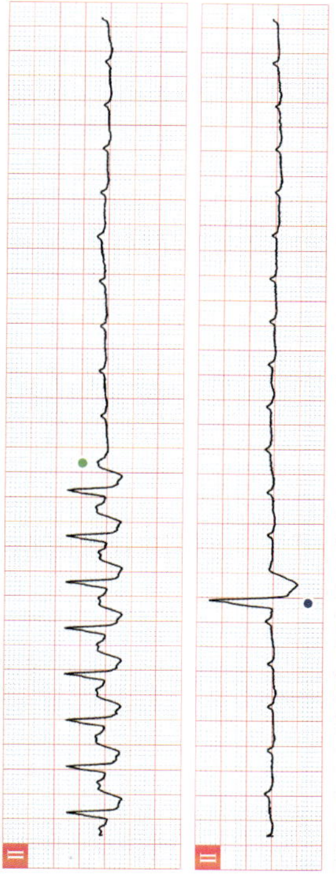

图 48-4 高度房室阻滞

男，3 岁，临床诊断暴发性心肌炎。心电图示窦性心动过速，完全性左束支阻滞，高度房室阻滞。上条心电图从绿色圆圈标识的窦性 P 波开始，均未能下传心室，接近 5.5 秒后，出现 1 次室性逸搏（灰蓝色圆圈），这次的室性逸搏未能影响窦性 P 波的传导，其后继续跟随被阻滞的窦性 P 波

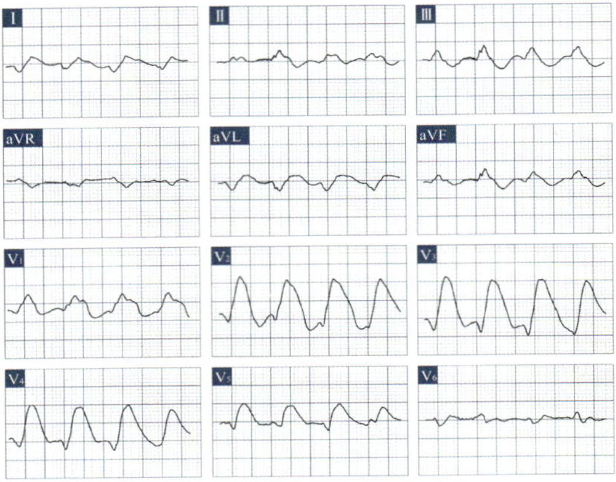

图 48-5 室性心动过速

男，58 岁，临床诊断暴发性心肌炎。入院后发作顽固性室性心动过速，各种抗心律失常药物和电学治疗均无效。患者虽然接受了 ECMO 治疗，仍于入院后第 4 天死亡

肌病[922-925]。暴发性心肌炎最常见的类型是淋巴细胞性心肌炎，也是预后最好的类型，预后较差的类型是巨细胞性心肌炎和坏死性嗜酸性粒细胞性心肌炎（表 48-3）[920，926]。

应激性心肌病

应激性心肌病是一种非缺血性心肌病，又称为 Takotsubo 心肌病或 Takotsubo 综合征，是机体受情绪应激诱发的急性左心室收缩功能障碍，常见诱因有脓毒性休克、败血症、嗜铬细胞瘤、离婚失业、亲人离世、遭遇重大自然或人为灾害等[927，928]。

应激性心肌病的发病原因尚未彻底阐明，可能与

身体应激，中枢自主神经激活，体内动员生成大量儿茶酚胺，毒害心肌，引起心肌收缩异常[928]。

病理生理上，应激性心肌病有多种类型，最常见的是心尖球形样变，即典型的应激性心肌病，占整个应激性心肌病的75% ~ 80%，左心室基底部心肌高动度，收缩时导致流出道梗阻，而心尖部心肌低动度或无动度，收缩时球囊样膨出、扩张，左心室造影形成一种特殊的影像学，酷似日本渔民捕章鱼的罐子“Takotsubo”，故文献中形象地

表 48-3 比较 3 种类型的暴发性心肌炎

	淋巴细胞性	巨细胞性	嗜酸性粒细胞性
发生率	常见	罕见	非常罕见
活检	进展为传导紊乱 / 心律失常时进行，或传导紊乱 / 心律失常治疗无效时进行	是	病因不明时
组织病理学	原发性淋巴细胞性浸润	巨细胞混合性浸润	混合性浸润，嗜酸性粒细胞占多数
治疗	支持治疗	免疫抑制	停用可疑致病药物，免疫抑制治疗
ICD	不需要	可能需要	不需要
预后	良好	差	差

把具有这种特殊影像学的心肌病称之为Takotsubo心肌病（图48-6）[922，929]。

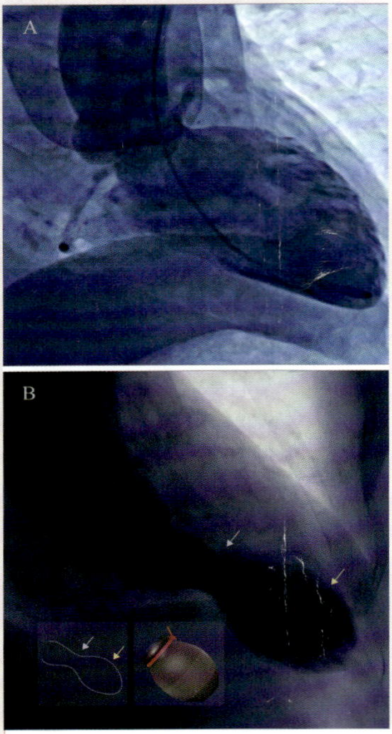

图48-6　应激性心肌病的左心室造影

A. 正常左心室造影。B. 应激性心肌病的左心室造影，白色箭头示左心室基底部过度收缩，黄色箭头示左心室心尖部球囊样扩张，酷似日本渔民捕章鱼的罐子

临床上，应激性心肌病具有显著的性别差异，多见于中老年女性（发病率女性：男性=9：1），80%的患者年龄＞50岁，平均年龄67～70岁[930-932]。患者有胸痛和呼吸困难等临床症状，肌钙蛋白阳性，胸导联ST段抬高，临床经过酷似ST段抬高型心肌梗死，但冠脉造影正常，左心室造影发现特征性左心室收缩异常，可以明确应激性心肌病（图48-7）[929]。

典型的应激性心肌病心电图表现为ST段抬高，发生率30%～50%，值得注意的是，后续ST段回落时，可以合并T波倒置、病理性Q波和Q-T间期延长，心电图演变也酷似ST段心肌梗死，确诊给医生带来很大的挑战，因为一些危重症患者无法进行冠状动脉造影和左心室造影[932, 933]。

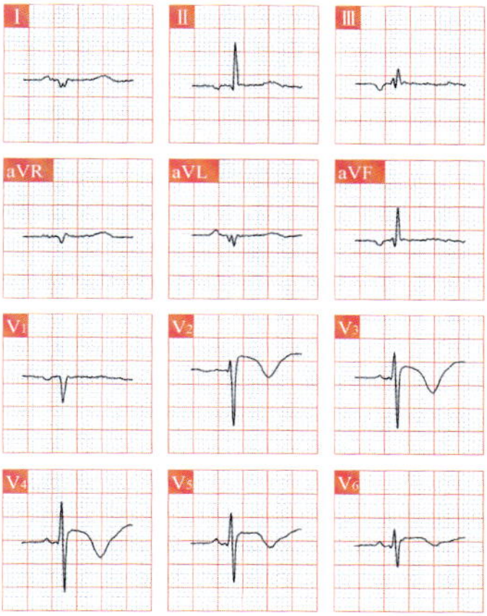

图 48-7 应激性心肌病

女，69 岁。胸痛 2 小时入院。拟诊 ST 段抬高型广泛前壁心肌梗死，肌钙蛋白阴性，急诊冠脉造影未发现明显狭窄，左心室造影提示心尖部球形样变，临床诊断应激性心肌病。心电图诊断：①右心房下部节律；②病理性 Q 波，见于 I 、aVL 导联；③ ST-T 改变，请结合临床

应激性心肌病患者的恶性心律失常包括顽固性单形性室性心动过速、尖端扭转型室性心动过速和心室颤动。心电图完全恢复正常可能耗时数月，心脏磁共振研究证实心电图持续性 T 波倒置是心肌持续水肿的标志[934]。

2018 年欧洲心脏学会颁布的应激性心肌病专家共识文件中，应激性心肌病的诊断标准有：①左心室功能不全，室壁动度异常超出单支心外膜血管分布范围；②发病前，患者有情绪激动、身体用力等触发因素，但并非建立诊断所必须；③神经系统疾病（如蛛网膜下隙出血、卒中、短暂性脑缺血发作和癫痫发作）以及嗜铬细胞瘤等疾病可作为应激性心肌病的触发因素；④新发心电图异常（ST 段抬高或压低、T 波倒置和 Q-Tc 延长），无心电图改变的病例罕见；⑤心肌坏死标志

物和脑利钠肽升高；⑥冠脉造影有明显的冠脉病变者，不能排除应激性心肌病；⑦无感染性心肌炎证据；⑧多见于绝经后女性[935]。应激性心肌病诊断的建立关键在于临床医生的重视，正确诊断可以避免不必要的溶栓治疗(表48-4)[936]。

表 48-4 比较应激性心肌病和心肌梗死

	应激性心肌病	ST 段抬高型心肌梗死	冠状动脉非闭塞型心肌梗死
症状	胸痛、呼吸困难、心律失常、心力衰竭、心源性休克、猝死、多见于女性	胸痛、呼吸困难、心律失常、心力衰竭、心源性休克、猝死	猝死、呼吸困难、心律失常、心力衰竭、心源性休克、猝死
ECG	ST 段抬高或 ST 段压低 T 波倒置 Q-T 间期延长	ST 段抬高型 非 ST 段抬高型	ST 段抬高或 ST 段压低伴或不伴 T 波倒置
心脏超声	心尖低动度或无动度	局部室壁动度异常	局部室壁动度异常
冠脉造影	冠状动脉正常或狭窄	斑块破裂或闭塞性血栓形成	冠状动脉非闭塞性病变
磁共振	心肌水肿、局部室壁动度异常	心肌水肿，局部室壁动度异常	心肌水肿、局部室壁动度异常
生化标志物	ST 段抬高时，NT-proBNP (ng/l)/TnT (μg/l) 比值 > 2889，倾向于诊断应激性心肌病(敏感度为 91%，特异度为 95%)；ST 段压低时，NT-proBNP/TnT 比值 > 5000，倾向于诊断应激性心肌病(敏感度为 83%，特异度为 95%)		

■ 狄欣欣

参考文献

[1] Issa ZF, Miller JM, Zipes DP.Clinical Arrhythmology and Electrophysiology. Elsevier, Inc,2019:730-747.

[2] Brady WJ, Perron A, Ullman E. Errors in emergency physician interpretation of ST-segment elevation in emergency department chest pain patients. Acad Emerg Med,2000,7(11):1256-1260.

[3] Hafeez Y, Grossman SA. Sinus Bradycardia. StatPearls Publishing; 2021 Jan.

[4] Khurana I, Khurana A.Medical Physiology for Undergraduate Students.Elsevier Health Sciences,2020:168-185.

[5] https://en.wikipedia.org/wiki/Sinus_bradycardia.

[6] Campbell RWF,Murray A.Medical Dynamic Electrocardiography.Edinburgh,New York,Churchill Livingstone,1985:75.

[7] Chenzbraun A.Heart Disease.Oxford university press,New York,the United States,2010:69-78.

[8] Spodick DH, Raju P, Bishop RL, et al. Operational definition of normal sinus heart rate. Am J Cardiol,1992,69(14):1245-1256.

[9] Kusumoto FM, Schoenfeld MH, Barrett C, et al. 2018 ACC/AHA/HRS Guideline on the Evaluation and Management of Patients With Bradycardia and Cardiac Conduction Delay: A Report of the American College of Cardiology/American Heart Association Task Force on Clinical Practice Guidelines and the Heart Rhythm Society. Circulation, 2019,140(8):e382-e482.

[10] Milanesi R, Baruscotti M, Gnecchi-Ruscone T, et al. Familial sinus bradycardia associated with a mutation in the cardiac pacemaker channel. N Engl J Med, 2006,354(2):151-157.

[11] Cunha BA. The diagnostic significance of relative bradycardia in infectious disease. Clin Microbiol Infect,2000,6(12):633-634.

[12] Ye F, Hatahet M, Youniss MA, et al. The Clinical Significance of Relative Bradycardia. WMJ,2018,117(2):73-78.

[13] Amaratunga EA, Corwin DS, Moran L, et al. Bradycardia in Patients With COVID-19: A Calm Before the Storm? Cureus,2020,12(6):e8599.

[14] Ikeuchi K, Saito M, Yamamoto S, et al. Relative Bradycardia in Patients with Mild-to-Moderate Coronavirus Disease, Japan. Emerg Infect Dis,2020 ,26(10):2504-2506.

[15] Madjid M, Safavi-Naeini P, Solomon SD, et al. Potential Effects of Coronaviruses on the Cardiovascular System: A Review. JAMA Cardiol,2020 ,5(7):831-840.

[16] Hu L, Gong L, Jiang Z, et al. Clinical analysis of sinus bradycardia in patients with severe COVID-19 pneumonia. Crit Care,2020,24(1):257.

[17] Davis TM, Makepeace AE, Dallimore EA, et al. Relative bradycardia is not a feature of enteric fever in children. Clin Infect Dis,1999,28(3):582-586.

[18] Hajiasgharzadeh K, Mirnajafi-Zadeh J, Mani AR. Interleukin-6 impairs chronotropic responsiveness to cholinergic stimulation and decreases heart rate variability in mice. Eur JPharmacol,2011,673(1-3):70-77.

[19] Mao L, Jin H, Wang M, et al. Neurologic Manifestations of Hospitalized Patients With Coronavirus Disease 2019 in Wuhan, China. JAMA Neurol,2020 ,77(6):683-690.

[20] Falck TM, Suchard JR. Ciguatera fish poisoning. Cal J Emerg Med,2001 ,2(1):5-6.

[21] https://en.wikipedia.org/wiki/Ciguatera_fish_poisoning.

[22] Rhodes LL, Smith KF, Murray JS, et al. Ciguatera Fish Poisoning: The Risk from an Aotearoa/New Zealand Perspective. Toxins (Basel),2020 ,12(1):50.

[23] Friedman MA, Fleming LE, Fernandez M, et al. Ciguatera fish poisoning: treatment, prevention and management. Mar Drugs,2008,6(3):456-479.

[24] Strachan LC, Lewis RJ, Nicholson GM. Differential actions of pacific ciguatoxin-1 on sodium channel subtypes in mammalian sensory neurons. J Pharmacol Exp Ther,1999,288(1):379-388.

[25] Ogura Y, Nara J, Yoshida T. Comparative pharmacological actions of ciguatoxin and tetrodotoxin, a preliminary account. Toxicon,1968 ,6(2):131-140.

[26] Senthilkumaran S, Meenakshisundaram R, Michaels AD, et al. Cardiovascular Complications in Ciguatera Fish Poisoning: A Wake-up Call. Heart Views,2011 ,12(4):166-168.

[27] Geller RJ, Benowitz NL. Orthostatic hypotension in ciguatera fish poisoning. Arch Intern Med,1992,152(10):2131-2133.

[28] Choudhury M, Boyett MR, Morris GM. Biology of the Sinus Node and its Disease. Arrhythm Electrophysiol Rev,2015,4(1):28-34.

[29] Yabek SM, Swensson RE, Jarmakani JM. Electrocardiographic recognition of sinus node dysfunction in children and young adults. Circulation,1977,56(2):235-239.

[30] Wallace MJ, El Refaey M, Mesirca P, et al. Genetic Complexity of Sinoatrial Node Dysfunction. Front Genet, 2021:654925.

[31] Egan KR, Ralphe JC, Weinhaus L, et al. Just sinus bradycardia or something more serious? Case Rep Pediatr,2013;2013:736164.

[32] Kyriazopoulou E, Karakike E, Ekmektzoglou K, et al. Sinus Bradycardia During Targeted Temperature Management: A Systematic Review and Meta-Analysis. Ther Hypothermia Temp Manag,2020,10(1):17-26.

[33] Franklin SM, Thihalolipavan S, Fontaine JM. Sinus Bradycardia in Habitual Cocaine Users. Am J Cardiol,2017,119(10):1611-1615.

[34] Kousa O, Mansour M, Awad D, et al. Reversible bradycardia secondary to myxedema coma: case-report. Rev Cardiovasc Med,2020,21(2):297-301.

[35] Dreifus LS, Michelson EL, Kaplinsky E. Bradyarrhythmias: clinical significance and management. J Am Coll Cardiol,1983 ,1(1):327-338.

[36] Brodsky M, Wu D, Denes P,et al. Arrhythmias documented by 24 hour continuous electrocardiographic monitoring in 50 male medical students without apparent heart disease. Am J Cardiol,1977,39(3):390-395.

[37] Gula LJ, Krahn AD, Skanes AC, et al. Clinical relevance of arrhythmias during sleep: guidance for clinicians. Heart, 2004,90(3):347-352.

[38] Alboni P, Gianfranchi L, Brignole M. Treatment of persistent sinus bradycardia with intermittent symptoms: are guidelines clear? Europace,2009,11(5):562-564.

[39] Lichstein E, Aithal H, Jonas S, et al. Natural history of severe sinus bradycardia discovered by 24 hour Holter monitoring. Pacing Clin Electrop hysiol,1982,5(2):185-189.

[40] Katritsis GD, Katritsis DG. The Electrocardiogram in Athletes Revisited. Arrhythm Electrophysiol Rev,2013,2(2):99-104.

[41] Drezner JA, Sharma S, Baggish A, et al. International criteria for electrocardiographic interpretation in athletes: Consensus statement. Br J Sports Med,2017,51(9):704-731.

[42] D'Souza A, Sharma S, Boyett MR. CrossTalk opposing view: bradycardia in the trained athlete is attributable to a downregulation of a pacemaker channel in the sinus node. J Physi ol,2015,15;593(8):1749-1751.

[43] Wyss E, Candinas R. Bradycardia-induced syncope. Ther Umsch,1997,54(3):144-150.

[44] Brignole M, Moya A, de Lange FJ, et al. 2018 ESC Guidelines for the diagnosis and management of syncope. Eur Heart J,2018,39(21):1883-1948.

[45] Wieling W, Thijs RD, van Dijk N, et al. Symptoms and signs of syncope: a review of the link between physiology and clinical clues. Brain,2009 ,132(Pt 10):2630-2642.

[46] van Dijk JG, Thijs RD, van Zwet E, et al. The semiology of tilt-induced reflex syncope in relation to electroencephalographic changes. Brain,2014,137(Pt 2):576-585.

[47] Whitledge JD, Ali N, Basit H, et al. Presyncope. 2021 Jul 21. In: StatPearls [Internet]. Treasure Island (FL): StatPearls Publishing; 2021 Jan. PMID: 29083783.

[48] Saccomano SJ. Dizziness, vertigo, and presyncope: what's the difference? Nurse Pract,2012,37(12):46-52.

[49] https://www.clevelandclinicmeded.com/medicalpubs/diseasemanagement/cardiology/syncope/#top.

[50] Runser LA, Gauer RL, Houser A. Syncope: Evaluation and Differential Diagnosis. Am Fam Physician,2017,95(5):303-312.

[51] El-Sherif N, Turitto G. Ambulatory electrocardiographic monitoring

between artifacts and misinterpretation, management errors of commission and errors of omission. Ann Noninvasive Electrocardiol,2015,20(3):282-289.

[52] Issa ZF, Miller JM, Zipes DP.Clinical Arrhythmology and Electrophysiology. Elsevier, Inc,2019:238-254.

[53] Ector H, Rolies L, De Geest H. Dynamic electrocardiography and ventricular pauses of 3 seconds and more: etiology and therapeutic implications. Pacing Clin Electrophysiol,1983,6(3 Pt 1):548-551.

[54] Liu CM, Lin CY, Chang SL, et al. Intermediate Pause at Daytime Is Associated With Increased Cardiovascular Risk and Mortality: An 8-Year Cohort Study. J Am Heart Assoc,2018,7(12):e009034.

[55] https://www.ncbi.nlm.nih.gov/books/NBK19956/.

[56] Tobaldini E, Nobili L, Strada S, et al. Heart rate variability in normal and pathological sleep. Front Physiol. 2013:294. doi: 10.3389/fphys.2013.00294.

[57] Holty JE, Guilleminault C. REM-related bradyarrhythmia syndrome. Sleep Med Rev,2011 ,15(3):143-151.

[58] Duba AS, Jasty S, Mahajan A, et al. Rare Case of Rapidly Worsening REM Sleep Induced Bradycardia. Case Rep Cardiol,2015,2015:546712.

[59] Sanna N, Della Marca G, Bianco M, et al. Prolonged asystolia in a young athlete: a case of sinus arrest during REM sleep. Int J Sports Med,2004 ,25(6):457-460.

[60] Litt IF. To sleep, perchance to dream. J Adolesc Health,1997,21(5):279.

[61] Guilleminault C, Pool P, Motta J, et al. Sinus arrest during REM sleep in young adults. N Engl J Med,1984,311(16):1006-1010.

[62] Coccagna G, Capucci A, Pierpaoli S. A case of sinus arrest and vagal overactivity during REM sleep. Clin Auton Res,1999,9(3):135-138.

[63] Serafini A, Dolso P, Gigli GL, et al. Rem sleep brady-arrhythmias: an indication to pacemaker implantation? Sleep Med,2012,13(6):759-762.

[64] Dakkak W, Doukky R. Sick Sinus Syndrome. 2021 Jul 21. In: StatPearls [Internet]. Treasure Island (FL): StatPearls Publishing; 2021 Jan. PMID: 29261930.

[65] Yan J, Li H, Bu H, et al. Aging-associated sinus arrest and sick sinus syndrome in adult zebrafish. PLoS One,2020,15(5):e0232457.

[66] Ferrer MI. The sick sinus syndrome. Circulation,1973,47(3):635-641.

[67] Thorolfsdottir RB, Sveinbjornsson G, Aegisdottir HM, et al. Genetic insight into sick sinus syndrome. Eur Heart J,2021,ehaa1108. doi: 10.1093/eurheartj/ehaa1108.

[68] Varma N, Helms R, Benson DW, et al. Congenital sick sinus syndrome with atrial inexcitability and coronary sinus flutter. Circ Arrhythm Electrophysiol,2011,4(5):e52-58.

[69] John RM, Kumar S. Sinus Node and Atrial Arrhythmias. Circulation,2016 ,133(19):1892-1900.

[70] Baldesberger S, Bauersfeld U, Candinas R, et al. Sinus node disease and arrhythmias in the long-term follow-up of former professional cyclists. Eur Heart J,2008,29(1):71-78.

[71] Milanesi R, Bucchi A, Baruscotti M. The genetic basis for inherited forms of sinoatrial dysfunction and atrioventricular node dysfunction. J Interv Card Electrophysiol,2015,43(2):121-134.

[72] Rosen KM, Loeb HS, Sinno MZ, et al. Cardiac conduction in patients with symptomatic sinus node disease. Circulation,1971,43(6):836-844.

[73] Narula OS. Atrioventricular conduction defects in patients with sinus bradycardia. Analysis by His bundle recordings. Circulation,1971 ,44(6):1096-1110.

[74] Csepe TA, Kalyanasundaram A, Hansen BJ, et al. Fibrosis: a structural modulator of sinoatrial node physiology and dysfunction. Front Physiol,2015,6:37. doi: 10.3389/fphys.2015.00037.

[75] Monfredi O, Dobrzynski H, Mondal T, et al. The anatomy and physiology of the sinoatrial node—a contemporary review. Pacing Clin Electrophysiol,2010,33(11):1392–1406.

[76] Ho SY, Sánchez-Quintana D. Anatomy and pathology of the sinus node. J Interv Card Electrophysiol,2016,46(1):3-8.

[77] Kezerashvili A, Krumerman AK, Fisher JD. Sinus Node Dysfunction in Atrial

Fibrillation: Cause or Effect? J Atr Fibrillation,2008,1(3):30.

[78] Monfredi O, Boyett MR. Sick sinus syndrome and atrial fibrillation in older persons - A view from the sinoatrial nodal myocyte. J Mol Cell Cardiol,2015,83:88-100.

[79] Bodin A, Bisson A, Gaborit C, et al. Ischemic Stroke in Patients With Sinus Node Disease, Atrial Fibrillation, and Other Cardiac Conditions. Stroke,2020 ,51(6):1674-1681.

[80] Bashour TT. Classification of sinus node dysfunction. Am Heart J,1985,110(6):1251-1256.

[81] Saremi F1, Channual S, Abolhoda A, et al.MDCT of the S-shaped sinoatrial node artery.AJR Am J Roentgenol,2008,190(6):1569-1575.

[82] Rokseth R, Hatle L. Sinus arrest in acute myocardial infarction. Br Heart J,1971,33(5):639-642.

[83] James TN. The coronary circulation and conduction system in acute myocardial infarction. Prog Cardiovasc Dis,1968,10(5):410-449.

[84] Issa ZF, Miller JM, Zipes DP.Clinical Arrhythmology and Electrophysiology. Elsevier, Inc,2019:51-80.

[85] Tse G, Liu T, Li KH, et al. Tachycardia-bradycardia syndrome: Electrophysiological mechanisms and future therapeutic approaches (Review). Int J Mol Med,2017,39(3):519-526.

[86] Kaplan BM, Langendorf R, Lev M, et al. Tachycardia-bradycardia syndrome (so-called "sick sinus syndrome"). Pathology, mechanisms and treatment. Am J Cardiol,1973,31(4):497-508.

[87] Duhme N, Schweizer PA, Thomas D, et al. Altered HCN4 channel C-linker interaction is associated with familial tachycardia-bradycardia syndrome and atrial fibrillation. Eur Heart J,2013,34(35):2768-2775.

[88] Narula OS, Shantha N, Vasquez M, et al. A new method for measurement of sinoatrial conduction time. Circulation,1978 ,58(4):706-714.

[89] Reiffel JA, Kuehnert MJ. Electrophysiological testing of sinus node function: diagnostic and prognostic application-including updated information from sinus node electrograms. Pacing Clin Electrophysiol,1994,17(3 Pt 1):349-365.

[90] Kim DH, Choi JI, Lee KN, et al. Long-term clinical outcomes of catheter ablation in patients with atrial fibrillation predisposing to tachycardia-bradycardia syndrome: a long pause predicts implantation of a permanent pacemaker. BMC Cardiovasc Disord,2018,30;18(1):106. doi: 10.1186/s12872-018-0834-0.

[91] Ahnfeldt AM, de Knegt VE, Reimers JI, et al. Atrial standstill presenting as cerebral infarction in a 7-year-old girl. SAGE Open Med Case Rep,2019,7:2050313X19827735.

[92] Kim TH, Kim H, Park HS, et al. Atrial standstill in suspected isolated cardiac sarcoidosis. J Cardiol Cases,2016,14(5):136-138.

[93] Harley A. Persistent right atrial standstill. Br Heart J,1976 ,38(6):646-649.

[94] Arimoto T, Sukekawa H, Takayama S, et al. Electroanatomical mapping in partial atrial standstill for visualization of atrial viability and a suitable pacing site. Pacing Clin Electrophysiol,2008,31(4):509-512.

[95] Groenewegen WA, Firouzi M, Bezzina CR, et al. A cardiac sodium channel mutation cosegregates with a rare connexin40 genotype in familial atrial standstill. Circ Res,2003,92(1):14-22.

[96] Bloomfield DA, Sinclair-Smith BC. Persistent atrial standstill. Am J Med,1965 ,39(2):335-340.

[97] Waldo AL, Vitikainen KJ, Kaiser GA, et al. Atrial standstill secondary to atrial inexcitability (atrial quiescence). Recognition and treatment following open-heart surgery. Circulation,1972 ,46(4):690-697.

[98] Ruff P, Leier CV, Schaal SF. Temporary atrial standstill. Am Heart J,1979 ,98(4):413-420.

[99] Combs DT, Bellaci HF, Shively HH, Gregoratos G. Persistent atrial standstill. Am J Med,1974,56(2):231-236.

[100] Gal DB, Wojciak J, Perera J, et al. Atrial standstill in a pediatric patient with associated caveolin-3 mutation. HeartRhythm Case Rep,2017,5;3(11):513-516.

[101] Yaminisharif A, Shafiee A, Sahebjam M, et al. Atrial standstill: a rare case. J Tehran Heart Cent,2011,6(3):152-154.

[102] Türkoglu C, Aliyev F, Celiker C, et

al. Permanent atrial standstill with irregular junctional ectopic rhythm mimicking atrial fibrillation. Turk Kardiyol Dern Ars,2011,39(1):55-58.

[103] Seino Y, Shimai S, Ibuki C, et al. Disturbed secretion of atrial natriuretic peptide in patients with persistent atrial standstill: endocrinologic silence. J Am Coll Cardiol,1991,18(2):459-463.

[104] https://www.msdmanuals.com/professional/endocrine-and-metabolic-disorders/electrolyte-disorders/hyperkalemia.

[105] Campese VM, Adenuga G. Electrophysiological and clinical consequences of hyperkalemia. Kidney Int Suppl (2011),2016,6(1):16-19.

[106] Parham WA, Mehdirad AA, Biermann KM, et al. Hyperkalemia revisited. Tex Heart Inst J,2006,33(1):40-47.

[107] Weiss JN, Qu Z, Shivkumar K. Electrophysiology of Hypokalemia and Hyperkalemia. Circ Arrhythm Elec trophysiol,2017,10(3):e004667.

[108] https://www.hcplive.com/view/electrophysiologic_basis.

[109] McCullough PA, Beaver TM, Bennett-Guerrero E, et al. Acute and chronic cardiovascular effects of hyperkalemia: new insights into prevention and clinical management. Rev Cardiovasc Med,2014,15(1):11-23.

[110] Dobson GP, Faggian G, Onorati F, et al. Hyperkalemic cardioplegia for adult and pediatric surgery: end of an era? Front Physiol,2013,4:228. doi: 10.3389/fphys.2013.00228.

[111] Lievre M, Ollagnier M, Timour-Chah Q, et al. Effects of mild hyperkalemia on conduction velocity and effective refractory period in various parts of the dog heart in situ. Naunyn Schmiedebergs Arch Pharmacol,1980 ,313(3):237-242.

[112] de MELLO W, HOFFMAN BF. Potassium ions and electrical activity of specialized cardiac fibers. Am J Physiol,1960,199(6):1125-1130.

[113] https://renal.org/sites/renal.org/files/RENAL%20ASSOCIATION%20HYPERKALAEMIA%20GUIDELINE%202020.pdf

[114] https://www.rqia.org.uk/RQIA/files/6f/6f51b366-f8bf-44de-a630-6967d5353a87.pdf

[115] https://emedicine.medscape.com/article/2172196-overview.

[116] Kashou AH, Goyal A, Nguyen T, et al. Atrioventricular Block. 2021 Aug 29. In: StatPearls [Internet]. Treasure Island (FL): StatPearls Publishing; 2021 Jan. PMID: 29083636.

[117] Simon AB, Steinke WE, Curry JJ. Atrioventricular block in acute myocardial infarction. Chest,1972,62(2):156-161.

[118] https://emedicine.medscape.com/article/161829-overview#showall.

[119] https://www-uptodate-com/contents/conduction-abnormalities-after-myocardial infarction?search=Conduction%20abnormalities%20after%20myocardial%20infarction&source=search_result&selectedTitle=1~150&usage_type=default&display_rank=1.

[120] Shirafkan A, Mehrad M, Gholamrezanezhad A, et al. Conduction disturbances in acute myocardial infarction: a clinical study and brief review of the literature. Hellenic J Cardiol,2009,50(3):179-184.

[121] Ram R, Devi KB, Chanu KJ, et al. Study of conduction blocks in acute myocardial infarction. . J Med Soc,2016,30(3):149-152.

[122] Barold SS. Indications for permanent cardiac pacing in first-degree AV block: class I, II, or III? Pacing Clin Elec trophysiol,1996,19(5):747-751.

[123] Panidis IP, Ross J, Munley B, et al. Diastolic mitral regurgitation in patients with atrioventricular conduction abnormalities: a common finding by Doppler echocardiography. J Am Coll Cardiol,1986,7(4):768-774.

[124] Schnittger I, Appleton CP, Hatle LK, et al. Diastolic mitral and tricuspid regurgitation by Doppler echocardiography in patients with atrioventricular block: new insight into the mechanism of atrioventricular valve closure. J Am Coll Cardiol,1988,11(1):83-88.

[125] Ishikawa T, Kimura K, Miyazaki N, et al. Diastolic mitral regurgitation in patients with first-degree atrioventricular block. Pacing Clin Electrophysiol,1992,15(11 Pt 2):1927-1931.

[126] Ogunlade O, Akintomide AO, Ajayi OE, et al. Marked First Degree

Atrioventricular Block: an extremely prolonged PR interval associated with Atrioventricular Dissociation in a young Nigerian man with Pseudo-Pacemaker Syndrome: a case report. BMC Res Notes,2014,4;7:781.

[127] Barold SS, Ilercil A, Leonelli F, et al. First-degree atrioventricular block. Clinical manifestations, indications for pacing, pacemaker management & consequences during cardiac resynchronization. J Interv Card Electrophysiol,2006,17(2):139-152.

[128] Issa ZF, Miller JM, Zipes DP.Clinical Arrhythmology and Electrophysiology.Elsevier, Inc,2019:255-285.

[129] Scheinman MM, Peters RW, Suavé MJ, et al. Value of the H-Q interval in patients with bundle branch block and the role of prophylactic permanent pacing. Am J Cardiol,1982,50(6):1316-1322.

[130] Morady F, Higgins J, Peters RW, et al. Electrophysiologic testing in bundle branch block and unexplained syncope. Am J Cardiol,1984,54(6):587-591.

[131] Sgarbossa EB, Pinski SL, Topol EJ,et al. Acute myocardial infarction and complete bundle branch block at hospital admission: clinical characteristics and outcome in the thrombolytic era. GUSTO-I Investigators. Global Utilization of Streptokinase and t-PA [tissue-type plasminogen activator] for Occluded Coronary Arteries. J Am Coll Cardiol,1998,31(1):105-110.

[132] Rosen KM, Loeb HS, Chuquimia R, et al. Site of heart block in acute myocardial infarction. Circulation,1970,42(5):925-933.

[133] Hindman MC, Wagner GS, JaRo M, et al. The clinical significance of bundle branch block complicating acute myocardial infarction. 1. Clinical characteristics, hospital mortality, and one-year follow-up. Circulation,1978 ,58(4):679-688.

[134] Hindman MC, Wagner GS, JaRo M, et al. The clinical significance of bundle branch block complicating acute myocardial infarction. 2. Indications for temporary and permanent pacemaker insertion. Circulation,1978 ,58(4):689-699.

[135] https://emedicine.medscape.com/article/161919-overview#showall.

[136] Zipes DP. Second-degree atrioventricular block. Circulation,1979 ,60(3):465-472.

[137] Barold SS, Hayes DL. Second-degree atrioventricular block: a reappraisal. Mayo Clin Proc,2001,76(1):44-57.

[138] Wogan JM, Lowenstein SR, Gordon GS. Second-degree atrioventricular block: Mobitz type II. J Emerg Med,1993,11(1):47-54.

[139] Yang R, Kong XQ, Sheng YH, et al. Risk factors and outcomes of post-procedure heart blocks after transcatheter device closure of perimembranous ventricular septal defect. JACC Cardiovasc Interv,2012 ,5(4):422-427.

[140] Rao PS, Harris AD. Recent advances in managing septal defects: ventricular septal defects and atrioventricular septal defects. F1000Res,2018 ,7:F1000 Faculty Rev-498.

[141] Walsh MA, Bialkowski J, Szkutnik M, et al. Atrioventricular block after transcatheter closure of perimembranous ventricular septal defects. Heart,2006,92(9):1295-1297.

[142] Yip WC, Zimmerman F, Hijazi ZM. Heart block and empirical therapy after transcatheter closure of perimembranous ventricular septal defect. Catheter Cardiovasc Interv,2005,66(3):436-441.

[143] Shao S, Luo C, Zhou K, et al. Very late-onset complete atrioventricular block following deployment of Amplatzer membranous ventricular septal defect occluder. Medicine (Baltimore),2019,98(51):e18412.

[144] https://emedicine.medscape.com/article/162007-overview.

[145] Hunter JD, Sharms P, Rathi. Long QT syndrome. BJA education,2008,8(2):67-70.

[146] Rosso R, Adler A, Strasberg B, et al. Long QT syndrome complicating atrioventricular block: arrhythmogenic effects of cardiac memory. Circ Arrhythm Electrophysiol,2014,7(6):1129-1135.

[147] Kim NK, Wolfson D, Fernandez N,et al. A rat model of complete atrioventricular block recapitulates clinical indices of bradycardia and provides a platform to test disease-modifying therapies. Sci Rep,2019 ,9(1):6930.

[148] Varró A, Baczkó I. Cardiac ventricular repolarization reserve: a principle for understanding drug-related proarrhythmic risk. Br J Pharmacol,2011 ,164(1):14-36.

[149] Scridon A, Chevalier P. Genetic bases for atrio-ventricular block-induced torsades de pointes.E-Journal of Cardiology Practice,2011,10(8).

[150] Subbiah RN, Gollob MH, Gula LJ, et al. Torsades de pointes during complete atrioventricular block: Genetic factors and electrocardiogram correlates. Can J Cardiol,2010,26(4):208-212.

[151] Topilski I, Rogowski O, Rosso R, et al. The morphology of the QT interval predicts torsade de pointes during acquired bradyarrhythmias. J Am Coll Cardiol,2007,49(3):320-328.

[152] Birati EY, Belhassen B, Bardai A, et al. The site of origin of torsade de pointes. Heart,2011,97(20):1650-1654.

[153] Hocini M, Sanders P, Deisenhofer I, et al. Reverse remodeling of sinus node function after catheter ablation of atrial fibrillation in patients with prolonged sinus pauses. Circulation,2003,108(10):1172-1175.

[154] Lee JM, Kalman JM. Sinus node dysfunction and atrial fibrillation: two sides of the same coin? Europace,2013,15(2):161-162.

[155] Kim D, Shim CY, Hong GR, et al. Sinus node dysfunction after surgical atrial fibrillation ablation with concomitant mitral valve surgery: Determinants and clinical outcomes. PLoS One.2018.13(9):e0203828.

[156] Lévy S, Breithardt G, Campbell RW, et al. Atrial fibrillation: current knowledge and recommendations for management. Working Group on Arrhythmias of the European Society of Cardiology. Eur Heart J,1998 ,19(9):1294-1320.

[157] Poçi D, Abrahamsson BM, Edvardsson N, Bergfeldt L. Sinus bradycardia and sinus pauses immediately after electrical cardioversion of persistent atrial fibrillation--what do they mean? Ann Noninvasive Electrocardiol,2013,18(3):281-287.

[158] Short DS. The syndrome of alternating bradycardia and tachycardia. Br Heart J,1954,16(2):208-214.

[159] Choi SH, Choi SL, Lee BY, et al. Tachycardia-bradycardia syndrome in a patient with atrial fibrillation: a case report. Korean J Anesthesiol,2015 ,68(4):415-419.

[160] Semelka M, Gera J, Usman S. Sick sinus syndrome: a review. Am Fam Physician,2013,87(10):691-696.

[161] Roca-Luque I, Francisco-Pascual J, Oristrell G, et al. Syncope, conduction disturbance, and negative electrophysiological test: Predictive factors and risk score to predict pacemaker implantation during follow-up. Heart Rhythm,2019 ,16(6):905-912.

[162] Rivera-López R, Cabrera-Ramos M, Jordán-Martinez L, et al. Syncope and bifascicular block in the absence of structural heart disease. Sci Rep, 2020 ,10(1):8139.

[163] McAnulty JH, Rahimtoola SH, Murphy E, et al. Natural history of "high-risk" bundle-branch block: final report of a prospective study. N Engl J Med,1982,307(3):137-143.

[164] Lévy S, Castellanos A Jr, Arcebal A, et al. Pronostic et rôle de l'entraînement électrosystolique [Right bundle-branch block with left hemiblock in the acute phase of myocardial infarct. Prognosis and role of cardiac pacing]. Arch Mal Coeur Vaiss,1975,68(5):497-504.

[165] Lévy S. Bundle branch blocks and/or hemiblocks complicating acute myocardial ischemia or infarction. J Interv Card Electrophysiol,2018 ,52(3):287-292.

[166] Scheidt S, Killip T. Bundle-branch block complicating acute myocardial infarction. JAMA,1972,222(8):919-924.

[167] Edhag O, Bergfeldt L, Edvardsson N, et al. Pacemaker dependence in patients with bifascicular block during acute anterior myocardial infarction. Br Heart J,1984,52(4):408-412.

[168] Josephson ME. Clinical Cardiac Electrophysiology: Techniques and Interpretations. 3rd edition. Philadelphia, PA: Lippincott-Williams & Wilkins,2002:92–109.

[169] Rosen KM, Dhingra RC, Loeb HS, et al. Chronic heart block in adults. Clinical and electrophysiological observations. Arch Intern Med,1973,131(5):663-672.

[170] Gupta PK, Lichstein E, Chadda KD. Chronic His bundle block. Clinical, electrocardiographic, electrophysiological, and follow-up studies on 16 patients. Br Heart

J,1976 ,38(12):1343-1349.

[171] Vijayaraman P, Naperkowski A, Ellenbogen KA, et al. Electrophysiologic Insights Into Site of Atrioventricular Block: Lessons From Permanent His Bundle Pacing. JACC Clin Electrophysiol,2015,1(6):571-581.

[172] WHO.International Medical Guide for Ships: Including the Ship's Medicine Chest.WHO, Geneva,2088:91-122.

[173] https://epomedicine.com/emergency-medicine/ecg-changes-in-hypothermia/.

[174] https://www.uptodate.com/contents/accidental-hypothermia-in-adults.

[175] Epstein E, Anna K. Accidental hypothermia. BMJ,2006,332(7543):706-709.

[176] Brownfield J, Herbert M. EKG Criteria for Fibrinolysis: What's Up with the J Point? West J Emerg Med,2008,9(1):40-42.

[177] Biasco L, Cristoforetti Y, Castagno D, et al. Clinical, electrocardiographic, echocardiographic characteristics and long-term follow-up of elite soccer players with J-point elevation. Circ Arrhythm Electrophysiol,2013,6(6):1178-1184.

[178] Sato A, Tanabe Y, Chinushi M, et al. Analysis of J waves during myocardial ischaemia. Europace,2012,14(5):715-723.

[179] Macfarlane PW, Antzelevitch C, Haissaguerre M, et al.The Early Repolarization Pattern: A Consensus Paper.J Am Coll Cardiol,2015,66(4):470-477.

[180] Seong CS, Gwag HB, Hwang JK, Park SJ, Park KM, Kim JS, On YK. Clinical significance of fragmented QRS complexes or J waves in patients with idiopathic ventricular arrhythmias. PLoS One,2018 ,13(4):e0194363.

[181] Shimizu M, Nishizaki M, Yamawake N, et al. J wave and fragmented QRS formation during the hyperacute phase in Takotsubo cardiomyopathy. Circ J,2014,78(4):943-949.

[182] Shimizu M., Nishizaki M. J Wave and Fragmented QRS Formation as a Biomarker. In: Patel V., Preedy V. (eds) Biomarkers in Cardiovascular Disease. Biomarkers in Disease: Methods, Discoveries and Applications. Springer, Dordrecht,2016:1135-1162.

[183] Nolan J, Soar J. Images in resuscitation: the ECG in hypothermia. Resuscitation,2005 ,64(2):133-134.

[184] Osborn JJ. Experimental hypothermia; respiratory and blood pH changes in relation to cardiac function. Am J Physiol,1953,175(3):389-398.

[185] Omar HR, Camporesi EM. The correlation between the amplitude of Osborn wave and core body temperature. Eur Heart J Acute Cardiovasc Care,2015 ,4(4):373-377.

[186] Sprung J, Laszlo A, Turner LA, et al. Effects of hypothermia, potassium , and verapamil on the action potential characteristics of canine cardiac Purkinje fibers. Anesthesiology,1995,82(3):713-722.

[187] Yan GX, Antzelevitch C. Cellular basis for the electrocardiographic J wave. Circulation,1996,93(2):372-379.

[188] Svensson OL, Wohlfart B, Johansson BW. Hypothermic effects on action potential and force production of hedgehog and guinea pig papillary muscles. Cryobiology,1988,25(5):445-450.

[189] Piktel JS, Jeyaraj D, Said TH, et al. Enhanced dispersion of repolarization explains increased arrhythmogenesis in severe versus therapeutic hypothermia. Circ Arrhythm Electrophysiol,2011,4(1):79-86.

[190] Egorov YV, Glukhov AV, Efimov IR, et al. Hypothermia-induced spatially discordant action potential duration alternans and arrhythmogenesis in nonhibernating versus hibernating mammals. Am J Physiol Heart Circ Physiol,2012,303(8):H1035-1046.

[191] Lo KBU, Nelson A. Hypothermia and severe first-degree heart block. Cleve Clin J Med,2018,85(1):10-11.

[192] Mallet ML. Pathophysiology of accidental hypothermia. QJM,2002 ,95(12):775-785.

[193] Lee WS, Nam GB, Kim SH, et al. ECG features and proarrhythmic potentials of therapeutic hypothermia. Heart,2016,102(19):1558-1565.

[194] McCullough L, Arora S. Diagnosis and treatment of hypothermia. Am Fam Physician,2004,70(12):2325-2332.

[195] Darocha T, Sobczyk D, Kosiński S, et al. Electrocardiographic Changes Caused by Severe Accidental Hypothermia. J Cardiothorac Vasc Anesth,2015 ,29(6):e83-86.

[196] Lam DH, Dhingra R, Conley SM, et al. Therapeutic hypothermia-induced electrocardiographic changes and relations to in-hospital mortality. Clin Cardiol,2014,37(2):97-102.

[197] Omar HR, Ehab EK, Mangar D,et al. The effect of various stages of hypothermia on the ECG.Cardiovascular Endocrinology,2015,5(1):28-32.

[198] de Souza D, Riera AR, Bombig MT, et al. Electrocardiographic changes by accidental hypothermia in an urban and a tropical region. J Electrocardiol,2007 ,40(1):47-52.

[199] Higuchi S, Takahashi T, Kabeya Y, et al. J waves in accidental hypothermia. Circ J,2014,78(1):128-134.

[200] Dietrichs ES, McGlynn K, Allan A, et al. Moderate but not severe hypothermia causes pro-arrhythmic changes in cardiac electrophysiology. Cardiovasc Res,2020,116(13):2081-2090.

[201] Walker HK, Hall WD, Hurst JW.Clinical Methods: The History, Physical, and Laboratory Examinations. 3rd edition. Butterworth Publishers, , a division of Reed Publishing, 1990:990-993.

[202] Tada Y, Fukushima H, Watanabe T, et al. Severe heatstroke complicated with Takotsubo cardiomyopathy. Acute Med Surg,2015,3(2):174-177.

[203] Epstein Y, Yanovich R. Heatstroke. N Engl J Med,2019,380(25):2449-2459.

[204] Bathini T, Thongprayoon C, Chewcharat A, et al. Acute Myocardial Infarction among Hospitalizations for Heat Stroke in the United States. J Clin Med,2020 ,9(5):1357.

[205] Kew MC, Tucker RB, Bersohn I, et al. The heart in heatstroke. Am Heart J,1969,77(3):324-335.

[206] Akhtar MJ, al-Nozha M, al-Harthi S, et al. Electrocardiographic abnormalities in patients with heat stroke. Chest,1993,104(2):411-444.

[207] Paul A, Alex R, Jacob JR, et al. Effects of heat stroke on surface ECG: a study on clinical outcomes. Heart Asia,2019,11(2):e011221.

[208] Grogan H, Hopkins PM. Heat stroke: implications for critical care and anaesthesia. Br J Anaesth,2002,88(5):700-707.

[209] Mimish L. Electrocardiographic findings in heat stroke and exhaustion: A study on Makkah pilgrims. J Saudi Heart Assoc,2012,24(1):35-39.

[210] Watanabe C, Nishina N, Kawai C. Stress-induced cardiomyopathy accompanied by heat stroke. J Cardiol Cases,2015,12(1):16-19.

[211] Wakino S, Hori S, Mimura T, et al. A case of severe heat stroke with abnormal cardiac findings. Int Heart J,2005,46(3):543-550.

[212] Bhaskaran K, Armstrong B, Hajat S, et al. Heat and risk of myocardial infarction: hourly level case-crossover analysis of MINAP database. BMJ,2012 ,345:e8050.

[213] Amin AS, Meregalli PG, Bardai A, et al. Fever increases the risk for cardiac arrest in the Brugada syndrome. Ann Intern Med,2008,149(3):216-218.

[214] Lacunza J, San Román I, Moreno S, et al. Heat stroke, an unusual trigger of Brugada electrocardiogram. Am J Emerg Med,2009,27(5):634.e1-3.

[215] Molina Borao I, Calvo Galiano N, Urmeneta Ulloa J, et al. Heat Wave: A Trigger of Electrical Storm in a Patient With Brugada Syndrome. Rev Esp Cardiol (Engl Ed),2016,69(12):1228-1230.

[216] https://www.escardio.org/Journals/E-Journal-of-Cardiology-Practice/Volume-7/Management-of-patients-with-a-Brugada-ECG-pattern.

[217] Dörr H, Meineke V. Acute radiation syndrome caused by accidental radiation exposure - therapeutic principles. BMC Med,2011,9:126.

[218] Dainiak N. Medical management of acute radiation syndrome and associated infections in a high-casualty incident. J Radiat Res,2018,59(suppl_2):ii54-ii64.

[219] Macià I.G.M, Lucas C.A, et al. Radiobiology of the acute radiation syndrome. Rep Pract Oncol Radiother,2011,16(4):123-130.

[220] https://www.cdc.gov/nceh/radiation/emergencies/arsphysicianfactsheet.htm.

[221] Barnaby F,Holdstock Douglas . Hiroshima and Nagasaki : retrospect and prospect. Frank Cass & Co.Ltd,London Portland,1995:1-9.

[222] Darby SC, Cutter DJ, Boerma M, et al. Radiation-related heart disease: current knowledge and future prospects. Int J Radiat Oncol Biol Phys,2010,76(3):656-665.

[223] Gomez DR, Yusuf SW, Munsell

MF, et al. Prospective exploratory analysis of cardiac biomarkers and electrocardiogram abnormalities in patients receiving thoracic radiation therapy with high-dose heart exposure. J Thorac Oncol,2014,9(10):1554-1560.

[224] Skyttä T, Tuohinen S, Boman E, et al. Troponin T-release associates with cardiac radiation doses during adjuvant left-sided breast cancer radiotherapy. Radiat Oncol,2015,0:141.

[225] Spies C, Trohman RG. Narrative review: Electrocution and life-threatening electrical injuries. Ann Intern Med,2006,145(7):531-537.

[226] Arnoldo BD, Purdue GF, Kowalske K, et al. Electrical injuries: a 20-year review. J Burn Care Rehabil,2004,25(6):479-484.

[227] Waldmann V, Narayanan K, Combes N, et al. Electrical injury. BMJ,2017,357:j1418.

[228] Waldmann V, Narayanan K, Combes N, et al. Electrical cardiac injuries: current concepts and management. Eur Heart J,2018,39(16):1459-1465.

[229] Chai J, Sun J. Characteristics of cloud-to-ground lightning activity over hubei province, China. Weather and Climate Extremes,2019,24(6):100207.

[230] Kinney TJ. Myocardial infarction following electrical injury. Ann Emerg Med,1982,11(11):622-625.

[231] Ku CS, Lin SL, Hsu TL, et al. Myocardial damage associated with electrical injury. Am Heart J,1989,118(3):621-624.

[232] Vianello F. A man in the thunderstorm: coronary injuries and electric shock. Cardiology,1997,88(5):486.

[233] James TN, Riddick L, Embry JH. Cardiac abnormalities demonstrated postmortem in four cases of accidental electrocution and their potential significance relative to nonfatal electrical injuries of the heart. Am Heart J,1990,120(1):143-157.

[234] Rangaraj R, Moorthy N, Patil SS, et al. Brugada-type electrocardiographic pattern induced by electrocution. Indian Pacing Electrophysiol J,2009,9(1):56-59.

[235] Das KM. Electrocardiographic changes following electric shock. Indian J Pediatr,1974,41(316):192-194.

[236] Fineschi V, Di Donato S, Mondillo S, et al. Electric shock: Cardiac effects relative to non fatal injuries and post-mortem findings in fatal cases. Int J Cardiol,2006,111(1):6-11.

[237] Pawlik AM, Lampart A, Stephan FP, et al. Outcomes of electrical injuries in the emergency department: a 10-year retrospective study. Eur J Emerg Med,2016 ,23(6):448-454.

[238] Pilecky D, Vamos M, Bogyi P, et al. Risk of cardiac arrhythmias after electrical accident: a single-center study of 480 patients. Clin Res Cardiol,2019 ,108(8):901-908.

[239] Jensen PJ, Thomsen PE, Bagger JP, et al. Electrical injury causing ventricular arrhythmias. Br Heart J,1987,57(3):279-283.

[240] Opie LH, Nathan D, Lubbe WF. Biochemical aspects of arrhythmogenesis and ventricular fibrillation. Am J Cardiol,1979,43(1):131-138.

[241] Lown B, Neuman J, Amaraingham R, et al. Comparison of alternating current with direct electroshock across the closed chest. Am J Cardiol,1962 ,10(2):223-233.

[242] Tenzer ML. The spectrum of myocardial contusion: a review. J Trauma,1985,25(7):620-627.

[243] Frazee RC, Mucha P Jr, Farnell MB, et al. Objective evaluation of blunt cardiac trauma. J Trauma.,1986,26(6):510-520.

[244] Hiatt JR, Yeatman LA Jr, Child JS. The value of echocardiography in blunt chest trauma. J Trauma,1988,28(7):914-922.

[245] Helling TS, Duke P, Beggs CW, et al. A prospective evaluation of 68 patients suffering blunt chest trauma for evidence of cardiac injury. J Trauma,1989 ,29(7):961-965; discussion 965-966.

[246] Bertinchant JP, Polge A, Mohty D, et al. Evaluation of incidence, clinical significance, and prognostic value of circulating cardiac troponin I and T elevation in hemodynamically stable patients with suspected myocardial contusion after blunt chest trauma. J Trauma,2000,48(5):924-931.

[247] Illig KA, Swierzewski MJ, Feliciano DV, et al. A rational screening

and treatment strategy based on the electrocardiogram alone for suspected cardiac contusion. Am J Surg,1991,162(6):537-543; discussion 544.

[248] Salim A, Velmahos GC, Jindal A, et al. Clinically significant blunt cardiac trauma: role of serum troponin levels combined with electrocardiographic findings. J Trauma,2001,50(2):237-243.

[249] Walsh P, Marks G, Aranguri C, et al. Use of V4R in patients who sustain blunt chest trauma. J Trauma,2001,51(1):60-63.

[250] Alonso JV, del Pozo FGF, López MAAA, et al. Transitory electrocardiographic abnormalities following blunt cardiac trauma: Case report and literature review. Rev Med Hosp Gen Méx,2018,81(1):41-46.

[251] Clark Z T, Thiel N, Perry J, et al. A Case of Blunt Trauma-induced ST-elevation Myocardial Infarction Sustained During a Prison Brawl. Cureus,2020, 12(1): e6733.

[252] Moyé DM, Dyer AK, Thankavel PP. Myocardial contusion in an 8-year-old boy: a kick to the heart. Circ Cardiovasc Imaging,2015,8(3):e002857.

[253] Berk WA. ECG findings in nonpenetrating chest trauma: a review. J Emerg Med,1987,5(3):209-125.

[254] Moore EE, Malangoni MA, Cogbill TH, et al. Organ injury scaling. IV: Thoracic vascular, lung, cardiac, and diaphragm. J Trauma,1994,36(3):299-300.

[255] Sybrandy KC, Cramer MJ, Burgersdijk C. Diagnosing cardiac contusion: old wisdom and new insights. Heart,2003,89(5):485-489.

[256] Ognibene A, Mori F, Santoni R, et al. Cardiac troponin I in myocardial contusion. Clin Chem,1998,44(4):889-890.

[257] Jackson L, Stewart A. Best evidence topic report. Use of troponin for the diagnosis of myocardial contusion after blunt chest trauma. Emerg Med J,2005,22(3):193-195.

[258] Ferjani M, Droc G, Dreux S, et al. Circulating cardiac troponin T in myocardial contusion. Chest,1997,111(2):427-433.

[259] Kaye P, O'Sullivan I. Myocardial contusion: emergency investigation and diagnosis. Emerg Med J,2002,19(1):8-10.

[260] Maron BJ, Poliac LC, Kaplan JA, et al. Blunt impact to the chest leading to sudden death from cardiac arrest during sports activities. N Engl J Med,1995 ,333(6):337-342.

[261] Link MS, Wang PJ, Pandian NG, et al. An experimental model of sudden death due to low-energy chest-wall impact (commotio cordis). N Engl J Med,1998,338(25):1805-1811.

[262] Stein PD, Sabbah HN, Viano DC, et al. Response of the heart to nonpenetrating cardiac trauma. J Trauma,1982,22(5):364-373.

[263] Robert E, de La Coussaye JE, Aya AG, et al. Mechanisms of ventricular arrhythmias induced by myocardial contusion: a high-resolution mapping study in left ventricular rabbit heart. Anesthesiology,2000,92(4):1132-1143.

[264] Van Lieshout EMM, Verhofstad MHJ, Van Silfhout DJT, et al. Diagnostic approach for myocardial contusion: a retrospective evaluation of patient data and review of the literature. Eur J Trauma Emerg Surg,2020, doi: 10.1007/s00068-020-01305-4.

[265] Alborzi Z, Zangouri V, Paydar S, et al. Diagnosing Myocardial Contusion after Blunt Chest Trauma. J Tehran Heart Cent,2016,11(2):49-54.

[266] Al-Aqeedi RF, Ali WM, Al-Ani F, et al. A blunt chest trauma causing left anterior descending artery dissection and acute myocardial infarction treated by deferred angioplasty. Heart Views,2011,12(2):71-73.

[267] https://www.msdmanuals.com/en-nz/home/injuries-and-poisoning/diving-and-compressed-air-injuries/decompression-sickness.

[268] Cooper JS, Hanson KC. Decompression Sickness. 2021 Jul 18. In: StatPearls [Internet]. Treasure Island (FL): StatPearls Publishing; 2021. PMID: 30725949.

[269] Pollock NW, Buteau D. Updates in Decompression Illness. Emerg Med Clin North Am,2017,35(2):301-319.

[270] https://en.wikipedia.org/wiki/Decompression_sickness.

[271] Xu W, Liu W, Huang G, Zou Z, Cai Z, Xu W. Decompression illness: clinical

aspects of 5278 consecutive cases treated in a single hyperbaric unit. PLoS One,2012,7(11):e50079.

[272] Leitch DR, Hallenbeck JM. Electrocardiographic changes in serious decompression sickness. Aviat Space Environ Med,1985,56(10):966-971.

[273] Kizer KW. Ventricular dysrhythmia associated with serious decompression sickness. Ann Emerg Med,1980,9(11):580-584.

[274] Collins HL, Rodenbaugh DW, DiCarlo SE. Spinal cord injury alters cardiac electrophysiology and increases the susceptibility to ventricular arrhythmias. Prog Brain Res,2006,152:275-288.

[275] Noh Y, Posada-Quintero HF, Bai Y, et al. Effect of Shallow and Deep SCUBA Dives on Heart Rate Variability. Front Physiol,2018,;9:110.

[276] Oztürk C, Sen A, Akin A, et al. Cardiac decompression sickness after hypobaric chamber training: case report of a coronary gas embolism. Anadolu Kardiyol Derg,2004,4(3):256-258.

[277] Schneeweis C, Fleck E, Gebker R. Myocardial infarction after scuba diving. Eur Heart J,2012,33(17):2224.

[278] Kanter AS, Stewart BF, Costello JA,et al. Myocardial infarction during scuba diving: a case report and review. Am Heart J,1995,130(6):1292-1224.

[279] Villela A, Weaver LK, Ritesh D. Coronary gas embolism during a dive: a case report. Undersea Hyperb Med,2015,42(6):613-617.

[280] Brauzzi M, Andreozzi F, De Fina L, et al. Acute coronary syndrome and decompression illness: a challenge for the diving physician. Diving Hyperb Med,2013,43(4):229-231.

[281] Casualties in individual submarine escape 1928-1957. Naval Submarine Medical Center report no. 438, 1964.https://apps.dtic.mil/sti/pdfs/AD0622337.pdf.

[282] https://en.wikipedia.org/wiki/Altitude_sickness.

[283] Parati G, Agostoni P, Basnyat B, et al. Clinical recommendations for high altitude exposure of individuals with pre-existing cardiovascular conditions: A joint statement by the European Society of Cardiology, the Council on Hypertension of the European Society of Cardiology, the European Society of Hypertension, the International Society of Mountain Medicine, the Italian Society of Hypertension and the Italian Society of Mountain Medicine. Eur Heart J,2018,39(17):1546-1554.

[284] Schneider M, Bernasch D, Weymann J, et al. Acute mountain sickness: influence of susceptibility, preexposure, and ascent rate. Med Sci Sports Exerc,2002,;34(12):1886-1891.

[285] Kayser B, Dumont L, Lysakowski C, et al. Reappraisal of acetazolamide for the prevention of acute mountain sickness: a systematic review and meta-analysis. High Alt Med Biol,2012,13(2):82-92.

[286] Kriemler S, Bürgi F, Wick C, et al. Prevalence of acute mountain sickness at 3500 m within and between families: a prospective cohort study. High Alt Med Biol,2014,15(1):28-38.

[287] Honigman B, Theis MK, Koziol-McLain J, et al. Acute mountain sickness in a general tourist population at moderate altitudes. Ann Intern Med,1993 ,118(8):587-592.

[288] Luks AM, Swenson ER, Bärtsch P. Acute high-altitude sickness. Eur Respir Rev,2017,26(143):160096.

[289] Bärtsch P, Gibbs JS. Effect of altitude on the heart and the lungs. Circulation,2007,116(19):2191-2202.

[290] https://www-uptodate-com/contents/high-altitude-air-travel-and-heart-disease?search=High%20altitude,%20air%20travel,%20and%20heart%20disease&source=search_result&selectedTitle=1~150&usage_type=default&display_rank=1.

[291] Bärtsch P, Maggiorini M, Ritter M, et al. Prevention of high-altitude pulmonary edema by nifedipine. N Engl J Med,1991,325(18):1284-1289.

[292] Paralikar SJ. High altitude pulmonary edema-clinical features, pathophysiology, prevention and treatment. Indian J Occup Environ Med,2012 ,16(2):59-62.

[293] Mirrakhimov MM, Khamzamulin RO, Ragozin ON. Features of the ECG in acute altitude sickness. Kardiologiia,1986,26(2):32-34.

[294] Karliner JS, Sarnquist FF, Graber DJ, et al. The electrocardiogram at extreme

altitude: experience on Mt. Everest. Am Heart J,1985,109(3 Pt 1):505-513.

[295] Coustet B, Lhuissier FJ, Vincent R, et al. Electrocardiographic changes during exercise in acute hypoxia and susceptibility to severe high-altitude illnesses. Circulation,2015,31(9):786-794.

[296] Alexander JK. Cardiac arrhythmia at high altitude: the progressive effect of aging. Tex Heart Inst J,1999,26(4):258-263.

[297] Akhtar M, Bandopadhaya P, Chatterjee PC, et al. Electrocardiographic changes under moderate hypoxia. Indian Heart J,1979,31(6):353-358.

[298] Fiorenzano G, Papalia MA, Parravicini M, et al. Prolonged ECG abnormalities in a subject with high altitude pulmonary edema (HAPE). J Sports Med Phys Fitness,1997,37(4):292-296.

[299] Harris MD, Terrio J, Miser WF, et al. High-altitude medicine. Am Fam Physician,1998,57(8):1907-1914, 1924-1926.

[300] Hultgren HN. High-altitude pulmonary edema: current concepts. Annu Rev Med,1996;47:267-284.

[301] Akunov AC, Sartmyrzaeva MA, Maripov AM, et al. High Altitude Pulmonary Edema in a Mining Worker With an Abnormal Rise in Pulmonary Artery Pressure in Response to Acute Hypoxia Without Prior History of High Altitude Pulmonary Edema. Wilderness Environ Med,2017,28(3):234-238.

[302] Luks AM, Auerbach PS, Freer L, et al. Wilderness Medical Society Clinical Practice Guidelines for the Prevention and Treatment of Acute Altitude Illness: 2019 Update. Wilderness Environ Med,2019,30(4S):S3-S18.

[303] https://en.wikipedia.org/wiki/Ranunculaceae.

[304] https://en.wikipedia.org/wiki/Aconitum.

[305] Chan TY. Aconite poisoning. Clin Toxicol (Phila),2009,47(4):279-285.

[306] Bisset NG. Arrow poisons in China. Part II. Aconitum--botany, chemistry, and pharmacology. J Ethnopharmacol,1981,4(3):247-336.

[307] Lai CK, Poon WT, Chan YW. Hidden aconite poisoning: identification of yunaconitine and related aconitum alkaloids in urine by liquid chromatography-tandem mass spectrometry. J Anal Toxicol,2006,30(7):426-433.

[308] Friese J, Gleitz J, Gutser UT, et al. Aconitum sp. alkaloids: the modulation of voltage-dependent Na+ channels, toxicity and antinociceptive properties. Eur J Pharmacol,1997,337(2-3):165-174.

[309] Tak S, Lakhotia M, Gupta A, et al. Aconite poisoning with arrhythmia and shock. Indian Heart J,2016,68 Suppl 2(Suppl 2):S207-S209.

[310] Lin CC, Chan TY, Deng JF. Clinical features and management of herb-induced aconitine poisoning. Ann Emerg Med,2004,43(5):574-579.

[311] Chan TY, Tomlinson B, Tse LK, et al. Aconitine poisoning due to Chinese herbal medicines: a review. Vet Hum Toxicol,1994,36(5):452-455.

[312] Chan TY. Aconite poisoning presenting as hypotension and bradycardia. Hum Exp Toxicol,2009,28(12):795-797.

[313] Jacobs CO, Haydock S. ECG changes in acute aconite poisoning. QJM,2019 ,112(3):227.

[314] Chan TY. Contributory factors in herb-induced fatal aconite poisoning. Forensic Sci Int,2012,223(1-3):40-43.

[315] Veit F, Gürler M, Nebel A,et al. Intentional ingestion of aconite: Two cases of suicide. FSIR 2,2020:100158.

[316] Chan TY. Incidence and Causes of Aconitum Alkaloid Poisoning in Hong Kong from 1989 to 2010. Phytother Res,2015,29(8):1107-1111.

[317] Chen SP, Ng SW, Poon WT, et al. Aconite poisoning over 5 years: a case series in Hong Kong and lessons towards herbal safety. Drug Saf,2012,35(7):575-587.

[318] Kimura M, Muroi M, Kimura I, et al. Hypaconitine, the dominant constituent responsible for the neuromuscular blocking action of the Japanese-sino medicine "bushi" (aconite root). Jpn J Pharmacol,1988,48(2):290-293.

[319] Karturi SP, Gudmundsson H, Akhtar M, et al. Spectrum of cardiac manifestations from aconitine poisoning. HeartRhythm Case Rep,2016,2;2(5):415-420.

[320] Lu HR, De Clerck F. R 56 865, a Na+/Ca(2+)-overload inhibitor, protects against aconitine-induced cardiac arrhythmias in vivo. J Cardiovasc

Pharmacol,1993,22(1):120-125.

[321] Amran MS, Hashimoto K, Homma N. Effects of sodium-calcium exchange inhibitors, KB-R7943 and SEA0400, on aconitine-induced arrhythmias in guinea pigs in vivo, in vitro, and in computer simulation studies. J Pharmacol Exp Ther,2004,310(1):83-89.

[322] Coulson JM, Caparrotta TM, Thompson JP. The management of ventricular dysrhythmia in aconite poisoning. Clin Toxicol (Phila),2017,55(5):313-321.

[323] Al-Khatib SM, Stevenson WG, Ackerman MJ, et al. 2017 AHA/ACC/HRS Guideline for Management of Patients With Ventricular Arrhythmias and the Prevention of Sudden Cardiac Death: A Report of the American College of Cardiology/American Heart Association Task Force on Clinical Practice Guidelines and the Heart Rhythm Society. Circulation,2018,138(13):e272-e391.

[324] Issa ZF, Miller JM, Zipes DP.Clinical Arrhythmology and Electrophysiology.Elsevier, Inc,2019:748-815.

[325] Nishimura T, Kannan A, Tung R. Reentrant para-Hisian ventricular tachycardia eliminated from the noncoronary cusp: Importance of regional anatomy for vantage-point ablation. J Cardiovasc Electrophysiol,2020,31(4):968-971.

[326] Komatsu Y, Otomo K, Taniguchi H, et al. Catheter ablation of ventricular arrhythmias arising from the right ventricular septum close to the His bundle: features of the local electrogram at the optimal ablation site. J Cardiovasc Electrophysiol,2011,22(8):878-885.

[327] Ban JE, Chen YL, Park HC, et al. Idiopathic ventricular arrhythmia originating from the para-Hisian area:Prevalence, electrocardiographic and electrophysiological characteristics. Journal of Arrhythmia,2014,30(8):48-54.

[328] Rosenbaum MB, Elizari MV, Lazzari JO. The mechanism of bidirectional tachycardia. Am Heart J,1969,78(1):4-12.

[329] Menduiña MJ, Candel JM, Alaminos P, et al. Bidirectional ventricular tachycardia due to digitalis poisoning. Rev Esp Cardiol,2005,58(8):991-993.

[330] Lee J, Czarnecki A, Hansen MS, et al. Bidirectional ventricular tachycardia secondary to aconite toxicity after ingestion of a Chinese herbal supplement in Canada. Int J Case Rep Images, 2018(9):100937Z01JL2018.

[331] Alhumaid W, Yogasundaram H, Senaratne JM. Slow bidirectional ventricular tachycardia as a manifestation of immune checkpoint inhibitor myocarditis. Eur Heart J,2021,ehab219.

[332] Cerrone M, Colombi B, Santoro M, et al. Bidirectional ventricular tachycardia and fibrillation elicited in a knock-in mouse model carrier of a mutation in the cardiac ryanodine receptor. Circ Res,2005,96(10):e77-82.

[333] Scherf, D. and Kisch. Ventricular tachycardias with variform ventricular complexes. Bull. New York M. Coll,1939,2(5):73–89.

[334] Kummer JL, Nair R, Krishnan SC. Images in cardiovascular medicine. Bidirectional ventricular tachycardia caused by digitalis toxicity. Circulation,2006,113(7):e156-e157.

[335] Wase A, Masood AM, Garikipati NV, et al. Bidirectional ventricular tachycardia with myocardial infarction: a case report with insight on mechanism and treatment. Indian Heart J,2014,;66(4):466-469.

[336] Chapman M, Hargreaves M, Schneider H, et al. Bidirectional ventricular tachycardia associated with digoxin toxicity and with normal digoxin levels. Heart Rhythm,2014,11(7):1222-1225.

[337] Lien WC, Huang CH, Chen WJ. Bidirectional ventricular tachycardia resulting from digoxin and amiodarone treatment of rapid atrial fibrillation. Am J Emerg Med,2004,22(3):235-236.

[338] Baher AA, Uy M, Xie F, et al. Bidirectional ventricular tachycardia: ping pong in the His-Purkinje system. Heart Rhythm,2011,8(4):599-605.

[339] Cohen SI, Deisseroth A, Hecht HS. Infra-His bundle origin of bidirectional tachycardia. Circulation,1973,47(6):1260-1266.

[340] Sung RK, Kim AM, Tseng ZH, et al. Diagnosis and ablation of multiform fascicular tachycardia. J Cardiovasc Electrophysiol,2013,24(3):297-304.

[341] Benjamin MM, Hayes K, Field ME,

et al. Bidirectional ventricular tachycardia in cardiac sarcoidosis. J Arrhythm,2017,33(1):69-72.

[342] Sepaha GC, Jain SR, Bhandari CR. Bidirectional tachycardia. Br Heart J,1962 ,24(1):61-68.

[343] Kaneshiro T, Naruse Y, Nogami A, et al. Successful catheter ablation of bidirectional ventricular premature contractions triggering ventricular fibrillation in catecholaminergic polymorphic ventricular tachycardia with RyR2 mutation. Circ Arrhythm Electrophysiol,2012,5(1):e14-e17.

[344] Priori SG, Blomström-Lundqvist C, Mazzanti A, et al. 2015 ESC Guidelines for the management of patients with ventricular arrhythmias and the prevention of sudden cardiac death: The Task Force for the Management of Patients with Ventricular Arrhythmias and the Prevention of Sudden Cardiac Death of the European Society of Cardiology (ESC). Endorsed by: Association for European Paediatric and Congenital Cardiology (AEPC). Eur Heart J,2015 ,36(41):2793-2867.

[345] Rehman R, Hai O. Digitalis Toxicity. 2021 Jul 17. In: StatPearls [Internet]. Treasure Island (FL): StatPearls Publishing; 2021 Jan. PMID: 29083729.

[346] William W.An Account of the Foxglove and some of its Medical Uses.Birmingham, England: M. Swinney,1785: XI - X X .

[347] https://en.wikipedia.org/wiki/Cardiac_glycoside.

[348] https://en.wikipedia.org/wiki/Digitalis.

[349] https://en.wikipedia.org/wiki/Digitalis_lanata.

[350] https://en.wikipedia.org/wiki/Digitalis_purpurea.

[351] Cummings ED, Swoboda HD. Digoxin Toxicity. 2021 Jul 10. In: StatPearls [Internet]. Treasure Island (FL): StatPearls Publishing; 2021 Jan. PMID: 29262029.

[352] Gummin DD, Mowry JB, Beuhler MC, et al. 2019 Annual Report of the American Association of Poison Control Centers' National Poison Data System (NPDS): 37th Annual Report. Clin Toxicol (Phila),2020 ,58(12):1360-1541.

[353] https://emergency.cdc.gov/agent/digitalis/casedef.asp.

[354] Adams KF Jr, Patterson JH, Gattis WA, et al. Relationship of serum digoxin concentration to mortality and morbidity in women in the digitalis investigation group trial: a retrospective analysis. J Am Coll Cardiol,2005,46(3):497-504.

[355] https://www.mayocliniclabs.com/test-catalog/Clinical+and+Interpretive/8674.

[356] https://somepomed.org/articulos/contents/mobipreview.htm?11/51/12080?source=related_link.

[357] Lipson MJ, Naimi S. Multifocal atrial tachycardia (chaotic atrial tachycardia). Clinical associations and significance. Circulation,1970,42(3):397-407.

[358] Kirilmaz B, Saygi S, Gungor H, et al. Digoxin intoxication: An old enemy in modern era. J Geriatr Cardiol,2012,9(3):237-242.

[359] https://emedicine.medscape.com/article/154336-treatment#showall.

[360] Lown B, Kleiger R, Williams J. Cardioversion and digitalis drugs: changed threshold to electric shock in digitalized animals. Circ Res,1965 ,17(6):519-531.

[361] Kleiger R, Lown B. Cardioversion and digitalis. II. Clinical studies. Circulation,1966,33(6):878-887.

[362] Link MS, Berkow LC, Kudenchuk PJ, et al. Part 7: Adult Advanced Cardiovascular Life Support: 2015 American Heart Association Guidelines Update for Cardiopulmonary electrolyte and Emergency Cardiovascular Care. Circulation,2015,132(18 Suppl 2):S444-464.

[363] Migirov A, Datta AR. Physiology, Anticholinergic Reaction. 2021 Aug 9. In: StatPearls [Internet]. Treasure Island (FL): StatPearls Publishing; 2021 Jan. PMID: 31536197.

[364] https://en.wikipedia.org/wiki/Acetylcholine.

[365] Pohanka M. Cholinesterases, a target of pharmacology and toxicology. Biomed Pap Med Fac Univ Palacky Olomouc Czech Repub. 2011 ,155(3):219-229.

[366] https://en.wikipedia.org/wiki/Organophosphate_poisoning.

[367] Naughton SX, Terry AV Jr.

Neurotoxicity in acute and repeated organophosphate exposure. Toxicology,2018,408:101-112.

[368] Peter JV, John G. Management of acute organophosphorus pesticide poisoning. Lancet,2008,371(9631):2170; author reply 2170-2171.

[369] Robb EL, Baker MB. Organophosphate Toxicity. 2021 Jul 26. In: StatPearls [Internet]. Treasure Island (FL): StatPearls Publishing; 2021 Jan. PMID: 29261901.

[370] Koh D, Jeyaratnam J. Pesticides hazards in developing countries. Sci Total Environ,1996,188 Suppl 1:S78-85.

[371] Freire C, Koifman S. Pesticides, depression and suicide: a systematic review of the epidemiological evidence. Int J Hyg Environ Health,2013 ,216(4):445-460.

[372] Shaikh MA.Mortality in patients presenting with organophosphorus poisoning at Liaquat University of Medical and Health Sciences. Pak J Med Sci,2011,27(5):1022-1024.

[373] Eddleston M. Patterns and problems of deliberate self-poisoning in the developing world. QJM,2000,93(11):715-731.

[374] Srinivas Rao Ch, Venkateswarlu V, Surender T, et al. Pesticide poisoning in south India: opportunities for prevention and improved medical management. Trop Med Int Health,2005,10(6):581-588.

[375] Ludomirsky A, Klein HO, Sarelli P, et al. Q-T prolongation and polymorphous ("torsade de pointes") ventricular arrhythmias associated with organophosphorus insecticide poisoning. Am J Cardiol,1982 ,49(7):1654-1658.

[376] Bar-Meir E, Schein O, Eisenkraft A, et al. Guidelines for treating cardiac manifestations of organophosphates poisoning with special emphasis on long QT and Torsades De Pointes. Crit Rev Toxicol,2007 ,37(3):279-285.

[377] Anand S, Singh S, Nahar Saikia U, et al. Cardiac abnormalities in acute organophosphate poisoning. Clin Toxicol (Phila), 2009,47(3):230-235.

[378] Saadeh AM, Farsakh NA, al-Ali MK. Cardiac manifestations of acute carbamate and organophosphate poisoning. Heart,1997 ,77(5):461-464.

[379] Karki P, Ansari JA, Bhandary S, et al. Cardiac and electrocardiographical manifestations of acute organophosphate poisoning. Singapore Med J,2004 ,45(8):385-389.

[380] Yurumez Y, Yavuz Y, Saglam H, et al. Electrocardiographic findings of acute organophosphate poisoning. J Emerg Med,2009,36(1):39-42.

[381] Jorens PG, Robert D, van Thielen G, et al. Impressive but classical electrocardiograph changes after organophosphate poisoning. Clin Toxicol (Phila),2008,46(8):758-759.

[382] Chharba ML, Sepaha GC, Jain SR, et al. E.C.G. and necrosy changes in organophosphorus compound (malathion) poisoning. Indian J Med Sci,1970 ,24(7):424-429.

[383] Knight DR, Shen YT, Young MA, et al. Acetylcholine-induced coronary vasoconstriction and vasodilation in tranquilized baboons. Circ Res,1991 ,69(3):706-713.

[384] Chuang FR, Jang SW, Lin JL, et al. QTc prolongation indicates a poor prognosis in patients with organophosphate poisoning. Am J Emerg Med,1996 ,14(5):451-453.

[385] Liu SH, Lin JL, Weng CH, et al. Heart rate-corrected QT interval helps predict mortality after intentional organophosphate poisoning. PLoS One,2012,7(5):e36576.

[386] Al-Khatib SM, LaPointe NM, Kramer JM, et al. What clinicians should know about the QT interval. JAMA,2003,289(16):2120-2127.

[387] https://www.uptodate.com/contents/organophosphate-and-carbamate-poisoning?search=Organophosphate%20and%20carbamate%20poisoning&source=search_result&selectedTitle=1~23&usage_type=default&display_rank=1.

[388] Shutt LE, Bowes JB. Atropine and hyoscine. Anaesthesia,1979 ,34(5):476-490.

[389] https://en.wikipedia.org/wiki/Atropine.

[390] McLendon K, Preuss CV. Atropine. 2021 Sep 12. In: StatPearls [Internet]. Treasure Island (FL): StatPearls Publishing; 2021 Jan. PMID: 29262018.

[391] Cooper MJ, Abinader EG. Atropine-induced ventricular fibrillation: case report and review of the literature. Am

Heart J,197997(2):225-228.

[392] Patel S, Jose A, Mohiuddin SS. Physiology, Oxygen Transport And Carbon Dioxide Dissociation Curve. 2021 Mar 31. In: StatPearls [Internet]. Treasure Island (FL): StatPearls Publishing; 2021 Jan. PMID: 30969637.

[393] Wu PE, Juurlink DN. Carbon monoxide poisoning. CMAJ,2014,186(8):611.

[394] Eichhorn L, Thudium M, Jüttner B. The Diagnosis and Treatment of Carbon Monoxide Poisoning. Dtsch Arztebl Int,2018,115(51-52):863-870.

[395] Blumenthal I. Carbon monoxide poisoning. J R Soc Med,2001,94(6):270-272.

[396] Ernst A, Zibrak JD. Carbon monoxide poisoning. N Engl J Med,1998,339(22):1603-1608.

[397] Palmeri R, Gupta V. Carboxyhemoglobin Toxicity. 2021 Apr 22. In: StatPearls [Internet]. Treasure Island (FL): StatPearls Publishing; 2021 Jan. PMID: 32491811.

[398] Rose JJ, Wang L, Xu Q, et al. Carbon Monoxide Poisoning: Pathogenesis, Management, and Future Directions of Therapy. Am J Respir Crit Care Med,2017195(5):596-606.

[399] https://www.uptodate.com/contents/carbon-monoxide-poisoning.

[400] Satran D, Henry CR, Adkinson C, et al. Cardiovascular manifestations of moderate to severe carbon monoxide poisoning. J Am Coll Cardiol,2005,45(9):1513-1516.

[401] Akdemir HU, Güngörer B, Çalışkan F, et al. Atrial fibrillation related to carbon monoxide poisoning in a female patient. Am J Emerg Med,2014 ,32(9):1154.e3-5.

[402] DeBias DA, Banerjee CM, Birkhead NC, et al. Effects of carbon monoxide inhalation on ventricular fibrillation. Arch Environ Health,1976 ,31(1):42-46.

[403] Cosby RS, Bergeron M. Electrocardiographic changes in carbon monoxide poisoning. Am J Cardiol,1963,11:93-96.

[404] Yuya Kobayashi, Yasufumi Kondo, Jun Tsuyuzaki, Takayuki Eizawa. Late-onset sick sinus syndrome after carbon monoxide poisoning. Signa Vitae,2018,14(2);73-74.

[405] Eurich, W, Bellet, Samuel, Lewey, F. Cardiac changes from carbon monoxide poisoning. Am J Med Sci,1944,208(4):511-523.

[406] Gonullu H, Karadas S, Aydin I, et al. ST Elevation Myocardial Infarction Due to Carbon Monoxide Poisoning. Eurasian J Med,201143(2):125-128.

[407] Jankowska D, Palabindala V, Salim SA. Non-ST elevation myocardial infarction secondary to carbon monoxide intoxication. J Community Hosp Intern Med Perspect,2017,7(2):130-133.

[408] DragelytėG, Plenta J, Chmieliauskas S, et al. Myocardial Rupture following Carbon Monoxide Poisoning. Case Rep Crit Care,2014,2014:281701.

[409] Henry TD, Lesser JR, Satran D. Myocardial fibrosis from severe carbon monoxide poisoning detected by cardiac magnetic resonance imaging. Circulation,2008,118(7):792.

[410] Lee FY, Chen WK, Lin CL, et al. Carbon monoxide poisoning and subsequent cardiovascular disease risk: a nationwide population-based cohort study. Medicine (Baltimore),2015,94(10):e624.

[411] Henry CR, Satran D, Lindgren B, et al. Myocardial injury and long-term mortality following moderate to severe carbon monoxide poisoning. JAMA,2006,295(4):398-402.

[412] Wong CS, Lin YC, Sung LC, et al. Increased long-term risk of major adverse cardiovascular events in patients with carbon monoxide poisoning: A population-based study in Taiwan. PLoS One,2017,12(4):e0176465.

[413] https://en.wikipedia.org/wiki/Hydrogen_sulfide.

[414] Nogué S, Pou R, Fernández J, et al. Fatal hydrogen sulphide poisoning in unconfined spaces. Occup Med (Lond),2011,61(3):212-214.

[415] Reiffenstein RJ, Hulbert WC, Roth SH. Toxicology of hydrogen sulfide. Annu Rev Pharmacol Toxicol,1992,32:109-134.

[416] Reedy SJ, Schwartz MD, Morgan BW. Suicide fads: frequency and characteristics of hydrogen sulfide suicides in the United States. West J Emerg Med,2011,12(3):300-304.

[417] Morii D, Miyagatani Y, Nakamae N, et al. Japanese experience of hydrogen sulfide: the suicide craze in 2008. J

Occup Med Toxicol,2010,5:28.

[418] https://emedicine.medscape.com/article/815139-overview.

[419] Burnett WW, King EG, Grace M, et al. Hydrogen sulfide poisoning: review of 5 years' experience. Can Med Assoc J,1977,117(11):1277-1280.

[420] Bhambhani Y, Burnham R, Snydmiller G, et al. Comparative physiological responses of exercising men and women to 5 ppm hydrogen sulfide exposure. Am Ind Hyg Assoc J,1994,55(11):1030-1035.

[421] Bhambhani Y, Burnham R, Snydmiller G, et al. Effects of 10-ppm hydrogen sulfide inhalation in exercising men and women. Cardiovascular, metabolic, and biochemical responses. J Occup Environ Med,1997,39(2):122-129.

[422] https://www.who.int/ipcs/publications/cicad/en/cicad53.pdf.

[423] Lee EC, Kwan J, Leem JH, et al. Hydrogen sulfide intoxication with dilated cardiomyopathy. J Occup Health,2009,51(6):522-525.

[424] https://associationofanaesthetists-publications.onlinelibrary.wiley.com/doi/pdf/10.21466/ac.ACOSBHS.2015.

[425] Iseki K, Ozawa A, Seino K,et al. The Suicide Pandemic of Hydrogen Sulfide Poisoning in Japan. Asia Pac J Med Toxicol,2013,3(1):13-17.

[426] Doujaiji B, Al-Tawfiq JA. Hydrogen sulfide exposure in an adult male. Ann Saudi Med,2010,30(1):76-80.

[427] Kfir H, Rimbrot S, Markel A. Toxic effects of hydrogen sulfide: experience with three simultaneous patients. QJM,2015,108(12):977-978.

[428] Gregorakos L, Dimopoulos G, Liberi S, et al. Hydrogen sulfide poisoning: management and complications. Angiology,1995,46(12):1123-1131.

[429] Sawaya A, Menezes RG. Hydrogen Sulfide Toxicity. 2021 May 30. In: StatPearls [Internet]. Treasure Island (FL): StatPearls Publishing; 2021 Jan. PMID: 32644690.

[430] Zhang S, Zhang S, Fan X, et . Pro-arrhythmic Effects of Hydrogen Sulfide in Healthy and Ischemic Cardiac Tissues: Insight From a Simulation Study. Front Physiol,2019,10:1482.

[431] Guidotti TL. Hydrogen sulfide: advances in understanding human toxicity. Int J Toxicol,2010,29(6):569-581.

[432] https://en.wikipedia.org/wiki/Chlorine.

[433] https://en.wikipedia.org/wiki/Second_Battle_of_Ypres.

[434] Morim A, Guldner GT. Chlorine Gas Toxicity. 2021 Jul 25. In: StatPearls [Internet]. Treasure Island (FL): StatPearls Publishing; 2021 Jan. PMID: 30725898.

[435] Kim JA, Yoon SY, Cho SY, et al. Acute health effects of accidental chlorine gas exposure. Ann Occup Environ Med,2014,26:29.

[436] Mohan A, Kumar SN, Rao MH, et al. Acute accidental exposure to chlorine gas: clinical presentation, pulmonary functions and outcomes. Indian J Chest Dis Allied Sci,2010,52(3):149-152.

[437] Ahmad S, Ahmad A, Hendry-Hofer TB, et al. Sarcoendoplasmic reticulum Ca(2+) ATPase. A critical target in chlorine inhalation-induced cardiotoxicity. Am J Respir Cell Mol Biol,2015,52(4):492-502.

[438] Dogan Y, Soylu A, Dogan SN, et al. Acute Atrial Fibrillation Developed by the Inhalation of Chlorine Gas. J Clinic Toxicol,2000, 1(3):113-117.

[439] Güloğlu C, Kara IH, Erten PG. Acute accidental exposure to chlorine gas in the Southeast of Turkey: a study of 106 cases. Environ Res,2002 ,88(2):89-93.

[440] Kose A, Kose B, Açikalin A, et al. Myocardial infarction, acute ischemic stroke, and hyperglycemia triggered by acute chlorine gas inhalation. Am J Emerg Med,2009,27(8):1022.e1-4.

[441] Li B, Jia L, Shao D, et al Pneumomediastinum from acute inhalation of chlorine gas in 2 young patients. Am J Emerg Med,2011,29(3):357.e1-4.

[442] Carlisle M, Lam A, Svendsen ER, et al. Chlorine-induced cardiopulmonary injury. Ann N Y Acad Sci,2016,1374(1):159-167.

[443] White CW, Martin JG. Chlorine gas inhalation: human clinical evidence of toxicity and experience in animal models. Proc Am Thorac Soc,2010 ,7(4):257-263.

[444] https://en.wikipedia.org/wiki/Mustard_gas.

[445] Saladi RN, Smith E, Persaud AN. Mustard: a potential agent of chemical warfare and terrorism. Clin Exp Dermatol,2006,31(1):1-5.

[446] Rafati-Rahimzadeh M, Rafati-Rahimzadeh M, Kazemi S, et al. Therapeutic options to treat mustard gas poisoning - Review. Caspian J Intern Med,2019,10(3):241-264.

[447] Somani SM, Babu SR. Toxicodynamics of sulfur mustard. Int J Clin Pharmacol Ther Toxicol,1989,27(9):419-435.

[448] Darvishi B, Panahi Y, Ghanei M, et al. Investigating Prevalence and Pattern of Long-term Cardiovascular Disorders in Sulphur Mustard-exposed Victims and Determining Proper Biomarkers for Early Defining, Monitoring and Analysis of Patients' Feedback on Therapy. Basic Clin Pharmacol Toxicol,2017 ,120(2):120-130.

[449] Gholamrezanezhad A, Saghari M, Vakili A, et al. Myocardial perfusion abnormalities in chemical warfare patients intoxicated with mustard gas. Int J Cardiovasc Imaging,2007,23(2):197-205.

[450] Iyriboz Y. A recent exposure to mustard gas in the United States: clinical findings of a cohort (n = 247) 6 years after exposure. MedGenMed,2004,6(4):4.

[451] Mohammadzadeh Shabestari M, Alizadeh L, Moshiri M, et al. Late Cardiac Complications of Sulfur Mustard Poisoning in 38 Iranian Veterans. Cardiovasc Toxicol,2019,19(3):220-228.

[452] Makarovsky I, Markel G, Hoffman A, et al. Bromine--the red cloud approaching. Isr Med Assoc J,2007,;9(9):677-679.

[453] Ahmad S, Masjoan Juncos JX, et al. Bromine inhalation mimics ischemia-reperfusion cardiomyocyte injury and calpain activation in rats. Am J Physiol Heart Circ Physiol,2019,316(1):H212-H223.

[454] Zaky A, Ahmad A, Dell'Italia LJ, et al. Inhaled matters of the heart. Cardiovasc Regen Med,2015,2:e997.

[455] Vaish AK, Consul S, Agrawal A, Chaudhary SC, Gutch M, Jain N, Singh MM. Accidental phosgene gas exposure: A review with background study of 10 cases. J Emerg Trauma Shock,2013,6(4):271-275.

[456] https://www.cdc.gov/niosh/ershdb/emergencyresponsecard_29750039.html.

[457] Lamanna C, el-Hage AN, Vick JA. Cardiac effects of botulinal toxin. Arch Int Pharmacodyn Ther,1988,293:69-83.

[458] https://emergency.cdc.gov/agent/sarin/basics/facts.asp.

[459] Shewale SV, Anstadt MP, Horenziak M, et al. Sarin causes autonomic imbalance and cardiomyopathy: an important issue for military and civilian health. J Cardiovasc Pharmacol,2012,60(1):76-87.

[460] https://erplan.net/WMD/ChemFiles/Links/ChemicalAgents/FactSheets/ArsinesFS.pdf.

[461] Mehta PS, Mehta AS, Mehta SJ, et al. Bhopal tragedy's health effects. A review of methyl isocyanate toxicity. JAMA,1990,264(21):2781-2787.

[462] Kumar P, Sachan AS, Pant SC, et al. Non-specific cardiovascular depressant effect of methyl isocyanate (MIC) in rats. J Toxicol Sci,1989,14(2):105-114.

[463] https://emergency.cdc.gov/agent/methylisocyanate/casedef.asp.

[464] Ganesan K, Raza SK, Vijayaraghavan R. Chemical warfare agents. J Pharm Bioallied Sci,2010,2(3):166-178.

[465] https://en.wikipedia.org/wiki/List_of_chemical_warfare_agents.

[466] Dokken K, Fairley P. Sodium Channel Blocker Toxicity. 2021 Jul 21. In: StatPearls [Internet]. Treasure Island (FL): StatPearls Publishing; 2021 Jan. PMID: 30521265.

[467] Cao X, Nakamura Y, Wada T, et al. Electropharmacological effects of amantadine on cardiovascular system assessed with J-Tpeak and Tpeak-Tend analysis in the halothane-anesthetized beagle dogs. J Toxicol Sci,2016,41(3):439-447.

[468] Campbell TJ. Subclassification of class I antiarrhythmic drugs: enhanced relevance after CAST. Cardiovasc Drugs The,1992,6(5):519-528.

[469] Kowey PR. Pharmacological effects of antiarrhythmic drugs. Review and update. Arch Intern Med,1998,158(4):325-332.

[470] https://www.cvpharmacology.com/antiarrhy/sodium-blockers.

[471] Kim HK, Kim SS, Ki YJ, et al. Ventricular Tachycardia in Association with Propafenone Overdose. Acta Cardiol Sin,2021,37(1):100-103.

[472] Samaan RA, Sobamowo HO, Tamburrino F, et al. Syncope, widened QRS interval, and left ventricular systolic depression: coincident with propafenone therapy for atrial fibrillation. Tex Heart Inst J,2010,37(4):476-479.

[473] Millar RN, Lawrenson JB, Milne DA. Normal left ventricular function does not protect against propafenone-induced incessant ventricular tachycardia. S Afr Med J,1993,83(4):256-259.

[474] Nathan AW, Bexton RS, Hellestrand KJ, et al. Fatal ventricular tachycardia in association with propafenone, a new class IC antiarrhythmic agent. Postgrad Med J,1984,60(700):155-156.

[475] Shen EN, Sung RJ, Morady F, et al. Electrophysiologic and hemodynamic effects of intravenous propafenone in patients with recurrent ventricular tachycardia. J Am Coll Cardiol,1984,3(5):1291-1297.

[476] https://en.wikipedia.org/wiki/Tricyclic_antidepressant.

[477] Moraczewski J, Aedma KK. Tricyclic Antidepressants. 2020 Dec 7. In: StatPearls [Internet]. Treasure Island (FL): StatPearls Publishing; 2021 Jan. PMID: 32491723..

[478] https://emedicine.medscape.com/article/819204-overview#showall.

[479] Gillman PK. Tricyclic antidepressant pharmacology and therapeutic drug interactions updated. Br J Pharmacol,2007,151(6):737-748.

[480] Vohra J, Burrows G, Hunt D, et al. The effect of toxic and therapeutic doses of tricyclic antidepressant drugs on intracardiac conduction. Eur J Cardiol,1975 ,3(3):219-227.

[481] Giardina EG, Bigger JT Jr, Glassman AH, et al. The electrocardiographic and antiarrhythmic effects of imipramine hydrochloride at therapeutic plasma concentrations. Ci rculation,1979,60(5):1045-1052.

[482] Brennan FJ. Electrophysiologic effects of imipramine and doxepin on normal and depressed cardiac Purkinje fibers. Am J Cardiol,1980,46(4):599-606.

[483] Garcia-Bustos V, Sebastian R, Izquierdo M, et al. A quantitative structural and morphometric analysis of the Purkinje network and the Purkinje-myocardial junctions in pig hearts. J Anat,2017,230(5):664-678.

[484] Liebelt EL, Francis PD, Woolf AD. ECG lead aVR versus QRS interval in predicting seizures and arrhythmias in acute tricyclic antidepressant toxicity. Ann Emerg Med,1995,26(2):195-201.

[485] Glauser J. Tricyclic antidepressant poisoning. Cleve Clin J Med,2000 ,67(10):704-719.

[486] McMahon AJ. Amitriptyline overdose complicated by intestinal pseudo-obstruction and caecal perforation. Postgrad Med J,1989,65(770):948-949.

[487] Ross JP, Small TR, Lepage PA. Imipramine overdose complicated by toxic megacolon. Am Surg,1998,64(3):242-244.

[488] Vieweg WV, Wood MA. Tricyclic antidepressants, QT interval prolongation, and torsade de pointes. Psychosomatics,2004,45(5):371-377.

[489] Fanoe S, Kristensen D, Fink-Jensen A, et al. Risk of arrhythmia induced by psychotropic medications: a proposal for clinical management. Eur Heart J,2014,35(20):1306-1315.

[490] Roos JC. Cardiac effects of antidepressant drugs. A comparison of the tricyclic antidepressants and fluvoxamine. Br J Clin Pharmacol,1983,15 Suppl 3(Suppl 3):439S-445S.

[491] Pacher P, Kecskemeti V. Cardiovascular side effects of new antidepressants and antipsychotics: new drugs, old concerns? Curr Pharm Des,2004,10(20):2463-2475.

[492] Kerr GW, McGuffie AC, Wilkie S. Tricyclic antidepressant overdose: a review. Emerg Med J,2001,18(4):236-241.

[493] https://coreem.net/core/tricyclic-antidepressant-toxicity/.

[494] https://www-uptodate-com-443.webvpn.bjmu.edu.cn/contents/sinus-tachycardia-evaluation-and-management.

[495] Scott O, Williams GJ, Fiddler GI. Results of 24 hour ambulatory monitoring of electrocardiogram in 131 healthy boys aged 10 to 13 years. Br Heart J,1980 ,44(3):304-308.

[496] Bjerregaard P. Mean 24 hour heart

rate, minimal heart rate and pauses in healthy subjects 40-79 years of age. Eur Heart J,1983,4(1):44-51.

[497] Fleming S, Thompson M, Stevens R, et al. Normal ranges of heart rate and respiratory rate in children from birth to 18 years of age: a systematic review of observational studies. Lancet,2011,377(9770):1011-1018.

[498] https://www.rch.org.au/clinicalguide/guideline_index/Normal_Ranges_for_Physiological_Variables/.

[499] Samet P. Hemodynamic sequelae of cardiac arrhythmias. Circulation,1973 ,47(2):399-407.

[500] Parrillo JE, Dellinger .Critical Care Medicine Principles of Diagnosis and Management in the Adult.Elsevier, Inc,2019:504-542.

[501] Anderson JL, Adams CD, Antman EM, et al. ACC/AHA 2007 guidelines for the management of patients with unstable angina/non ST-elevation myocardial infarction: a report of the American College of Cardiology/American Heart Association Task Force on Practice Guidelines (Writing Committee to Revise the 2002 Guidelines for the Management of Patients With Unstable Angina/Non ST-Elevation Myocardial Infarction): developed in collaboration with the American College of Emergency Physicians, the Society for Cardiovascular Angiography and Interventions, and the Society of Thoracic Surgeons: endorsed by the American Association of Cardiovascular and Pulmonary Rehabilitation and the Society for Academic Emergency Medicine. Circulation,2007,116(7):e148-304.

[502] Erbel R, Aboyans V, Boileau C, et al. 2014 ESC Guidelines on the diagnosis and treatment of aortic diseases: Document covering acute and chronic aortic diseases of the thoracic and abdominal aorta of the adult. The Task Force for the Diagnosis and Treatment of Aortic Diseases of the European Society of Cardiology (ESC). Eur Heart J,2014,35(41):2873-2926.

[503] Hiratzka LF, Bakris GL, Beckman JA, et al. 2010 ACCF/AHA/AATS/ACR/ASA/SCA/SCAI/SIR/STS/SVM guidelines for the diagnosis and management of patients with Thoracic Aortic Disease: a report of the American College of Cardiology Foundation/American Heart Association Task Force on Practice Guidelines, American Association for Thoracic Surgery, American College of Radiology, American Stroke Association, Society of Cardiovascular Anesthesiologists, Society for Cardiovascular Angiography and Interventions, Society of Interventional Radiology, Society of Thoracic Surgeons, and Society for Vascular Medicine. Circulation,2010,121(13):e266-369.

[504] Castro D, Sharma S. Hypokalemia. 2021 Jul 20. In: StatPearls [Internet]. Treasure Island (FL): StatPearls Publishing; 2021 Jan. PMID: 29494072.

[505] https://en.wikipedia.org/wiki/Cardiac_action_potential.

[506] https://en.wikipedia.org/wiki/Resting_potential.

[507] McCullough JR, Baumgarten CM, Singer DH. Intra- and extracellular potassium activities and the potassium equilibrium potential in partially depolarized human atrial cells. J Mol Cell Cardiol,1987,19(5):477-486.

[508] Wright SH. Generation of resting membrane potential. Adv Physiol Educ,2004 ,28(1-4):139-142.

[509] Weiss JN, Garfinkel A, Karagueuzian HS, et al. Early afterdepolarizations and cardiac arrhythmias. Heart Rhythm,2010,7(12):1891-1899.

[510] Tse G. Mechanisms of cardiac arrhythmias. J Arrhythm,2016,32(2):75-81.

[511] Yan GX, Antzelevitch C. Cellular basis for the normal T wave and the electrocardiographic manifestations of the long-QT syndrome. Circulation,1998,98(18):1928-1936.

[512] Osadchii OE, Olesen SP. Electrophysiological determinants of hypokalaemia-induced arrhythmogenicity in the guinea-pig heart. Acta Physiol (Oxf),2009 ,197(4):273-487.

[513] Tse G, Li KHC, Cheung CKY, et al. Arrhythmogenic Mechanisms in Hypokalaemia: Insights From Pre-clinical Models. Front Cardiovasc Med,2021 ,8:620539.

[514] Weaver WF, Burchell HB. Serum potassium and the electrocardiogram in hypokalemia. Circulation,1960,21(4):505-521.

[515] Pilia N, Severi S, Raimann JG, et al. Quantification and classification of potassium and calcium disorders

with the electrocardiogram: What do clinical studies, modeling, and reconstruction tell us? APL Bioeng,2020,4(4):041501.

[516] El-Sherif N, Turitto G. Electrolyte disorders and arrhythmogenesis. Cardiol J,2011,18(3):233-245.

[517] Kishimoto C, Tamaru K, Kuwahara H. Tall P waves associated with severe hypokalemia and combined electrolyte depletion. J Electrocardiol, 2014,47(1):93-94.

[518] Chua CE, Choi E, Khoo EYH. ECG changes of severe hypokalemia. QJM,2018,11(8):581-582.

[519] Widimsky F. Hypokalemia and the heart. E-Journal of Cardiology Practice,2008,7:9-12.

[520] Nilsson E, Gasparini A, Ärnlöv J, et al. Incidence and determinants of hyperkalemia and hypokalemia in a large healthcare system. Int J Cardiol,2017,245(4):277-284.

[521] https://emedicine.medscape.com/article/767448-overview#showall.

[522] Udensi UK, Tchounwou PB. Potassium Homeostasis, Oxidative Stress, and Human Disease. Int J Clin Exp Physiol,2017,4(3):111-122.

[523] Simon LV, Hashmi MF, Farrell MW. Hyperkalemia. 2021 Oct 10. In: StatPearls [Internet]. Treasure Island (FL): StatPearls Publishing; 2021 Jan. PMID: 29261936.

[524] Soar J, Perkins GD, Abbas G, et al. European Resuscitation Council Guidelines for Resuscitation 2010 Section 8. Cardiac arrest in special circumstances: Electrolyte abnormalities, poisoning, drowning, accidental hypothermia, hyperthermia, asthma, anaphylaxis, cardiac surgery, trauma, pregnancy, electrocution. Resuscitation,2010,;81(10):1400-1433.

[525] Weidmann S. Shortening of the cardiac action potential due to a brief injection of KCl following the onset of activity. J Physiol,1956,132(1):157-163.

[526] Gettes L, Surawicz B. Effects of low and high concentrations of potassium on the simultaneously recorded Purkinje and ventricular action potentials of the perfused pig moderator band. Circ Res,1968,23(6):717-729.

[527] Yang T, Roden DM. Extracellular potassium modulation of drug block of IKr. Implications for torsade de pointes and reverse use-dependence. Circulation,1996,93(3):407-411.

[528] Shaw RM, Rudy Y. Electrophysiologic effects of acute myocardial ischemia. A mechanistic investigation of action potential conduction and conduction failure. Circ Res,1997,80(1):124-138.

[529] Gima K, Rudy Y. Ionic current basis of electrocardiographic waveforms: a model study. Circ Res,2002,90(8):889-896.

[530] Aiba T, Shimizu W, Inagaki M, et al. Transmural heterogeneity of the action potential configuration in the feline left ventricle. Circ J,2003 ,67(5):449-454.

[531] Cheng JH, Kodama I. Two components of delayed rectifier K+ current in heart: molecular basis, functional diversity, and contribution to repolarization. Acta Pharmacol Sin,2004,25(2):137-145.

[532] Liu DW, Antzelevitch C. Characteristics of the delayed rectifier current (IKr and IKs) in canine ventricular epicardial, midmyocardial, and endocardial myocytes. A weaker IKs contributes to the longer action potential of the M cell. Circ Res,1995,76(3):351-365.

[533] Bryant SM, Wan X, Shipsey SJ, et al. Regional differences in the delayed rectifier current (IKr and IKs) contribute to the differences in action potential duration in basal left ventricular myocytes in guinea-pig. Cardiovasc Res,1998 ,40(2):322-331.

[534] Levine HD, VazifarJP, Lown B, et al. Tent-shaped T waves of normal amplitude in potassium intoxication. Am Heart J,1952,43(3):437-450.

[535] Montague BT, Ouellette JR, Buller GK. Retrospective review of the frequency of ECG changes in hyperkalemia. Clin J Am Soc Nephro,2008 ,3(2):324-330.

[536] Almukdad H. Hyperkalemia revisited. Saudi J Kidney Dis Transpl,2007 ,18(4):577-584.

[537] Ettinger PO, Regan TJ, Oldewurtel HA. Hyperkalemia, cardiac conduction, and the electrocardiogram: a review. Am Heart J,1974,88(3):360-371.

[538] Hariman RJ, Chen CM. Effects of hyperkalaemia on sinus nodal function in dogs: sino-ventricular conduction. Cardiovasc Res.,1983,17(9):509-517.

[539] Vassalle M, Hoffman BF. The spread of sinus activation during potassium administration. Circ Res,1965,17(4):285-295.

[540] Cohen HC, Gozo EG Jr, Pick A. The nature and type of arrhythmias in acute experimental hyperkalemia in the intact dog. Am Heart J,1971,82(6):777-785.

[541] Varga C, Kálmán Z, Szakáll A, et al. ECG alterations suggestive of hyperkalemia in normokalemic versus hyperkalemic patients. BMC Emerg Med,2019,19(1):33.

[542] Martinez-Vea A, Bardají A, Garcia C, et al. Severe hyperkalemia with minimal electrocardiographic manifestations: a report of seven cases. J Electrocardiol,1999,32(1):45-49.

[543] Carroll MF, Schade DS. A practical approach to hypercalcemia. Am Fam Physician,2003,;67(9):1959-1966.

[544] Sadiq NM, Naganathan S, Badireddy M. Hypercalcemia. 2021 Sep 11. In: StatPearls [Internet]. Treasure Island (FL): StatPearls Publishing; 2021 Jan. PMID: 28613465.

[545] Temte JV, Davis LD. Effect of calcium concentration on the transmembrane potentials of Purkinje fibers. Circ Res,1967,;20(1):32-44.

[546] Grandi E, Pasqualini FS, Pes C, et al. Theoretical investigation of action potential duration dependence on extracellular Ca2+ in human cardiomyocytes. J Mol Cell Cardiol,2009,46(3):332-342.

[547] Kazama I. High-calcium exposure to frog heart: a simple model representing hypercalcemia-induced ECG abnormalities. J Vet Med Sci,2017,79(1):71-75.

[548] Zeb M, McKenzie DB, Naheed B, et al. Hypercalcaemia and a Brugada-like ECG: An independent risk factor for fatal arrhythmias. Resuscitation,2010 ,81(8):1048-1050.

[549] Di Diego JM, Antzelevitch C. High [Ca2+]o-induced electrical heterogeneity and extrasystolic activity in isolated canine ventricular epicardium. Phase 2 reentry. Circulation,1994,89(4):1839-1850.

[550] Sonoda K, Watanabe H, Hisamatsu T, et al. High Frequency of Early Repolarization and Brugada-Type Electrocardiograms in Hypercalcemia. Ann Noninvasive Electrocardiol,2016,21(1):30-40.

[551] Douglas PS, Carmichael KA, Palevsky PM. Extreme hypercalcemia and electrocardiographic changes. Am J Cardiol,1984,54(6):674-675.

[552] Abugroun A, Tyle A, Faizan F, et al. Hypercalcemia-Induced ST-Segment Elevation Mimicking Acute Myocardial Injury: A Case Report and Review of the Literature. Case Rep Emerg Med,2020,2020:4159526.

[553] Wu LS, Wu CT, Hsu LA, et al. Brugada-like electrocardiographic pattern and ventricular fibrillation in a patient with primary hyperparathyroidism. Europace,2007,9(3):172-174.

[554] https://www.merckmanuals.com/professional/endocrine-and-metabolic-disorders/electrolyte-disorders/hypercalcemia.

[555] de Cleva R, Gontow N, de Brito FS, et al.Sinus bradycardia with junctional rhythm escape reverted with calcium gluconate. Arq Bras Cardiol,1994 ,62(5):347-349.

[556] Toaimah FHS, Alansari K. Near-fatal cardiac arrhythmia during intravenous calcium administration for symptomatic neonatal hypocalcemia: A case report. Journal of Emergency Medicine,Trauma & Acute Care,2016:13.

[557] https://www.drugs.com/pro/calcium-gluconate-injection.html#s20.

[558] https://www.merckmanuals.com/professional/endocrine-and-metabolic-disorders/electrolyte-disorders/hypercalcemia#.

[559] Le TN, Kerr PD, Sutherland DE, et al. Validation of 1-hour post-thyroidectomy parathyroid hormone level in predicting hypocalcemia. J Otolaryngol Head Neck Surg,2014,43(1):5.

[560] Cooper MS, Gittoes NJ. Diagnosis and management of hypocalcaemia. BMJ,2008,336(7656):1298-1302.

[561] Duval M, Bach K, Masson D, et al. Is severe hypocalcemia immediately life-threatening? Endocr Connect,2018,7(10):1067–1074.

[562] Goyal A, Anastasopoulou C, Ngu M, Singh S. Hypocalcemia. 2021 Aug 8. In: StatPearls [Internet]. Treasure Island (FL): StatPearls Publishing; 2021 Jan. PMID: 28613662.

[563] Lee HC. Serum Calcium: A Sudden Cardiac Arrest Risk Factor. Mayo Clin Proc, 2017,92(10):1466-1468.

[564] Loewe A, Lutz Y, Nairn D, et al. Hypocalcemia-Induced Slowing of Human Sinus Node Pacemaking. Biophys J,2019,117(12):2244-2254.

[565] Bronsky D, Dubin A, Waldstein S. Calcium and the electrocardiogram.II . The Electrocardiographic Manifestations of Hyperparathyroidism and of Marked Hypercalcemia from Various Other Etiologies.Am J Cardiol,1961,7(6):833-839.

[566] Bronsky D, Dubin A, Waldstein S. Calcium and the electrocardiogram.I . The Electrocardiographic Manifestations of Hypoparathyroidism.Am J Cardiol,1961,7(6):823-832.

[567] Kukla P, Kulik M, Jastrzębski M, et al. Severe hypocalcemia mimicking ST-segment elevation acute myocardial infarction. Ann Noninvasive Electrocardiol,2017,22(2):e12401.

[568] Adeel MY, Clarke JD, Shetty S, et al. Severe hypocalcemia mimicking acute inferior ST-segment elevation myocardial infarction. Oxf Med Case Reports,2018,2018(12):omy103.

[569] Ilveskoski E, Sclarovsky S, Nikus K. Severe hypocalcemia simulating ST-elevation myocardial infarction. Am J Emerg Med,2012,30(1):256.e3-6.

[570] https://emedicine.medscape.com/article/2172196-overview.

[571] Pérez-Riera AR, Barbosa-Barros R, Daminello Raimundo R, et al. The congenital long QT syndrome Type 3: An update. Indian Pacing Electrophysiol J,2018,18(1):25-35.

[572] RuDusky BM. ECG abnormalities associated with hypocalcemia. Chest,2001 ,119(2):668-669.

[573] Salvadori FB, Moreira EM, Dias MB,etal. Cardiac Arrest Due to Hypocalcemia. Int J Cardiovasc Sci,2020; [online]. https://www.scielo.br/j/ijcs/a/GKc9xSLXvsk8WGjjHvcNZWn/?lang=en.

[574] Surawicz B. Electrolytes and the electrocardiograim. Postgrad Med,1974 ,55(6):123-129.

[575] Chorin E, Rosso R, Viskin S. Electrocardiographic Manifestations of Calcium Abnormalities. Ann Noninvasive Electrocardiol, 2016,21(1):7-9.

[576] Langman CB, Cannata-Andía JB. Calcium in chronic kidney disease: myths and realities. Introduction. Clin J Am Soc Nephrol,2010,5 Suppl 1:S1-2.

[577] Naguib MT, Evans N. Combined false hyperkalemia and hypocalcemia due to specimen contamination during routine phlebotomy. South Med J,2002 ,95(10):1218-1220.

[578] https://www.merckmanuals.com/professional/endocrine-and-metabolic-disorders/electrolyte-disorders/overview-of-disorders-of-magnesium-concentration.

[579] Cascella M, Vaqar S. Hypermagnesemia. 2021 Jul 17. In: StatPearls [Internet]. Treasure Island (FL): StatPearls Publishing; 2021 Jan. PMID: 31747218.

[580] Fox C, Ramsoomair D, Carter C. Magnesium: its proven and potential clinical significance. South Med J,2001 ,94(12):1195-2201.

[581] https://www.merckmanuals.com/professional/endocrine-and-metabolic-disorders/electrolyte-disorders/hypermagnesemia.

[582] Rogiers P, Vermeier W, Kesteloot H, et al. Effect of the infusion of magnesium sulfate during atrial pacing on ECG intervals, serum electrolytes, and blood pressure. Am Heart J,1989 ,117(6):1278-1283.

[583] Iseri LT, Allen BJ, Ginkel ML, et al. Ionic biology and ionic medicine in cardiac arrhythmias with particular reference to magnesium. Am Heart J,1992 ,123(5):1404-1409.

[584] Rasmussen HS, Thomsen PE. The electrophysiological effects of intravenous magnesium on human sinus node, atrioventricular node, atrium, and ventricle. Clin Cardiol,1989,12(2):85-90.

[585] DiCarlo LA Jr, Morady F, de Buitleir M, et al. Effects of magnesium sulfate on cardiac conduction and refractoriness in humans. J Am Coll Cardiol,1986 ,7(6):1356-1362.

[586] Surawicz Bory, Lepeschkin E, Herrlich HC, et al. Low and High Magnesium Concentrations at Various Calcium Levels.Effect on the Monophasic Action Potential, Electrocardiogram, and Contractility of Isolated Rabbit Hearts. Circ Res,1961,9(4):811-818.

[587] Nishioka H. Missing P Wave on Electrocardiogram in Hypermagnesemia. Circ J,2020,84(9):1609.

[588] Agus ZS, Morad M. Modulation of cardiac ion channels by magnesium. Annu Rev Physiol,1991,53:299-307.

[589] https://www.merckmanuals.com/professional/endocrine-and-metabolic-disorders/electrolyte-disorders/hypomagnesemia.

[590] Omerovic S, M Das J. Chvostek Sign. 2021 May 9. In: StatPearls [Internet]. Treasure Island (FL): StatPearls Publishing; 2021 Jan. PMID: 31194466.

[591] Patel M, Hu EW. Trousseau Sign. 2021 Jul 19. In: StatPearls [Internet]. Treasure Island (FL): StatPearls Publishing; 2021 Jan. PMID: 32491764.

[592] https://emedicine.medscape.com/article/2038394-workup#showall.

[593] Pott C, Eckardt L, Goldhaber JI. Triple threat: the Na+/Ca2+ exchanger in the pathophysiology of cardiac arrhythmia, ischemia and heart failure. Curr Drug Targets,2011,12(5):737-747.

[594] Janvier NC, Boyett MR. The role of Na-Ca exchange current in the cardiac action potential. Cardiovasc Res,1996,32(1):69-84.

[595] Hoffman BF, Suckling EE. Effect of several cations on transmembrane potentials of cardiac muscle. Am J Physiol,1956,186(2):317-324.

[596] Seelig MS. Electrographic patterns of magnesium depletion appearing in alcoholic heart disease. Ann N Y Acad Sci,1969 ,162(2):906-917.

[597] Gragossian A, Bashir K, Friede R. Hypomagnesemia. 2021 Sep 6. In: StatPearls [Internet]. Treasure Island (FL): StatPearls Publishing; 2021 Jan. PMID: 29763179.

[598] https://emedicine.medscape.com/article/241185-overview#showall.

[599] https://www.merckmanuals.com/professional/endocrine-and-metabolic-disorders/electrolyte-disorders/hyperphosphatemia.

[600] Kirschbaum B. The acidosis of exogenous phosphate intoxication. Arch Intern Med,1998,158(4):405-408.

[601] Azzam I, Kovalev Y, Storch S, et al. Life threatening hyperphosphataemia after administration of sodium phosphate in preparation for colonoscopy. Postgrad Med J,2004,80(946):487-488.

[602] https://sma.org/wp-content/uploads/2014/10/CAR-2_Jones.pdf.

[603] Birkenfeld AL, Gollasch M, Göbel U, et al. The phosphorus connection--a puzzling business. Nephrol Dial Transplant,2004,19(6):1643-1645.

[604] https://www.merckmanuals.com/professional/endocrine-and-metabolic-disorders/electrolyte-disorders/hypophosphatemia.

[605] https://emedicine.medscape.com/article/767955-workup#showall.

[606] Meloche J, Gottschalk BH, Boles U, et al. Hypophosphatemia as a novel etiology of Brugada Phenocopy. Int J Cardiol,2016,208:70-71.

[607] Weatherall GA, Jardine DL. Pathologic U Waves Secondary to Severe Hypophosphatemia During Refeeding Syndrome. JAMA Intern Med,2021,181(8):1106-1107.

[608] Miszczuk K, Mroczek-Wacinska J, Piekarski R, et al. Ventricular bigeminy and trigeminy caused by hypophosphataemia during diabetic ketoacidosis treatment: a case report. Ital J Pediatr,2019,45(1):42.

[609] Schwartz A, Brotfain E, Koyfman L, et al. Association between Hypophosphatemia and Cardiac Arrhythmias in the Early Stage of Sepsis: Could Phosphorus Replacement Treatment Reduce the Incidence of Arrhythmias? Electrolyte Blood Press,2014,12(1):19-25.

[610] Yoshida T, Takemoto M. Impaired cardiac and neurological function with mild hypophosphatemia during insulin therapy for diabetic ketoacidosis and marked improvement with phosphate supplementation: A case report. J Diabetes Investig,2021,12(3):454-458.

[611] Imel EA, Econs MJ. Approach to the hypophosphatemic patient. J Clin Endocrinol Metab,2012,97(3):696-706.

[612] Shea AM, Hammill BG, Curtis LH, Szczech LA, Schulman KA. Medical costs of abnormal serum sodium levels. J Am Soc Nephrol,2008,19(4):764-770.

[613] https://www.rch.org.au/clinicalguide/guideline_index/Hypernatraemia/.

[614] https://bestpractice.bmj.com/topics/

en-us/1215.

[615] Gibson TC, Sugioka K, Sugioka M. The effect of acute alterations in blood sodium on the electrocardiogram. J El ectrocardiol,1974,7(2):127-136.

[616] Arambewela MH, Somasundaram NP, Garusinghe C. Extreme hypernatremia as a probable cause of fatal arrhythmia: a case report. J Med Case Rep,2016 ,10(1):272.

[617] Kazanji N, Al Assad W, Gjeorgjievski M, et al. Extreme hypernatremia (254 mmol/L) and electrocardiogram findings. Int Urol Nephrol,2015,47(5):871-872.

[618] Sonani B, Naganathan S, Al-Dhahir MA. Hypernatremia. 2021 Aug 1. In: StatPearls [Internet]. Treasure Island (FL): StatPearls Publishing; 2021 Jan. PMID: 28722989.

[619] Spasovski G, Vanholder R, Allolio B, et al. Clinical practice guideline on diagnosis and treatment of hyponatraemia. Nephrol Dial Transplant,2014,29 Suppl 2:i1-i39.

[620] Upadhyay A, Jaber BL, Madias NE. Incidence and prevalence of hyponatremia. Am J Med,2006,119(7 Suppl 1):S30-35.

[621] DeVita MV, Gardenswartz MH, Konecky A, et al. Incidence and etiology of hyponatremia in an intensive care unit. Clin Nephrol,1990,34(4):163-166.

[622] Mouallem M, Friedman E, Shemesh Y, et al. Cardiac conduction defects associated with hyponatremia. Clin Cardiol,1991,14(2):165-168.

[623] Kottwitz J, Akdis D, Duru F, et al. Severe Hyponatremia Leading to Complete Atrioventricular Block. Am J Med,2016,129(10):e243-244.

[624] Karabag T, Kalayci B, Sayin MR, et al. Atrioventricular conduction defect associated with severe hyponatremia. Clujul Med,2018 ,91(3):342-345.

[625] Johri AM, Baranchuk A, Simpson CS, et al. ECG manifestations of multiple electrolyte imbalance: peaked T wave to P wave ("tee-pee sign"). Ann Noninvasive Electrocardi ol,2009,14(2):211-214.

[626] https://www.msdmanuals.com/en-gb/professional/endocrine-and-metabolic-disorders/electrolyte-disorders/hyponatremia.

[627] Ramsaroop K, Seecheran R, Seecheran V, et al. Suspected hyponatremia-induced Brugada phenocopy. Int Med Case Rep J,2019,12:61-65.

[628] Rattanawong P, Senthong V. Hyponatremia induced Brugada syndrome mimicking ST segment elevation myocardial infarction. J Arrhythmia. 2021;00:1–3.

[629] Wolk R, Kane KA, Cobbe SM, et al. Regional electrophysiological effects of hypokalaemia, hypomagnesaemia and hyponatraemia in isolated rabbit hearts in normal and ischaemic conditions. Cardiovasc Res,1998,40(3):492-501.

[630] Yagishita A, Hachiya H, Higuchi K, et al.Differentiationofatrialtac hycardiafromotherlongRPtachyc ardiasby electrocardiographicch aracteristics. Journal ofArrhythm ia,2014,30(5):376-381.

[631] Brugada J, Katritsis DG, Arbelo E, et al. 2019 ESC Guidelines for the management of patients with supraventricular tachycardiaThe Task Force for the management of patients with supraventricular tachycardia of the European Society of Cardiology (ESC). Eur Heart J,2020,41(5):655-720.

[632] Custer AM, Yelamanchili VS, Lappin SL. Multifocal Atrial Tachycardia. 2021 Jul 22. In: StatPearls [Internet]. Treasure Island (FL): StatPearls Publishing; 2021 Jan. PMID: 29083603.

[633] Lipson MJ, Naimi S. Multifocal atrial tachycardia (chaotic atrial tachycardia). Clinical associations and significance. Circulati on,1970,42(3):397-407.

[634] Sarquella-Brugada G, Campuzano O, Arbelo E, et al. Brugada syndrome: clinical and genetic findings. Genet Med,2016,18(1):3-12.

[635] Brugada J, Campuzano O, Arbelo E, et al. Present Status of Brugada Syndrome: JACC State-of-the-Art Review. J Am Coll Cardiol,2018,72(9):1046-1059.

[636] Priori SG, Wilde AA, Horie M, et al. Executive summary: HRS/EHRA/APHRS expert consensus statement on the diagnosis and management of patients with inherited primary arrhythmia syndromes. Europace,2013 ,15(10):1389-1406.

[637] Ohkubo K, Watanabe I, Okumura Y, et al. A new criteria differentiating type 2 and 3 Brugada patterns from ordinary incomplete right bundle branch block. Int Heart J,2011,52(3):159-163.

[638] Chevallier S, Forclaz A, Tenkorang J, et al. New electrocardiographic criteria for discriminating between Brugada types 2 and 3 patterns and incomplete right bundle branch block. J Am Coll Cardiol,2011,58(22):2290-2298.

[639] Sieira J, Brugada P. The definition of the Brugada syndrome. Eur Heart J,2017 ,38(40):3029-3034.

[640] Wilde AA, Antzelevitch C, Borggrefe M, et al. Proposed diagnostic criteria for the Brugada syndrome: consensus report. Circulation,2002,106(19):2514-2519.

[641] Mizusawa Y, Wilde AA. Brugada syndrome. Circ Arrhythm Electrophysiol,2012 ,5(3):606-616.

[642] https://en.wikipedia.org/wiki/Brugada_syndrome.

[643] Antzelevitch C. The Brugada syndrome: diagnostic criteria and cellular mechanisms. Eur Heart J,2001,22(5):356-363.

[644] Minoura Y, Di Diego JM, Barajas-Martínez H, et al. Ionic and cellular mechanisms underlying the development of acquired Brugada syndrome in patients treated with antidepressants. J Cardiovasc Electrophysiol,2012 ,23(4):423-432.

[645] Yan GX, Antzelevitch C. Cellular basis for the Brugada syndrome and other mechanisms of arrhythmogenesis associated with ST-segment elevation. Circulation,1999,100(15):1660-1666.

[646] Naccarelli GV, Antzelevitch C. The Brugada syndrome: clinical, genetic, cellular, and molecular abnormalities. Am J Med,2001,110(7):573-581.

[647] Molina CE, Heijman J, Dobrev D. Differences in Left Versus Right Ventricular Electrophysiological Properties in Cardiac Dysfunction and Arrhythmogenesis. Arrhythm Electrophysiol Rev,2016,5(1):14-19.

[648] Wilde AA, Postema PG, Di Diego JM, et al. The pathophysiological mechanism underlying Brugada syndrome: depolarization versus repolarization. J Mol Cell Cardiol,2010,49(4):543-553.

[649] Meregalli PG, Wilde AA, Tan HL. Pathophysiological mechanisms of Brugada syndrome: depolarization disorder, repolarization disorder, or more? Cardiovasc Res,2005,67(3):367-378.

[650] Gussak I, Antzelevitch C, Bjerregaard P, et al. The Brugada syndrome: clinical, electrophysiologic and genetic aspects. J Am Coll Cardiol,1999 ,33(1):5-15.

[651] Brugada JI. Management of patients with a Brugada ECG pattern. e-Journal of Cardiology Practice,2009,7(24).

[652] Rodriguez Ziccardi M, Goyal A, Maani CV. Atrial Flutter. 2021 Aug 11. In: StatPearls [Internet]. Treasure Island (FL): StatPearls Publishing; 2021 Jan. PMID: 31082029.

[653] Issa ZF, Miller JM, Zipes DP.Clinical Arrhythmology and Electrophysiology.Elsevier, Inc,2019:339-374.

[654] Cosío FG. Atrial Flutter, Typical and Atypical: A Review. Arrhythm Electrophysiol Rev,2017,6(2):55-62.

[655] Issa ZF, Miller JM, Zipes DP.Clinical Arrhythmology and Electrophysiology.Elsevier, Inc,2019:1-15.

[656] Cosio FG, López-Gil M, Goicolea A, et al. Radiofrequency ablation of the inferior vena cava-tricuspid valve isthmus in common atrial flutter. Am J Cardiol,1993,71(8):705-709.

[657] Klimek-Piotrowska W, Hołda MK, Koziej M, et al. Clinical Anatomy of the Cavotricuspid Isthmus and Terminal Crest. PLoS One,2016,11(9):e0163383.

[658] Kibos A., Knight B., Essebag V., et al. Cardiac Arrhythmias. Springer, London,2014:77-93.

[659] Doni F, Staffiere E, Manfredi M, et al. Type II atrial flutter interruption with transesophageal pacing: use of propafenone and possible change of the substrate. Pacing Clin Electrophysiol,1996,19(11 Pt 2):1958-1961.

[660] Damato AN, Varghese PJ, Caracta AR, et al. Functional 2:1 A-V block within the His-Purkinje system. Simulation of type II second-degree A-V block. Circulation,1973,47(3):534-542.

[661] Simson MB, Spear JF, Moore EN. Electrophysiologic studies on atrioventricular nodal Wenckebach cycles. Am J Cardiol,1978 ,41(2):244-258.

[662] Kim DY, Kim SH, Ryu KH. Tachycardia induced Cardiomyopathy. Korean Circ J,2019,49(9):808-817.

[663] Oka S, Kai T, Hoshino K, et al. Rate Versus Rhythm Control in

Tachycardia-Induced Cardiomyopathy Patients with Persistent Atrial Flutter. Int Heart J,2021,62(1):119-126.

[664] Nikolić G. The Bix rule. Heart Lung,2008,37(4):321-322.

[665] Hopkins E, Sanvictores T, Sharma S. Physiology, Acid Base Balance. 2021 Sep 14. In: StatPearls [Internet]. Treasure Island (FL): StatPearls Publishing; 2021 Jan. PMID: 29939584.

[666] https://www.msdmanuals.com/home/hormonal-and-metabolic-disorders/acid-base-balance/overview-of-acid-base-balance.

[667] https://www.msdmanuals.com/home/hormonal-and-metabolic-disorders/acid-base-balance/acidosis.

[668] Burger M, Schaller DJ. Metabolic Acidosis. 2021 Jul 26. In: StatPearls [Internet]. Treasure Island (FL): StatPearls Publishing; 2021 Jan. PMID: 29489167.

[669] Patel S, Sharma S. Respiratory Acidosis. 2021 Jun 24. In: StatPearls [Internet]. Treasure Island (FL): StatPearls Publishing; 2021 Jan. PMID: 29494037.

[670] Foucher CD, Tubben RE. Lactic Acidosis. 2021 Jul 19. In: StatPearls [Internet]. Treasure Island (FL): StatPearls Publishing; 2021 Jan. PMID: 29262026.

[671] Allyn J, Vandroux D, Jabot J, et al. Prognosis of patients presenting extreme acidosis (pH <7) on admission to intensive care unit. J Crit Care,2016 ,31(1):243-248.

[672] Noritomi DT, Soriano FG, Kellum JA, et al. Metabolic acidosis in patients with severe sepsis and septic shock: a longitudinal quantitative study. Crit Care Med,2009,37(10):2733-2739.

[673] Vecchio S, Protti A. Metformin-induced lactic acidosis: no one left behind. Crit Care,2011,15(1):107.

[674] Paz Y, Zegerman A, Sorkine P, et al. Severe acidosis does not predict fatal outcomes in intensive care unit patients: a retrospective analysis. J Crit Care,2014,29(2):210-213.

[675] https://www.thoracic.org/professionals/clinical-resources/critical-care/clinical-education/abgs.php.

[676] Castro D, Patil SM, Keenaghan M. Arterial Blood Gas. 2021 Jul 29. In: StatPearls [Internet]. Treasure Island (FL): StatPearls Publishing; 2021 Jan. PMID: 30725604.

[677] https://www.kidneyfund.org/kidney-disease/chronic-kidney-disease-ckd/complications/metabolic-acidosis/.

[678] Jung B, Martinez M, Claessens YE, et al. Diagnosis and management of metabolic acidosis: guidelines from a French expert panel. Ann Intensive Care,2019,9(1):92.

[679] Satoh H, Seyama I. On the mechanism by which changes in extracellular pH affect the electrical activity of the rabbit sino-atrial node. J Physiol,1986,381:181-191.

[680] Komukai K, Brette F, Orchard CH. Electrophysiological response of rat atrial myocytes to acidosis. Am J Physiol Heart Circ Physiol,2002 ,283(2):H715-724.

[681] Nisbet AM, Burton FL, Walker NL, et al. Acidosis slows electrical conduction through the atrio-ventricular node. Front Physiol,2014,5:233. doi: 10.3389/fphys.2014.00233.

[682] Cheng H, Smith GL, Orchard CH, et al. Acidosis inhibits spontaneous activity and membrane currents in myocytes isolated from the rabbit atrioventricular node. J Mol Cell Cardiol,2009,46(1):75-85.

[683] Spitzer KW, Hogan PM. The effects of acidosis and bicarbonate on action potential repolarization in canine cardiac Purkinje fibers,J Gen Physiol,1979 ,73(2):199-218.

[684] Crampin EJ, Smith NP. A dynamic model of excitation-contraction coupling during acidosis in cardiac ventricular myocytes. Biophys J,2006,90(9):3074-3090.

[685] Kagiyama Y, Hill JL, Gettes LS. Interaction of acidosis and increased extracellular potassium on action potential characteristics and conduction in guinea pig ventricular muscle. Circ Res,1982 ,51(5):614-623.

[686] Swietach P, Rossini A, Spitzer KW, et al. H+ ion activation and inactivation of the ventricular gap junction: a basis for spatial regulation of intracellular pH. Circ Res,2007,100(7):1045-1054.

[687] Aberra A, Komukai K, Howarth FC, et al. The effect of acidosis on the ECG of the rat heart. Exp Physiol,2001,86(1):27-31.

[688] Agrawal A, Martinez B.Heart

Block in Severe Acidosis.Int J Clin Med Imaging,2019,6: 644. doi:10.4172/2376-0249.1000644.

[689] Reid JA, Enson Y, Harvey RM, et al. The Effect of Variations in Blood pH upon the Electrocardiogram in Man. Circulation,1965,31:369-373.

[690] Yenigun EC, Aypak C, Turgut D, et al. Effect of metabolic acidosis on QT intervals in patients with chronic kidney disease. Int J Artif Organs,2016,39(6):27227-6.

[691] Kuppermann N, Park J, Glatter K, et al. Prolonged QT interval corrected for heart rate during diabetic ketoacidosis in children. Arch Pediatr Adolesc Med,2008,162(6):544-549.

[692] Aronson PS, Giebisch G. Effects of pH on potassium: new explanations for old observations. J Am Soc Nephrol,2011,22(11):1981-1989.

[693] Palmer BF, Clegg DJ. Physiology and Pathophysiology of Potassium Homeostasis: Core Curriculum 2019. Am J Kidney Dis,2019,74(5):682-695.

[694] Palmer BF, Clegg DJ. Physiology and pathophysiology of potassium homeostasis. Adv Physiol Educ,2016,40(4):480-490.

[695] Ghimire P, Dhamoon AS. Ketoacidosis. 2021 Aug 11. In: StatPearls [Internet]. Treasure Island (FL): StatPearls Publishing; 2021 Jan. PMID: 30521269.

[696] Wang J, Williams DE, Narayan KM, et al. Declining death rates from hyperglycemic crisis among adults with diabetes, U.S., 1985-2002. Diabetes Care,2006,29(9):2018-2022.

[697] Evans K. Diabetic ketoacidosis: update on management. Clin Med (Lond),2019,19(5):396-398.

[698] Elenizi K, Alharthi R, Matta A, et al.QRS-widening in late stage Diabetic Ketoacidosis (DKA) masking an Acute Coronary Syndrome (ACS): A Case Approach and Review of the Literature. A Case Report. OSP J Case Rep,2020(2):JCR-2-110

[699] Al-Mallah M, Zuberi O, Arida M, et al. Positive troponin in diabetic ketoacidosis without evident acute coronary syndrome predicts adverse cardiac events. Clin Cardiol,2008,31(2):67-71.

[700] Dhir SB, Husain A. ST-Segment Elevation and Normokalemia in Acute Diabetic Ketoacidosis: Case Report and Brief Literature Review. Int J Med Students,2020,8(1):33-35.

[701] Kaefer K, Botta I, Mugisha A, et al. Acute coronary syndrome and diabetic keto acidosis: the chicken or the egg? Ann Transl Med,2019,7(16):397.

[702] Wray J, Yoo MJ, Bridwell RE, et al. ST-Segment Elevation in the Setting of Diabetic Ketoacidosis: Is It Acute Coronary Syndrome? Cureus,2020,12(3):e7409.

[703] https://www.medscape.com/answers/118361-11140/what-is-the-role-of-ecg-in-the-workup-of-diabetic-ketoacidosis-dka.

[704] Mahapatra S, Heffner AC. Septic Shock. 2021 Jun 24. In: StatPearls [Internet]. Treasure Island (FL): StatPearls Publishing; 2021 Jan. PMID: 28613689.

[705] Hotchkiss RS, Moldawer LL, Opal SM, et al. Sepsis and septic shock. Nat Rev Dis Primers,2016,2:16045.

[706] Vincent JL, Rello J, Marshall J, et al. International study of the prevalence and outcomes of infection in intensive care units. JAMA,2009,302(21):2323-2329.

[707] Angus DC, van der Poll T. Severe sepsis and septic shock. N Engl J Med,2013,369(9):840-851. doi: 10.1056/NEJMra1208623. Erratum in: N Engl J Med,2013,369(21):2069.

[708] Makara MA, Hoang KV, Ganesan LP,et al. Cardiac Electrical and Structural Changes During Bacterial Infection: An Instructive Model to Study Cardiac Dysfunction in Sepsis. J Am Heart Assoc,2016,5(9):e003820.

[709] Merx MW, Weber C. Sepsis and the heart. Circulation,2007,116(7):793-802.

[710] Drosatos K, Lymperopoulos A, Kennel PJ, et al. Pathophysiology of sepsis-related cardiac dysfunction: driven by inflammation, energy mismanagement, or both? Curr Heart Fail Rep,2015,12(2):130-140.

[711] Rich MM, McGarvey ML, Teener JW, et al. ECG changes during septic shock. Cardiology,2002,97(4):187-196.

[712] Madias JE, Bazaz R. On the mechanism of the reduction in the ECG QRS amplitudes in patients with sepsis. Cardiology,2003,99(3):166-168.

[713] Balik M, Matousek V, Maly M, et al. Management of arrhythmia in sepsis

and septic shock. Anaesthesiol Intensive Ther,2017,49(5):419-429.

[714] Schwartz A, Brotfain E, Koyfman L, et al. Cardiac Arrhythmias in a Septic ICU Population: A Review. J Crit Care Med (Targu Mures),2015,1(4):140-146.

[715] Shahreyar M, Fahhoum R, Akinseye O, et al. Severe sepsis and cardiac arrhythmias. Ann Transl Med,2018,6(1):6.

[716] https://www.jacc.org/doi/full/10.1016/S0735-1097%2817%2933527-1.

[717] Frencken JF, Donker DW, Spitoni C, et al. Myocardial Injury in Patients With Sepsis and Its Association With Long-Term Outcome. Circ Cardiovasc Qual Outcomes,2018,11(2):e004040.

[718] Sur M, Shah AD. Alkalosis. 2021 Jan 12. In: StatPearls [Internet]. Treasure Island (FL): StatPearls Publishing; 2021 Jan. PMID: 31424853.

[719] Woodruff LW. The electrocardiogram in alkalosis. Ann Intern Med,1950,32(3):562-565.

[720] Rutherford JJ, Clutton-Brock TH, Parkes MJ. Hypocapnia reduces the T wave of the electrocardiogram in normal human subjects. Am J Physiol Regul Integr Comp Physiol,2005,289(1):R148-155.

[721] Kim KT.Intracellular pH and Electrocardiogram of the Metabolic Acidosis and Alkalosis in Rabbits. Clin Exp Pediatr.,1972,15(2):127-136.

[722] Neill WA, Hattenhauer M. Impairment of myocardial O2 supply due to hyperventilation. Circulation,1975,52(5):854-858.

[723] Rowe GG, Castillo CA, Crumpton CW. Effects of hyperventilation on systemic and coronary hemodynamics. Am Heart J,1962,63(1):67-77.

[724] Alsafadi H, Swain W. Lessons of the month 2: A forgotten cause of transient T-wave inversion. Clin Med (Lond),2019,19(4):334-335.

[725] Wyndham CR. Atrial fibrillation: the most common arrhythmia. Tex Heart Inst J,2000,27(3):257-267.

[726] Goodacre S, Irons R. ABC of clinical electrocardiography: Atrial arrhythmias. BMJ,2002,324(7337):594-597.

[727] European Heart Rhythm Association; European Association for Cardio-Thoracic Surgery, Camm AJ, et al. Guidelines for the management of atrial fibrillation: the Task Force for the Management of Atrial Fibrillation of the European Society of Cardiology (ESC). Eur Heart J,2010,31(19):2369-2429.

[728] Thurmann M, Janney JG Jr. The diagnostic importance of fibrillatory wave size. Circulation,1962(1);25:991-994.

[729] Staerk L, Sherer JA, Ko D, et al. Atrial Fibrillation: Epidemiology, Pathophysiology, and Clinical Outcomes. Circ Res,2017,120(9):1501-1517.

[730] D Zaipes, J Jalife.Cardiac Electrophysiology and Arrhythmia. Grune and Stratton, Orlando, FL.1985:265-275.

[731] M. Yamazaki, J. Jalife. Pathophysiology of atrial fibrillation: From initiation to maintenanc. Journal of Arrhythmia,2012,28(3):129-139.

[732] Fuster V, Rydén LE, Cannom DS, et al. ACC/AHA/ESC 2006 Guidelines for the Management of Patients with Atrial Fibrillation: a report of the American College of Cardiology/American Heart Association Task Force on Practice Guidelines and the European Society of Cardiology Committee for Practice Guidelines (Writing Committee to Revise the 2001 Guidelines for the Management of Patients With Atrial Fibrillation): developed in collaboration with the European Heart Rhythm Association and the Heart Rhythm Society. Circulation,2006,114(7):e257-354.

[733] Yamauchi S, Imura H, Bessho R, et al. Simultaneous surgical correction of a common atrium and impure flutter. Ann Thorac Surg,1997,64(2):548-552.

[734] Vadmann H, Nielsen PB, Hjortshøj SP, et al. Atrial flutter and thromboembolic risk: a systematic review. Heart,2015,101(18):1446-1455.

[735] Staszewski J, Bilbin-Bukowska A, Szypowski W,et al. Cerebrovascular accidents differ between patients with atrial flutter and patients with atrial fibrillation. Archives of Medical Science,2021,17(6). doi:10.5114/aoms.2019.81669.

[736] Hindricks G, Potpara T, Dagres N, et al. 2020 ESC Guidelines for the diagnosis and management of atrial fibrillation developed in collaboration

with the European Association for Cardio-Thoracic Surgery (EACTS): The Task Force for the diagnosis and management of atrial fibrillation of the European Society of Cardiology (ESC) Developed with the special contribution of the European Heart Rhythm Association (EHRA) of the ESC. Eur Heart J,2021 ,42(5):373-498.

[737] Pinto DS, Ho KK, Zimetbaum PJ, et al. Sinus versus nonsinus tachycardia in the emergency department: importance of age and heart rate. BMC Cardiovasc Disord,2003,3:7.

[738] Rankin AJ, Rankin SH. Cardioverting acute atrial fibrillation and the risk of thromboembolism: not all patients are created equal . Clin Med (Lond),2017,17(5):419-423.

[739] Lane DA, Lip GY. Use of the CHA(2) DS(2)-VASc and HAS-BLED scores to aid decision making for thromboprophylaxis in nonvalvular atrial fibrillation. Circulati on,2012,126(7):860-865.

[740] Lip GY, Frison L, Halperin JL, et al. Identifying patients at high risk for stroke despite anticoagulation: a comparison of contemporary stroke risk stratification schemes in an anticoagulated atrial fibrillation cohort. Stroke,2010,41(12):2731-2738.

[741] Lip GY, Nieuwlaat R, Pisters R, et al. Refining clinical risk stratification for predicting stroke and thromboembolism in atrial fibrillation using a novel risk factor-based approach: the euro heart survey on atrial fibrillation. Chest,2010 ,137(2):263-272.

[742] Friberg L, Rosenqvist M, Lip GY. Evaluation of risk stratification schemes for ischaemic stroke and bleeding in 182 678 patients with atrial fibrillation: the Swedish Atrial Fibrillation cohort study. Eur Heart J,2012,33(12):1500-1510.

[743] Shikdar S, Vashisht R, Bhattacharya PT. International Normalized Ratio (INR). 2021 May 10. In: StatPearls [Internet]. Treasure Island (FL): StatPearls Publishing; 2021 Jan. PMID: 29939529.

[744] Gateman D, Trojnar ME, Agarwal G. Time in therapeutic range: Warfarin anticoagulation for atrial fibrillation in a community-based practice. Can Fam Physician,2017,63(10):e425-e431.

[745] Wan Y, Heneghan C, Perera R, et al. Anticoagulation control and prediction of adverse events in patients with atrial fibrillation: a systematic review. Circ Cardiovasc Qual Outcomes,2008 ,1(2):84-91.

[746] Pisters R, Lane DA, Nieuwlaat R, et al. A novel user-friendly score (HAS-BLED) to assess 1-year risk of major bleeding in patients with atrial fibrillation: the Euro Heart Survey. Chest,2010,138(5):1093-1100.

[747] Waller BF, Orr CM, Slack JD, et al. Anatomy, histology, and pathology of coronary arteries: a review relevant to new interventional and imaging techniques--Part I. Clin Cardiol,1992,15(6):451-457.

[748] Kalbfleisch H, Hort W. Quantitative study on the size of coronary artery supplying areas postmortem. Am Heart J,1977,94(2):183-188.

[749] Ragosta M. Left main coronary artery disease: importance, diagnosis, assessment, and management. Curr Probl Cardiol,2015,40(3):93-126.

[750] Seecheran R, Kawall T, Seecheran V, et al. Chronic Total Occlusion of the Left Main Coronary Artery in an HIV-Infected Patient. Int Med Case Rep J,2020 ,13:623-629.

[751] Zweiker R, Stoschitzky K, Klein W. Images in cardiology. Occlusion of the left main coronary artery without myocardial infarction. Heart,2000,83(6):672.

[752] Trnka KE, Febres-Roman PR, Cadigan RA, et al. Total occlusion of the left main coronary artery: clinical and catheterization findings. Clin Cardiol,1980,3(5):352-355.

[753] Stahl LD, Weiss HR, Becker LC. Myocardial oxygen consumption, oxygen supply/demand heterogeneity, and microvascular patency in regionally stunned myocardium. Circu lation,1988,77(4):865-872.

[754] Beyar R, Sideman S. Left ventricular mechanics related to the local distribution of oxygen demand throughout the wall. Circ Res,1986 ,;58(5):664-677.

[755] Ogobuiro I, Wehrle CJ, Tuma F. Anatomy, Thorax, Heart Coronary Arteries. 2021 Jul 28. In: StatPearls [Internet]. Treasure Island (FL): StatPearls Publishing; 2021 Jan. PMID: 30521211.

[756] Nikus KC, Eskola MJ. Electrocardiogram patterns in acute

left main coronary artery occlusion. J Electrocardiol,2008,41(6):626-629.

[757] Yamaji H, Iwasaki K, Kusachi S, et al. Prediction of acute left main coronary artery obstruction by 12-lead electrocardiography. ST segment elevation in lead aVR with less ST segment elevation in lead V(1). J Am Coll Cardiol,2001 ,38(5):1348-1354.

[758] Barrabés JA, Figueras J, Moure C, et al. Prognostic value of lead aVR in patients with a first non-ST-segment elevation acute myocardial infarction. Circulation,2003,108(7):814-819.

[759] Tamura A. Significance of lead aVR in acute coronary syndrome. World J Cardiol,2014,6(7): 630-637.

[760] González-Bravo DH, Escabí-Mendoza J. Electrocardiographic Recognition of Unprotected Left Main ST-Segment Elevation Myocardial Infarction: Looking Beyond aVR. JACC Case Rep,2021,3(5):754-759.

[761] Frink RJ, James TN. Normal blood supply to the human His bundle and proximal bundle branches. Circulation,1973,47(1):8-18.

[762] Rapaport E.Early Interventions in Acute Myocardial Infarction.Kluwer academic publishers, 1989:45-66.

[763] Ellestad MH, Wan MK. Predictive implications of stress testing. Follow-up of 2700 subjects after maximum treadmill stress testing. Circulation,1975,51(2):363-369.

[764] Nikus K, Pahlm O, Wagner G, et al. Electrocardiographic classification of acute coronary syndromes: a review by a committee of the International Society for Holter and Non-Invasive Electrocardiology. J Electrocardiol,2010,43(2):91-103.

[765] Nikus KC, Eskola MJ, Virtanen VK, et al. ST-depression with negative T waves in leads V4-V5--a marker of severe coronary artery disease in non-ST elevation acute coronary syndrome: a prospective study of Angina at rest, with troponin, clinical, electrocardiographic, and angiographic correlation. Ann Noninvasive Electrocardiol,2004,9(3):207-214.

[766] Wagner GS, Macfarlane P, Wellens H, et al. AHA/ACCF/HRS recommendations for the standardization and interpretation of the electrocardiogram: part VI: acute ischemia/infarction: a scientific statement from the American Heart Association Electrocardiography and Arrhythmias Committee, Council on Clinical Cardiology; the American College of Cardiology Foundation; and the Heart Rhythm Society: endorsed by the International Society for Computerized Electrocardiology. Circulation,2009 ,119(10):e262-270.

[767] Gorgels AP, Vos MA, Mulleneers R, et al. Value of the electrocardiogram in diagnosing the number of severely narrowed coronary arteries in rest angina pectoris. Am J Cardiol,1993,72(14):999-1003.

[768] Ibanez B, James S, Agewall S, et al. 2017 ESC Guidelines for the management of acute myocardial infarction in patients presenting with ST-segment elevation: The Task Force for the management of acute myocardial infarction in patients presenting with ST-segment elevation of the European Society of Cardiology (ESC). Eur Heart J,2018,39(2):119-177.

[769] Lee HS, Cross SJ, Rawles JM, Jennings KP. Patients with suspected myocardial infarction who present with ST depression. Lancet,1993,342(8881):1204-1207.

[770] Menown IB, Mackenzie G, Adgey AA. Optimizing the initial 12-lead electrocardiographic diagnosis of acute myocardial infarction. Eur Heart J,2000,21(4):275-283.

[771] Atie J, Brugada P, Brugada J, et al. Clinical presentation and prognosis of left main coronary artery disease in the 1980s. Eur Heart J,1991 ,12(4):495-502.

[772] Knotts RJ, Wilson JM, Kim E, et al. Diffuse ST depression with ST elevation in aVR: Is this pattern specific for global ischemia due to left main coronary artery disease? J Electrocardiol,2013,46(3):240-248.

[773] Goldreyer BN, Gallagher JJ, Damato AN. The electrophysiologic demonstration of atrial ectopic tachycardia in man. Am Heart J,1973 ,85(2):205-215.

[774] Issa ZF, Miller JM, Zipes DP.Clinical Arrhythmology and Electrophysiology.Elsevier, Inc,2019:705-738.

[775] Hafeez Y, Grossman SA. Junctional Rhythm. 2021 Jul 19. In: StatPearls [Internet]. Treasure Island (FL): StatPearls Publishing; 2021 Jan. PMID: 29939537.

[776] Rosen KM. Junctional tachycardia. Mechanisms, diagnosis, differential diagnosis, and management. Circulation,1973,47(3):654-664.

[777] Knoebel SB, Fisch C. Accelerated junctional escape. A clinical and electrocardiographic study. Circulation,1974,50(1):151-158.

[778] Ceviz N, Celik V, Olgun H, et al. Accelerated junctional rhythm in children with acute rheumatic fever: is it specific to the disease? Cardiol Young,2014,24(3):464-468.

[779] Konecke LL, Knoebel SB. Nonparoxysmal junctional tachycardia complicating acute myocardial infarction. Circulation,1972,45(2):367-374.

[780] Palileo EV, Bauernfeind RA, Swiryn SP, et al. Chronic nonparoxysmal junctional tachycardia. Chest,1981,80(1):106-108.

[781] Santinelli V, Chiariello M, Condorelli M. Nonparoxysmal atrioventricular junctional rhythm. A clinical and electrophysiologic study. Eur Heart J,1984 ,5(4):304-307.

[782] Seghaye MC, Duchateau J, Grabitz RG, et al. Histamine liberation related to cardiopulmonary bypass in children: possible relation to transient postoperative arrhythmias. J Thorac Cardiovasc Surg,1996 ,111(5):971-981.

[783] Seethala S, Albright K, Jampana SV, et al. Accelerated Junctional Rhythm on a Routine Electrocardiogram: An Unusual Presentation of Cardiac Sarcoidosis. The Open Cardiovascular Imaging Journal, 2011,3:10-12.

[784] Angsubhakorn N, Akdemir B, Bertog S, et al. Junctional rhythm following transcatheter aortic valve replacement. HeartRhythm Case Rep,2020,6(10):749-753.

[785] Ashraf M, Goyal A. Junctional Ectopic Tachycardia. 2021 Jul 28. In: StatPearls [Internet]. Treasure Island (FL): StatPearls Publishing; 2021 Jan. PMID: 32809686.

[786] Mildh L, Hiippala A, Rautiainen P, et al. Junctional ectopic tachycardia after surgery for congenital heart disease: incidence, risk factors and outcome. Eur J Cardiothorac Surg,2011,39(1):75-80.

[787] Francis J. Junctional ectopic tachycardia. Indian Pacing Electrophysiol J,2010 ,10(7):288-291.

[788] Sarubbi B, Vergara P, D'Alto M, et al. Congenital junctional ectopic tachycardia: presentation and outcome. Indian Pacing Electrophysiol J,2003 3(3):143-147.

[789] Sarubbi B, Musto B, Ducceschi V, et al. Congenital junctional ectopic tachycardia in children and adolescents: a 20 year experience based study. Heart,2002,88(2):188-190.

[790] Haas NA, Plumpton K, Justo R, et al. Postoperative junctional ectopic tachycardia (JET). Z Kardiol,2004,93(5):371-380.

[791] Kylat RI, Samson RA. Junctional ectopic tachycardia in infants and children. J Arrhythm,2019,36(1):59-66.

[792] Alasti M, Mirzaee S, Machado C, et al. Junctional ectopic tachycardia (JET). J Arrhythm,2020,36(5):837-844.

[793] Villain E, Vetter VL, Garcia JM, et al. Evolving concepts in the management of congenital junctional ectopic tachycardia. A multicenter study. Circulation,1990 ,81(5):1544-1549.

[794] Hoffman BF. Physiology of atrioventricular transmission. Circulation,1961 ,24:506-517.

[795] Kurian T, Ambrosi C, Hucker W, et al. Anatomy and electrophysiology of the human AV node. Pacing Clin Electrophysiol,2010,33(6):754-762.

[796] Mani BC, Pavri BB. Dual atrioventricular nodal pathways physiology: a review of relevant anatomy, electrophysiology, and electrocardiographic manifestations. Indian Pacing Electrophysiol J,2014,14(1):12-25.

[797] Li JX, Chen Q, Hu JX, et al. Double ventricular response in dual AV nodal pathways mimicking interpolated premature beat. Herz,2018 43(2):156-160.

[798] Celikyurt U, Gawaz M, Schreieck J, et al. Double Ventricular Responses Leading to Reversible Cardiomyopathy as Late Complication after Slow-Pathway Ablation. Case Rep Cardiol,2015;2015:326576.

[799] Laszlo R, Weig HJ, Weretka S, et al. Narrow complex tachycardia with alternating R-R intervals during physical stress: double ventricular excitation. Indian Pacing Electrophysiol J. 2008,8(2):129-132.

[800] Huey BL, Beller GA, Kaiser DL, et al.A comprehensive analysis of myocardial infarction due to left circumflex artery occlusion: comparison with infarction due to right coronary artery and left anterior descending artery occlusion.J Am Coll Cardiol,1988,12(5):1156-1166.

[801] Engelen DJ, Gorgels AP, Cheriex EC, et al. Value of the electrocardiogram in localizing the occlusion site in the left anterior descending coronary artery in acute anterior myocardial infarction. J Am Coll Cardiol,1999,34(2):389-395.

[802] Vasudevan K, Manjunath CN, Srinivas KH, et al. Electrocardiographic localization of the occlusion site in left anterior descending coronary artery in acute anterior myocardial infarction. Indian Heart J,2004,56(4):315-319.

[803] Fiol M, Carrillo A, Cygankiewicz I, et al. A new electrocardiographic algorithm to locate the occlusion in left anterior descending coronary artery. Clin Cardiol,2009,32(11):E1-6.

[804] Fuchs RM, Achuff SC, Grunwald L, et al. Electrocardiographic localization of coronary artery narrowings: studies during myocardial ischemia and infarction in patients with one-vessel disease. Circulation,1982,66(6):1168-1176.

[805] Kojuri J, Vosoughi AR, Khosropanah S, et al. Electrocardiographic predictors of proximal left anterior descending coronary artery occlusion. Central European Journal of Medicine,2008,3(3):294-299.

[806] Birnbaum Y, Drew BJ.The electrocardiogram in ST elevation acute myocardial infarction: correlation with coronary anatomy and prognosis. Postgraduate Medical Journal,2003,79:490-504.

[807] Sadanandan S, Hochman JS, Kolodziej A, et al. Clinical and angiographic characteristics of patients with combined anterior and inferior ST-segment elevation on the initial electrocardiogram during acute myocardial infarction. Am Heart J,2003,146(4):653-661.

[808] Bozbeyoğlu E, Aslanger E, Yıldırımtürk Ö, et al. The established electrocardiographic classification of anterior wall myocardial infarction misguides clinicians in terms of infarct location, extent and prognosis. Ann Noninvasive Electrocardiol,2019,24(3):e12628.

[809] de Winter RJ, Verouden NJ, Wellens HJ, et a. Interventional Cardiology Group of the Academic Medical Center. A new ECG sign of proximal LAD occlusion. N Engl J Med,2008,359(19):2071-2073.

[810] Verouden NJ, Koch KT, Peters RJ, et al. Persistent precordial "hyperacute" T-waves signify proximal left anterior descending artery occlusion. Heart,2009 ,95(20):1701-1706.

[811] Misumida N, Kobayashi A, Schweitzer P, et al. Prevalence and Clinical Significance of Up-Sloping ST-Segment Depression in Patients With Non-ST-Segment Elevation Myocardial Infarction. Cardiol Res,2015 ,6(4-5):306-310.

[812] Morris NP, Body R. The De Winter ECG pattern: morphology and accuracy for diagnosing acute coronary occlusion: systematic review. Eur J Emerg Med,2017,24(4):236-242.

[813] Pranata R, Huang I, Damay V. Should de Winter T-Wave Electrocardiography Pattern Be Treated as ST-Segment Elevation Myocardial Infarction Equivalent with Consequent Reperfusion? A Dilemmatic Experience in Rural Area of Indonesia. Case Rep Cardiol,2018,2018:6868204.

[814] Fiol Sala M, Bayés de Luna A, Carrillo López A, et al. The "De Winter Pattern" Can Progress to ST-segment Elevation Acute Coronary Syndrome. Rev Esp Cardiol (Engl Ed),2015,68(11):1042-1043.

[815] Chen Q, Zou T, Pang Y, et al. The De Winter-like electrocardiogram pattern in inferior and lateral leads associated with left circumflex coronary artery occlusion. ESC Heart Fail,2020,7(6):4301–4304.

[816] Alahmad Y, Sardar S, Swehli H. De Winter T-wave Electrocardiogram Pattern Due to Thromboembolic Event: A Rare Phenomenon. Heart Views,2020,21(1):40-44.

[817] Ghaffari S, Pourafkari L, Nader ND. "de Winter" electrocardiogram pattern in inferior leads in proximal right coronary artery occlusion. Arch Cardiol Mex,2021,91(3):366-368.

[818] Zhan ZQ, Li Y, Wu LH, Han LH. A de Winter electrocardiographic pattern caused by left main coronary artery occlusion: A case report. J Int Med Res,2020,48(5):300060520927209.

[819] de Zwaan C, Bär FW, Wellens HJ. Characteristic electrocardiographic

pattern indicating a critical stenosis high in left anterior descending coronary artery in patients admitted because of impending myocardial infarction. Am Heart J,1982,103(4 Pt 2):730–736.

[820] de Zwaan C, Bär FW, Janssen JH, et al.Angiographic and clinical characteristics of patients with unstable angina showing an ECG pattern indicating critical narrowing of the proximal LAD coronary artery. Am Heart J,1989,117(3):657-665.

[821] Rhinehardt J, Brady WJ, Perron AD, Mattu A. Electrocardiographic manifestations of Wellens' syndrome. Am J Emerg Med,2002 ,20(7):638-643.

[822] Miner B, Grigg WS, Hart EH. Wellens Syndrome. 2021 Aug 6. In: StatPearls [Internet]. Treasure Island (FL): StatPearls Publishing; 2021. PMID: 29494097.

[823] Baranchuk A, Bayés-Genis A. Naming and classifying old and new ECG phenomena. CMAJ.,2016,188(7):485-486.

[824] Issa ZF, Miller JM, Zipes DP.Clinical Arrhythmology and Electrophysiology.Elsevier, Inc,2019:697-729.

[825] Hafeez Y, Quintanilla Rodriguez BS, et al. Paroxysmal Supraventricular Tachycardia. 2021 Jul 19. In: StatPearls [Internet]. Treasure Island (FL): StatPearls Publishing; 2021 Jan. PMID: 29939521.

[826] Tsiperfal A, Ottoboni LK, Beheiry S,et al.Cardiac Arrhythmia Management: A Practical Guide for Nurses and Allied Professionals. Springer Science & Business Media,2011:141-164.

[827] Issa ZF, Miller JM, Zipes DP.Clinical Arrhythmology and Electrophysiology.Elsevier, Inc,2019:599-676.

[828] Katritsis DG, Camm AJ. Classification and differential diagnosis of atrioventricular nodal re-entrant tachycardia. Europace,2006,8(1):29-36.

[829] Haghjoo M, Bahramali E, Sharifkazemi M, et al. Value of the aVR lead in differential diagnosis of atrioventricular nodal reentrant tachycardia. Europace,2012,14(11):1624-1628.

[830] Shaikh GA, Asad A, Ahmed SS. Anomalous Supradominant Left Circumflex Artery with Rare, Rudimentary Left Anterior Descending Artery. Cureus,2018 ,10(8):e3189.

[831] Shahoud JS, Ambalavanan M, Tivakaran VS. Cardiac Dominance. 2021 Sep 28. In: StatPearls [Internet]. Treasure Island (FL): StatPearls Publishing; 2021 Jan. PMID: 30725892.

[832] Bayram E, Atalay C. Identification of the culprit artery involved in inferior wall acute myocardial infarction using electrocardiographic criteria. J Int Med Res,2004,32(1):39-44.

[833] Gupta A, Lokhandwala YY, Kerkar PG, et al. Electrocardiographic differentiation between right coronary and left circumflex coronary arterial occlusion in isolated inferior wall myocardial infarction. Indian Heart J,1999,51(3):281-284.

[834] Pendse M, Pendse G, Dave D,Kashyap P. Study of electrocardiographic differentiation between RCA and LCx occlusion in isolated inferior wall myocardial infarction. Int J Res Med Sci,2016,4(8):3164-3171

[835] Vives-Borrás M, Maestro A, García-Hernando V, et al. Electrocardiographic Distinction of Left Circumflexand Right Coronary Artery Occlusion in PatientsWith Inferior Acute Myocardial Infarction. Am J Cardiol,2019,123(7):1019-1025.

[836] Zimetbaum PJ, Krishnan S, Gold A, et al. Usefulness of ST-segment elevation in lead III exceeding that of lead II for identifying the location of the totally occluded coronary artery in inferior wall myocardial infarction. Am J Cardiol,1998,81(7):918-919.

[837] Primoy IR M, Carmona CJ , Garcia T S, et al. Inferior acute myocardial infarction caused by left anterior descending coronary artery, worse prognosis? experience in our center. European Heart Journal: Acute Cardiovascular Care, 2021,10 (supplement 1):i146.

[838] Ruiz-Mateos B, García-Borbolla R, Almendro-Delia M, et al. Localization of the culprit artery in inferior myocardial infarction: Influence of the point of measurement of ST segment. J Electrocardiol,2019,53:8-12.

[839] Cezlan T, Senturk S, Karcaaltıncaba M, et al. Multidetector CT imaging of arterial supply to sinuatrial and atrioventricular nodes. Surg Radiol Anat,2012 ,34(4):357-365.

[840] https://www.appliedradiology.com/articles/normal-coronary-anatomy-and-anatomic-variations.

[841] Ramanathan L, Shetty P, Nayak SR, et al. Origin of the sinoatrial and atrioventricular nodal arteries in South Indians: an angiographic study. Arq Bras Cardiol,2009,92(5):314-319.

[842] Kazemisaeid A, Pakbaz M, Yaminisharif A, et al. Anatomy of Atrioventricular Node Artery and Pattern of Dominancy in Normal Coronary Subject: A Comparison between Individuals with and without Isolated Right Bundle Branch Block. J Tehran Heart Cent,2012,7(4):164-169.

[843] Sunil Roy TN, Nagham JS, Anil Kumar R. Acute Inferior Wall Myocardial Infarction due to Occlusion of the Wrapped Left Anterior Descending Coronary Artery. Case Rep Cardiol,2013,2013:983943.

[844] Sasaki K, Yotsukura M, Sakata K, et al. Relation of ST-segment changes in inferior leads during anterior wall acute myocardial infarction to length and occlusion site of the left anterior descending coronary artery. Am J Cardiol,2001,87(12):1340-1345.

[845] Porter A, Sclarovsky S, Ben-Gal T, et al. Value of T-wave direction with lead III ST-segment depression in acute anterior wall myocardial infarction: electrocardiographic prediction of a "wrapped" left anterior descending artery. Clin Cardiol,1998,21(8):562-566.

[846] Somers MP, Brady WJ, Bateman DC, et al. Additional electrocardiographic leads in the ED chest pain patient: right ventricular and posterior leads. Am J Emerg Med,2003,21(7):563-573.

[847] Klein HO, Tordjman T, Ninio R, et al. The early recognition of right ventricular infarction: diagnostic accuracy of the electrocardiographic V4R lead. Circulation,1983,67(3):558-565.

[848] Robalino BD, Whitlow PL, Underwood DA, Salcedo EE. Electrocardiographic manifestations of right ventricular infarction. Am Heart J,1989 ,118(1):138–144.

[849] Braat SH, Brugada P, de Zwaan C, et al. Value of electrocardiogram in diagnosing right ventricular involvement in patients with an acute inferior wall myocardial infarction. Br Heart J,1983,49(4):368-372.

[850] Nagam MR, Vinson DR, Levis JT. ECG Diagnosis: Right Ventricular Myocardial Infarction. Perm J,2017,21:16-105.

[851] Smith GT.The Anatomy of the Coronary Circulation. Am J Cardiol,1962,9(3):327-342.

[852] Movahed A, Becker LC. Electrocardiographic changes of acute lateral wall myocardial infarction: a reappraisal based on scintigraphic localization of the infarct. J Am Coll Cardiol,1984,4(4):660-666.

[853] Thygesen K, Alpert JS, Jaffe AS, et al. Fourth Universal Definition of Myocardial Infarction (2018). J Am Coll Cardiol,2018,72(18):2231-2264.

[854] Sclarovsky S. Physiological and pathological remodeling in acute inferior wall myocardial infarction. Isr Med Assoc J,2013,15(4):143-146.

[855] Tierala I, Nikus KC, Sclarovsky S, et al. Predicting the culprit artery in acute ST-elevation myocardial infarction and introducing a new algorithm to predict infarct-related artery in inferior ST-elevation myocardial infarction: correlation with coronary anatomy in the HAAMU Trial. J Electrocardiol,2009,42(2):120-127.

[856] Herz I, Assali AR, Adler Y, et al. New electrocardiographic criteria for predicting either the right or left circumflex artery as the culprit coronary artery in inferior wall acute myocardial infarction. Am J Cardiol,1997,80(10):1343-1345.

[857] Obando MA, Marra EM. Wide QRS Complex Tachycardia. 2021 Jul 1. In: StatPearls [Internet]. Treasure Island (FL): StatPearls Publishing; 2021 Jan. PMID: 32644480.

[858] Alzand BS, Crijns HJ. Diagnostic criteria of broad QRS complex tachycardia: decades of evolution. Europace,2011,13(4):465-472.

[859] Wellens HJ, Bär FW, Lie KI. The value of the electrocardiogram in the differential diagnosis of a tachycardia with a widened QRS complex. Am J Med,1978,64(1):27-33.

[860] Brady WJ, Skiles J. Wide QRS complex tachycardia: ECG differential diagnosis. Am J Emerg Med,1999,17(4):376-381.

[861] Ranger S, Talajic M, Lemery R, et al. Kinetics of use-dependent ventricular conduction slowing by

antiarrhythmic drugs in humans. Circulation,1991 ,83(6):1987-1994.

[862] Wellens HJJ. Ventricular tachycardia:diagnosis of broad QRS complex tachycardia.Heart, 2001;86(5):579-585.

[863] Kindwall KE, Brown J, Josephson ME. Electrocardiographic criteria for ventricular tachycardia in wide complex left bundle branch block morphology tachycardias. Am J Cardiol,1988,61(15):1279-1283.

[864] Katritsis DG, Brugada J. Differential Diagnosis of Wide QRS Tachycardias. Arrhythm Electrophysiol Rev,2020,9(3):155-160.

[865] Goldenberg I, Moss AJ. Long QT syndrome. J Am Coll Cardiol,2008,51(24):2291-2300.

[866] Goldenberg I, Moss AJ, Zareba W. QT interval: how to measure it and what is "normal". J Cardiovasc Electrophysiol,2006,17(3):333-336.

[867] Stuart RJ Jr, Ellestad MH. National survey of exercise stress testing facilities. Chest,1980,77(1):94-97.

[868] Gibbons RJ, Balady GJ, Bricker JT, et al. A report of the American College of Cardiology/American Heart Association Task Force on Practice Guidelines (Committee to Update the 1997 Exercise Testing Guidelines). J Am Coll Cardiol,2002,40(8):1531-1540.

[869] van der Werf C, Wilde AA. Catecholaminergic polymorphic ventricular tachycardia: from bench to bedside. Heart,2013,99(7):497-504.

[870] Leenhardt A, Denjoy I, Guicheney P. Catecholaminergic polymorphic ventricular tachycardia. Circ Arrhythm Electrophysiol,2012,5(5):1044-1052.

[871] Napolitano C, Priori SG, Bloise R. Catecholaminergic Polymorphic Ventricular Tachycardia. 2004 [updated 2016]. GeneReviews® [Internet]. Seattle (WA): University of Washington, Seattle; 1993–2021. PMID: 20301466.

[872] Cohagan B, Brandis D. Torsade de Pointes. 2021 Aug 11. In: StatPearls [Internet]. Treasure Island (FL): StatPearls Publishing; 2021 Jan. PMID: 29083738.

[873] El-Sherif N, Turitto G, Boutjdir M. Congenital Long QT syndrome and torsade de pointes. Ann Noninvasive Electrocardiol,2017,22(6):e12481.

[874] Drew BJ, Ackerman MJ, Funk M, et al. Prevention of torsade de pointes in hospital settings: a scientific statement from the American Heart Association and the American College of Cardiology Foundation. Circulation,2010,121(8):1047-1060.

[875] Sauer AJ, Newton-Cheh C. Clinical and genetic determinants of torsade de pointes risk. Circulation,2012,125(13):1684-1694.

[876] Tse G, Gong M, Meng L, et al. Predictive Value of T peak - T end Indices for Adverse Outcomes in Acquired QT Prolongation: A Meta-Analysis. Front Physiol,2018,9:1226.

[877] Wu J, Wu J, Zipes DP. Early afterdepolarizations, U waves, and torsades de pointes. Circulation,2002,105(6):675-676.

[878] Kirchhof P, Franz MR, Bardai A, et al. Giant T-U waves precede torsades de pointes in long QT syndrome: a systematic electrocardiographic analysis in patients with acquired and congenital QT prolongation. J Am Coll Cardiol,2009 ,54(2):143-149.

[879] Schwartz PJ, Crotti L, Insolia R. Long-QT syndrome: from genetics to management. Circ Arrhythm Electrophysiol,2012,5(4):868-877.

[880] Viskin S, Chorin E, Viskin D, et al. Polymorphic Ventricular Tachycardia: Terminology, Mechanism, Diagnosis, and Emergency Therapy. Circulation,2021,144(10):823-839.

[881] Anderson RD, Kumar S, Parameswaran R, et al. Differentiating Right- and Left-Sided Outflow Tract Ventricular Arrhythmias: Classical ECG Signatures and Prediction Algorithms. Circ Arrhythm Electrophysiol,2019,12(6):e007392.

[882] Srivathsan K, Lester SJ, Appleton CP, et al. Ventricular tachycardia in the absence of structural heart disease. Indian Pacing Electrophysiol J,2005,5(2):106-121.

[883] Leenhardt A, Glaser E, Burguera M, et al. Short-coupled variant of torsade de pointes. A new electrocardiographic entity in the spectrum of idiopathic ventricular tachyarrhythmias. Circulation,1994,89(1):206-215.

[884] Noda T, Shimizu W, Taguchi A, et al. Malignant entity of idiopathic ventricular fibrillation and

polymorphic ventricular tachycardia initiated by premature extrasystoles originating from the right ventricular outflow tract. J Am Coll Cardiol,2005,46(7):1288-1294.

[885] Tonkin AM, Miller HC, Svenson RH, Wallace AG, Gallagher JJ. Refractory periods of the accessory pathway in the Wolff-Parkinson-White syndrome. Circulation,1975,52(4):563-569.

[886] Shenasa M, Lacombe P, Godin D, et al. Atrioventricular nodal conduction and refractoriness following abrupt changes in cycle length. Pacing Clin El ectrophysiol,1988,11(9):1281-1290.

[887] Pappone C, Santinelli V, Rosanio S, et al. Usefulness of invasive electrophysiologic testing to stratify the risk of arrhythmic events in asymptomatic patients with Wolff-Parkinson-White pattern: results from a large prospective long-term follow-up study. J Am Coll Cardiol,2003,41(2):239-244.

[888] Klein GJ, Bashore TM, Sellers TD, et al. Ventricular fibrillation in the Wolff-Parkinson-White syndrome. N Engl J Med,1979,;301(20):1080-1085.

[889] Wellens HJ, Durrer D. Wolff-Parkinson-White syndrome and atrial fibrillation. Relation between refractory period of accessory pathway and ventricular rate during atrial fibrillation. Am J Cardiol,1974,34(7):777-782.

[890] Oliver C, Brembilla-Perrot B. Is the measurement of accessory pathway refractory period reproducible? Indian Pacing Electrophysiol J,2012 ,12(3):93-101.

[891] Asano Y, Kaneko K, Matsumoto K, Saito J, et al. Atrial fibrillation and atrial vulnerability in the Wolff-Parkinson-White syndrome. Jpn Circ J,1991,55(3):287-296.

[892] Boriani G, Biffi M, Frabetti L, et al. Ventricular fibrillation after intravenous amiodarone in Wolff-Parkinson-White syndrome with atrial fibrillation. Am Heart J,1996,131(6):1214-1216.

[893] Torbicki A, Perrier A, Konstantinides S, et al. Guidelines on the diagnosis and management of acute pulmonary embolism: the Task Force for the Diagnosis and Management of Acute Pulmonary Embolism of the European Society of Cardiology (ESC). Eur Heart J,2008,29(18):2276-2315.

[894] Hubloue I, Schoors D, Diltoer M, et al .Early electrocardiographic signs in acute massive pulmonary embolism. Eur J Emerg Med,1996 ,3(3):199-204.

[895] Boey E, Teo SG, Poh KK. Electrocardiographic findings in pulmonary embolism. Singapore Med J,2015,56(10):533-537.

[896] Co I, Eilbert W, Chiganos T. New Electrocardiographic Changes in Patients Diagnosed with Pulmonary Embolism. J Emerg Med,2017,52(3):280-285.

[897] McGinn S, White Paul. Acute cor pulmonale resulting from pulmonary embolism: its clinical recognition. JAMA,1935,27;104 (17) :1473-1480.

[898] Yasser Mohammed Hassanain Elsayed, "McGinn-white sign or S1Q3T3-pattern in pulmonary embolism; significance and differential diagnosis; narrative updating review" , International Journal of Research Studies in Medical and Health Sciences,2020, 5(11): 15-24.

[899] Mittal SR, Maheshwari M. Electrocardiographic changes in submassive pulmonary embolism. Indian Heart J,2005,57(1):80-81.

[900] Omar HR. ST-segment elevation in V1-V4 in acute pulmonary embolism: a case presentation and review of literature. Eur Heart J Acute Cardiovasc Care,2016,5(8):579-586.

[901] Goslar T, Podbregar M. Acute ECG ST-segment elevation mimicking myocardial infarction in a patient with pulmonary embolism. Cardiovasc Ultrasound,2010,8:50. doi: 10.1186/1476-7120-8-50.

[902] Kahyaoğlu M, Alizade E, Naser A,et al. Pulmonary embolism presenting with ST segment elevation in inferior leads. International Journal of the Cardiovascular Academy,2017,3(1-2):41-44.

[903] Yeh KH, Chang HC. Massive pulmonary embolism with anterolateral ST-segment elevation: electrocardiogram limitations and the role of echocardiogram. Am J Emerg Med,2008,26(5):632.e1-3.

[904] Maisch B, Ruppert V, Pankuweit S. Management of fulminant myocarditis: a diagnosis in search of its etiology but with therapeutic options. Curr Heart Fail Rep,2014,11(2):166-177.

[905] Hang W, Chen C, Seubert JM, et al. Fulminant myocarditis: a comprehensive review from etiology to treatments and outcomes. Signal Transduct Target Ther,2020,5(1):287.

[906] Budavari AI, Glenn TJ, Will KK, et al. A case of simultaneous pulmonary embolism and acute myocardial infarction secondary to a previously undiagnosed patent foramen ovale. J Hosp Med,2009,4(5):E5-9.

[907] Kociol RD, Cooper LT, Fang JC, et al. Recognition and Initial Management of Fulminant Myocarditis: A Scientific Statement From the American Heart Association. Circulation,2020,141(6):e69-e92.

[908] Pankuweit S, Moll R, Baandrup U, et al. Prevalence of the parvovirus B19 genome in endomyocardial biopsy specimens. Hum Pathol,2003 ,34(5):497-503.

[909] Sharma AN, Stultz JR, Bellamkonda N, et al. Fulminant Myocarditis: Epidemiology, Pathogenesis, Diagnosis, and Management. Am J Cardiol,2019 ,124(12):1954-1960.

[910] Nakamura T, Ishida K, Taniguchi Y, et al. Prognosis of patients with fulminant myocarditis managed by peripheral venoarterial extracorporeal membranous oxygenation support: a retrospective single-center study. J Intensive Care,2015,3(1):5.

[911] Ammirati E, Cipriani M, Lilliu M, et al. Survival and Left Ventricular Function Changes in Fulminant Versus Nonfulminant Acute Myocarditis. Circulation,2017,136(6):529-545.

[912] Kühl U, Pauschinger M, Noutsias M, et al. High prevalence of viral genomes and multiple viral infections in the myocardium of adults with "idiopathic" left ventricular dysfunction. Circulation,2005,111(7):887-893.

[913] Kindermann I, Kindermann M, Kandolf R, et al. Predictors of outcome in patients with suspected myocarditis. Circulation,2008,118(6):639-648.

[914] Metkus TS, Sokoll LJ, Barth AS, et al. Myocardial Injury in Severe COVID-19 Compared With Non-COVID-19 Acute Respiratory Distress Syndrome. Circulation,2021,143(6):553-565.

[915] Lala A, Johnson KW, Januzzi JL, et al. Prevalence and Impact of Myocardial Injury in Patients Hospitalized With COVID-19 Infection. J Am Coll Cardiol,2020,76(5):533-546.

[916] Li Y, Liu T, Tse G, et al. Electrocardiograhic characteristics in patients with coronavirus infection: A single-center observational study. Ann Noninvasive Electrocardiol,2020,25(6):e12805.

[917] Long B, Brady WJ, Bridwell RE, et al. Electrocardiographic manifestations of COVID-19. Am J Emerg Med,2021,41:96-103.

[918] Ho JS, Sia CH, Chan MY, et al. Coronavirus-induced myocarditis: A meta-summary of cases. Heart Lung,2020,49(6):681-685.

[919] Wang Z, Wang Y, Lin H, et al. Early characteristics of fulminant myocarditis vs non-fulminant myocarditis: A meta-analysis. Medicine (Baltimore),2019,98(8):e14697.

[920] Ammirati E, Veronese G, Brambatti M, et al. Fulminant Versus Acute Nonfulminant Myocarditis in Patients With Left Ventricular Systolic Dysfunction. J Am Coll Cardiol,2019,74(3):299-311.

[921] Costantini M, Oreto G, Albanese A, et al. Presumptive myocarditis with ST-Elevation myocardial infarction presentation in young males as a new syndrome. Clinical significance and long term follow up. Cardiovasc Ultrasound,2011,9:1. doi: 10.1186/1476-7120-9-1.

[922] Magnani JW, Dec GW. Myocarditis: current trends in diagnosis and treatment. Circulation, 200,113(6):876-890.

[923] Pollack A, Kontorovich AR, Fuster V, et al. Viral myocarditis--diagnosis, treatment options, and current controversies. Nat Rev Cardiol,2015 ,12(11):670-680.

[924] Kindermann I, Barth C, Mahfoud F, et al. Update on myocarditis. J Am Coll Cardiol,2012,59(9):779-792.

[925] Ang KP, Quek ZQ, Lee CY, et al. Acute myocarditis mimicking ST-elevation myocardial infarction: A diagnostic challenge for frontline clinicians. Med J Malaysia,2019,74(6):561-563.

[926] Seif E, Chen L, Goldman B. Fulminant Myocarditis: A Review of the Current Literature.US Cardiology Review 2018;12(1):13-16.

[927] Ramaraj R. Stress cardiomyopathy:

aetiology and management. Postgrad Med J,2007,83(982):543-546.

[928] Medina de Chazal H, Del Buono MG, Keyser-Marcus L, et al. Stress Cardiomyopathy Diagnosis and Treatment: JACC State-of-the-Art Review. J Am Coll Cardiol,2018,72(16):1955-1971.

[929] Akashi YJ, Goldstein DS, Barbaro G, et al. Takotsubo cardiomyopathy: a new form of acute, reversible heart failure. Circulation,2008,118(25):2754-2762.

[930] Templin C, Ghadri JR, Diekmann J, et al. Clinical Features and Outcomes of Takotsubo (Stress) Cardiomyopathy. N Engl J Med,2015 ,373(10):929-938.

[931] Schneider B, Athanasiadis A, Stöllberger C, et al. Gender differences in the manifestation of tako-tsubo cardiomyopathy. Int J Cardiol,2013,166(3):584-588.

[932] Roshanzamir S, Showkathali R. Takotsubo cardiomyopathy a short review. Curr Cardiol Rev,20139(3):191-196.

[933] Previtali M, Repetto A, Panigada S, et al. Left ventricular apical ballooning syndrome: prevalence, clinical characteristics and pathogenetic mechanisms in a European population. Int J Cardiol,2009,134(1):91-96.

[934] Perazzolo Marra M, Zorzi A, Corbetti F, et al. Apicobasal gradient of left ventricular myocardial edema underlies transient T-wave inversion and QT interval prolongation (Wellens' ECG pattern) in Tako-Tsubo cardiomyopathy. Heart Rhythm,2013,10(1):70-77.

[935] Ghadri JR, Wittstein IS, Prasad A, et al.International Expert Consensus Document on Takotsubo Syndrome (Part I): Clinical Characteristics, Diagnostic Criteria, and Pathophysiology.Eur Heart J,2018,39(22):2032-2046.

[936] Fröhlich GM, Schoch B, Schmid F, et al. Takotsubo cardiomyopathy has a unique cardiac biomarker profile: NT-proBNP/myoglobin and NT-proBNP/troponin T ratios for the differential diagnosis of acute coronary syndromes and stress induced cardiomyopathy. Int J Cardiol,2012,154(3):328-332.